全国中医药行业高等职业教育“十四五”创新教材
中医执业助理医师资格考试题型及考点

中医内科学

（供中医学、针灸推拿、中医骨伤专业，师承或确有专长人员用）

主　审　周英信
主　编　代建忠　李勇华　刘　煜

中国中医药出版社
·北　京·

图书在版编目（CIP）数据

中医内科学 / 代建忠，李勇华，刘煜主编 . —北京：中国中医药出版社，2022.7（2025.1重印）

全国中医药行业高等职业教育“十四五”创新教材

ISBN 978-7-5132-7598-9

Ⅰ . ①中…　Ⅱ . ①代… ②李… ③刘…　Ⅲ . ①中医内科学—高等职业教育—教材　Ⅳ . ① R25

中国版本图书馆 CIP 数据核字（2022）第 073900 号

中国中医药出版社出版

北京经济技术开发区科创十三街 31 号院二区 8 号楼

邮政编码　100176

传真　010-64405721

河北省武强县画业有限责任公司印刷

各地新华书店经销

开本 787 × 1092　1/16　印张 31　字数 656 千字

2022 年 7 月第 1 版　2025 年 1 月第 3 次印刷

书号　ISBN 978-7-5132-7598-9

定价　128.00 元

网址　www.cptcm.com

服务热线　010-64405510

购书热线　010-89535836

维权打假　010-64405753

微信服务号　zgzyycbs

微商城网址　https://kdt.im/LIdUGr

官方微博　http://e.weibo.com/cptcm

天猫旗舰店网址　https://zgzyycbs.tmall.com

如有印装质量问题请与本社出版部联系（010-64405510）

全国中医药行业高等职业教育“十四五”创新教材

《中医内科学》

编委会

主　审　周英信（遵义医药高等专科学校）

主　编　代建忠（遵义医药高等专科学校）

李勇华（重庆三峡医药高等专科学校）

刘　煜（遵义市第五人民医院）

副主编　王大伟（山东中医药高等专科学校）

王怀健（毕节医学高等专科学校）

李芬芳（遵义医药高等专科学校）

吴　飚（遵义市中医院）

何　燕（遵义医药高等专科学校）

段生艳（保山中医药高等专科学校）

黄元华（遵义市第五人民医院）

李天禹（遵义医科大学附属医院）

编　委（以姓氏笔画为序）

古　娟（遵义医药高等专科学校）

田玲玲（山东中医药高等专科学校）

吕昌群（遵义市中医院）

刘超男（广州中医药大学）

孙必强（湖南中医药高等专科学校）

吴　巧（重庆三峡医药高等专科学校）

张　琪（遵义医药高等专科学校）
赵　逍（遵义医药高等专科学校）
学术秘书（兼）
赵　逍（遵义医药高等专科学校）
古　娟（遵义医药高等专科学校）

编写说明

中医内科学是中医学专业的临床核心课程，是学习其他临床课程的基础，同时也是中医执业助理医师资格考试的重点考试科目。本教材贯彻党的二十大精神，特别是积极推进党的二十大精神进教材、进课堂、进头脑，培养学生厚植家国情怀，担当强国使命，成长为堪当民族复兴大任的时代新人，全面提高中医药人才的培养质量，以“铸中医魂，做中医人”为职教理念，根据高等职业教育中医职业岗位能力要求，结合中医行业发展实际需求，正本清源，既要以“必需、够用”为度，培养学生学习能力和中医内科疾病的辨证论治能力，又要体现会教、会学、会考的“三会”思想，培养学生抓重点、会考试的能力，按照国家中医执业助理医师岗位项目任务和最新版中医执业助理医师资格考试大纲进行立项开发的学考结合的创新型教材。

为确保编写质量，编委会主要成员召集中医临床与教学一线的行业专家共同进行论证，并从历届考生入手，调研中医执业助理医师资格考试过关经验，在周英信、杨德全主编的全国中医药行业高等职业教育“十三五”规划教材《中医内科学》(2018年版)基础上进行修订而成。

本教材根据2022年国家中医执业助理医师资格考试大纲要求，确定了41个中医内科重点病证（含实践技能考试和医学综合笔试要点）。编写人员全面分析总结各病证的高频考点，在编写结构上按模块病证分重点提示考点知识，突出理解和应用，方便学生全面学习中医内科知识和应对考试，有的放矢，事半功倍，从而提升专业素质和考试通过率。

本教材较《中医内科学》(2018年版)，技能要求增加了“根据中医执业助理医师资格考试大纲归纳各病证考试要点”“病证助考纲要总目表”“高频考点提示”“实践技能相关考点模拟题”“医学综合考试模拟题举例”；按中医执业助理医师资格考试要求和评分标准修订了中医证型；删除了原教材中方剂名后的具体中药（学生可在书后方剂索引中查找），删除了病证正文前的案例导入、正文后的病案分析（因实践技能相关考点模拟题中有病案分析）。部分保持了上版教材的编写体例，体现了中医学术传承。

本次教材编写采取分工编写加互审初定的形式，由主编总审，最后由周英信教授主审，以确保编写质量。其中，分工编写的任务是：模块一绪论由代建忠编写，模块二肺系病证由代建忠、何燕、张琪编写；模块三心系病证由段生艳编写；模块四脑系病证由李勇华、吴巧、吴飚编写；模块五脾胃系病证由李芬芳、赵逍编写；模块六肝胆系病证由刘煜编写；模块七肾系病证由王怀健编写；模块八气血津液病证由王大伟、田玲玲编写；模块九肢体经络病证由黄元华编写；中医内科常用方剂由古娟编写。

本教材的编写得到了中国中医药出版社田少霞老师的指导和帮助，在此表示衷心的感谢！本教材是在上一版教材的基础上修订完善的，在此向上一版教材的主编周英信、杨德全及各位参编人员一并表示感谢！另外，本教材编者所在单位遵义医药高等专科学校、重庆三峡医药高等专科学校、山东中医药高等专科学校、保山中医药高等专科学校、毕节医学高等专科学校、遵义市中医院、遵义市第五人民医院等学校和医院给予了大力支持，遵义医科大学附属医院中医科李天禹教授、湖南中医药高等专科学校孙必强副教授、广州中医药大学刘超男老师、遵义市中医院吕昌群副主任医师在繁忙的工作之余参与讨论和审稿，在此谨致谢忱！

编委会全体编者团结协作，前期进行了大量调研，查阅了多种权威资料，精心编撰，但因时间紧、水平有限，书中不足之处敬请广大师生提出宝贵意见，以便再版时修订提高。

《中医内科学》编委会

2023 年 8 月

目　录

模块一　绪　论

项目一　中医内科学概论

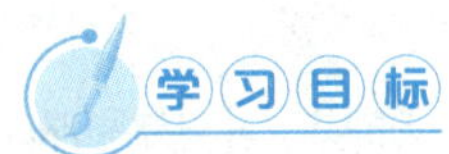

素质要求

1. 通过中医内科学的学习，增进对中医药在维护人民生命健康中重要地位的认识。
2. 在学习过程中增强中医自信，提升以传承中医药文化与技艺为己任的使命感。

知识要求

1. 掌握中医内科学的定义、性质和范围。
2. 熟悉中医内科疾病的命名和特点。
3. 了解中医内科学的发展简史。

技能要求

运用教材中已有信息查阅中医内科学术思想、历史沿革中重要的代表人物、学术成就及其主要著作。

一、中医内科学的定义及性质

中医内科学是运用中医学理论和中医临床思维方法，研究内科疾病的病因病机、发展规律、诊断、辨证论治及预防康复等方面的一门临床学科。它既是一门独立的临床学科，又是学习和研究中医其他临床学科的基础。

中医内科学古称“大方脉”“杂医”等，它继承了历代医家的学术思想和医疗经验，同时又汲取了现代中医内科在理论和实践方面的新成就、新技术、新进展，在中医学尤其临床学科体系中占有重要地位。中医内科学的水平在很大程度上反映了中医临床医学的发展水平。

中医内科学的诊治以脏腑辨证为其总纲，但是在某些病证及部分疾病的某一阶段又必须有机地结合气血津液、经络、三焦、卫气营血辨证。

二、中医内科疾病的范围及分类

中医内科疾病的范围很广，传统将其研究的疾病分为外感热病和内伤杂病两大类。

1. 外感热病 主要指《伤寒论》及《温病学》所说的伤寒、温病等热性病，主要由外感风、寒、暑、湿、燥、火六淫及疫疠之气所致，是以六经、卫气营血和三焦的生理、病理理论为指导，依据六经辨证、卫气营血辨证、三焦辨证，分别进行证候归类和辨证论治。

2. 内伤杂病 主要指《金匮要略》及后世内科专著所述的脏腑、经络、气血津液等杂病，主要由情志过极、饮食不节、劳倦等内伤因素所致，是以脏腑、经络、气血津液的生理、病理理论为指导，依据脏腑辨证、经络辨证、气血津液辨证进行证候归类和辨证论治。

随着学科的分化与发展，中医内科学已分化为中医急诊学、热病、肺病、心病、脑病、脾胃病、肝胆病、肾病、老年病、肿瘤等学科。本版教材所讨论的内容主要是内伤杂病为主，涉及少数外感病。根据其体系分为肺系病证、心系病证、脑系病证、脾胃病证、肝胆病证、肾系病证、气血津液病证、肢体经络病证八大模块，涵盖了49种中医内科常见病证子项目；以病证项目为研究对象，逐一阐明每一病证的基本概念、历史沿革、病因病机、诊断及鉴别诊断、辨证论治、病证的转归预后、预防与调摄等具体内容。

三、中医内科疾病的命名及特点

1. 中医内科疾病的命名 中医内科疾病的命名原则主要是以病因、病机、病理产物、病位、主症、体征为依据。以病因命名的如中风、中暑、虫证等；以病机命名的如郁证、痹证、厥证等；以主症命名的如咳嗽、喘证、呕吐、泄泻、眩晕等；以主要体征命名的如黄疸、积聚、水肿、鼓胀等；以病位与主症命名的如胃痛、腹痛、头痛等；以病位与病机命名的如肺痈、胸痹、肾着等；以病理产物命名的如痰饮等；以特殊临床表现命名的如消渴、哮病、癫狂等。

2. 中医内科疾病的特点 外感热病病因为六淫、戾气等外邪。六淫发病常与季节有关，起病较急，病邪多由皮毛、口鼻而入，由表传里，多具有季节性、传变性。若兼夹戾气、疫毒，则具有传染性、流行性。内伤杂病病因多为饮食、劳倦、情志所伤，其特点是多因素相加、多脏腑相关、多病性复合、多病证杂见，其基本病机为脏腑气血阴阳失调。在病情演变过程中，往往脏病及脏、脏病及腑。因复感外邪，或多种病理因素的影响，而出现寒热虚实错杂的证候，可多证重叠。

四、中医内科学的发展简史

中医内科学的形成与发展源远流长，几千年来，在长期与疾病做斗争的探索实践中，历代医家积累了丰富的医疗经验，逐渐形成了完整的理论体系及丰富多彩的辨治方法，为中华民族的繁衍昌盛做出了重大贡献。

（一）萌芽时期（殷商时期）

早在原始社会，人们在生活和与疾病做斗争的同时，便开始了原始的医药活动，如《淮南子·修务训》所载"神农氏……尝百草……当此之时，一日而遇七十毒"，就生动地反映了我们的祖先发现药物的过程。随着与疾病做斗争经验的不断积累，人们对内科疾病有了初步的认识和相应治疗。在殷代甲骨文中，已有"疾首""疾身""疾足""风疾""疟疾""蛊"等内科疾病的记载。殷商时代已发明汤液、药酒治疗疾病。西周时期将医学进行分科，有了疾医、疡医、食医、兽医等分工不同的医师，其中的疾医便是最早的内科医师。

（二）奠基时期（春秋战国至秦汉时期）

始于战国，成书于西汉的《黄帝内经》是一部划时代的医学巨著，全面总结了秦汉以前的医学成就，其显著特点是体现了整体观念和辨证论治，对内科疾病分别从脏腑、经络、气血津液等生理系统，风、寒、暑、湿、燥、火等病因，以及疾病的临床表现特点等方面来加以认识，为后世内科疾病的分类与命名打下了基础，也成为中医内科学术理论发展的渊源。

东汉张仲景总结前人的经验，并结合自己的临床体会，著成《伤寒杂病论》，创立了包括理、法、方、药在内的六经辨证论治理论体系和脏腑辨证论治理论体系。辨证论治理论体系的确立为中医内科学的形成奠定了基础。

（三）形成时期（魏晋至金元时期）

1. 病因学、症状学、诊断学、治疗学成就斐然　在病因学方面，晋代葛洪《肘后备急方》记载有尸注、癞、沙虱；隋代巢元方编著的《诸病源候论》是最早的中医病因病机证候学专著，书中主要论述了各种疾病的病因和症状，并对许多内科病证的发病机理做了解释，为中医内科疾病的病因病机理论发展奠定了基础；南宋陈无择《三因极一病证方论》把病因分为内因、外因、不内外因三类。

在症状学方面，《诸病源候论》记述内科病候1061条，对胸痹的症状如疼痛性质、部位与预后均做了描述；唐代孙思邈《备急千金要方》指出消渴病易发疮疡；王焘《外台秘要》指出消渴病"每发则小便至甜"的特征。在诊断学方面，晋代王叔和《脉经》使脉学理论与方法系统化，并将相似的脉象进行排列比较，便于掌握，对内科疾病的诊断起了很大作用，成为我国第一部脉学专著。

在治疗学方面，晋代葛洪《肘后备急方》用青蒿治疗疟疾，用海藻治疗瘿病；唐代孙思邈的《备急千金要方》肯定了《神农本草经》用常山、蜀漆治疗疟疾，继《伤寒杂病论》之后提出用白头翁、苦参治痢疾，用槟榔治疗寸白虫，用谷皮治脚气等。北宋由国家颁行的《太平圣惠方》《圣济总录》收载了大量内科方药。

2. 理论创新，流派纷呈 金元时期，中医学术理论有许多创新和发展，其中，“金元四大家”的学术思想影响最为深远。如刘完素倡火热病机学说，治疗主张用寒凉；张从正治病力主攻邪，邪去则正安，善用汗、吐、下三法；李东垣论内伤重视脾胃，提出“内伤脾胃，百病由生”的论点，首创脾胃内伤学说，治疗多用补脾升阳法；朱丹溪创“阳常有余，阴常不足”之说，而主养阴。金元时期名医大家对中医的创新发展，极大地丰富了中医内科学的理论和实践。至此，中医内科学术体系已初步形成。

（四）完善发展时期（明清时期）

明清时期，中医内科学术日益充实、发展和完善。如明代薛己所著《内科摘要》是第一部以“内科”命名的著作。王纶在《明医杂著》中提出“外感法仲景，内伤法东垣，热病用完素，杂病用丹溪”，是对内科学术思想的一个很好的概括。王肯堂的《证治准绳》、张介宾的《景岳全书》、秦景明的《症因脉治》等著作，对内科疾病都有深刻的认识。清代的内科著作特别丰富，诸如《古今图书集成·医部全录》《医宗金鉴》《临证指南医案》《张氏医通》《证治汇补》《医学心悟》《辨证录》《血证论》《医林改错》《温病条辨》《温疫论》等。清代内科学术的最大成就是温病学说的发展，如叶天士的《温热论》，创立了温病卫气营血辨证论治理论体系；吴鞠通的《温病条辨》，创立了温病三焦辨证论治理论体系，进一步丰富了温病辨证论治的内容。温病学说的形成及实践，标志着温病学在中医内科学范围内，形成了一个与伤寒不同的又一个外感热病体系，也使中医内科理论体系更加成熟与完善。

（五）创新发展时期

自 20 世纪 50 年代起，中医内科学进入到一个崭新的历史发展时期。在继承与创新的基础上，全国各省市先后建立了中医药方面的医疗、教学、科研机构，培养了一大批中医内科学术人才。如对中医内科学术文献进行整理和研究，编写出版了《实用中医内科学》等一批中医内科学专著，开展名老中医学术传承工作，鼓励当代名医名家著书立说，对中医内科学术发展提出许多见解与发挥，促进了中医内科学术理论的传承与创新。借助西医学和现代科学研究手段，辨病与辨证相结合，促进了专科专病的深化研究。从学科方向来看，也渐分为中医内科学、中西医结合内科学、现代中医内科学。其队伍组成有传统中医内科医师，即老一辈纯中医或懂一些西医基本知识的纯中医，是中医的中坚力量，具有深厚、扎实的中医理论与临床实践，积累了丰富的临床经验；中西医结合内科医师是西学中或中学西，而以西医为主；现代中医内科医师则是中西结合以中医为主。这一时期的中医内科学在临床研究、理论研究、实验研究方面自我创新、自我发展，特别是在肝胆病、脾胃病、心脏病、肾与膀胱病、血液病、中风病、热病、咳喘病、血证、厥脱、痹证、癫狂、高血压病、内分泌及代谢异常性疾病等方面较为突出，极大地丰富了中医内科学的证治内容，并在一些疾病的诊断、辨证规范和防治方法的研究上有了较大的更新与发展。

随着医学实践的不断深入和发展，中医内科学的学科分化日趋明显，新的中医内科专科专病著作相继出版，在一定程度上标志着学科的不断细化。如《中医体质学》《中医脑病学》《中医脾胃病学》《中医男科学》《中医肿瘤学》《中医肾脏病学》等，全面总结了古今中医内科相关专科专病的成就和经验，反映了当代中医内科学理论研究和临床实践的新成果，为相关专科的创建奠定了坚实的理论与诊疗基础。

综上所述，中医内科学的形成和发展，对中华民族的繁衍昌盛发挥了独特的作用。中医药迎来全面发展新时代，我们要多措并举贯彻落实《中华人民共和国中医药法》。一是加大中医内科学及其交叉学科人才培养的力度，尤其是国医大师、中医名医的学术传承工作。二是加强对中医内科学的学科建设，要遵循中医内科学发展规律，保持中医学的自身特点和优势，完善中医内科学术理论和内科疾病的诊治规范。三是要正确处理继承与创新的关系，一方面以继承中医学的精粹为基础，加强危重症和中医优势病种的研究，提高临床疗效，发挥学术优势；另一方面是从中医学自身的学术特点出发，运用现代科学技术手段，重视与相关学科的交叉渗透，积极开展研究工作，揭示其本质，探索其规律，拓宽学科领域，培植新的学科增长点，促使中医内科学成为更加先进的学科体系，不断提高理论与临床水平，使其在新时期取得更大发展。

目标检测题

1. 中医内科学是一门什么样的学科？
2. 中医内科疾病如何进行分类？举例说明中医内科疾病的命名方法。
3. 简述“金元四大家”的代表人物及其学术思想。
4. 明清时期中医内科学术发展体现在哪些方面？

项目二 中医内科辨证论治纲要

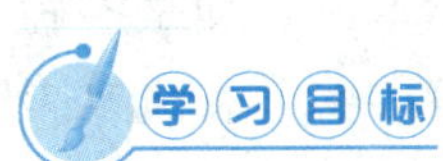

素质目标

培养严谨求实的中医临床思维。

知识目标

1. 掌握中医内科的病、证、症的概念及其关系；掌握中医内科疾病的辨治原则。
2. 熟悉中医内科的临证程序。

3. 了解中医内科疾病的预防与调护。

技能目标

学会运用中医的整体观念分析问题、解决问题。

一、中医内科的病、证、症的概念及其关系

病，即疾病，是特定病因作用于人体后，正邪相争而引起阴阳失调、脏腑组织损伤或生理功能障碍的一个完整的病理过程。在这一过程中，始终存在着损伤、障碍与修复、调节的矛盾斗争，亦即邪正斗争。每种疾病一般都有一定的发病原因、病机、发展规律和转归，即都有其发生、发展和变化的基本规律，这是由疾病的基本矛盾决定的，均有较固定的临床症状和体征，有诊断要点和与相似疾病的鉴别点，如感冒、肺痈、肠痈、痢疾、消渴等。因此，病这一概念反映了某一种疾病全过程的总体属性、特征和规律，揭示了疾病全过程的基本矛盾。

证，即证候，是对疾病发展过程中某一阶段或某一类型的病理概括。一般由一组相对固定的、有内在联系的、能揭示疾病某一阶段或某一类型病变本质的症状和体征构成。通过辨证分析，辨明病机，明晰病变部位、原因、性质、邪正盛衰变化，故证候能够揭示疾病过程中某一阶段的主要矛盾和病理变化本质，是确定治法、处方遣药的依据。如风寒感冒、肝阳上亢、心血亏虚、心脉痹阻等，都属证的概念。

症，即症状，包括症状（狭义）和体征。症状（狭义）是指患者出现的异常的主观感觉或不适，如恶寒怕冷、酸、麻、胀、痛、烦躁等；体征是指医生检查患者时所发现的一些异常的客观征象，如发热、浮肿、病理舌象、病理脉象等。症是判断疾病、辨识证候的主要依据。但因其仅是疾病的个别现象，故不能反映疾病或证候的本质，因而不能作为治疗的依据。同一个症状，可由不同的致病因素引起，其病理机制不尽相同，因此可见于不同的疾病和证候中。

病、证、症之间存在着密切关系。病与证，虽然都是对疾病本质的认识，但病的重点是全过程，揭示的是疾病全过程的基本矛盾；而证的重点在现阶段，揭示的是疾病现阶段的主要矛盾。症是构成病和证的基本要素，是诊病和辨证的主要依据。有内在联系的症状和体征组合在一起即构成证候；各阶段或类型的证候贯穿并叠合起来，便是疾病的全过程。一种疾病由不同的证候所组成，称为“同病异证”，如感冒一病，有风寒表证与风热表证的不同；而同一证候又可见于不同的疾病过程中，称为“异病同证”，如水肿、腰痛、癃闭等不同的病证，均可出现“肾阳虚弱”的相同证候。

总之，病、证、症三者既有区别又有联系，临诊时必须处理好它们之间的关系，一般是在分析症状的基础上认识疾病和辨别证候，在识病的同时辨证。辨证是对疾病当前阶段病理变化本质的探究或揭示，是论治的基础和依据，故辨证是中医理论指导临床治疗的核心和灵魂。

二、中医内科疾病的辨治原则

（一）辨证原则

1. 全面分析病情 首先要收集符合实际的“四诊”材料，参考相关检查结果，取得对疾病客观情况的完整认识，这是全面分析病情，确保辨证正确的前提。

全面分析病情，必须将中医的整体观运用到内科疾病的临床辨证中。在辨证时，既要诊察局部，也要审察全身；既要注重当前的病证，还要了解病史、体质、家庭、社会环境、自然环境对人体的影响。只有从整体观念出发，全面分析问题，才能取得符合实际的辨证结论。

2. 掌握病证病机特点 病机，就是疾病发生发展变化的机理，是对证的病因、病位、病性、病势等方面的归纳、概括。证的本质就是病机。不同的证有各自不同的病机。掌握了证的病机，就抓住了疾病当前阶段的本质或主要矛盾，就有了确立治法的前提和依据，即所谓“据证立法”。证又有单一证、兼夹证、复合证。

不同的疾病，其基本病机各不相同。掌握了疾病的基本病机，就掌握了疾病的本质，就能为疾病提供治疗的基本原则和方向。

内科每一病证均有自身的临床特点和病机变化规律，掌握其特点和病机，有利于对内科各种病证进行辨证论治。

3. 辨证与辨病相结合 中医内科疾病既要辨证，又要辨病，即做到辨证与辨病相结合。辨证是对证候的辨析，以确定证候为目的，进而根据证候来确立治法，据法处方以治疗疾病。若单纯辨证，则只是抓住疾病当前的主要矛盾。辨病是对疾病的辨析，以确定疾病的诊断为目的，从而为治疗提供依据。若单纯辨病，则只是抓住了疾病发生、发展过程中的基本矛盾。

只有做到辨证与辨病相结合，才能全面准确地认识疾病的本质特征，制定最为有效的治疗措施。因此，辨病与辨证是相辅相成、缺一不可的。辨证论治是认识和解决疾病过程中某一阶段主要矛盾的手段；辨病论治是认识和解决某一疾病过程中基本矛盾的手段。

在辨证的基础上辨病，在辨病的同时辨证，辨证与辨病相结合，有利于对疾病性质的全面准确认识。

（二）治疗原则

1. 调节整体平衡 人体是以五脏为中心，配合六腑，通过经络系统，联络五体、五官、九窍、四肢百骸而组成的一个有机联系的整体系统。在病理情况下，机体任何局部的病变都是整体病理反应的一部分。因此，在治疗疾病、立法选方时，既要注重局部的病变特点，更须重视整体情况，应通过整体调节使阴阳达到相对平衡，最终促进局部病变的恢复，这就是调节整体平衡原则。

调节整体平衡，恢复和建立阴阳相对平衡状态，不外“去其有余”“补其不足”两个方面。“去其有余”，即去其阴阳之偏盛。阴盛则寒，阳盛则热，阴盛还可转化为水湿、痰饮，阳盛也可转化为瘀滞、燥结。故去其有余，有温、清、利、下等各种具体治法。“补其不足”，即补其阴阳之偏衰，有补阴与补阳之不同。

调节整体平衡时，还要求对各种治疗措施和方药的运用做到适可而止，不可矫枉过正，以防机体出现新的不平衡。如攻邪时须注意勿伤正，补虚时注意勿留邪，清热时注意不要伤阳，祛寒时注意不要伤阴，补脾时注意不要碍胃等。

2. 审证求机论治　审证求机就是要从整体上动态分析疾病的各种复杂征象，综合归纳推论出疾病发生发展的原因、病变机制。证与病机都是疾病本质的反映，是疾病的主要矛盾，找出病机，就等于找出了疾病本质、主要矛盾，从疾病的本质入手，从根本上加以治疗。只有解决了疾病的主要矛盾，一切复杂问题都会迎刃而解。故治疗疾病应遵从审证求机论治的原则。

“同病异治”与“异病同治”是审证求机论治在临证中的基本应用。“证同治亦同，证异治亦异”，说明“证”是决定治法、方药的最可靠依据。

（1）同病异治：是指同一种疾病，由于病因、体质或病变阶段不同，所形成的病机不同，反映出的证候也就不同，因而治法也有所异。例如头痛，有外感与内伤之区分。外感头痛又有风寒、风热、风湿之不同；内伤头痛亦有肝阳上亢头痛、痰浊头痛、血瘀头痛之差异。治疗时应分别予以辛温解表、辛凉解表、祛风胜湿、平肝潜阳、化痰息风、活血通窍等不同治法，才会有较好疗效。反之，若一见头痛，不究病机，不求其本，不识其“证”，概施川芎、白芷、吴茱萸、藁本等止头痛药物，则难有满意疗效。由此可知，“同病异治”是同中求异辩证法思想的具体应用。

（2）异病同治：是指几种不同的疾病，在其发展变化过程中出现了相同的病机，即有了相同的证，因此就可采用相同的治法，选用相同的方药来治疗。如胃下垂、肾下垂、子宫脱垂、脱肛等不同病变，均可因“中气下陷”而引起，表现为相同的证候，故皆可用补益中气法来治疗。

3. 明辨标本缓急　标和本是一对相对的概念，标是指事物的次要矛盾，本是指事物的主要矛盾，标本主要用于说明病变过程中矛盾的主次关系。如正气与邪气，正气是本，邪气是标；病因与症状，病因为本，症状为标；病情缓急，缓者为本，急者为标；旧病与新病，旧病为本，新病为标；表证与里证，里证为本，表证为标。

疾病的发生、发展过程极其复杂，常常有邪正盛衰、病情缓急、旧病未愈而新病又起、表证与里证同在等标本现象，所以，在临证时必须分清疾病的标本主次、轻重缓急，而采取“甚者独行，间者并行”，即采取“急则治其标，缓则治其本”和“标本同治”的方法进行治疗，这就是明辨标本缓急的治疗原则。

（1）急则治其标：是指患者在疾病的发展过程中，如果出现了紧急危重的证候（即标病甚急），影响到患者的安危时，就必须先解决标急，再治疗其本的原则。如鼓胀患者，出现重度腹水，致呼吸喘促，难以平卧，二便不利，此乃标病甚急，若正气可支，就应攻水利水，以治其标。待水消病缓，再予以补脾养肝，以治其本。

（2）缓则治其本：是指对慢性病，或处于疾病的恢复期，或患者病情缓和的情况下，应从根本上（即针对本质）进行治疗。疾病的本质被解决了，标象自然随之而解。如阴虚咯血，咯血为标，阴虚为本，在咯血量不多，标象不急的情况时，从根本上治疗当滋阴润燥，阴虚之本得治，则咯血之标自除。

（3）标本同治：是指在标本俱急的情况下，必须采取标本同治的原则。如水肿见咳喘、胸满、腰痛、小便不利、一身尽肿、恶寒等症，其本为肾虚水泛，其标为风寒束肺，乃标本均急之候，必须采用温肾助阳、发汗、利小便之法，即表里双解，标本同治。

4. 把握动态变化　疾病的过程是邪正斗争、此消彼长、此长彼消、不断变化发展的过程，疾病的每一个阶段都有不同的病理特点，因此必须把握其动态变化，分阶段进行治疗，不可一法一方固守到底。一般来说，外感病或内伤病均如此。如癥瘕病初起，其积未坚，治宜消散；进入中期，所积渐坚，治宜软化；转入后期，正气已虚，则宜攻补兼施。

5. 顺应异法方宜　疾病的发生、发展受多方面因素影响，如时令气候、地理环境等，尤其是患者的个体体质因素对疾病影响更大。因此，在治疗疾病时，必须根据季节气候、地域环境、患者体质、年龄等不同特点而选用适宜的治疗方案，具体包括因时制宜、因地制宜、因人制宜三个方面，这就是顺应异法方宜的治疗原则。

（1）因时制宜：即指根据不同季节的时令特点来考虑治疗用药的原则。如春夏季节，气候由温渐热，阳气升发，人体腠理疏松开泄，即便此时外感风寒，治疗时一般也不可过用辛温发散之品，以防止开泄太过，耗气伤阴；而秋冬季节，气候由凉逐渐变寒，阴盛阳衰，腠理致密，阳气敛藏于内，此时外感风寒，治疗时辛温发散之品用量宜稍大，且慎用寒凉之品，以防苦寒之品伤阳。

（2）因地制宜：是指根据不同地域的地理环境特点来考虑治疗用药的原则。地域不同，环境及气候特点不同，患病亦异，治法应当有别。即使患有相同病证，治疗用药亦应考虑不同地域特点而区别对待。如西北高寒地区，因高寒少雨，气候燥寒，其病也多燥寒，治宜辛润，其药量也可以稍重；而东南温热多雨，治宜清化，其药量则宜稍轻。

（3）因人制宜：是指根据患者的年龄、体质、性别、生活习惯等不同特点来考虑治疗用药的原则。在体质方面，由于每个人的先天禀赋和后天调养不同，则个体素质有强有弱，还有偏寒偏热以及素有宿疾的不同，所以，虽患同一种疾病，但治疗用药亦应有所区别，如阳热体质慎用温补，阴寒体质慎用寒凉等。

6. 据证因势利导　因势利导要求医者在治疗疾病时，应顺其病势，就近祛邪，以获得最佳治疗效果，故应遵守据证因势利导的原则。如饮食积滞证，若食积尚在胃，则当选用探吐法或用消食药，才能取得理想的效果；若诊得食积已入肠，又当用泻法。又如表证，因邪在肌表，治当发汗解表之法。

三、中医内科疾病的预防与调护

（一）中医内科疾病的预防

中医内科学强调疾病的预防，以中医学“治未病”思想为指导，通过预先采取一定的措施，以防止疾病的发生、发展与复发。治未病包括未病先防和既病防变两方面，其内容十分丰富，涉及各个方面的综合调摄。

1. 未病养生，防病于先　是指在未病之前，即采取一定的措施维护健康状态以预防疾病的发生。如《素问·上古天真论》曰：“上古之人，其知道者，法于阴阳，和于术数，食饮有节，起居有常，不妄作劳，故能形与神俱，而尽终其天年，度百岁乃去……夫上古圣人之教下也，皆谓之虚邪贼风，避之有时，恬惔虚无，真气从之，精神内守，病安从来。”即通过顺应四时、调摄情志、食饮有节、起居有常、适度劳作等，来力求达到形与神俱而尽终其天年的健康状态及“正气存内，邪不可干”的疾病预防之目的。另外，在传染病流行季节，还可采用药物消毒防病，如用雄黄、艾叶、苍术等熏烟以防疫疾。这些都充分表明中医学对人类养生保健的高度重视。

2. 欲病救萌，防微杜渐　欲病是指患者有多种异常表现和体验，但通过理化检查、特殊检查后，却又无明显异常，难以做出疾病诊断的状态，与现代所谓的亚健康状态大体相同。《黄帝内经》指出“消患于未兆”，其“未兆”即未有显著疾病的征兆，属于欲病状态。此阶段，若能引起重视，及时去除某些原因或诱因，经过调理则可恢复健康；若不予重视，任其发展，便成疾病，故此时是“治未病”的最佳时期。欲病状态养生，要突出两个重点。

（1）科学的生活方式：预防和消除欲病状态，其重要前提是养成科学的生活方式，诸如饮食有节、起居有常、情志调畅、劳逸适度、运动锻炼，以及戒除不良嗜好等，但要持之以恒，方可收效。

（2）适当调养干预：针对不同体质，尤其结合四诊合参，以求辨证施“养”。主要采用针灸、推拿、刮痧、气功、食疗等非药物疗法进行调治。必要时也可遵循《黄帝内经》“寒者热之，热者寒之，虚者补之，实者泻之”的治疗原则，适当运用药物调理，以促使机体恢复到阴阳平衡的状态。

3. 已病早治，防其传变　是指人体在患病之后，要及时采取有效措施，做到早期诊断，早期治疗，以预防疾病的发展和传变。如《素问·阴阳应象大论》指出：“故邪风之至，疾如风雨，故善治者治皮毛，其次治肌肤，其次治筋脉，其次治六腑，其次治五脏。治五脏者，半死半生也。”即强调了早期诊治的重要性。

（1）早期诊治：是指在患病之初，就要采取积极的措施，以防止疾病传变和加重。

如外感病，其传变规律多为由表入里、由浅入深。因此，在表证初期，就应发汗解表，祛邪外出，及早诊治，促使病体早日康复；否则，表邪就会传变，有可能转化为表里同病或里证，使病情复杂而较重。有些疾病在发作前，常有一些先兆症状，应及早诊治，即可收到事半功倍的效果，甚至能避免致残、致命的危险。如中风病，发作前常有眩晕、肢麻等先兆症状，如能据此做到早期诊治，则大多可避免中风的发生。

（2）预防传变：人体是一个完整统一的有机整体，因此，在病理情况下，当某一脏腑经络有病，往往会影响其他脏腑经络，而使病情复杂或加重。所以，要根据脏腑、经络的生理病理、五行生克制化、六经病证传变等理论，把握疾病的传变规律，采取“扭转截断”的治疗措施，同时注重保护人体正气和未受邪之地，从而达到阻止疾病进一步传变的目的。如《金匮要略》曰“见肝之病，知肝传脾，当先实脾”，即指预防疾病的传变。

4. 瘥后调摄，防止复发　疾病初愈，往往正气尚虚，邪气留恋。此时若不注意调摄，每可使病情复发或加重。故应给予适当的善后调治，防止复发。

（1）祛邪务尽：病体初愈之时，往往正虚邪恋，此时若失于善后调治，不尽除余邪，则可使病程缠绵不已而难以迅速康复。如周学海《读书笔记》云：“盖凡大寒大热病后，脉络之中，必有推荡不尽之瘀血，若不驱除，新生之血不能流畅，元气终不能复，甚有传为劳损者。又有久病气虚，痰涎结于肠胃，此宜加涤痰之品。”即明确指出，在病后或疾病初愈之时，邪气虽已去大半，但为了防止邪气留恋而病情反复，为了病体的彻底康复，祛邪当务尽。

（2）防止复发：病体初愈，若调养不当，又可使疾病在一定条件下复发。预防之法，当从以下几方面着手。

防食复：食复是指病体初愈之时，脾胃尚虚，因饮食失节而导致疾病复发者。食复轻者损谷自愈，重者消导方瘥。故饮食宜清淡而富有营养，忌肥腻炙煿、鱼虾腥荤、辛辣之物、寒凉之品，忌过饱、酗酒等。

防劳复：劳复是指病体初愈之时，正气尚虚，而余邪未清，因过度劳累而致疾病复发者。劳复一般分为劳力复、劳神复和房劳复三种。所以疾病初愈之际，宜充分休息、节欲惜精、保养精气，是病后调摄的重要原则。

防情志复：多为病体初愈之时，由于情志过激而致旧病复发者。预防之法，当注意调畅情志，保持精神恬静愉悦，戒郁怒。

防重感复：是指病后正虚，余邪未尽，又复感新邪，致旧病复发者。重感致复多发生于热病新瘥之后，即所谓“瘥后伏热未尽，复感新邪，其病复作”（《重订通俗伤寒论·伤寒复证》）。因此，应注重病后调护，防寒保暖，慎避外邪，对防止复发有着重要意义。

防药复：疾病瘥后，医者运用药物调理失当而致疾病复发者，称为“药复”。疾病新瘥，可辅之以药物适当调理，以便病体彻底康复，但用药不可急于求成，既不能迭进大补而壅滞助邪，更不能不加辨证而致药证相悖，否则，易致病情复发。故在病体初愈用药时，应遵循扶正宜平补勿助邪、祛邪宜缓图勿伤正的原则。

（二）中医内科疾病的调摄护理

所谓调摄护理，是指在对患者进行诊治尤其是用药治疗过程中，采取顺应四时、调摄情志、饮食调护、合理给药、运动健身等综合调护原则，以促进病体顺利康复。调摄护理的内容十分丰富，择要举例如下。

1. 顺应四时 中医学强调养生要顺应四季寒暑变化等自然规律，即《黄帝内经》的“天人相应”观。正如《素问·四气调神大论》曰：“故阴阳四时者，万物之终始也，死生之本也，逆之则灾害生，从之则苛疾不起，是谓得道。”由此可见，四时阴阳的变化规律，是万物由生而死、由始而终的根本法则，人亦如此。人类如果违背了自然规律，就会损害身体，导致疾病。因此，要遵循自然规律，顺应四时，避免外邪，使人体的内环境与外环境相统一，进而达到防病健身、促进健康之目的。要指导患者养成能顺应四时规律的科学的生活方式，如在一年之中，春防风、夏防暑热、长夏防湿、秋防燥、冬防寒等。

2. 调摄情志 七情即指喜、怒、忧、思、悲、恐、惊七种不同精神情志活动。适度的情志活动有益于身心健康，过度或不良的情志活动可直接影响疾病的发生、发展及其转归。因此，要保持乐观的情绪、开朗的性格、良好的涵养、开阔的胸怀，从而达到情志畅达，避免七情失调。医护人员应鼓励患者表达自己的想法、观点和感受，同时表示理解、同情和乐于倾听，使患者感到自己是安全的、被人理解的，从而增强其继续交流的信心和兴趣。还应根据患者的性格特征观察其情绪变化，努力使患者保持良好的情绪状态，可综合应用移情、疏导、相制等矫正方法，改变患者的感受、认识、情绪、态度和行为，使其保持舒畅、宁静的心理环境，树立战胜疾病的信心。如《素问·阴阳应象大论》中的悲胜怒、恐胜喜、怒胜思、喜胜忧、思胜恐就是一种“以情胜情”的心理疗法，可有效地治疗疾病。再如，中医学的“移情易性”疗法，是将患者的注意力转移他处。如让患者放风筝，在风和日丽的天气踏青问柳、登山赏花、临溪戏水等，以陶冶性情，使其情志与大自然相适应，充满勃勃生机；也可以通过学习、娱乐、交谈等方式，排除内心的悲愤、忧愁等不良情绪，达到促进康复之目的。

3. 饮食调护 饮食为人体气血生化之源，是维持人体生命活动不可缺少的物质基础。但若饮食不当，则可导致疾病的发生或病情恶化。饮食调护对提高疗效，促进病体康复具有重要意义。如《养老奉亲书》强调：“凡老人有患，宜先食治；食治未愈，然后命药……是以善治病者，不如善慎疾；善治药者，不如善治食。”

饮食调护必须重视辨证，因证施膳。应根据病证的寒、热、虚、实及患者的年龄、体质等因素，结合中药的四气、五味、升降浮沉及药物归经等理论选择食物；并根据“寒者热之，热者寒之，虚则补之，实则泻之”的调护原则，注意不同疾病的饮食宜忌，做到因时、因地、因人、因证施膳。如春季是阳气升发、万物复苏的季节，宜养肝，饮食要增酸减甘，宜食一些辛散之品，以振奋阳气；夏季炎热，宜食苦寒清热之品；三伏天暑湿较重，宜食健脾化湿之品；秋季气候干燥，宜食甘润之品；冬季气候寒冷，宜予温补之品。同时地域不同，饮食也有差别。再如阴虚证，饮食宜甘凉、清淡，可多食蔬菜、瓜果，忌食辛辣；气虚证，饮食宜甘淡，忌食肥甘厚味；阳虚证，饮食宜甘温，忌食生冷。

4. 运动健身　适当运动可以强筋骨、利关节、行气血、通经脉、调养脏腑，从而达到增强体质和机体正气、防病健身之目的。常用的运动健身项目很多，但对于患者而言，要以运动强度较小的慢活动为宜，如散步、太极拳、五禽戏、八段锦、气功等。还应根据天气的冷、暖、晴、雨，掌握活动的时间和场所，如寒冷季节不宜在室外活动、炎热季节应避开烈日等。

5. 合理给药　给药方法是否恰当，对疗效有一定的影响。给药方法包括服药时间、服药方法、服药次数、药后调护等，兹分述如下。

（1）服药时间：《灵枢·百病始生》云："有余不足，当补则补，当泻则泻，毋逆天时。"《灵枢·顺气分为四时》云："顺天之时，而病可与期。顺者为工，逆者为粗。"即要求医生在临床治疗时应顺应天时而调理血气，提示无论用针用药，都必须随时间的不同而采取不同的措施。否则，将会引起不良的后果。《神农本草经·序录》记载了不同病位的服药时间与饮食时间的关系："病在胸膈以上者，先食后服药；病在心腹以下者，先服药而后食；病在四肢血脉者，宜空腹而在旦；病在骨髓者，宜饱满而在夜。"一般说来，病在上焦，宜食后服；病在下焦，宜食前服；滋补药宜食后服；驱虫药和泻下药宜空腹服；安神药宜临卧服；对胃肠有刺激的，亦应食后服。急性病、重病则不拘时服，慢性病应按时服，治疟药宜在发作前 2 小时服。十枣汤服在平旦，鸡鸣散服在五更。这些服药时间，对提高疗效都有重要的临床意义。

（2）服药方法：服药方法因病位不同而异。《古今医统大全》曰："病在上者，不厌频而少；病在下者，不厌顿而多。少服则滋荣于上，多服则峻补于下。"治疗咽痛的方剂则多次少量服，如猪肤汤"温分六服，少少含咽"，苦酒汤"少少含咽之"。治疗危急病证，多采用大剂顿服以抑制病势，如攻逐水饮的十枣汤要"平旦服，若下少病不除者，明日更服"，大小承气汤"下，余勿服""若更衣者，勿服之"。葶苈大枣泻肺汤、大黄牡丹汤、大黄甘遂汤等的"顿服"，则都是突击给药，力求速去其邪而勿伤其正。还应根据病性和药物的特点来决定不同的服用方法。如治疗寒证药宜热服、温服；治疗热证药宜凉服。但若病情严重，又应寒药热服、热药冷服，以防邪药格拒；服药呕吐者，宜佐用少量姜汁，或先服姜汁，亦可采取冷服、小量频服的方法；服峻烈、毒性药物时，宜从小剂量开始，中病即止，以免中毒和损伤正气；危重患者宜少量频服，或取鼻饲给药法等。

（3）服药次数：一般而言，服用汤剂多为每日 1 剂，分 2 ～ 3 次温服。也可根据病情需要，每日只服1次，或每日服数次。《素问病机气宜保命集》根据《黄帝内经》“补上治上制以缓，补下治下制以急”及“气有多少，病有盛衰，治有缓急，方有大小”的制方原则，首先提出了不同病位的不同服药次数：“肾肝位远，数多则其气缓，不能速达于下，必大剂而数少，取其迅急，可以走下也。心肺位近，数少则其气急，不能发散于上，必小剂而数多，取其气宜散，可以补上也。”《伤寒论》中每个方剂都有服药次数之嘱。如用治表证的方剂，多分三次服，强调一服汗出者，止后服，再服不汗者，可缩短给药时间。以上说明服药次数，须根据病情轻重、病位的不同和药力大小而定。

（4）药后调护：服药后的调养与护理不仅直接影响疗效，而且关系到疾病的康复。如《伤寒论》桂枝汤的服法为“服已须臾，啜热稀粥一升余，以助药力”。一般来说，服解表药应取微汗，不可大汗，亦不能汗出不彻；服泻下剂后，不宜进生冷、油腻食物，以免影响脾胃的健运。药后调护尚应注意饮食的宜忌，如水肿者宜少食盐、消渴者忌糖、肥胖者慎食油腻、阴虚证慎食辛辣等。此外，汗后避风及慎劳役、戒房事、调情志等皆为药后调护的重要内容，应辨证调护。

四、中医内科临证的基本程序

中医内科临证的基本程序，是医者在中医内科疾病辨治原则指导下，运用中医药理论知识，对疾病进行诊断和治疗的方法，可概括为“诊察、辨病与辨证、论治”三大步骤。具体临证程序，首先是四诊、识病、辨证，且突出辨证候，这些方面属于辨证论治中“理”的部分。继而进行论治，包括立法、选方、遣药、预防、调护等步骤。中医内科临证的基本程序，贯穿于诊疗患者的全过程，务必贯彻落实四诊合参、病证结合、审证求机、审因论治的原则，充分体现辨证论治与理法方药的统一性，广大中医人应始终抓住临证基本程序和要求。

中医内科临证的基本程序，是中医药院校中医学专业学生必须具备的基本功。要在整体恒动观指导下，首先运用四诊收集临床资料，并根据“审证求因论治”原则，辨别发病的病因；再根据“审察病机，无失其宜”原则，结合地理环境、时令、气候，患者的体质、性别、职业等情况综合分析，从而辨识出疾病的病因、病机、病性、病位等，得出辨证结论；最后据证立法、选方、遣药、调护等。在临床实践中，要以所学的中医内科学理论为指导，分析、判断、解决每个具体疾病，同时要对所学的理论进行检验。经过实践、认识、再实践、再认识的过程，理论学习和临床实践的循环往复，从而达到临证视野开阔、思维活跃，学有所本、论有所据，辨证精细、治法严谨，处方简约、用药灵活，不断提高中医内科学的理论水平和内科疾病的临证诊治能力。

（一）诊察与识病、辨证

1. 四诊 运用四诊全面、系统地收集患者的临床资料，并要求四诊合参。既要全面系统，又要重点突出，做到详而有要，简而不漏。

四诊是医者获得患者第一手临床资料的主要手段。医生通过望、闻、问、切，可获得识病、辨证所需的全部资料。问诊时，首先要善抓主诉、主症。主诉是指患者就诊时最感痛苦的症状或体征及持续时间；主症是指全局中占主导地位的症状。中医的诊断与主诉、主症有着非常密切的关系。围绕主诉进行问诊，可全面、系统地了解疾病的发生、发展、变化全过程；掌握患者的主症特点、诱发及加重因素、兼次症为何，有助于识病、辨证。此外，还要注意了解起病及加重的诱因或原因、最初症状，以及诊治经过等。要注意结合望、闻、切诊，包括望舌、神、面色、形态、巩膜及分泌物、排泄物（痰、尿等）；闻与疾病有关的各种声音，如语声、咳嗽声、呼吸音、肠鸣音等；以及切脉、切腹、切肌肤等。只有做到四诊合参，才能全面、系统地掌握病情资料，有利于对病证做出正确的判断。因此，四诊合参是辨证论治的基本前提。

2. 识病　识病即辨识病种，也即辨病、诊病。即对疾病的病种做出判断，并得出病名诊断的思维过程。疾病的病名，是对该病全过程的特点与规律所做出的概括与抽象。一般可根据临床表现特点，结合发病特点、病史、辅助检查等进行分析、判断，尚应结合询问患者的既往史、家族病史、接触史、性别、年龄等方面进行全面考虑。临床上有显著表现特征的疾病，一般比较容易辨识，而有些疾病则需要通过对病因病机的分析才能识别。因此，要求医者应具备对内科疾病的辨识和鉴别能力。

中医内科疾病的诊断，主要以临床表现为依据，其病名的诊断应以中医病名进行表述，这就要求医者认识或了解中医病名的命名原则。另外，在对疾病病名进行诊断时，对具有相同病因、病位或共同症状的类似疾病，必须加以鉴别分析，排除相类疾病，以达到准确诊断的目的。

诊断时常常以抓主症为线索，以兼症为佐证和鉴别，既条分缕析，又全面综合，以有利于重点突出、简明扼要地识别疾病的证候。以疼痛为例，要分析其部位、性质、程度、加重或缓解等因素。如痛在胃脘者，询知其既痛且胀、痛势隐隐、得食可缓，局部喜暖喜按等，即可得出“脾胃虚寒型胃痛”的初步印象。然后全面回顾四诊所得，扩大思路，寻求对初步印象的支持。出现不符合初步印象的证候也要认真推敲，或扩大内涵，或相互排除假象，为辨证论治提供可靠依据。尤其是在诊治疑难病或急重症过程中，常遇到症状繁多、病因复杂、病性交错、病位难分、虚实互见的情况，这就更要抓主症，解决主要矛盾。

3. 辨证　辨证是医者对四诊收集到的临床资料进行综合分析，进而揭示出疾病发生发展过程中某一阶段的病因、病位、病性、病机、病势等要素，最后概括、判断为某种类型的证，并写出证名的思维过程。要求医者具有分析、判断病因病机的能力。

中医学之所以更注重或更强调辨证，是因为通过辨证，不仅确定了证候名称，更重要的是求得了对疾病当前病理本质的认识，抓住了疾病当前的主要矛盾，能为疾病的治疗提供依据，为论治指出方向。

中医内科疾病的辨证，需掌握以下几个环节，即辨病因、辨病性、辨病位、辨病势、辨病机，辨体质。

（1）辨病因：即辨明导致疾病发生的原因，为辨证的重要内容。以疾病的临床表现为依据，通过分析疾病的症状、体征来推求、辨识病因，为治疗用药提供依据，称为“审证求因”。即以“审证求因”的方法来辨识病因。

如或者出现恶寒发热、头痛身痛、无汗、苔薄白、脉浮紧，伴鼻塞、流涕等表现，即可推断为外感风寒，辨为风寒表证。病因一旦辨出，证候随之确立，继而就可立法、处方、遣药。由此看来，辨病因，对临床辨证和治疗有着重要意义。

（2）辨病性：即指辨别疾病的寒热虚实属性。寒证与热证是机体阴阳偏胜偏衰的反映，阳盛则热，阴盛则寒；阴虚则内热，阳虚则外寒。此外，尚有寒热错杂、寒热真假。虚证与实证，是患者机体邪正盛衰这一对矛盾的消长反映。虚证时，主要是正气不足，同时邪气也不盛的病理状态；实证时，主要是邪气亢盛有余，同时正气也未虚的病理状态。正如《素问·通评虚实论》所说：“邪气盛则实，精气夺则虚。”虚证与实证，往往会形成正虚邪实、虚实错杂、甚则虚实真假的证候。

（3）辨病位：即辨明疾病发生后所涉及的病变部位，可为一个或多个。辨病位一般是运用以五脏为中心的整体观，分析综合临床资料后做出疾病的整体定位。疾病发生后，总是有一定的病变部位，如肌腠、经络、脏腑、气血等。不同的致病因素侵袭人体不同的部位，引起不同的病证。一般说来，外感病邪，多侵袭体表，引起表证，然后由表入里；情志内伤、饮食不节、劳逸失度，则易直接损伤脏腑气血，病变在里。病位是形成一系列临床症状、体征的根源所在。

内科疾病的病位，应首先辨明在表在里。在此基础上，再进一步辨识，以辨明更具体的病位。如表证应进一步辨明在肌腠（卫分），或肺卫同病；里证进一步辨明病在何脏何腑，或在气、在血、在津液。临床常用的定病位方法有脏腑定位、经络定位、表里定位、上下定位和气血定位等。

辨明病位，还可推知致病邪气的属性，了解病情轻重及疾病传变趋向，因此，对确立证候、辨识病种、治疗用药都非常重要。如水肿病，若腰部以上水肿，或全身水肿而以头面、眼睑明显者，乃外感风邪所致，病属表，称为风水，治当发汗；若腰部以下水肿，以两腿为重而头面不肿者，多为脾肾功能失调所致，病属里，称为石水，治当利尿。病变部位不同，致病原因不同，因而证候有别，治疗也就不一样。

病位在疾病发展过程中，不是一成不变的，会随着病邪的性质、邪正盛衰等方面情况的变化而发生动态变化。

由于病位与病因、病性、病势等密切相关，故辨病位在辨证中具有重要意义。

（4）辨病势：即预测疾病发生、发展、演变的趋势，辨识病情轻重、缓急的程度，推测疾病的预后与转归。病势主要取决于正邪交争的盛衰。具体而言，是对患者体质、病邪性质、受邪轻重、病位浅深、治疗及调养等因素综合辨识的结论。阳实证转化为虚寒证为病进，虚寒证转化为阳实证为病退。正盛邪退，疾病就渐趋好转、痊愈；正气大亏或邪气极盛，正不胜邪，则病情恶化，甚至预后不良。预测病势尚有规律可循，如外感病发展、演变的趋势，或具有卫气营血的传变规律，或具有三焦的传变规律，或具有六经的传变规律。辨病势还应结合病证的相关因素，具体情况具体分析。

临床上，医者常根据病情的发展趋势，进而判断疾病的预后与转归。

（5）辨病机：病机是指疾病发生、发展、变化的机理，包括病因、病位、病性、病势等内容。辨病机主要依据对证候的分析，有的单凭症状或体征即可反映部分病机，如盗汗可辨证为阴虚，舌质红绛、少苔或无苔亦为阴虚；但有的症状病机复杂，需结合其他伴随症状、体征等病情资料辨别、分析，如潮热，可由阳明腑实、湿温、阴虚等多种病机引起，因而仅凭潮热一症难以确定其病机。

由于病机就是疾病之本质，因此，掌握了疾病的基本病机，就等于掌握了病证的本质，就能依据病机制定出论治疾病的原则和方法。

（6）辨体质：辨体质要以整体观念为指导，运用望、闻、问、切全面地收集体质资料，而不能只看到局部的体质状况，需因人、因时、因地制宜，以患者为中心，对人体体质状态进行全面分析，综合判断。辨识体质，可为患者制定个体化治疗方案提供较为重要的参考。

（二）论治

1. 立法　即指依据已辨明的某类型证候，确立相应的治疗原则和治疗方法。如辨明病属风寒表证，治法宜辛温解表；病属风热表证，治法宜辛凉解表。

2. 选方　即根据治疗原则和治疗方法，选择最贴切的治疗主方，即基础方剂。力求方合于法，药合于病。

3. 遣药　是指在选定方剂的基础上，根据患者的具体情况，随症加减药物，使用药更符合患者病情，这是对方剂的灵活运用。遣药时，不仅应知药味的治疗作用，更需掌握药味的不良作用，同时还应了解药与病、药与人之间的利害关系。避其害，用其利。总之，应该根据药物的四气五味及升降浮沉特性，使之顺应病势、病性、病位，应依据病情与病证的初、中、末不同阶段，而选用适宜的药物。

4. 医嘱　是指医师在处方之后，嘱咐患者的有关注意事项，以便消除不利于治疗的因素，从而更好地发挥治疗效果。医嘱对患者的治疗、预后、防护调摄、医患沟通等，均起着重要的作用，也是解决医疗纠纷、判定法律责任、医疗保险等事项的重要依据。患者将要出院时，应向其交代后续治疗方案和健康教育，帮助患者继续巩固治疗。出院后要与患者保持联系，定期进行电话随访或登门随访，指导院外保健预防和治疗。同时在生活起居、饮食宜忌、服药方法、情绪控制、心理调摄等方面给予患者指导，以调动一切积极因素，帮助患者尽快恢复健康。

5. 预防　一是未病先防，包括加强体质锻炼、调摄精神情志、注意饮食起居和开展药物预防。二是既病防变，为了预防疾病的发展，要掌握疾病的传变规律，做到早期发现，有效治疗，以防止传变。

6. 护理　中医内科护理，内容丰富，包括一般护理、情志护理、饮食护理及煎药服药等。

7. 病历书写　包括门诊病历和住院病历的书写。

8. 随访　医师对患者诊治效果进行追随访问，通过随访了解患者的病证变化的全过程，以利于总结诊治经验。

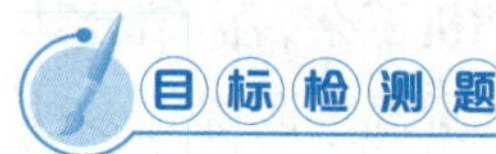

1. 简述病、证、症的含义及其相互关系。
2. 辨证和辨病相结合有何临床意义？
3. 如何理解中医内科常用的治则、治法？试举例说明。
4. 中医临证一般可分哪几个阶段？具体包括哪些步骤？

项目三　中医内科学的学习方法与应试指导

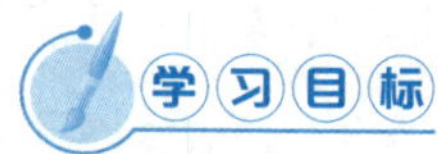

素质目标

掌握正确的学习方法与考试要旨，理实一体，为今后从事临床工作奠定基础。

知识目标

1. 掌握中医内科学的学习关键。
2. 熟悉中医内科学的复习方法与答题技巧。

技能目标

评价自己的学习短板，制定出合理的学习计划并努力贯彻实施。

中医内科学前期与中医基础课程相衔接，后期又是临床各科的基础。中医内科学里的某些病证，既有区别又有联系，要使学习的知识更加完整和清晰，就要找到一个适合自己的学习方法，消化吸收知识点，再通过复习巩固，强化练习，掌握必要的应试技巧，检验复习效果，将有利于综合应用能力的提升。

一、中医内科学的学习方法

中医内科学的学习分为系统理论学习和毕业临床实习两个阶段。系统理论学习包括中医学专业人才培养方案中规定的基本理论、基本知识、基本技能的学习；毕业临床实习是在上级医师指导下的诊疗实践学习，通过实践巩固所学的理论知识。在中医内科理论学习过程中，要求经常复习关键知识点，并密切联系中医基础理论、中医诊断学、中药学、方剂学等相关内容。在学习过程中，要求重点掌握各个内科疾病的证候特征、诊断依据和辨证论治，同时仔细探讨其病因、发病机理等，这些学习过程无不与前期所学的基础知识紧密相联，并随时运用到中医临床辨证思维中。等到了毕业临床实习阶段，就是巩固和加深理解以前在课堂上学过的理论知识，并为今后从事中医内科临床工作奠定良好的基本功。所谓中医临床基本功包括四项内容，即四诊运用、辨证分析、立法处方、病案书写，这是培养中医临床思维方法的四个重要步骤。中医临床思维方法总的来说，就是以中医基本理论为指导，运用望、闻、问、切四诊收集病史资料并加以分析、判断、归纳、综合，遵循理、法、方、药完整统一的原则，得出中医诊断，并据证立法，依法组方，制定出合理的治疗方案。

中医临床实习方法一般有四种，即见诊、侍诊、助诊、试诊。见诊是观看带教老师接诊患者，了解诊治疾病的过程和方法；侍诊是在带教老师接诊过程中，经老师口述，学生记录病案及处方等；助诊是协助带教老师接诊患者及书写病案等；试诊是在带教老师指导下独立接诊患者及书写病案。在实习过程中逐渐掌握中医临床基本功，培养正确的临床思维方法。遵循“早临床，多临床，反复临床”的原则，理实一体，知行合一，从学到用、从用到学，学中做、做中学，由理论到实践，又由实践到理论，循序渐进地不断提升临证能力，最终达到能够独立处理中医临床常见病、多发病的能力。

在整个学习过程中，要始终培养自己良好的医德医风，认真贯彻落实“仁心立人，仁术立业，医道立世”的职业教育理念，以传承中医药文化和中医药技艺为己任，做合格的中医传人。

二、中医内科学的应试指导

（一）做好考试前的整体复习安排，理顺复习思路

1. 制定复习计划　复习巩固可以使知识再现，系统地复习有利于加深对学习内容的理解和记忆，更容易掌握中医内科学辨证论治的内在规律。通过复习，反思学习方法和存在的不足，修正学习计划，采取相应的补救措施，全面提升学习与今后临床工作的能力，养成终身学习与反思的习惯。学生毕业后在临床一线上级医师的指导下独立工作后，仍需加强对基本理论、基础知识、基本技能的全面学习，不断学习并总结临床经验，为全面提升临床工作能力做好知识储备，也为中医执业助理医师资格考试及其今后的中医执业医师资格考试、职称晋升考试做好充分准备。因此，制定全面科学合理的复习计划，贯彻实施并适时做出调整就显得尤其重要，按计划办事会使工作、生活、学习更有规律，逐渐形成良好的习惯。通过阶段性学习后，定期进行考试自测，坚持不断的复习巩固，学习前后对掌握内容进行对比，寻找差距与不足，总结提高，直到考试考核的时候，才会充满自信去参考，等成绩出来的时候就会发现，学习会如此快乐，考试考核如此轻松。

2. 制定切合实际的复习要求和目标　复习要有切合自己实际学习能力的目标，并且

有达不成目标的自我督导措施。给自己以适当的学习压力，虽然并不是每次都能达到目标，但长期这样训练，复习效率就会提高。制定目标可以分短期目标、中期目标、长期目标来实施。

3. 养成固定时间内复习固定内容的习惯 有关资料表明：一个人确实存在着在某一固定的时间内，做某一类事情可获得最佳效果的生理、心理规律，这就是人体生物钟现象。这一规律运用到复习上就要求养成固定时间内复习固定内容的习惯，比如早上和晚上8～9点钟，记忆力强，可安排复习课程内容记忆部分；下午演算和抽象思维能力较强，可安排习题等，这样久而久之习惯成自然，一到这时间，心理上就会做好准备，复习的效率就高。

4. 要及时复习、巩固复习 一般人们对学到的新知识遗忘较快，再经过一段时间以后，虽然记忆保留的量减少了，但遗忘的速度却放慢了。即遗忘的规律是：先快后慢，先多后少。针对这一规律，我们学过新知识后，要“趁热打铁”，抓紧时间及时复习、巩固，才能不断强化已经建立起来的神经联系。因此，当天课堂上学过的新知识，课后还要及时再复习，绝不能只把老师布置的书写作业做完了事，应看看书，理一理知识的脉络，该背的要背，该写的要写，该想的要想。要经常复习，复习的次数要先密后疏，随着记忆巩固程度的加深，每次复习的间隔时间也可越来越长，到了一定的时候，知识就能牢固记忆，不复习也不会忘记了。

5. 理顺复习思路，做好四件事 ①尝试回忆。课后回想上课内容，及时检查当天听讲的效果，提高记忆力，养成善于动脑思考的习惯。②精看教材。重点看尝试回忆时想不起，记不清、印象模糊的部分，对重点部分、新概念或容易忽略的部分重点标记，可在书的四周空白处记下简要的体会，高度概括有利于记忆、带提示性的语句，以便以后再看书时能迅速抓住要点，回忆起关键的内容。③整理笔记。先把上课时没有记下来的部分补上，再把记得不准确的地方更正过来，以保证笔记的完整性和准确性，然后把笔记本上记录的疑点弄明白，如果需要，把有关内容补进笔记本内。④参考拓展。在阅读教科书和课堂笔记，对所学知识有了基本了解之后，再围绕学习的中心内容去看参考书的相关部分，把精彩的内容、精彩的题目及时摘到课堂笔记上，这样就会促使知识掌握向深度和广度发展，使学习逐渐形成良性循环。

（二）中医内科学具体的复习方法

1. 理清体系，把握总体 考生学习任何一门课程，都要从总体上把握教材的体系，以便准确地把握教材的内容。要做到这一点，考生可通过阅读教材目录来掌握教材的结构，以便抓住贯穿教材的主线，理解和掌握各章节之间的相互关系，从而为下一步的深入学习提供清晰的思路。本教材按疾病模块进行归类，对照教学大纲、课程标准、中医执业助理执业医师资格考试大纲进行对比，划分考核等级，制定了中医内科学助学助考总目表，让学者一目了然。

2. 分清主次，突出重点　考生学习教材的重点就是抓教材的“纲”，“纲”抓住了，就能“纲”举“目”张。因此，在自学教材的过程中，就要注意找重点和掌握重点。找重点，但不一定非要单一地从考试的角度来抓重点。一般说来，教材的重点是多层次的，既有全书的重点，也有每个疾病的重点，还有每一个学习任务的重点。同时，对于每一个基本概念，基本理论甚至每一个问题的重点字、句也不能忽视。抓住每个层次的重点，着重学习，深刻理解，准确记忆，不断巩固，就能收到以点带面，主次分明的效果。

3. 纵横联系，融会贯通　中医内科学中疾病与疾病、证候与证候之间，都存在着一定的联系。因此，不论学习什么内容，都要注意运用联系的方法，使前后内容相互贯通。这样做，既有利于消化新学知识，又有利于已有知识的进一步深化和提高，收到温故而知新的效果。教材中所涉疾病虽多，但都按模块归类，对共有病因病机进行归纳。如肺系各个疾病病因有所不同，但它们都与肺有关。根据肺的生理病理，肺主皮毛，皮毛应外，故外感因素是本类疾病共有的病因，而外感中又以风寒因素为主。肺系疾病的发病内在因素是本脏自虚（肺气虚及肺阴虚），又因肺系多由“气”“痰”的异常引起，故肺病又与主疏泄、生痰的脏腑有关，即与肝、脾密切关联。所以肺系疾病的病因病机都可从外感六淫、内伤（肺的气阴虚，肝脾功能失调）方面考虑。急性病重在外感，慢性病重在内伤。再如心脑系病证，因心藏神，主血脉，故精神因素（情志）、心脏本虚（心的气血阴阳不足）是引起本系病证的两大主要病因。病因病机是理解该病及指导分型的主要思路，熟悉本部分内容，对掌握辨证治疗甚为重要，不可忽视。

4. 多找疑问，加深理解　对教材中的一些难点、疑点和重点问题，要多问几个“是什么”“为什么”，勤动脑，多思考，勤动手，找答案。这样带着问题学习，目的性强，思想容易集中，有利于加深理解，也有利于提高记忆效率，收到事半功倍的效果。如在学习胃痛时提出胃为什么会痛？诊断依据是什么？辨证要点是什么？

5. 借助图表，消除难点　在教材内容比较复杂或难以记忆时，可以勾画一幅纲目清晰的思维导图来帮助记忆。这样做，一是在勾画中加深对教材的理解，二是为下一步的全面复习和重点掌握节省时间。勾画图表时，要按照从左往右、从上到下的顺序和由大到小、层层分解、逐步深入的原则进行认真的分析和综合，并把每一层次的重点据其因果关系和逻辑关系等构成知识网络图。知识网络图可大可小，可详可略，完全根据个人复习情况来定，要灵活掌握。利用图表进行学习，提纲挈领，既有利于重点深入，又有利于全面把握，对圆满完成学习任务具有非常重要的作用。

6. 联系实际，活学活用　理论联系实际，这是学习的最基本的方法。我们在看书的过程中，要想掌握新学的理论知识，就不能靠死记硬背，更不能依赖现成的“标准答案”，关键在于分析和理解，要“活”学，不要“死”学，要把基本理论分析清楚，理解透彻，掌握牢固。另一方面，还要学会运用。在学习过程中，要注意结合工作实际和思想实际，有意识地将学过的知识一点一点地逐步加以运用。这样做，既能启迪对理论精髓的深刻认识，又能提高运用理论知识，分析问题和解决问题的能力。同时，在工作中对理论知识的运用，本身又是一次再学习、再深化、再提高的过程，是一种高层次的学习。本书对考试大纲中的每一病证至少有 1 道病案分析题让学生对已学知识进行分析应用。

7. 模拟训练，把握题型 进入复习迎考阶段，还要进行自测模拟训练，其目的不是“猜题押题”，而是为了熟悉题型，掌握方法，以使答题更加正确、规范。在模拟训练中，一是要注意不同题型的答题方法，掌握答题的规律；二是要注意对照问题的答案内容，使问题更准确、更可靠。

（三）考试题型指导

中医执业助理医师资格考试中医内科学考试常见题型分实践技能考试和综合笔试考试二大类。技能考试分三站进行，总分达标者方可参加综合笔试考试。

第一大类 实践技能考试

1. 实践技能考试第一站

病案分析两道题（各 20 分，总分值 40 分，共 50 分钟）：中医内科病案 + 中医外、妇、儿科病案（随机一道题）。试卷会提供一个病例资料，要求考生依据所提供的中医四诊等临床资料，进行中医辨证分析（病因、病机、病位、病性等），完成中医诊断、治法、代表方名称、具体的药物处方（药物、剂量、煎服法等），针对病情，提出中医预防、调护方面的措施与注意事项。

注意事项：病证（病名及证型）诊断最为关键，只有病证确立后，才能定治法、方药等。因此，对病名、证型的诊断要仔细认真，多面核对，尤其注意类似疾病的误诊。答题时要重视主诉，以判断病名，次要症状协助主症定证型，考虑病程长短审虚实，最后用舌脉去验证所判断的证型。

（1）中医疾病诊断：根据病案给出的临床资料诊断是什么病，写上中医疾病名即可。

（2）中医证候诊断：分析写出疾病所属的证候名称。

（3）中医辨病辨证依据（含病因病机分析）：按以下三个方面来写。

1）辨病：根据主诉（抄题干）写上诊断为某疾病即可。

2）辨证：①根据主诉的主要症状特点（抄题干）诊断为某证。②写上兼症、舌象、脉象特征来佐证证候诊断。

3）病因病机分析：简明扼要概括疾病发生、发展、变化的机理。

（4）中医类证鉴别（中医执业助理医师考生不考）：从病因、疾病特点、临床表现等角度分析，按相同点、不同点分别作答。

（5）中医治法据证确立具体的治疗方法。

（6）代表方名称：据证选择一个代表方（以教材中的代表方为主），且方剂后加“加减”二字。

（7）药物组成、剂量、煎服法。

1）组成：在主方的基础上加减，加减药物不必与书上完全一致，但要体现君臣佐使，且药物名称务必正确。

2）剂量：包括两部分：①用量：在规定剂量范围内，特别是有毒副作用的药物（不能超出《药典》规定剂量）。②特殊药物煎煮方法：如先煎、后下、烊化。

3）煎服：一般写“三剂，水煎服，每日一剂，早晚分服”即可，特殊服法要牢记。

2. 实践技能考试第二站　中医临证（含中医技术操作、病史采集、中医临床答辩三部分。分值共35分，20分钟）。

中医技术操作（3选2抽题作答）要边操作边讲要点。病史采集的考试方式是现场口述。中医临床答辩（4选1抽题作答）考试方式为现场口述。本教材主要介绍病史采集答题。根据试题提供的“患者主诉”，回答如何询问现病史及相关病史。

根据试题提供的“患者主诉”，回答如何询问现病史及相关病史。

（1）现病史

1）根据主诉及相关的鉴别诊断问诊

①发病的病因和诱因（或发病的缓急）：着凉、淋雨、劳累、饮食、外伤、情绪等。

②针对主症询问：部位、性状、次数、时间、加重或缓解等因素。

③相关鉴别诊断的问诊：与鉴别诊断有关的阳性或阴性症状。

2）诊疗经过

①是否到医院做过诊治，做过哪些检查，如血、尿、粪常规，血压、CT等，检查结果如何。

②治疗和用药情况。用过何种药物（名称、剂量），做过何种治疗，疗效如何。

3）发病以来一般情况问诊，如精神、饮食、睡眠情况等。

（2）相关病史

1）既往疾病史。

2）个人史，药物、食物过敏史。

3）家族史（有无遗传病病史），女性必要时询问月经、婚育史等。

要求：问诊顺序合理，条理清晰，体现中医临床思维。

3. 实践技能考试第三站

西医临床（含体格检查、西医操作、西医答辩或临床判读三部分。分值共25分，20分钟）本教材略。

第二大类　综合笔试考试

综合笔试题型，全部采用单项选择题形式，共有A1、A2、A3、B1四种题型，每个选择题均由题干和5个备选答案组成，其中A1型题是单句型最佳选择题，A2型题是病例摘要型最佳选择题，A3型题是临床情景型最佳选择题，B1型题是标准配伍题。

中医执业助理医师考试总题量为 300 题（中医执业医师资格考试总题量为 600 题）。

注：注意教材中疾病的概念、病名的出处、常见病因、病位、病理因素、主症、基本病机。

A 型题示例

A1 型题：治疗下痢，属“通因通用”法的方剂是（D）

A. 葛根黄芩黄连汤　　B. 大承气汤　　C. 白头翁汤

D. 芍药汤　　E. 黄连解毒汤

A2 型题：患者下痢不止，色暗不鲜，便脓血，赤白相兼，里急后重，日久不愈，腹痛喜温，小便短赤，舌苔淡白，脉沉迟。治疗应首选的方剂是（C）

A. 白头翁汤　　B. 木香槟榔丸　　C. 桃花汤

D. 四神丸　　E. 真人养脏汤

A3 型题：男性，18 岁。昨天淋雨后出现恶寒，发热，无汗，头痛，四肢酸痛，鼻流大量清涕，咳嗽，咳吐白稀痰，舌苔薄白，脉浮紧。

1. 此病诊断为（B）

A. 痹证　　B. 感冒　　C. 咳嗽

D. 头痛　　E. 鼻渊

2. 治法宜（A）

A. 辛温解表　　B. 辛凉解表　　C. 清暑解表

D. 益气解表　　E. 滋阴解表

3. 方宜选用（E）

A. 桂枝汤　　B. 芎芷石膏汤　　C. 银翘散

D. 参苏饮　　E. 荆防败毒散

B 型题示例：又称配伍题，目前采用 B1 型题。

B1 型题：每道试题由 A、B、C、D、E 五个备选答案与两个或两个以上的题干组成，五个备选答案在前，题干在后。答题时，要求为每个题干选择一项作为正确答案。每个备选答案可以选用一次或一次以上；也可以一次也不选用。为了试卷的规范化及分数计算的统一性，命题时要求 B1 型题一律用两个题干。

例：

A. 痰湿郁热

B. 血虚发热

C. 阴虚发热

D. 气虚发热

E. 血瘀发热

1. 清骨散适用于治疗：（C）

2. 补中益气汤适用于治疗：（D）

模块二　肺系病证

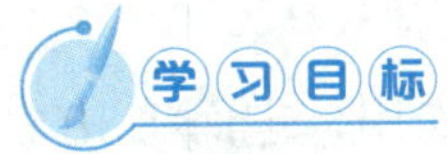

知识要求

1. 掌握感冒、咳嗽、哮病、喘证、肺痈、肺痨、肺胀等病证的诊断要点、辨证论治。
2. 熟悉常见肺系病证的病因病机与类证鉴别、预防与调护。
3. 了解常见肺系病证的西医学范畴、相关检查、转归预后。

技能要求

1. 能够对感冒、咳嗽、哮病、喘证等肺系病证者进行辨治处置。
2. 根据中医执业助理医师资格考试大纲归纳各病证考试要点。

肺系病证是因外感或内伤等因素导致肺的生理功能失常而产生病理变化后所出现的一类病证。临床常见感冒、咳嗽、喘证、哮病、肺痈、肺痨、肺胀等病证。肺系病证助考纲要总目，见表2-1。

表2-1　肺系病证助考纲要总目表

序号	项目序号	项目任务	学习目标	中医执业助理医师考试		考试星级
				综合考试	技能考试	
1	项目一	感冒	重点掌握	√	√	★★★
2	项目二	咳嗽	重点掌握	√	√	★★★
3	项目三	哮病	掌握	√	√	★★
4	项目四	喘证	掌握	√	√	★★
5	项目五	肺痈	熟悉	√	无	★
6	项目六	肺痨	掌握	√	√	★★
7	项目七	肺胀	掌握	√	√	★★

一、肺的生理病理特点

肺居胸中，经气管上通喉咙，左右各一，覆盖于五脏之上，故称“华盖”；肺外合皮毛；肺为娇脏，不耐寒热，其气以降为顺，又为清肃之脏，不容异物。故外感和内伤因素都易损伤肺脏而引起病变。

1. 肺的生理功能与特点

（1）肺主气，司呼吸：肺主气包括主一身之气和呼吸之气。肺主一身之气，是指肺有主持、调节全身之气的作用；肺主呼吸之气，是指肺有司呼吸功能，通过肺的呼吸作用，不断地吸清呼浊，吐故纳新，实现机体与外界环境之间的气体交换，以维持人体正常的生命活动，故肺为体内外气体交换之场所。实际上，肺的呼吸亦即肺的宣降运动在气体交换过程中的具体体现，肺气宣发，浊气得以呼出；肺气肃降，清气得以吸入。宣肃正常，散纳有度，则呼吸调匀有序，气道通畅。

（2）主宣发肃降：肺主宣发，是指肺气向上升宣和向外周布散的作用，进而将卫气和津液输布于全身，以温润肌肤。肺主宣发功能具体体现在三个方面：一是呼出体内的浊气；二是将脾转输至肺的津液和水谷精微向上向外布散，外达皮毛；三是宣发卫气，调节腠理的开合，将代谢后的津液化为汗液，排出体外。皮毛位于体表，为人体抗御外邪的屏障。皮毛由肺输布的卫气与津液来温养，故肺与皮毛在生理上有密切的关系。肺气充足，则皮毛润泽，开阖正常，外邪不易侵入；若肺气虚弱，则皮毛御邪能力减弱，而易感冒。若肺气失宣，则见呼吸不利、胸闷、咳嗽、鼻塞、无汗等表现。

肺主肃降，即指肺气向下通降和使呼吸道保持洁净的作用。肺主肃降功能体现在三个方面：一是吸入自然界的清气；二是将吸入的清气和脾转输至肺的津液和水谷精微向下向内布散；三是清肃肺和呼吸道内的异物，保持清洁。若肺失清肃，气不得降，则可引起胸闷、咳嗽、喘息等肺气上逆的病变。

宣发与肃降是肺的功能活动不可分割的两个方面，它们相反相成，生理上相互协调、相互制约，病理上相互影响。没有正常的宣发也就没有正常的肃降；反之，没有正常的肃降，也就不能正常的宣发。宣发肃降正常，则气道通畅，呼吸均匀。若肺失宣肃，则肺气上逆，而见咳、喘等。

（3）肺主通调水道：通过肺气的宣发、肃降对体内水液的输布、运行和排泄起着疏通和调节作用。

（4）肺朝百脉，主治节：是指全身的血液都通过百脉流经于肺，经肺的呼吸，进行体内外清气与浊气的交换，然后再通过肺气宣降作用，反过来将富含清气的血液通过百脉输送到全身。

2. 肺的病理特征　肺的病理主要表现为肺的宣降功能异常。因肺失宣肃，肺气上逆，故常见咳嗽，喘息等；因肺气亏虚，肺不主气，故常见短气、自汗、易感冒等；肺朝百脉，助心主治节，因肺气失调，不朝百脉，可引起心血的运行不利，而发为心悸、胸闷、唇甲紫暗等；肺能通调水道，因肺失宣肃，通调失职，可引起水肿、小便不利等。

3. 肺与其他脏腑的关系

（1）肺与心：肺气助心行血，如肺气虚弱或壅塞，不能助心行血，则心血运行不畅，甚至血脉瘀滞，出现心悸胸闷、唇青舌紫等症；如心气虚衰或心阳不振，心血运行不畅，则肺气的宣通失常，出现咳嗽、气喘等症。

（2）肺与肾：肺为“水之上源”，肾为主水之脏，肺失宣肃、通调水道失职，累及于肾，可出现尿少、水肿；肾气化失司，关门不利，则水泛为肿，继而出现喘咳而不得平卧。肺主呼气，肾主纳气，肾的精气不足，则摄纳无权；或肺气久虚而及肾，则肾不纳气，出现动则气喘。

（3）肺与脾：肺司呼吸而摄纳清气，脾主运化而化生谷气；肺主行水，脾主运化水液。脾虚则生痰，聚于肺，出现咳嗽，痰多，喘促。

（4）肺与肝：肝主升发，肺主肃降。肝气升发太过，易化火犯肺，灼伤肺津，出现胁痛易怒、干咳或痰中带血，此谓“木火刑金”，或“肝火犯肺”。

二、肺系病证的辨治要点

（一）辨证要点

1. 辨虚实　肺系病证的辨证应首分虚实。可从以下几方面辨别：发病缓急、病之新久（病期）、病程长短、声息强弱高低、全身症状（包括舌象、脉象）等。一般来说，若为发病急骤，病之初期（新病），病程较短，呼吸气粗声高，脉象有力，多属实证；若为发病势缓，病之缓解期、恢复期或后期（久病），病程较长，呼吸气微声低，短促难续，脉象细弱力，多属虚证或虚中夹实证。

实证多由风、寒、热、燥、火、痰饮上干于肺，肺失宣肃，升降不利所致，常有风寒束肺、风热袭肺、风燥伤肺、痰湿蕴肺、痰热蕴肺、肝火犯肺、寒饮伏肺证等；虚证多由肺脏气阴不足，肺不主气而宣肃无权，常见肺气虚证、肺阴虚证、肺气阴两虚证。

2. 辨寒热　在分清虚实的基础上，应注意辨别病性之寒热。可从以下几方面辨别：痰的色质、寒象热象、舌象脉象。若伴咳痰色白质稀、形寒怕冷、面白、口淡不渴或渴喜热饮，或兼风寒表证、舌淡苔白、脉迟紧，多属寒证；若伴咳痰色黄质稠、身热面赤、烦躁、渴喜冷饮、小便短黄、大便干结、舌淡苔白、脉数，多属热证。

3. 辨外感、内伤　若有外感病史，发病急，病程短，兼恶寒发热等肺卫表证，多属外感病；若有情志不调、饮食不节、劳倦过度、久病体虚等病史，发病缓，病程长，或反复发作，不兼恶寒发热等肺卫表证，多属内伤病。

4. 辨病位　当根据脏腑的证候表现特点进行辨识。如兼食少纳呆、便溏或泄泻、腹胀腹痛，多与脾病有关；若疾病易因情志因素而诱发，伴烦躁易怒、胸胁闷胀疼痛、口苦、或面红目赤、头胀头痛、眩晕、脉弦，且病情随情志变化而波动，则多与肝病有关；若患者喘咳时动则尤甚、或呼吸浅促、呼多吸少、腰膝酸软，多与肾病有关。

5. 辨痰　辨痰有助于辨别病因、病性、病位，为辨识证候提供重要参考依据。

（1）辨痰色：色白属风、寒、湿；色黄属热；色灰为痰浊；痰白带血属虚寒；痰黄带血属肺热；痰白质黏带血者属阴虚；脓血相兼为痰热蕴结成痈之候。

（2）辨痰质：痰液稀薄属风寒、虚寒；痰液浊厚为湿痰；痰黏稠属热、燥、阴虚。

（3）辨痰量：量少属燥、阴虚；量多为湿为饮。

（4）辨痰味：有热腥气或腥臭气为痰热；味甜属脾；味咸属肾；味苦属肝。

（二）治疗要点

1. 根据肺的生理特点组方遣药

（1）实证宜辛苦，虚证宜酸收。外邪犯肺，宜辛散外邪；肺气上逆，宜苦泄以肃降肺气（平咳喘）；久咳久喘耗散肺气，损及肺体，宜用酸收以补其肺体，敛其耗散之气。《素问·脏气法时论》："肺苦气上逆，急食苦以泻之……肺欲收，急食酸以收之，用酸补之，辛泻之"。

（2）肺为娇脏，多气少血，清旷而位高，选方多宜轻清而忌重浊。①宣肺药物多轻清，治宜轻宣肺气，吴鞠通"治上焦如羽，非轻不举"。②肺为娇脏，不耐寒热，肺恶燥，治宜辛平甘润，以使肺气自降，清肃之令得行。

2. 扶正祛邪

（1）邪气壅滞于肺，肺失宣肃。祛邪宜宣肺、肃肺、清肺、泻肺、化痰、降逆。

（2）肺之阴伤气耗，肺不主气。扶正宜补肺、敛肺、温肺、润肺。

（3）整体治疗。根据五行生克关系对肺进行间接补泻法：①虚证宜补脾（补母）以益肺（补子）即培土生金法；滋肾（补子）以益肺（补母）即金水相生法。②实证宜泻肝以治疗木火刑金（肝火犯肺）；③泻表安里，宜通过泻大肠（通腑），使肺热或痰浊从大肠下泻以治肺实证。

3. 重视调护

（1）避风寒，防外感，寒暖适宜，随气候的变化而增减衣服。

（2）病室应通风换气，保持空气清新。

（3）患者避免接触刺激性气体、粉尘、烟雾，戒烟。

（4）饮食宜清淡、易消化，忌辛辣醇酒厚味生冷。

项目一　感　冒

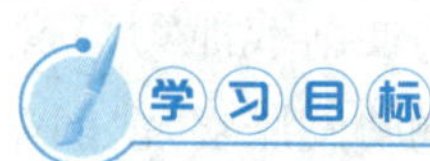

知识要求

1. 掌握感冒的治则及各证型的辨证要点、治法、代表方剂。

2. 熟悉感冒的定义、病因病机及鉴别诊断。

3. 了解感冒的历史源流、其他疗法及预防调护。

技能要求

1. 能够对感冒进行正确的诊断鉴别并具备辨证论治的能力。

2. 运用已有知识应答中医执业助理医师资格考试要点。

感冒是感受触冒风邪或时行疫毒，引起肺卫功能失调，出现鼻塞、流涕、喷嚏、头痛、恶寒、发热、全身不适、脉浮等主要临床表现的一种常见外感疾病。本病四季均可发生，尤以春冬两季为多。病情轻者多为感受当令之气，称为伤风、冒风、冒寒；病情重者多为感受非时之邪，称为重伤风。若在一个时期内广泛流行、证候相类似者，称为时行感冒。

《黄帝内经》中已有外感风邪引起感冒的论述，如《素问·骨空论》说："风者百病之始也……风从外入，令人振寒，汗出头痛，身重恶寒。"汉代张仲景《伤寒论》论述太阳病时，以桂枝汤治表虚证，以麻黄汤治表实证，提示感冒风寒有轻重之分，这为感冒的辨证治疗奠定了基础。感冒病名则出自北宋《仁斋直指方·诸风》篇。该书在"伤风方论"论及参苏饮时谓其："治感冒风邪，发热头痛，咳嗽声重，涕唾稠黏。"元代朱丹溪《丹溪心法·中寒二》提出本病病位在肺，治疗应分立辛温、辛凉两大法则。及至明清，多将感冒与伤风互称，并对虚人感冒也有进一步的认识，提出扶正达邪的治疗原则。至清代，随着温热病学说的兴起与发展，不少医家逐渐认识到本病之发生与感受时行之气相关，林珮琴在《类证治裁·伤风》中明确提出了"时行感冒"之名。

西医学中普通感冒（伤风）、流行性感冒（时行感冒）及其他上呼吸道感染而表现感冒证候者，均可参照本病辨证论治。

【病因病机】

考点：病因

感冒是因感受六淫、时邪疫毒，侵犯肺卫，以致卫表不和，肺失宣肃为病。

1. 常见病因

（1）风邪：①风邪是引起本病的主要外因："风为百病之长""风者，百病之始也"，风为外感病致病之先导。气候骤变，淋雨受凉，出汗后伤风易致风邪侵袭患病。②风邪常兼夹当令之气相合为病：冬季多夹寒（风寒）；春季多夹热（风热）；夏季多感暑；梅雨多为湿邪；秋季多燥。

（2）时行疫毒：时行疫毒是一种具有强烈传染性的外在致病因素，明代吴又可指出这种邪气的特点是致病性强，从口鼻而入，有传染性，易于流行。多由四时六气失常，非其时而有其气伤人致病。在这种情况下，人体抗御外邪的能力相对减弱，造成在同一时间、同一地区大面积的发病，且无季节性。时行疫毒也可兼夹寒、热、暑、湿、燥邪，但以风寒、风热居多。

2. 病机概要

考点：感冒的病位、基本病机

（1）基本病机：六淫入侵，卫表不和，肺气失宣。

（2）病位：在肺卫。因病邪在外、在表，故尤以卫表不和为主。

（3）病理性质：属表实证，但有寒热之分。若感受风寒湿邪，则皮毛闭塞，邪郁于肺，肺气失宣；感受风热暑燥，则皮毛疏泄不畅，邪热犯肺，肺失清肃。

（4）病理因素：风寒、风热、暑湿、秋燥、时行病毒、气虚、阴虚。

（5）病机转化：由于感邪不同及体质的强弱差异，在病程中且可见寒与热的转化或错杂。初起外邪袭表，肺卫功能失调，风热不解，或寒郁化热，则可转为肺热证；病邪传里化热而表寒未解，以致内外俱实，发为表寒里热证；或感受时行病毒，病邪入里化热迅速，里热充斥内外而成热毒炽盛，病情急且重；若反复感邪，正气耗损，由实转虚，或体虚感邪，正气愈亏，则转为本虚标实证。

【诊断与鉴别诊断】

（一）诊断依据

1. 临床表现

（1）主症：初起以卫表及鼻咽症状为主，常见鼻塞流涕、喷嚏、咽痒、咳嗽、恶寒、发热、无汗或少汗、头痛、身体酸楚等。时行感冒多呈流行性，在同一时期发患者数剧增，且病症相似，多突然起病，恶寒、发热（多为高热）、周身酸痛、疲乏无力，病情一般较普通感冒为重。

（2）次症：胸闷，恶心，脘痞，纳呆，便溏，咽干，少痰，手足心热等。

2. 病史

（1）病史特征：可有反复感冒病史。

（2）诱发因素：可有气候骤变、淋雨受凉、劳倦、汗出当风等诱因。四季皆可发病，而以冬、春季为多。

3. 相关检查

（1）血常规：病毒性感染，白细胞计数正常或偏低，淋巴细胞比例升高；细菌性感染，白细胞计数常增多，有中性粒细胞增多和核左移现象。

（2）病毒和病毒抗原的测定：如用免疫荧光法、血清学诊断法、病毒的分离与鉴定等，以判断病毒的类型，区别病毒和细菌感染。

（3）细菌培养：以确诊细菌感染和判断细菌的类型。

（4）其他检查：2009 年 4 月 30 日我国已研究出甲型 H1N1 流感特异灵敏的快速诊断办法，当发现可疑病例的时候，即可用特异的诊断试剂确定或者排除。

（5）胸部X线摄片：有咳嗽、痰多等呼吸道症状者，胸部X线摄片可见肺纹理增粗。

（二）病证鉴别

1. 感冒与风温早期的鉴别　感冒发热多不高或不发热，温病必有发热甚至高热；感冒服解表药后，多能汗出、身凉、脉静，温热病汗出后热虽暂降，但脉数不静，身热旋即复起，咳嗽胸痛，头痛较剧，甚至出现神志昏迷、惊厥、谵妄等传变入里的证候。感冒与温病早期的鉴别，见表2-2。

表2-2　感冒与风温早期的鉴别

项目	感冒	风温早期
病因	风邪为主	温邪为主
主症	发热不高或不发热	发热为主，咳嗽，甚则神昏、惊厥
传变情况	多不传变	有传变，由卫及气，甚或入营血
发病季节	四时皆可	有明显季节性，冬春为多
病程	较短，易于治愈	长短不一，重者难于治愈

2. 普通感冒与时行感冒　普通感冒在气候变化时发病率升高，但无明显流行特点，若感冒1周以上不愈，发热不退或反见加重，应考虑继发他病；时行感冒病情较重，发病急，全身症状显著，可发生传变，化热入里，继发或合并他病，具有广泛的传染性、流行性。普通感冒与时行感冒的鉴别，见表2-3。

考点：普通感冒与时行感冒的鉴别

表2-3　普通感冒与时行感冒的鉴别

项目	普通感冒	时行感冒
病因	外感六淫，风邪为主	时行疫毒
发病季节	冬春季发病	季节不限
病情	轻	重，急，有传染流行
传变情况	多不传变	多传变入里合并他病
全身症状	不重	明显

3. 感冒与鼻渊　鼻渊有鼻塞流涕，多腥臭而浊，一般无恶寒发热，病程长，反复发作，不易治愈。

4. 感冒与乳蛾　乳蛾有发热、恶寒、咽痛等症，查咽部两侧红肿胀大，常有黄、白色脓样分泌物。

5. 感冒与麻疹　麻疹初起有发热恶寒，鼻塞流涕，咳嗽，咳痰等，与感冒相似，但麻疹伴有目赤畏光、眼胞浮肿、多泪、口腔两颊有麻疹黏膜斑等。

【辨证论治】

（一）辨证要点

1. 辨虚实 实证者，形体壮实，正气未衰，病程短；虚证者多年老或大病后以及素体虚弱者，病程长，缠绵难愈，兼见虚象。

2. 辨普通感冒与时行感冒 见表 2–3。

3. 辨风寒与风热 见表 2–4。

考点：风寒感冒与风热感冒的鉴别要点

表 2–4 风寒感冒与风热感冒的鉴别

项目	风寒感冒	风热感冒
发病季节	冬季较多	春季较多
体质	一般或阳虚体质	一般或阴虚或阳盛体质
发热程度	轻	重
恶寒程度	重	轻
出汗	无汗或少汗	出汗
咽喉肿痛	无或轻	咽红肿痛
舌苔脉象	苔薄白，脉浮紧	苔薄黄，脉浮数

4. 辨体虚感冒的气虚、阴虚 气虚感冒多在感冒见症的基础上，兼见倦怠无力、气短懒言、自汗等气虚症状；阴虚感冒多在感冒见症的基础上，兼见心烦口干、手足心热、少汗等阴虚症状。

5. 辨兼夹症 夹湿多见梅雨季节，症见身热不扬、头胀或重如裹、胸闷口淡或黏等湿滞症状；夹暑多见于长夏季节，症见身热有汗、心烦口渴、小便短赤、苔黄腻等暑湿症状；夹燥多见于秋季，症见鼻燥咽干、咳嗽少痰、口渴舌红等燥热症状；夹食多见于饱食过度，身热、嗳腐吞酸、脘胀纳呆、恶心腹泻，苔腻等食滞症状。

（二）治疗原则

考点：治疗原则

感冒病位在肺卫，主要在卫表。治疗应因势利导，从表而解，遵《素问·阴阳应象大论》“其在皮者，汗而发之”之意，以解表达邪为原则。根据所夹邪气不同选用辛温、辛凉、辛润、清暑解表等法；至于体虚感冒，则属正虚邪实，治当扶正祛邪，切忌专行发散，重伤正气；对于时行感冒，因其常易化热，发生传变，故清热解毒是常用的重要治则。

（三）分证论治

考点：各证型的证候、基本病机、治法、方药

1. 常人感冒

（1）风寒束表证

证候 恶寒重，发热轻，鼻塞，流清涕，咳嗽，痰稀薄，无汗，头痛，肢节酸疼，

苔薄白，脉浮紧。

审证求机　本证的辨证要点为恶寒重，发热轻，头身痛，流清涕，脉浮紧；基本病机为风寒外束，卫阳被郁，腠理内闭，肺气不宣。

治法　辛温解表，宣肺散寒。

代表方　荆防败毒散或荆防达表汤加减。

临床运用　①表寒重，头痛、身痛、憎寒、发热、无汗者，配麻黄、桂枝以增强发表散寒之力；②表湿较重，肢体酸痛、头重头胀、身热不扬者，用羌活胜湿汤加减；③湿邪蕴中，脘痞、食少、呕恶，或有便溏，苔白腻者，加苍术、厚朴、半夏化湿和中；④头痛甚者（前额），加白芷散寒止痛；鼻塞重者，加苍耳子、辛夷以通鼻窍；⑤风寒夹湿兼内热者，用九味羌活汤散寒除湿，兼清里热。

（2）风热犯表证

证候　身热较重，微恶风，汗泄不畅，头胀痛，面赤，咳嗽，痰黏或黄，咽燥，或咽喉乳蛾红肿疼痛，鼻塞，流黄浊涕，口干欲饮，舌苔微黄，舌边尖红，脉浮数。

审证求机　本证的辨证要点为热重寒轻，头胀痛，流黄浊涕，口干咽痛，舌苔薄黄，脉浮数；基本病机为风热犯表，热郁肌腠，卫表失和，肺失清肃。

治法　辛凉解表。

代表方　银翘散加减。

临床运用　①若风热上壅，头胀痛较甚，加桑叶、菊花、蔓荆子以清利头目；②痰阻于肺，咳嗽痰多，加浙贝母、前胡、杏仁化痰止咳；③痰热较盛，咳痰黄稠，加黄芩、知母、瓜蒌皮；④热毒壅阻咽喉，乳蛾红肿疼痛，加射干、马勃、板蓝根清热解毒利咽；⑤肺热素盛，风寒外束，热为寒遏，烦热恶寒、少汗、咳嗽气急、痰稠、声哑，可用石膏合麻黄内清肺热，外散表寒；⑥时行感冒热毒症状重者，高热、恶寒或寒战、头身痛、咽喉肿痛、咳嗽气粗等，常加贯众、蚤休（重楼）、板蓝根、大青叶等清热解毒药，以祛时行病毒。

（3）暑湿伤表证

证候　身热，微恶风，汗少，肢体酸重或疼痛，头昏重胀痛，咳嗽痰黏，鼻流浊涕，心烦口渴，或口中黏腻，渴不多饮，胸闷脘痞，泛恶，腹胀，大便或溏，小便短赤，舌苔黄腻，脉濡数。

审证求机　本证的辨证要点为外感表热证兼暑湿症；基本病机为暑湿伤表，表卫不和，肺气不清。

治法　清暑祛湿解表。

代表方　新加香薷饮加减。

临床运用　①暑热偏盛，可加黄连、栀子、黄芩、青蒿清暑泄热；②湿困卫表，肢体酸重疼痛较甚，加藿香、佩兰等芳化宣表；③里湿偏盛，口中黏腻，胸闷脘痞，泛恶，腹胀，便溏，加苍术、白蔻仁、半夏、陈皮和中化湿；④小便短赤加滑石、甘草、赤茯苓清热利湿。

2. 虚体感冒

（1）气虚感冒

证候　恶寒重，发热轻，头痛身楚，咳嗽，痰白，咳痰无力，平素神疲体弱，气短懒言，反复易感，舌淡苔白，脉浮而无力。

审证求机　本证的辨证要点为风寒束表证伴气虚证；基本病机为素体气虚，卫外不固，风邪侵袭。

治法　益气解表。

方药　参苏饮加减。

临床运用　①表虚自汗，易伤风邪者，可常服玉屏风散加灵芝以益气固表，增强抗病能力。②恶寒重，发热轻，四肢欠温，语音低微，舌质淡胖，脉沉细无力，为阳虚外感，当助阳解表，用再造散加减，药用党参、黄芪、桂枝、附子、炙甘草、细辛、防风、羌活。若寒甚无汗者用麻黄附子细辛汤；寒轻有汗者用桂枝加附子汤。

（2）阴虚感冒

证候　身热，微恶风寒，少汗，头昏，心烦，口干，干咳少痰，舌红少苔，脉细数。

审证求机　本证的辨证要点为风热表证伴阴虚内热症；基本病机为阴津亏虚，外受风热，表卫失和。

治法　滋阴解表。

方药　加减葳蕤汤加减。

临床运用　①阴伤较重，口渴咽干明显，加沙参、生地黄、麦冬以养阴生津；②若素体血虚，或失血之后，复感外邪而致血虚感冒，症见身热、无汗、头痛、面色无华、唇甲色淡、心悸头晕、舌淡苔白、脉细弱。治以养血解表，方用葱白七味饮。恶寒较重者，加苏叶、荆芥、防风；身热较甚者，加金银花、连翘。

（四）其他疗法

1. 中成药疗法　风寒感冒，选感冒软胶囊；风热感冒，可服用银翘解毒片、桑菊感冒片、柴黄片、抗病毒胶囊；风热感冒咽喉肿痛明显者，服用银黄口服液、双黄连口服液、板蓝根颗粒；正气不足，易患感冒用玉屏风颗粒；风寒暑湿外感用藿香正气丸（水、液、软胶囊）；时行感冒，可服用抗病毒颗粒、板蓝根颗粒等。

2. 针灸疗法　主穴取风池、大椎、曲池。风寒者加列缺、迎香、风门；风热者鱼际、内庭、外关、尺泽；阳虚加足三里、膏肓俞；阴虚、血虚加三阴交、肺俞、血海、复溜。风寒、风热、暑湿者均用泻法，风寒、阳虚、气虚者并可加灸，阴虚、血虚者针用补法。每日1次，每次5～6穴，留针20～30分钟。

3. 刮痧疗法　用边缘平滑的陶瓷小汤匙蘸润滑油（花生油或麻油等植物油）刮颈

背。颈部自风池穴而下，刮背部从脊柱两旁自上而下，刮时用力均匀，不要太重，防止刮破皮肤，刮至出现紫色出血点为止。对风寒、风热、暑湿感冒均可适用。

【预防与调护】

1. 饮食起居　注意防寒保暖，随时增减衣服，避免受凉、淋雨及过度疲劳。饮食宜清淡，富营养的半流质，辅以新鲜蔬菜、水果为宜，忌油腻之品。

感冒流行季节，应避免到公共场所活动，防止交叉感染。选择药物预防，冬春风寒当令，可用贯众、紫苏、荆芥、甘草等水煎，顿服，连服 3 天；夏月暑湿当令，可用藿香、佩兰、薄荷煎汤以代茶饮；时行感冒流行期间，可用贯众、板蓝根煎服或泡水代茶饮，连用 2 ～ 3 日。

2. 正确护理　病室内温湿度适宜，空气新鲜，避免直接吹风。注意观察患者的体温、出汗、脉象、舌苔等。中药煎煮时间宜短，一般沸腾后 15 分钟即可，以保留芳香挥发有效物质。无汗者宜服药后进热粥或覆被以取汗，汗后及时换干燥洁净衣服以免再次受邪。高热患者应卧床休息，汗出后用毛巾擦干，换去湿衣。

【结语】

感冒是以感受风邪为代表的六淫、时邪病毒，侵犯肺卫，引起肺卫功能失调，以恶寒发热、头身疼痛、鼻塞流涕、喷嚏咳嗽、全身不适为临床特征的常见外感病证，以冬春季为多。病机为卫表不和，肺失宣肃。治疗以解表达邪为原则，但应分清风寒、风热与暑湿及兼夹病邪的不同，而分别采用辛温解表、辛凉解表和解表清暑祛湿等治法祛除表邪。时邪疫毒又当以清热解毒为治疗重点。感冒的治疗一般禁用补法，以免敛邪，但若体虚外感，又当在解表剂中佐以益气、助阳、滋阴、养血等补益之品，以扶正祛邪。正确的煎药、饮食等调护，有助感冒的迅速康复。感冒的预防很重要，尤其是对时行感冒流行趋势的地区、单位，更应尽早采取措施，以免蔓延。

附：实践技能、医学综合相关考点模拟题

一、《中医内科学》中医执业助理医师资格考试实践技能相关考点模拟题

第一站　病案分析（总分 40 分。中医内科病案分值占 20 分）

张某，男，22 岁，学生。患者昨天下午因气温升高于今晨 6 时左右突发高热，伴头痛，微恶寒，鼻塞，流浊涕，咽痛。T 39.5 ℃，P 106 次 / 分，R 21 次 / 分，BP 115/70mmHg。神志清，精神差，面红，咽部充血，双侧扁桃体 I 度肿大，双肺呼吸音稍粗，心率 106 次 / 分，律齐，无杂音，舌红，苔薄黄，脉浮数。血常规：WBC

12.6×10^9/L，N% 83%。胸片示肺纹理增粗。

中医疾病诊断（4 分）：感冒（常人感冒）。

中医证候诊断（4 分）：风热犯表证。

辨病辨证依据（5 分）

1. 辨病 以突发高热，伴头痛、鼻塞、流浊涕、咽痛等为主症，诊断为感冒（常人感冒）。

2. 辨证 突发高热，伴头痛、微恶寒、鼻塞、流浊涕、咽痛。查体：精神差，面红，咽部充血，舌红，苔薄黄，脉浮数。辨证为风热犯表证。

3. 病因病机分析 因气温升高，邪热犯表，卫表不和，肺失宣肃而引发本病。

病证鉴别（中医执业助理医师考生不考）：略。

治法（2 分）：辛凉解表。

代表方（2 分）：银翘散加减。

药物组成、剂量及煎服法（3 分）：

金银花 15g	连　翘 15g	竹　叶 10g	荆芥穗 10g	淡豆豉 10g
薄荷 6g（后下）	生石膏 20g（先煎）	菊　花 10g	牛蒡子 10g	芦　根 30g

煎服法：三剂，水煎服，日一剂，早晚分服。

第二站 中医临证（含中医技术操作、病史采集、中医临床答辩三部分。分值共 35 分，20 分钟）

感冒病史采集举例（现场口述）（10 分）

根据试题提供的“患者主诉”，回答如何询问现病史及相关病史。

患者李某，女性，30 岁。发热伴鼻塞、流涕 3 天。

（一）现病史

1. 根据主诉及相关的鉴别诊断问诊

（1）发病的病因和诱因：有无感寒、受风，有无去过疫区或与流感患者接触过，有无接触过禽类或病死动物类等。

（2）针对主症（发热）询问：发热时体温最高和最低的温度，是否持续发热，有无恶寒及与发热关系，有无喷嚏、汗出、咳嗽、咽痛、头痛。

（3）相关鉴别诊断的问诊：有无畏寒、寒战、大汗或盗汗的情况，有无胸痛、咳嗽等，有无流清涕或浊涕。

2. 诊疗经过

（1）是否到医院就诊，做过哪些检查，如血、尿、粪常规，血压、新型冠状病毒核酸检测等，结果如何。

（2）用过何种药物，做过何种治疗，疗效如何。

3. 发病以来一般情况问诊，如精神、饮食、睡眠情况等。

（二）相关病史

1. 相关的其他病史。既往有无类似发作史，有无糖尿病、结核病、妇科病或服用免疫抑制剂病史，有无肿瘤家族史、月经史、婚育史及不洁性交史。

2. 有无药物、食物过敏史。

要求：问诊顺序合理，条理清晰，体现中医临床思维。

第三站　西医临床（含体格检查、西医操作、西医临床答辩三部分。分值占 25 分，20 分钟。本教材略）

二、《中医内科学》中医执业助理医师资格考试医学综合考试模拟题

（一）A1 型题

1. 感冒的主要病机是（　　）

A. 肺失宣降　　B. 肺气失宣　　C. 卫表不和

D. 营卫不和　　E. 肺肾不固

2. 外邪侵袭人体，是否引起感冒，取决于（　　）

A. 起居失常　　B. 寒温失常　　C. 饮食不当

D. 正气强弱　　E. 气候突变

（二）A2 型题

1. 李某，男，23 岁。身热较著，微恶风，汗出不畅，头胀痛，咳嗽，咳黄黏痰，咽喉肿痛，鼻流浊涕，口渴，舌边尖红，苔微黄，脉浮数。其治疗宜首选的方剂是（　　）

A. 桑菊饮　　B. 香薷饮　　C. 加减葳蕤汤

D. 荆防败毒散　　E. 止嗽散

2. 患者恶寒重，发热轻，无汗，头痛，肢体疼痛，鼻塞声重，时流清涕，喉痒，舌苔薄白而润，脉浮。其治法是（　　）

A. 散寒解肌　　B. 辛温解表　　C. 调和营卫

D. 散寒止痛　　E. 发汗解肌

（三）A3 型题

王某，男，27 岁。恶寒甚，发热轻，自汗出，头身疼痛，鼻塞，咳嗽痰白，声低息短，倦怠乏力，舌质淡，苔白，脉浮无力。

1. 该患者的证候属于（　　）

A. 风寒束表证　　B. 暑湿伤表证　　C. 风热犯表证

D. 阴虚感冒　　E. 气虚感冒

2. 其治法是（　　）

A. 辛温解表　　B. 化湿解表　　C. 滋阴解表

D. 养血解表　　E. 益气解表

3. 其治疗首选方是（　　）

A. 参苏饮　　B. 荆防败毒散　　C. 麻黄汤
D. 新加香薷饮　　E. 桂枝汤

4. 若表虚自汗，易伤风邪者，可常服（　　）

A. 玉屏风散　　B. 银翘散　　C. 葱豉桔梗汤
D. 加减葳蕤汤　　E. 防风汤

（四）B 型题

A. 荆防败毒散　　B. 银翘散　　C. 新加香薷饮
D. 加减葳蕤汤　　E. 参苏饮

1. 风寒束表型感冒的首选方是（　　）
2. 风热犯表型感冒的首选方是（　　）
3. 气虚感冒的首选方是（　　）

【参考答案】

A1 型题：1.C　2.D

A2 型题：1.A　2.B

A3 型题：1.A　2.A　3.B　4.A

B 型题：1.A　2.B　3.E

项目二　咳　嗽

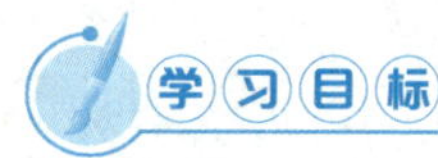

知识要求

1. 掌握咳嗽的治则及辨证论治。
2. 熟悉咳嗽的病因病机及病证鉴别。
3. 了解咳嗽的定义、源流、预防调护等内容。

技能要求

1. 能够熟练地对咳嗽进行诊断、辨证、处方用药。
2. 运用已有知识应答中医执业助理医师资格考试要点。

咳嗽是指外感或内伤等因素，导致肺失宣降，肺气上逆，冲击气道，发出咳声或伴咳痰为临床特征的一种病证。分别言之，有声无痰为咳，有痰无声为嗽，一般多痰声并见，难以截然分开，故以咳嗽并称。

咳嗽的病名首见于《黄帝内经》，《素问·咳论》指出咳嗽是“皮毛先受邪气”“五脏六腑皆令人咳，非独肺也”，强调外邪犯肺或脏腑功能失调，病及于肺，皆能致咳。隋代巢元方《诸病源候论·咳嗽候》有十咳之称，即“五脏咳、风咳、寒咳、久咳、胆咳、厥阴咳”。明代张介宾将咳嗽分为外感、内伤两大类，《景岳全书》指出：“咳嗽之要，止惟二证。何为二证？一曰外感，一曰内伤而尽之矣。”至此，咳嗽的辨证分类渐趋完善，切合临床实用。

咳嗽既是独立性的病证，又是肺系多种疾病的一个症状。西医学中的上呼吸道感染、支气管炎、支气管扩张、肺脓肿、胸膜炎、肺炎等以咳嗽为主症者，可参照本病辨证论治。

【病因病机】

考点：病位、基本病机、病理因素

咳嗽分外感咳嗽与内伤咳嗽，外感咳嗽病因为外感六淫之邪；内伤咳嗽病因为饮食、情志等内伤因素致脏腑功能失调，内生病邪。外感咳嗽与内伤咳嗽，均是病邪引起肺失宣肃，肺气上逆而作咳。

（一）常见病因

1. 外邪袭肺　六淫之邪，侵袭肺系。常以风为先导，根据四时主气的不同，所兼邪气不同，或夹寒，或夹热，或夹燥，表现为风寒、风热、风燥相合为病。其中“六气皆令人咳，风寒为主”（张介宾），《河间六书·咳嗽论》：“寒、湿、燥、暑、风、火六气，皆令人咳。”另外，起居不慎，寒温失宜，过度疲劳，卫外功能减退、失调，易感外邪。

2. 内邪干肺　脏腑功能失调，病及于肺，引起咳嗽。

（1）他脏病及肺：①嗜好烟酒，熏灼肺胃；过食辛辣肥甘炙煿，酿生痰热；饮食不节，过度劳倦，损伤脾胃，脾失健运，痰湿内生，上渍于肺，此即“脾为生痰之源，肺为贮痰之器”之意。②情志过激，郁怒伤肝，肝失条达，气郁化火，循经上犯于肺而致咳嗽。③先天禀赋不足，或房劳过度，使肾阴下亏，虚火上灼于肺，或损伤肾阳，致肾阳虚衰，不能蒸腾气化水液，水饮内停，上犯于肺；或心的功能失常，心血瘀阻，心病及肺。上述原因均能致脏腑功能失调，累及于肺，肺失宣肃，气逆于上而作咳嗽，正是“五脏六腑皆令人咳，非独肺也”之理。但必须指出，无论何脏腑有病，最终必须影响到肺的宣肃功能，咳嗽才能发生，正如《医学三字经》所言：“咳嗽不止于肺，而不离乎肺也。”

（2）肺脏自病：①肺脏的多种疾病迁延不愈，损伤肺气，灼伤肺阴，肺失宣降，肺气上逆而咳嗽。②长期吸烟，损伤肺气，灼伤肺阴，肺气上逆致咳嗽。

（二）病机概要

1. 基本病机　邪犯于肺，肺气上逆。

2. 病位　咳嗽病变主脏在肺，涉及肝、脾，久则及肾。

3. 病理性质　外感咳嗽属于邪实，有风寒袭肺、风热犯肺、风燥伤肺之分，且可发生演变转化，如风寒化热、风热灼津化燥、肺热蒸液成痰等。内伤咳嗽，属邪实与正虚并见，病理因素主要为“痰”与“火”，痰有寒热之别，火有虚实之分，痰火可互为因果。虚实之间有先后主次的不同，他脏及肺者，多因实致虚，如肝火犯肺，气火炼液为痰，灼伤肺津；痰湿犯肺者，久延则肺脾气虚，气不化津，痰浊更易滋生，甚则病及于肾，不能主气、纳气。肺脏自病者，多因虚致实，如肺阴不足，阴虚火炎，灼津为痰；肺气亏虚，气不化津，津聚成痰。

4. 病理因素 外感病理因素为风、寒、暑、湿、燥、火（风寒为多），如外邪不能及时外达，风寒化热、风热化燥、肺热蒸液成痰。内伤因素为痰与火，痰分寒痰、热痰，火分实火、虚火，痰与火可互为因果，相互转化，痰浊郁而化热、化火，火邪炼液为痰。

5. 病机转化 外感咳嗽与内伤咳嗽可相互为病，外感咳嗽如迁延失治，邪伤肺气，更易反复感邪，而致咳嗽屡作，肺气益伤，逐渐转为内伤咳嗽；内伤咳嗽，肺脏有病，卫外不强，易受外邪引发或加重，特别在气候转冷，气温骤降时尤为明显。因此，咳嗽虽有外感、内伤之分，但两者常互为因果。

【诊断与鉴别诊断】

（一）诊断依据

1. 临床表现

（1）主症：以咳嗽、咳痰，或伴咽痒为主要表现。

（2）次症：新病可伴有恶寒发热等肺卫症状，久咳者，多伴其他脏腑兼症。

2. 病史 发病前多有明显的诱因，如天气变化、恼怒、劳累、辛辣饮食、饥饿、烟尘等。

3. 相关检查 急性期查白细胞总数和中性粒细胞可增高。肺部X线摄片检查见肺纹理正常或增多增粗，必要时可做CT、MRI、纤维支气管镜进一步确诊。

（二）病证鉴别

1. 咳嗽与肺痨 咳嗽与肺痨均可有咳嗽、咳痰症状，但后者为感染“痨虫”所致，有传染性，同时出现咯血、盗汗、潮热、消瘦等症，结合血沉、结核菌素试验、痰菌涂片、细菌培养以及X线检查，可做出鉴别。

2. 咳嗽与肺痈 肺痈以发热、咳嗽、胸痛、咯吐腥臭浊痰，甚则脓血相兼为主要特征，发病多急，X线摄片、支气管碘油造影及纤维支气管镜检查等，可做出鉴别。

3. 咳嗽与感冒 外感咳嗽与感冒均有咳嗽和表卫失和的症状，但主次不同。外感咳嗽以咳嗽为主症，兼有寒热表证；而感冒以卫表失和的恶寒发热、头身疼痛、鼻塞流涕、喷嚏等为主症，咳嗽较轻或无咳嗽。

4. 咳嗽与肺癌　二者都以咳嗽为主症，但肺癌常伴咯血，多见于40岁以上吸烟男性，咳嗽多为刺激性呛咳，病情发展快，呈恶病质，胸部X线摄片、CT摄影、支气管碘油造影、纤维支气管镜及痰细胞学检查有助于确诊。

【辨证论治】

（一）辨证要点

1. 辨别外感与内伤

考点：外感咳嗽与内伤咳嗽的鉴别

（1）外感咳嗽：多是新病，起病急，病程短，病情较轻，常伴恶寒、发热、头痛等肺卫表证，属于邪实。

（2）内伤咳嗽：多为久病，起病缓，常反复发作，病程长，病情较重，多伴他脏见症，属于邪实正虚。外感与内伤咳嗽的鉴别，见表2–5。

表2–5　外感咳嗽与内伤咳嗽的鉴别

项目	外感咳嗽	内伤咳嗽
病史新久	多为新病	久病或反复发作
起病缓急	急	缓
病程长短	短	长，反复发作
伴随症状	常伴肺卫表证	外无表证，可伴他脏见症
病理性质	邪实	虚实夹杂，本虚标实

2. 辨咳嗽的特征

（1）发作时间：咳嗽发于白昼，鼻塞声重者，多为外感咳嗽；晨起咳嗽，阵发加剧，咳声重浊，多为痰浊咳嗽；夜卧较剧，持续难已，短气乏力者，多为气虚或阳虚咳嗽；午后或黄昏咳嗽加重，多属肺燥阴虚。

（2）性质：干性咳嗽见于风燥、气火、阴虚等咳嗽；湿性咳嗽见于痰湿等咳嗽。

（3）声音：咳嗽声低气怯属虚，洪亮有力属实。

3. 辨痰的性状

（1）辨色：痰色白属风、寒、湿；色黄属热；色灰为痰浊；血性痰（脓痰、铁锈色痰）为肺脏风热或痰热；粉红色泡沫痰属心肺气虚，气不主血。

（2）辨质：痰液稀薄属风寒、虚寒；痰稠属热、燥、阴虚；痰稠厚属湿热。

（3）辨量：痰量偏少属干性咳嗽；痰量偏多属湿性咳嗽。

（4）辨味：热腥为痰热；腥臭为肺痈之候；味甜者属痰湿；味咸为肾虚。

（二）治疗原则

考点：治疗原则

外感咳嗽治宜祛邪宣肺；内伤咳嗽治当祛邪止咳、扶正补虚，标本兼顾，分清虚实主次。

（三）分证论治

1. 外感咳嗽

考点：各证型的证候、基本病机、治法、方药

（1）风寒袭肺证

证候　咳嗽声重，气急，咽痒，咳痰稀薄色白；常伴有鼻塞，流清涕，恶寒，发热，无汗等表证；舌苔薄白，脉浮或浮紧。

审证求机　本证以咳嗽，咳痰清稀色白伴风寒表证为辨证要点；基本病机为风寒侵肺，肺气失宣。

治法　疏风散寒，宣肺止咳。

代表方　三拗汤合止嗽散加减。

临床运用　①咽痒甚加防风以祛风止痒；②鼻塞声重加辛夷、苍耳子通鼻窍；③夹痰湿，痰黏，胸闷，苔腻者，加半夏、厚朴、茯苓、苍术；④表寒未解，郁里化热，即“寒包火咳”，出现咳嗽音嗄，气急似喘，咳痰黏稠，口渴心烦，或有身热者，加生石膏、桑白皮、黄芩；⑤若风寒咳嗽日久，表邪未尽，喉痒咳嗽而咳痰不爽者，用止嗽散。

（2）风热犯肺证

证候　咳嗽频剧，气粗或咳声嘶哑，喉燥咽痛，咳痰不爽，痰黏稠或稠黄，咳时汗出；常伴鼻流黄涕，口渴，头痛，肢楚，恶风，身热等表证；舌苔薄黄，脉浮数。

审证求机　本证的辨证要点为咳嗽、痰黄伴风热表证；基本病机为风热犯肺，肺失清肃。

治法　疏风清热，宣肺化痰。

代表方　桑菊饮加减。

临床运用　①咳嗽较重者，加前胡、牛蒡子、浙贝母；②咽痒者，加蝉蜕；③咽痛声哑者，加射干、马勃；④痰黄稠，加黄芩、鱼腥草、瓜蒌；⑤风热伤络，鼻衄，痰中带血，加白茅根、生地黄、侧柏叶；⑥热伤肺津，口燥咽干，加沙参、麦冬、天花粉；⑦夹暑，合六一散、荷叶。

（3）风燥伤肺证

考点：辨温燥与凉燥的证候、基本病机、治法、方药

证候　喉痒，干咳，连声作呛，咽喉干痛，唇鼻干燥，无痰或痰少而黏，不易咳出，或痰中带血丝，口干；初起或伴鼻塞，头痛，微寒，身热等表证；舌干红少津，舌苔薄白或薄黄，脉浮数或小数。

审证求机　本证以喉痒干咳，或痰少而黏，口咽鼻干燥，伴风热表证，多见于初秋

为审证要点；基本病机为风燥伤肺，肺失清润。

治法　疏风清肺，润燥止咳。

代表方　桑杏汤加减。

临床运用　①咽痒甚者，加蝉蜕；②咽痛明显，加玄参、马勃；③鼻衄，加生地黄、白茅根；④若是温燥伤肺之重证，可用清燥救肺汤加减治疗；⑤另有凉燥犯肺，乃燥证与风寒并见，表现干咳少痰或无痰，咽干鼻燥，兼有恶寒发热，头痛无汗，舌苔薄白而干等症。用药当以温而不燥，润而不凉为原则，代表方用杏苏散加减，以疏散风寒，温润止咳。

2. 内伤咳嗽

（1）痰湿蕴肺证

证候　咳嗽反复发作，咳声重浊，痰多，因痰而嗽，痰出嗽平，痰黏腻或稠厚成块，色白或带灰色，每于早晨或食后则咳甚痰多，进甘甜油腻食物加重，胸闷，胸痞，呕恶，食少，体倦，大便时溏，舌苔白腻，脉象濡滑。

审证求机　本证以咳嗽痰多色白黏稠、晨间为甚、苔白腻、脉滑为辨证要点；基本病机为脾虚生痰，上渍于肺，壅遏肺气。

治法　燥湿化痰，理气止咳。

代表方　二陈平胃散合三子养亲汤加减。

临床运用　①寒痰较重，痰黏白如泡沫，怯寒背冷者，加细辛、干姜；②脾虚明显者，加党参、焦白术；③兼有表寒者，加紫苏、荆芥、防风；④病情稳定后服香砂六君子汤以资巩固。

（2）痰热郁肺证

证候　咳嗽气粗，痰多，质黏厚或稠黄，咳吐不爽，或有热腥味，或吐血痰，胸胁胀满，咳时引痛，面赤，或有身热，口干欲饮，舌质红，苔黄腻，脉滑数。

审证求机　本证以咳嗽气粗、痰多黄稠、苔黄腻、脉滑数为辨证要点；基本病机为痰热壅阻，肺失肃降。

治法　清热肃肺，豁痰止咳。

代表方　清金化痰汤加减。

临床运用　①痰黄如脓，或腥臭，加鱼腥草、金荞麦根、薏苡仁、瓜蒌仁；②胸满，咳逆，痰壅，便秘，加葶苈子、大黄；③痰热伤津，口干咽燥，舌红少津，加南沙参、玉竹、天花粉；④痰中带血，加白茅根、藕节。

（3）肝火犯肺证

证候　气逆作咳，咳则连声，面红目赤，急躁易怒，口苦咽干，痰少质黏，咯之难出，甚则痰中带血，胸胁胀痛，咳时引痛，症状常随情绪波动而增减，舌质红或舌边红，苔薄黄少津，脉弦数。

审证求机　本证以气逆作咳、咳则连声、面红目赤、急躁易怒、口苦、脉弦数为辨证要点；基本病机为肝郁化火，上逆侮肺。

治法　清肺泻肝，顺气降火。

代表方　黛蛤散合黄芩泻白散加减。

临床运用　①肝火旺，加山栀子、牡丹皮；②咳频痰稠难咳者，加浙贝母、海浮石、枇杷叶；③胸胁痛甚者，加郁金、延胡索、丝瓜络、瓜蒌；④火郁伤津，口干咽燥者，加南沙参、麦冬、生地黄、天花粉养阴生津。⑤咯血，加白茅根、侧柏叶凉血止血。

（4）肺阴亏耗证

证候　干咳，咳声短促，痰少黏白，或痰中夹血，或声音逐渐嘶哑，口干咽燥，或午后潮热颧红，手足心热，夜寐盗汗，起病缓慢，日渐消瘦，神疲，舌质红、少苔，脉细数。

审证求机　本证的病证特点为干咳少痰及阴虚内热表现；基本病机为肺阴亏虚，虚热内灼，肺失润降。

治法　滋阴清热，润肺止咳。

代表方　沙参麦冬汤加减。

临床运用　①咳嗽较甚，加紫菀、款冬花、百部、川贝、桔梗润肺化痰止咳；②痰中带血，加丹皮、白及、藕节、白茅根清热凉血止血；③若潮热盗汗明显者，加知母、地骨皮、青蒿、五味子、乌梅以清退虚热，收敛止汗；④咳吐黄痰者，加黄芩、鱼腥草、瓜蒌以清热化痰；⑤若久病及肾，金不生水，母病及子，而致肺肾阴虚，症见五心烦热、腰膝酸软、梦遗者，可合用麦味地黄丸加知母、黄柏益肾敛肺、滋阴降火。

（四）其他疗法

1. 去除诱因　咳嗽的患者尽可能避免吸入刺激性气体，如果冷空气是咳嗽的诱因，应戴上口罩，避免吸入冷空气，用温湿毛巾热敷喉部，鼓励患者尽量将痰咳出。

2. 针灸疗法　主穴选肺俞、合谷。痰多配丰隆；咽痒而咳刺天突；胸膺憋闷刺内关、膻中；久咳体弱者，温灸肺俞、肾俞、脾俞。外感咳嗽宜浅刺，用泻法；内伤咳嗽用平补平泻法，并可配合灸法。

（五）转归预后

考点：转归预后

本病转归与身体素质、正气强弱、病位深浅、病情轻重、诊治是否得当有关。外感咳嗽多属暴病，病位较浅，病情较轻，及时诊治，容易治愈。若迁延失治、误治，反复发作，损耗正气，则可转为内伤咳嗽。久咳必伤脾及肾，所谓肺不伤不咳，脾不伤不久咳，肾不伤不喘，病久则咳喘并作。部分患者病情逐渐加重，甚至累及于心，最终导致肺、心、脾、肾诸脏皆虚，痰浊、水饮、气滞、痰血互结而演变成为肺胀。

【预防与调护】

1. 提高机体卫外功能，增强皮毛腠理适应气候变化的能力；积极预防上呼吸道感染，防止病原体进一步蔓延。体虚易感冒者常服玉屏风散加灵芝。

2. 改善环境卫生，消除烟尘和有害气体的危害，加强劳动保护；吸烟者戒烟；锻炼身体，增强体质，提高抗病能力。

3. 注意起居有节，劳逸结合，保持室内空气清新。

4. 忌食辛辣、香燥、肥甘厚味及寒凉之品；保持心情舒畅，避免性情急躁、郁怒化火伤肺；发病后注意休息，清淡饮食；多饮水，以利排痰。

5. 内伤咳嗽，缓解期进行长疗程的持续治疗，重点补益脾肾，取“缓则治其本”之义，补虚固本，以图根治。

【结语】

咳嗽是肺系疾病中的一个主要病证，有外感、内伤之分。外感咳嗽为六淫外邪犯肺，有风寒、风热、风燥等的不同；内伤咳嗽为脏腑功能失调，累及于肺或肺脏自病所致，有痰湿、痰热、肝火、肺虚等的区别。其共同病机为肺失宣降，肺气上逆，发为咳嗽。病位在肺，涉及肝、脾、肾等脏腑。辨证重在辨清外感、内伤，外感新病多属邪实，治当祛邪宣肺，肺气宣通，其咳自止，忌用收涩敛邪之品；内伤久咳多属邪实正虚，治当祛邪止咳、扶正补虚，分清虚实主次处理，禁用宣散伤正之剂。咳嗽的治疗，除直接治肺外，还应注意治脾、治肝、治肾等整体疗法，不能单纯见咳止咳。正确的调护，如预防感冒、戒烟等对巩固疗效、预防复发等有重要意义。

附：实践技能、医学综合相关考点模拟题

一、《中医内科学》中医执业助理医师资格考试实践技能相关考点模拟题

第一站 病案分析（总分 40 分。中医内科病案分值占 20 分）

张某，女，42 岁，已婚，职员。2018 年 12 月 10 日初诊。

患者 4 天前外出受凉，出现发热恶风，鼻塞，流黄涕，咳嗽，自行服用抗生素，症状不减。现症：咳嗽频剧，咳声嘶哑，痰多黄稠，咯吐不爽，咳时汗出，伴鼻流黄涕，口渴，头痛，身楚，舌苔薄黄，脉浮数。

中医疾病诊断（4 分）：咳嗽（外感咳嗽）。

中医证候诊断（4 分）：风热犯肺证。

辨病辨证依据（5 分）

1. 辨病 患者有外出受凉史，以咳嗽、咳痰为主要临床表现，伴有恶风，鼻塞，流涕，舌苔薄黄，脉浮数等表证。中医辨病为咳嗽（外感咳嗽）。

2. 辨证 咳嗽频剧，咳声嘶哑，痰多黄稠，咯吐不爽，鼻流黄涕，口渴，头痛，身楚，舌苔薄黄，脉浮滑。四诊合参，辨证为风热犯肺证。

3. 病因病机分析 寒温失宜，风热犯肺，肺失宣肃而引发本病。病位在肺，病性属表属实。

病证鉴别（中医执业助理医师不考）：略。

治法（2分）：疏风清热，宣肺止咳。

代表方（2分）：桑菊饮加减。

药物组成、剂量及煎服法（3分）：

桑　叶 15g	菊　花 10g	薄　荷 6g（后下）	连　翘 6g	前　胡 10g
牛蒡子 6g	桔　梗 5g	杏　仁 10g（后下）	浙贝母 3g	枇杷叶 10g

煎服法：三剂，水煎服，每日一剂，早晚分服。

第二站 中医临证（含中医技术操作、病史采集、中医临床答辩三部分。分值共35分，20分钟）

咳嗽病史采集举例（现场口述）（10分）

根据试题提供的“患者主诉”，回答如何询问现病史及相关病史。

患者，男，30岁。咳嗽、咳痰3天。

（一）现病史

1. 根据主诉及相关的鉴别诊断问诊

（1）发病的病因和诱因：有无外感，有无疫区或流感患者接触史等。

（2）针对主症（咳嗽、咳痰）询问：咳嗽性质、声音、程度，发生的时间、节律（清晨、午后、黄昏、夜间），加重或缓解因素，痰的颜色、性状、气味、痰量，咳痰与体位的关系，有无咯血。

（3）相关鉴别诊断的问诊：有无发热、胸痛、呼吸困难、咯血，有无杵状指（怀疑支气管扩张），有无呼吸道、胸膜、心血管疾病，有无服用血管紧张素转换酶抑制剂。

2. 诊疗经过

（1）是否到医院就诊，做过哪些检查，如血常规、胸部X线检查等，检查结果如何。

（2）用过何种药物，做过何种治疗，疗效如何（好转，进展，出现新症状）。

3. 发病以来一般情况问诊，如精神、饮食、睡眠、二便情况等。

（二）相关病史

既往有无百日咳、支气管肺炎、支气管哮喘、结核病等病史；有无药物、食物过敏史；有无家族遗传性疾病病史；有无吸烟、饮酒史。

要求：问诊顺序合理，条理清晰，体现中医临床思维。

第三站　西医临床（含体格检查、西医操作、西医临床答辩三部分。分值占 25 分，20 分钟。本教材略）。

二、《中医内科学》中医执业助理医师资格考试医学综合考试模拟题

（一）A1 型题

1. 外感咳嗽治疗原则是（　　）

A. 发汗解表　B. 疏风散寒　C. 调和营卫

D. 祛邪利肺　E. 祛风化痰

2. 内伤咳嗽的病理因素主要是（　　）

A. 风、湿　B. 痰、火　C. 气、血

D. 风、火　E. 血、火

3. 咳嗽痰湿蕴肺证的主症特点为（　　）

A. 咳声重浊，痰多胸闷　B. 咳声重浊，痰黄质稠　C. 咳嗽频剧，痰少而黏

D. 咳声气促，痰多质黏　E. 咳嗽气促，痰多稠厚

（二）A2 型题

1. 许某，男，28 岁。咳嗽频剧，咳痰不爽，痰黏稠而黄，咳声嘶哑，喉燥咽痛，身热恶风，头痛肢楚，鼻流黄涕，口渴，小便黄，苔薄黄，脉浮数。治法宜（　　）

A. 疏风清肺，润肺止咳　B. 疏风散寒，宣肺止咳　C. 疏风清热，宣肺止咳

D. 滋阴润肺，化痰止咳　E. 清热肃肺，豁痰止咳

2. 咽痒咳嗽声重，气急，咳痰稀薄色白，伴恶寒，鼻塞，流清涕，肢体酸楚，舌苔薄白，脉紧，辨证为（　　）

A. 肝火犯肺咳嗽　B. 风热犯肺咳嗽　C. 痰热郁肺咳嗽

D. 风燥伤肺咳嗽　E. 风寒束表咳嗽

（三）A3 型题

李某，男，65 岁。干咳，咳声短促，痰中带有血丝，低热，偶有盗汗，舌质红，少苔，脉细数。

1. 该患者的证候属于（　　）

A. 痰热郁肺之咳嗽　B. 肝火犯肺之咳嗽　C. 肺阴亏耗之咳嗽

D. 风寒袭肺之咳嗽　E. 风燥伤肺之咳嗽

2. 其治法是（　　）

A. 清肝泻肺，化痰止咳　B. 滋阴清热，润肺止咳　C. 疏风清肺，润燥止咳

D. 燥湿化痰，理气止咳　E. 清热肃肺，豁痰止咳

3. 其治疗首选方是（　　）

A. 沙参麦冬汤　B. 桑菊饮　C. 桑杏汤

D. 二陈平胃散合三子养亲汤　E. 清金化痰汤

（四）B 型题

A. 三拗汤合止嗽散　　　　B. 二陈汤合三子养亲汤　　C. 清金化痰汤
D. 沙参麦冬汤　　　　　　E. 泻白散

1. 痰湿蕴肺型咳嗽主要选方为（　　）
2. 风寒袭肺型咳嗽主要选方为（　　）
3. 痰热郁肺型咳嗽主要选方为（　　）
4. 肺阴亏耗型咳嗽主要选方为（　　）

【参考答案】

A1 型题：1.D　2.B　3.A

A2 型题：1.C　2.E

A3 型题：1.C　2.B　3.A

B 型题：1.B　2.A　3.C　4.D

项目三　哮　病

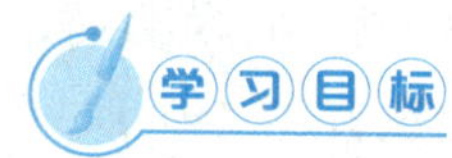

知识要求

1. 掌握哮病的治则，发作期、缓解期的辨证论治。
2. 熟悉哮病的定义、主因、病机及病证鉴别。
3. 了解哮病的源流、其他疗法、预防调护。

技能要求

1. 能够对哮病发作期、缓解期各证型进行辨证论治。
2. 运用已有知识应答中医执业助理医师资格考试要点。

哮病是由于宿痰伏肺，遇诱因或感邪引动触发，以致痰阻气道，肺失肃降，痰气搏击所引起的发作性痰鸣气喘疾患。临床以喉中哮鸣有声、呼吸急促困难，甚则喘息不能平卧为特征。哮以声响名，喘以气息言，由于哮必兼喘，故哮病又称哮喘。

《黄帝内经》虽无哮病，但有“喘鸣”“喘鸣”之类的记载。《金匮要略》称之为“上气”，指出“咳而上气，喉中水鸡声，射干麻黄汤主之”，并从病理上将其归属于痰饮病中的“伏饮”证。汉代张仲景所创方剂如桂枝加厚朴杏子汤、麻杏石甘汤、射干麻黄汤、葶苈大枣泻肺汤等，为后世治疗哮病所常用。元代朱丹溪首创“哮喘”病名，《丹溪心法》有专篇论述，认为“哮喘专主于痰”，提出“未发以扶正气为主，既发以攻邪气为急”的治疗原则。明代虞抟《医学正传》进一步对哮与喘做了明确的区别，指出“哮以声响言，喘以气息言”。张介宾认为哮有“夙根”，遇寒即发，或遇劳即发，并增补了哮病的治疗措施。

西医学中的支气管哮喘、喘息性支气管炎、嗜酸性细胞增多症（或其他急性肺部过敏性疾患）引起的哮喘可参照本病辨证论治。

【病因病机】

考点：病因、病位、基本病机

哮病发生的主因为宿痰（伏痰）内伏于肺，复加外感、饮食、情志、劳倦，以及海腥发物、花粉烟尘等诱因引动触发，以致痰随气升，气因痰阻，壅塞气道，肺管挛急狭窄，通畅不利，痰气相击，肺失宣肃，肺气上逆而见痰鸣如吼，气息喘促。正如《证治汇补·哮病》所说："哮即痰喘之久而常发者，因内有壅塞之气，外有非时之感，膈有胶固之痰，三者相合，闭拒气道，搏击有声，发为哮病。"

1. 常见病因

（1）外邪侵袭：①风寒、风热壅阻肺气，气不布津，聚液生痰，成为"夙根"；②吸入花粉、烟尘、异味气体、动物毛屑，阻塞气道，肺失宣发，津液凝聚，痰浊内蕴。

（2）饮食不当：①过食生冷，津液凝聚，寒饮内停；②嗜食酸咸、甘肥、甜腻，积痰生热，痰浊内生，上干于肺，成为"夙根"；③进食鱼虾蟹等发物，脾失健运，内生痰湿，古有"食哮""鱼腥哮""卤哮""醋哮""糖哮"。

（3）体虚病后：①先天不足、肾气虚弱，易受外邪侵袭，即"幼稚天哮"；②病后体弱，幼年患麻疹、顿咳或反复感冒、咳嗽日久，肺气亏虚，气不布津，痰饮内生；③阴虚火旺，蒸液为痰，痰热胶结。

2. 病机概要

（1）基本病机：宿痰伏肺，遇诱因引触，痰随气升，气因痰阻，痰气搏击，壅塞气道，肺管狭窄，通畅不利，肺失宣降。

（2）病位：主要在肺，与脾、肾关系密切，严重者累及于心。

（3）病理性质：发作时为痰阻气闭，病理性质以邪实为主，有寒痰、痰热之分。若长期反复发作，寒痰伤及脾肾之阳，痰热耗灼肺肾之阴，则可从实转虚。在平时表现为肺、脾、肾等脏气虚弱之候。大发作时邪实与正虚错杂并见。

（4）哮病的病理因素：以痰为主（伏痰）。

（5）病机转化：若哮病反复发作，寒痰伤及脾肾之阳，痰热伤及肺肾之阴，则可从实转虚。肺虚不能主气，气不布津，则痰浊内蕴，并因肺不主皮毛，卫外不固，而更易受外邪的侵袭诱发；脾虚不能转输水津上归于肺，反而积湿生痰；肾虚精气亏乏，摄纳失常，则阳虚水泛为痰，或阴虚虚火灼津生痰，因肺、脾、肾虚所生之痰上贮于肺，影响肺之宣发肃降功能。可见，哮病为本虚标实之病，标实为痰浊，本虚为肺、脾、肾虚。因痰浊而导致肺、脾、肾虚衰；肺、脾、肾虚衰又促使痰浊生成，使伏痰益固，且正虚降低了机体抗御诱因的能力。本虚与标实互为因果，相互影响，故本病难以速愈和根治。发作时以标实为主，表现为痰鸣气喘；在间歇期以肺、脾、肾等脏器虚弱之候为主，表现为短气、疲乏，常有轻度哮症。若哮病大发作，或发作呈持续状态，邪实与正虚错综并见，肺肾两虚而痰浊又复壅盛，严重者因不能治理调节心血的运行，命门火衰不能上济于心，致心阳不足，水气不化，水气凌心，甚至发生“喘脱”危象。

【诊断与鉴别诊断】

（一）诊断依据

1. 临床表现

（1）主症：发作突然，发作时喉中哮鸣有声，呼吸困难，甚则张口抬肩，鼻翼扇动，不能平卧。

（2）次症：发病前多有鼻痒、喷嚏、咳嗽、胸闷等过敏先兆。常伴有口唇指甲发绀、汗出、烦躁、乏力，约数分钟至数小时后缓解。

2. 病史　多有过敏史或家族史。可因饮食不当，情志失调，劳累、花粉烟尘、海腥发物等诱发。

3. 相关检查

（1）血常规：嗜酸性粒细胞可增高，如并发感染可有白细胞总数增高，中性粒细胞比例增高。外源性者血清 IgE 值增加显著，痰液涂片可见嗜酸性粒细胞。

（2）胸部 X 线或 CT 检查：发作时两肺透亮度增加，膈肌低平，呈充气过度。缓解期多无明显异常。注意有无感染、肺不张、气胸、纵隔气肿等。

（3）呼吸功能检查：发作期有关呼吸流速的全部指标均显著下降，重症哮喘气道阻塞严重，可使 $PaCO_2$ 上升，表现为呼吸性酸中毒。

（4）动脉血气：哮喘发作严重时有缺氧，PaO_2 降低、$PaCO_2$ 下降，表现为呼吸性碱中毒。当出现呼吸肌疲劳时，$PaCO_2$ 逐渐恢复至正常水平，当病情进一步恶化时 PaO_2 继续降低，而 $PaCO_2$ 逐渐升高，出现呼吸性酸中毒。严重缺氧可引起代谢性酸中毒。

（5）特异性变应原检测：皮肤过敏原试验和血清特异性 IgE 检查，可证实患者的变态反应状态，了解诱发哮喘的过敏原和种类。。

（二）病证鉴别

考点：哮病与喘证的主要区别

1. 哮病和喘证　二者都有呼吸急促困难的表现。哮必兼喘，但喘未必兼哮。哮以声响言，喉中哮鸣有声，是一种反复发作的独立性疾病；喘以气息言，为呼吸气促困难，是多种肺系急慢性疾病的一个症状。

2. 哮病与支饮　支饮亦可表现痰鸣气喘的症状，大多由于慢性咳嗽经久不愈，逐渐加重而成咳喘，病势时轻时重，发作与间歇的界限不清，以咳嗽和气喘为主；哮病往往间歇发作，突然起病，服用平喘药后可迅速缓解，喉中哮鸣有声，轻度咳嗽或不咳。

【辨证论治】

（一）辨证要点

哮病的辨证应在分辨发作期与缓解期的前提下，首先辨哮证发病特点，其二辨哮之寒热偏盛，其三辨肺脾肾之虚。

1. 辨发病特点 哮证发作如有明显的季节性，且有鼻痒、喷嚏、咳嗽、胸闷等先兆症状，则本病与肺虚卫表不固有关，此时当着重辨风寒与风热。哮证发作如与饮食密切相关，则多为脾虚痰蕴，当着重辨清痰湿与痰热之不同。如哮证发作持续数分钟或数十分钟即能缓解者，病情较轻，若持续时间较久者，当警惕发生喘脱的可能。

2. 辨寒热偏盛 寒哮者，因寒饮伏肺，遇感触发，则呼吸气促，喉中哮鸣，痰白清稀多泡沫。热哮证，因痰热蕴肺，遇感诱发，则气粗息涌，痰鸣如吼，痰黄稠厚，咳吐不利。辨哮病寒热，见表 2–6。

表 2–6 哮病寒热辨证

项目	寒痰	热痰
痰液	稀白	黄稠
面色	晦滞	面红
兼症	恶寒、发热、身痛	发热、心烦、口渴
舌象脉象	苔白滑，脉浮紧	舌质红，苔黄腻，脉滑数

3. 辨肺脾肾虚损 肺虚者，自汗畏风，少气乏力，极易感冒；脾虚者，食少便溏，痰多；肾虚者，短气，动则喘甚，腰酸膝软。哮病虚实辨证，见表 2–7。

表 2–7 哮病虚实辨证

项目	实证	虚证
病程新久	新	久
声响	气粗声高	喘哮气怯声低
呼吸	呼吸深长，呼出为快	呼吸短促难续，吸气不利
体质脉象	体质不虚，脉象有力	体质虚，脉沉细或细数

（二）治疗原则

以“发时治标，平时治本”为基本原则。发时攻邪治标，祛痰利气，寒痰宜温化宣肺，热痰当清化肃肺，寒热错杂者，当温清并施；表证明显者兼以解表，属风痰为患者又当祛风涤痰；反复日久，正虚邪实者，又当兼顾，不可单纯祛邪。若发生喘脱危候，当急予扶正救脱。平时应扶正治本，阳虚者应予温补，阴虚者则予滋养，分别采取补肺、健脾、益肾等法，以减轻、减少或控制其发作。

（三）分证论治

考点：各证型的证候、基本病机、治法、方药

1. 发作期

（1）冷哮证

证候　呼吸急促，喉中哮鸣有声，胸膈满闷如塞，咳不甚，痰清稀色白多泡沫，咯吐不爽，面色晦滞带青，口不渴，或渴喜热饮，天冷或受寒易发，形寒怕冷，舌苔白滑，脉弦紧或浮紧。

审证求机　本证以呼吸急促、喉中哮鸣有声、痰清稀、形寒背冷、口不渴、苔白滑、脉弦紧为辨证要点；基本病机为寒痰伏肺，遇感触发，痰升气阻，肺失宣降。

治法　温肺散寒，化痰平喘。

代表方　射干麻黄汤或小青龙汤加减。

临床运用　①痰壅喘逆不得卧，加葶苈子、苏子；②表寒里饮，表寒证较突出者，可加桂枝等；③若病久阳虚阴盛，发作频繁，发时喉中痰鸣如鼾，声低气短不足以息，咳痰清稀，面色苍白，汗出肢冷，舌淡苔白，脉沉细者，可用苏子降气汤加补骨脂、沉香、胡桃肉、山茱萸、诃子、黄芪等以温阳补虚、降气化痰、纳气平喘，标本同治。

（2）热哮证

证候　气粗息涌，喉中痰鸣如吼，胸高胁胀，咳呛阵作，咳痰色黄稠厚，咯吐不利，烦闷不安，汗出，面赤，口苦，口渴喜饮，天热易发，舌质红，苔黄腻，脉滑数或弦滑。

审证求机　本证以喘促气急、喉中痰鸣如吼、痰黄黏稠、苔黄腻、脉滑数为辨证要点；基本病机为痰热蕴肺，壅阻气道，肺失清肃。

治法　清热宣肺，化痰定喘。

代表方　定喘汤或越婢加半夏汤加减。

临床运用　①痰稠胶黏，加知母、瓜蒌仁、胆南星、浙贝母、海蛤粉；②气息喘促，加葶苈子、地龙；③便秘，加大黄、芒硝、全瓜蒌；④内热偏盛，加石膏、金银花、鱼腥草。

（3）寒包热哮证

证候　喉中哮鸣有声，胸膈烦闷，呼吸急促，喘咳气逆，咳痰不爽，痰黏色黄，或黄白相间，烦躁，发热，恶寒，无汗，身痛，口干欲饮，大便偏干，舌苔白腻、微黄，舌尖边红，脉弦紧。

审证求机　本证的病证特点为喉中哮鸣有声，痰黏色黄，或黄白相间，发热、恶寒、无汗、头身痛、脉弦紧；基本病机为痰热壅肺，复感风寒，客寒包火，肺失宣降。

治法　解表散寒，清化痰热。

代表方　小青龙加石膏汤或厚朴麻黄汤加减。

临床运用　①表寒重者加桂枝、细辛；②喘哮痰鸣气逆者，加射干、葶苈子、苏子；③咳痰稠黄胶黏者，加黄芩、前胡、瓜蒌皮等。

（4）风痰哮证

证候　喉中痰涎壅盛，声如拽锯，或鸣声如吹哨笛，咳痰黏腻难出，或为白色泡沫痰液，喘急胸满，或胸部憋塞，但坐不得卧，无明显寒热表现，面色青暗，起病多急，常倏忽来去；发前自觉鼻、咽、眼、耳发痒，喷嚏，鼻塞，流涕，随之迅速发作；舌苔厚浊，脉滑实。

审证求机　本证的病证特点为喉中痰涎壅盛，声如拽锯，或鸣声如吹哨笛，无明显寒热倾向，面色青暗，起病多急，常倏忽来去，舌苔厚浊，脉滑实；基本病机为痰浊伏肺，风邪引触，肺气郁闭，升降失司。

治法　祛风涤痰，降气平喘。

代表方　三子养亲汤加味。

临床运用　①痰壅喘急，不能平卧，加葶苈子、猪牙皂角；②感受风邪而发作者，加苏叶、防风等。

（5）虚哮证

证候　喉中哮鸣如鼾，声低，气短息促，动则喘甚，发作频繁，甚则持续喘哮，口唇爪甲青紫，咳痰无力，痰涎清稀或质黏起沫，面色苍白或颧红唇紫，口不渴或咽干口渴，形寒肢冷或烦热，舌质淡或偏红，或紫暗，脉沉细或细数。

审证求机　本证的病证特点为喉中哮鸣如鼾，声低，气短息促，动则喘甚，咳痰无力；基本病机为哮病久发，痰气瘀阻，肺肾两虚，摄纳失常。

治法　补肺纳肾，降气化痰。

代表方　平喘固本汤加减。

临床运用　①肾阳虚者，加附子、鹿角片、补骨脂；②肺肾阴虚者，配沙参、麦冬、生地黄；③痰气瘀阻，口唇青紫者，加川芎、红花；④气逆于上，动则气喘者，加蛤蚧摄纳肾气。

2. 缓解期　哮病反复频发，正气必虚，多见于肺、脾、肾三脏，故在平时缓解期，应培补正气，从本调治，以减轻或控制其发作，分别从肺、脾、肾着手治之，尤以补肾为要，因肾为先天之本，五脏之根，内寓元阴、元阳，肾中精气充足，则根本得固。

（1）肺脾气虚证

证候　有哮喘反复发作史。气短声低，喉中时有轻度哮鸣，痰多质稀，色白，自汗，怕风，常易感冒，倦怠无力，食少便溏，舌质淡，苔白，脉细弱。

审证求机　本证以自汗、恶风、易感冒及痰多稀白、纳呆脘胀、便溏为辨证要点；

基本病机为哮病日久，肺脾气虚，气不化津，痰饮蕴肺，肺气上逆。

治法　健脾益气，补土生金。

代表方　六君子汤加减。

临床运用　①表虚自汗加黄芪、浮小麦、麻黄根、煅牡蛎；②怕冷，畏风，易感冒，可加桂枝、白芍、防风、附片；③痰多者加紫菀、款冬花。

（2）肺肾两虚证

证候　有哮喘发作史。短气喘息，动则为甚，吸气不利，咳痰质黏起沫，脑转耳鸣，腰酸腿软，心慌，不耐劳累；或五心烦热，颧红，口干，舌质红少苔，脉细数；或畏寒肢冷，面色苍白，舌苔淡白质胖，脉沉细。

审证求机　本证的病证特点为短气息促，动则为甚，吸气不利，五心烦热，口干及肺肾阴虚见症；基本病机为哮病久发，精气亏乏，肺肾摄纳失常，气不归原，津凝为痰。

治法　补肺益肾。

代表方　生脉地黄汤合金水六君煎加减。

临床运用　①肺肾两虚证，肺气阴两虚为主者加黄芪、沙参、百合；②肾阳虚为主者，加补骨脂、淫羊藿等；③肾阴虚为主者，七味都气丸加麦冬、龟甲胶、参蛤散；④另可常服紫河车粉补益肾精。

（四）其他疗法

1. 耳针疗法　发作期取定喘、内分泌、皮质下，缓解期可加脾、肾等，均用王不留行籽外贴耳穴。

2. 针灸疗法　发作期选穴：定喘、天突、内关穴；咳嗽痰多加孔最、丰隆。每次选用 1 ～ 2 个腧穴，用重刺激，留针 30 分钟，每隔 5 ～ 10 分钟捻针 1 次，每日或隔日 1 次，背部加拔火罐。缓解期选穴：大椎、肺俞、足三里；肾虚加肾俞、关元；脾虚加中脘、脾俞。每次选 2 ～ 3 穴，较轻刺激，间日治疗 1 次。

3. 单验方　白芥子、延胡索各 20g，细辛、甘遂各 12g，共为细末，分 3 次用，加麝香 0.6g，和匀，用姜汁调成膏状，摊在油纸上，贴肺俞、膏肓、百劳等穴，胶布固定，3 ～ 4 小时去之，每 10 天贴 1 次，连贴 3 次，连续 3 年，发作期贴敷有治疗作用，缓解期贴药有预防效果，最好在夏季三伏天贴治。

（五）转归预后

考点：转归预后

本病易于反复发作，迁延难愈。部分儿童、青少年至成年时，肾气日盛，正气渐充，辅以药物治疗，可以中止发作；中老年、体弱病久，肾气渐衰，发作频繁者则不易根除。临床要遵循“未发时扶正为主”“已发时攻邪为主”的原则，当哮喘出现持续状态或大发作时，要谨防喘脱和内闭外脱，应及时抢救治疗。

【预防与调护】

1. 饮食调摄　饮食宜清淡而富营养，忌生冷肥甘厚味、海腥发物、辛辣等食物，并戒除烟酒。避免接触到刺激性气体、灰尘、花粉等。

2. 精神调摄　保持良好的情绪，避免精神紧张、恼怒，树立信心。

3. 寻找并祛除诱因　预防感冒，注意气候变化，做好防寒保暖工作，避免因寒冷空气的刺激而诱发。

4. 加强锻炼，增强体质　根据个人身体状况，选择太极拳、八段锦、散步或慢跑、呼吸体操等方法长期锻炼，增强体质。

【结语】

哮病是一种发作性的痰鸣气喘疾患，以喉中哮鸣有声、呼吸急促困难，甚则不能平卧为特征。哮病的发病内因以痰伏于肺为关键，每因外感、饮食、情志、劳倦而诱发。哮病发作的基本病理变化为“伏痰”遇感引触，痰随气升，气因痰阻，相互搏结，壅塞气道，肺管挛急狭窄，调畅不利，肺气宣降失常，引动停积之痰所致。病位初起在肺，日久渐及脾、肾、心。病性有寒热虚实之不同，发时以邪实为主，治当攻邪治标，祛痰利气，属寒者，温化宣肺，属热者，清化肃肺，寒热夹杂，虚实并见者，治当分清主次兼顾以治之；未发时以正虚为主，治当扶正固本，采用补肺、健脾、益肾等法，尤以补肾为要，因肾为先天之本，五脏之根，精气充足则根本得固；补肺可加强卫外功能，防止外邪入侵；补脾可杜绝生痰之源。如此可减轻、减少或控制其发作。

哮病是一种反复发作、缠绵难愈、病程较长、难以根除的疾病，一般预后较差。部分青少年患者，随着年龄的增长，肾气渐充，正气日盛，再辅以药物治疗，可以终止发作。而中老年及体弱患者，肾气渐衰，发作频繁，则不易根除；或在平时有轻度哮鸣气喘，若大发作时持续不已，甚则出现喘脱危候。如长期不愈，病由肺脏影响及脾、肾、心，可转为肺气胀满，不能敛降之肺胀。

附：实践技能、医学综合相关考点模拟题

一、《中医内科学》中医执业助理医师资格考试实践技能相关考点模拟题

第一站　病案分析（总分 40 分。中医内科病案分值占 20 分）

郝某，女，48 岁，工人，已婚。患者家族中有哮病史，幼年时反复出现发作性喉中痰鸣气喘，2 天前因天气转凉而出现喉中哮鸣，声如拽锯，呼吸困难，喘急胸满，但坐不得卧，咳痰黏腻难出，咳白色泡沫痰，无明显寒热倾向，自觉鼻、咽、眼、耳发

痒，鼻塞，流涕，胸部憋塞，遂来就诊。舌苔厚浊，脉滑实。

中医疾病诊断（4 分）：哮病（发作期）。

中医证候诊断（4 分）：风痰哮证。

辨病辨证依据（5 分）

1. 辨病 患者家族中有哮病史，幼年时反复发作，加上天气转凉诱发，出现喉中有哮鸣声，呼吸困难，不能平卧，咳痰黏腻难出，咳白色泡沫痰，鼻痒，流涕，胸部憋塞。中医辨病为哮病（发作期）。

2. 辨证 咳痰黏腻难出，咳白色泡沫痰，无明显寒热倾向，自觉鼻、咽、眼、耳发痒，鼻塞，流涕，胸部憋塞，舌苔厚浊，脉滑实。辨证为风痰哮证。

3. 病因病机分析 痰浊伏肺，风邪引触，肺气郁闭，升降失司。

病证鉴别（中医执业助理医师考生不考）：略。

治法（2 分）：祛风涤痰，降气平喘。

代表方（2 分）：三子养亲汤加味。

药物组成、剂量及煎服法（3 分）：

紫苏子 10g　白芥子 10g　莱菔子 10g　麻　黄 6g（先煎）　半　夏 6g
杏　仁 6g（后下）　厚　朴 9g　僵　蚕 6g　陈　皮 9g　茯　苓 6g

煎服法：三剂，水煎服，每日一剂，分三次服。

第二站 中医临证（含中医技术操作、病史采集、中医临床答辩三部分。分值共 35 分，20 分钟）

哮病病史采集举例（现场口述）（10 分）

根据试题提供的“患者主诉”，回答如何询问现病史及相关病史。

陈某，女，55 岁。胸闷喘息、痰鸣气促反复发作 10 余年，加重 1 个月。

（一）现病史

1. 根据主诉及相关的鉴别诊断问诊

（1）发病的病因和诱因：有无外感、气候变化、异味刺激、异物吸入、饮食劳倦、情绪波动等诱因。

（2）针对主症询问：发病喉中痰鸣声音特点，气喘的情况（程度、持续时间，诱发或缓解因素），气促的情况（吸气或呼气困难），有无发热、自汗盗汗，有无胸闷胸痛、面色青紫或苍白、四肢厥冷、下肢水肿、消瘦、腰酸耳鸣。

（3）相关鉴别诊断的问诊：有无咳嗽、咳痰，痰的特点（色、质、量、味），有无鼻痒、喷嚏、胸闷等先兆，发病季节有无规律性。

2. 诊疗经过

（1）是否到医院就诊，是否做过血常规、痰液检查、呼吸功能检查、胸部 X 线检查等，是否确诊。

（2）用过何种药物，做过何种治疗，疗效如何。

3. 发病以来一般情况问诊，如精神、饮食、睡眠情况等。

（二）相关病史

1. 既往疾病史：有无哮喘病史，有无肺系或其他疾病所引起的气喘症状。

2. 有无药物、食物过敏史。

3. 家族史（有无遗传病病史），有无吸烟、饮酒史；月经、婚育史等情况。

要求：问诊顺序合理，条理清晰，体现中医临床思维。

第三站　西医临床（含体格检查、西医操作、西医临床答辩三部分。分值占 25 分，20 分钟）

二、《中医内科学》中医执业助理医师资格考试医学综合考试模拟题

（一）A1 型题

1. 治疗哮病缓解期肺脾气虚证，应首选（　　）

A. 理中汤　B. 六君子汤　C. 黄芪建中汤

D. 苏子降气汤　E. 补中益气汤

2. 哮病的宿根为（　　）

A. 寒　B. 热　C. 痰

D. 气　E. 火

3. 哮病的主要临床特点是（　　）

A. 喉间痰鸣，呼吸急促　B. 咳嗽气急，张口抬肩　C. 气急喘促，咳吐浊唾

D. 呼吸困难，气喘发憋　E. 气急喘促，咳吐脓血

（二）A2 型题

1. 患者张某，男，65 岁。喉中哮鸣有声，胸膈烦闷，呼吸气促，喘咳气逆，咳痰不爽，痰黏色黄白相兼，烦躁，发热，恶寒，身痛，口干欲饮，舌苔白腻，舌边尖红，脉弦紧。其治法是（　　）

A. 解表散寒，清化痰热　B. 宣肺化痰，止咳平喘　C. 清热宣肺，化痰定喘

D. 清热泻肺，豁痰开窍　E. 泻肺通腑，宣肺清热

2. 患者，女，60 岁。症见呼吸急促，喉中哮鸣有声，胸膈满闷如塞，面色晦青，形寒肢冷，苔白滑，脉弦紧者。选用下列何方（　　）

A. 定喘汤　B. 控涎丹　C. 温胆汤

D. 葶苈大枣泻肺汤　E. 射干麻黄汤

3. 患者，54 岁。哮病 10 余年，加重半月。经治略平，但仍感胸闷气短，动则喘甚，吸气不利，腰酸乏力，不耐劳累，或烦热颧红，口干，舌红少苦，脉细数；或畏寒肢冷，面色苍白，苔淡白质胖，脉沉细。证属（　　）

A. 痰浊阻肺证　B. 下虚上实证　C. 肺肾两虚证

D. 心阳欲脱证　E. 脾肾两虚证

（三）A3 型题

余某，男，45 岁。哮喘反复发作 7 年，近 1 周频繁发作，喉中痰鸣如吼，喘而气粗，痰黄质稠，咳吐不利，胸闷胁胀，咳则尤甚，口干面赤自汗，指端微绀，舌红苔黄腻，脉滑数。

1. 本疾病证候诊断为（　　）

A. 风痰哮证　　B. 冷哮证　　C. 寒包热哮证

D. 虚哮证　　E. 热哮证

2. 本疾病的治法为（　　）

A. 清热化痰，宣肺定喘　　B. 祛风涤痰，降气平喘　　C. 补肺纳肾，降气化痰

D. 解表散寒，消热化痰　　E. 宣肺散寒，化痰平喘

3. 下列哪首方剂适宜本病例（　　）

A. 三子养亲汤　　B. 厚朴麻黄汤　　C. 越婢加半夏汤

D. 定喘汤　　E. 小青龙加石膏汤

（四）B 型题

A. 痰白多泡沫或痰白而黏　　B. 腥臭脓痰　　C. 痰色黄，黏浊稠厚

D. 痰液清稀色白　　E. 痰稠黄胶结

1. 热哮之痰的特点是（　　）

2. 冷哮之痰的特点是（　　）

【参考答案】

A1 型题：1.B　2.C　3.A

A2 型题：1.A　2.E　3.C

A3 型题：1.E　2.A　3.D

B 型题：1.C　2.A

项目四　喘　证

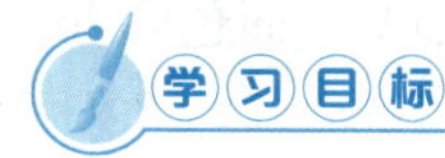

知识要求

1. 掌握喘证的辨证要点、常见辨证分型及治疗。

2. 熟悉喘证常见病因病机、类证鉴别、预防调护方法。

3. 了解喘证的源流、演变与预后。

技能要求

1. 能对喘证的常见证型进行辨证论治。

2. 运用已有知识应答中医执业助理医师资格考试要点。

喘证是指由于外感或内伤，导致肺失宣降，肺气上逆，或气无所主，肾失摄纳，临床以呼吸困难、气息迫促，甚则张口抬肩、鼻翼扇动、不能平卧为主症的一种病证。

喘证的记载最早见于《黄帝内经》，如《灵枢·五阅五使》曰："肺病者，喘息鼻张。"《灵枢·本脏》曰："肺高则上气，肩息咳。"汉代张仲景《金匮要略》中所言"上气"即是指气喘、肩息、不能平卧的证候，辨证已分虚实，并列方治疗。明代张介宾把喘证归纳成虚实两大证，《景岳全书》曰："实喘者有邪，邪气实也；虚喘者无邪，元气虚也。"清代叶天士《临证指南医案》曰："在肺为实，在肾为虚。"清代林珮琴《类证治裁》认为："喘由外感者治肺，由内伤者治肾。"

西医学如肺炎、喘息性支气管炎、肺气肿、肺源性心脏病、心源性哮喘及癔病等疾病以呼吸困难为主要临床表现时，可参照本病进行辨证施治。

【病因病机】

喘证常由多种疾患引起，病因复杂，可概括为外感与内伤两大类。外感为六淫侵袭肺系；内伤为饮食不当、情志失调、劳欲久病等导致肺气上逆，宣降失职，或气无所主，肾失摄纳而成。

1. 常见病因

（1）外邪侵袭：外感风寒、风热，侵袭于肺，壅阻肺气，肺气不得宣畅，升降失常，肺气上逆作喘。

（2）饮食不当：恣食生冷、肥甘厚味、嗜酒，脾失健运，聚湿生痰，上渍于肺，壅阻气道，肺失肃降而作喘。如复加外感诱发，可见痰浊与风寒、邪热等内外合邪的错杂证候。此外，痰浊又有从寒化、热化之不同。若痰湿久郁化热，或肺火素盛，痰受热蒸，则痰火交阻于肺，痰壅火迫，肺气不降，上逆为喘。若湿痰转从寒化，可见寒饮伏肺，常因外邪袭表犯肺，引动伏饮，壅阻气道，发为喘促。

（3）情志所伤：忧思气结，肺气痹阻，气机不利，肺气不得肃降而发为喘；或恼怒伤肝，肝气上逆乘肺，肃降失常，升多降少发为喘。

（4）劳欲久病：久病，如慢性咳嗽、哮病、肺胀、肺痨损伤于肺，肺气肺阴不足，气失所主则短气而喘；久病不已，由肺及肾，肾元亏虚，肾不纳气而致喘；房劳过度，精气内夺，肾元受损，失于摄纳，逆气上奔而作喘；肾阳亏虚，寒水不化，上凌心肺，心阳不振，肺气上逆致喘。

2. 病机概要

考点：病位、病性、基本病机

（1）基本病机：肺气上逆，宣降失职，或气无所主，肾失摄纳。

（2）病位：主要在肺和肾，涉及肝、脾、心。

（3）病理性质：其病性有虚实之不同。实喘在肺，为外邪、痰浊、肝郁气逆，邪壅肺气，宣降不利所致；虚喘责之肺、肾，因阳气不足、阴精亏耗，而致肺肾出纳失常，且尤以气虚为主。

（4）病机转化：实喘因外邪所致者，若失于表散，则可由表及里；因痰浊、肝郁所致者，则可化热化火；虚喘因肺虚所致者，反复发作，可累及脾肾二脏；因肾虚所致者，复感外邪，可转化为上盛下虚之证。若长期迁延，反复发作，可造成肺、脾、肾虚损严重，最后可累及心阳，导致心气、心阳衰惫，血行瘀滞，甚至出现面青唇绀、指甲青紫，喘汗至脱，亡阴、亡阳危证。

【诊断与鉴别诊断】

（一）诊断依据

1. 临床表现

（1）主症：以喘促短气、呼吸困难，甚则张口抬肩、鼻翼扇动、不能平卧、口唇发绀为特征。

（2）次症：兼有恶寒发热、咳嗽等外感表证，或胸闷、气短声低、腰酸腿软等症状。

2. 病史 多有慢性咳嗽、哮病、肺痨、心悸等病史，每遇外感及劳累而诱发。

3. 相关检查

（1）实验室检查：①血常规检查：细菌感染时白细胞总数、中性粒细胞增高；过敏性疾患时嗜酸性粒细胞计数增高。②病原学检查：支气管、肺疾病应注意痰量、性质、气味，并做细菌培养，有助于确定病原体和选择有效抗生素。③心肌酶、B 型钠尿肽检查有助于判断患者是否存在心肌损伤和心衰。血气分析有助于判断患者是否存在呼吸衰竭。上述实验室检查根据临床具体情况选择使用。

（2）影像学检查：X 线检查：心肺疾患引起的呼吸困难多有心脏增大、肺部炎症等表现，必要时进一步做 CT 检查。支气管造影可诊断支气管扩张、支气管腺瘤和癌。心电图、超声心动图等检查可诊断心脏疾患。

（3）支气管镜检查：用于支气管肿瘤、狭窄、异物的诊断和治疗。

（二）病证鉴别

1. 喘证与气短 喘证是以呼吸困难，张口抬肩，甚至不能平卧为特征；气短即少气，为呼吸微弱而浅促，或短气不足以息，似喘而无声，亦不抬肩，但卧为快。

2. 喘证与哮病 两者都有呼吸急促，困难的表现。喘指气息而言，为呼吸气促困难，甚则张口抬肩，摇身撷肚，是多种肺系急慢性疾病的一个症状。哮指声响而言，必见喉中哮鸣有声，常伴有呼吸困难，是一种反复发作的独立性疾病。喘未必见哮，而哮必兼喘。

【辨证论治】

（一）辨证要点

1. 辨虚实 喘证虚实辨证，见表 2–8。

表 2–8 喘证虚实辨证

项目	实喘	虚喘
病之新久	新病	久病或久病急性发作
声息	声高息粗，伴痰鸣咳嗽	声低气怯，少有痰鸣咳嗽
呼吸	呼吸深长有余，以呼出为快，	呼吸短促难续，深吸为快
脉象	数而有力	微弱或浮大中空

2. 辨外感内伤 ①外感起病急，病程短，多有表证；②内伤病程久，反复发作，无表证。

3. 辨病位 凡因外邪、痰浊、肝郁气逆所致邪壅肺气而喘者，病位在肺；因久病劳欲，肺肾出纳失常，呼多吸少病变部位在肺肾。

（二）治疗原则

考点：治疗原则

喘证的治疗应分清虚实邪正。实喘治肺，以祛邪利气为主，区别寒、热、痰、气的不同，分别采用温化宣肺、清化肃肺、化痰理气的方法；虚喘以培补摄纳为主，或补肺，或健脾，或补肾，阳虚则温补之，阴虚则滋养之。至于虚实夹杂，寒热互见者，又当根据具体情况分清主次，权衡标本，辨证选方用药。

此外，由于喘证多继发于各种急慢性疾病中，所以还应当注意积极地治疗原发病，不能见喘治喘。

（三）分证论治

考点：各证型的证候、基本病机、治法、方药

1. 实喘

（1）风寒壅肺证

证候 喘息咳逆，呼吸急促，胸部胀闷，痰多稀薄而带泡沫，色白质黏；常有头痛，恶寒，或有发热，口不渴，无汗；苔薄白而滑，脉浮紧。

审证求机 本证的病证特点为咳喘、痰液清稀色白，兼风寒表证；基本病机为风寒上受，内舍于肺，邪实气壅，肺气不宣。

治法 宣肺散寒。

代表方 麻黄汤合华盖散加减。

临床运用 ①表证重者，加桂枝、白芷、细辛；②寒痰阻肺，痰白清稀量多泡沫，

加细辛、生姜、白芥子、陈皮；③咳喘重，胸满气逆，加射干、前胡、厚朴、紫菀；④变证，外寒内饮，咳嗽喘息，痰多稀薄色白泡沫，形寒肢冷，背冷，口渴或渴喜热饮，恶寒发热，无汗，舌淡苔白滑，脉弦紧，方用小青龙汤；⑤寒邪束表，肺有郁热，或表寒未解，内已化热，热郁于肺，喘咳上气，息粗鼻扇，咳痰黏稠，伴形寒身热，烦闷口渴，有汗或无汗，舌质红，苔薄白或黄，脉浮数或滑者，麻杏石甘汤加黄芩、瓜蒌、桑白皮、葶苈子、知母、半夏等。

（2）表寒肺热证

证候　喘逆上气，胸胀或痛，息粗，鼻扇，咳而不爽，吐痰稠黏；伴形寒，身热，烦闷，身痛，有汗或无汗，口渴；苔薄白或薄黄，舌边红，脉浮数或滑。

审证求机　本证的病证特点为喘逆上气，咳吐稠黏痰，形寒，身热，口渴；基本病机为寒邪束表，热郁于肺，肺气上逆。

治法　解表清里，化痰平喘。

代表方　麻杏石甘汤加味。

临床运用　①表寒重，加桂枝；②痰热重，加瓜蒌、贝母；③痰鸣息涌，加葶苈子、射干。

（3）痰热郁肺证

证候　喘咳气涌，胸部胀痛，痰多质黏色黄，或夹有血色；伴胸中烦闷，身热，有汗，口渴而喜冷饮，面赤，咽干，小便赤涩，大便或秘；舌质红，舌苔薄黄或腻，脉滑数。

审证求机　本证的病证特点为喘咳气涌、痰黄黏稠及里热证；基本病机为邪热蕴肺，蒸液成痰，痰热壅滞，肺失清肃。

治法　清热化痰，宣肺平喘。

代表方　桑白皮汤加减。

临床运用　①痰多黏稠，加瓜蒌、海蛤粉；②喘不得卧，痰涌便秘，加大黄、葶苈子；③痰黄有腥味，加鱼腥草、金荞麦根、蒲公英、冬瓜子；④身热甚，加石膏、知母、金银花。

（4）痰浊阻肺证

证候　喘而胸满闷塞，甚则胸盈仰息，咳嗽，痰多黏腻色白，咳吐不利；兼有呕恶，食少，口黏不渴；舌苔白腻，脉象滑或濡。

审证求机　本证的病证特点为咳喘痰多，舌苔白腻；基本病机为中阳不运，积湿生痰，痰浊壅肺，肺失宣降。

治法　祛痰降逆，宣肺平喘。

代表方　二陈汤合三子养亲汤加减。

临床运用　①痰多壅盛，加苍术、厚朴；②痰多喘甚，加胆南星、竹沥、天竺黄、葶苈子；③痰转黄稠，咽干，便秘，加黄芩、桑白皮、竹茹。

（5）肺气郁痹证

证候　每遇情志刺激而诱发，发时突然呼吸短促，息粗气憋，胸闷胸痛，咽中如窒，但喉中痰鸣不著，或无痰声；平素常多忧思抑郁，失眠，心悸；苔薄，脉弦。

审证求机　本证的病证特点为每遇情志刺激而诱发，发时突然呼吸短促、息粗气憋、胸闷胸痛，平素常多忧思抑郁；基本病机为肝郁气逆，上冲犯肺，肺气不降。

治法　开郁降气平喘。

代表方　五磨饮子加减。

临床运用　①肝气郁滞重，加柴胡、郁金、青皮等以增强疏肝理气之功；②气滞腹胀、便秘，加大黄以降气通腑（六磨汤）；③心悸失眠，加百合、酸枣仁、合欢花（皮）、远志；④精神恍惚，悲伤欲哭，合甘麦大枣汤以宁心缓急。

2. 虚喘

（1）肺气虚耗证

证候　喘促短气，气怯声低，喉有鼾声，咳声低弱，痰吐稀薄，自汗畏风；或见咳痰少质黏，烦热而渴，咽喉不利，面颧潮红；舌质淡红或有苔剥，脉弱或细数。

审证求机　本证的病证特点为喘促气短，声低，自汗恶风；基本病机为肺气亏虚，气失所主。或肺阴也虚，虚火上炎，肺失清肃。

治法　补肺益气养阴。

代表方　生脉散合补肺汤加减。

临床运用　①咳逆，咳痰清稀，加紫菀、款冬花、苏子、钟乳石；②痰黏难咳，加贝母、瓜蒌、桔梗、百部、桑白皮。

（2）肾虚不纳证

证候　喘促日久，动则喘甚，呼多吸少，呼则难升，吸则难降，气不得续，形瘦神惫，跗肿，汗出肢冷，面青唇紫，舌淡苔白或黑而润滑，脉微细或沉弱；或见喘咳，面红烦躁，口咽干燥，足冷，汗出如油，舌红少津，脉细数。

审证求机　本证的病证特点为喘促，动则尤甚，呼多吸少，腰膝酸软；基本病机为肺病及肾，肺肾俱虚，气失摄纳。

治法　补肾纳气。

代表方　金匮肾气丸合参蛤散加减。

考点：注意上盛下虚之候的证候特点与代表方

临床运用　①肾阴虚，症见口燥咽干、喘则面红足冷，七味都气丸合生脉散加减（滋阴纳气），加生地黄、天麦冬、龟甲胶、当归，五味子、诃子；②肾阳不足，心失温养，血脉瘀滞，症见面唇、舌质青紫者，加桃仁、红花、川芎、水蛭、僵蚕；③若肾虚于下，痰浊壅盛于上，喘咳痰多，气急胸闷、苔腻，为“上盛下虚”之候，用苏子降气汤。

（3）正虚喘脱证

证候　喘逆剧甚，张口抬肩，鼻扇气促，端坐不能平卧，稍动则咳喘欲绝，或有痰鸣，心慌动悸，烦躁不安，面青唇紫，汗出如珠，肢冷，脉浮大无根，或见歇止，或模糊不清。

审证求机　本证的病证特点为喘逆剧甚，鼻扇气促，端坐不能平卧，汗出如珠，肢冷，脉浮大无根，或见歇止；基本病机为肺气欲绝，心肾阳衰。

治法　扶阳固脱，镇摄肾气。

代表方　参附汤送服黑锡丹，配合蛤蚧粉。

临床运用　①若呼吸微弱，间断难续，或叹气样呼吸，汗出如洗，烦躁内热，口干颧红，舌红无苔，或红绛而紫赤，脉细微而数，或散或芤，宜益气救阴防脱，用生脉散加生地黄、山茱萸、西洋参；②汗多，加煅龙骨、牡蛎、浮小麦；③阴竭阳脱，加附子、肉桂。

（四）其他疗法

1. 中成药疗法　鱼腥草注射液、痰热清注射液可用于痰热郁肺者；虚喘肾不纳气者，偏于肾阴虚可选六味地黄丸，偏于肾阳虚可选附桂地黄丸。

2. 按摩疗法　在发作时按压大椎、定喘、肺俞穴位有效。患者反向坐在椅子上，上身用胳膊支撑，趴在椅背上，家人用大拇指用力揉压这些穴位，以感穴位位置酸、胀、麻、疼为宜，时间 5 ～ 15 分钟。

3. 针灸疗法　取穴：定喘、天突、膻中、肺俞、膏肓俞、中府。风寒袭肺者加列缺、外关、风池、风门；肺热者加尺泽、曲池、大椎；痰湿阻肺者加丰隆、足三里、脾俞；肺气郁痹者加肝俞、太冲、行间、照海；脾虚加脾俞、中脘；肾虚加肾俞、关元。实证用泻法，虚者用补法，每次选 3 ～ 5 个腧穴，留针 15 ～ 20 分钟，每日或间日 1 次。可酌情在胸背部熏灸，或拔罐法。

（五）转归预后

考点：转归预后

喘证的证候之间，存在着一定的联系。临床辨证除分清实喘、虚喘之外，还应注意寒热转化，虚实错杂。如实喘的风寒壅肺证，若风寒失于表散，入里化热，可出现表寒肺热证；痰浊阻肺证，若痰郁化热，或痰阻气壅，血行瘀滞，又可呈现痰热郁肺证。虚喘的肾阳不足，水气不化，既可上凌心肺，又可损及心阳，引起心肾阳衰，肺气欲绝的喘脱证。另一方面，虚实错杂在喘证中也极为常见，如喘证在反复发作过程中，每见邪气尚实而正气已虚，表现肺实肾虚亦即“上实下虚”证。

【预防与调护】

1. 饮食起居　喘证的预防，要点在于慎风寒，适寒温，节饮食，少食黏腻和辛热刺激之品，以免助湿生痰动火。

2. 正确护理　已患喘证，应注意早期治疗，力求根治，尤需防寒保暖，不宜过度疲劳，防止受邪而诱发，忌烟酒，适房事，调情志，饮食清淡而富有营养。适当进行体育锻炼，增强体质，提高机体的抗病能力，但活动量应根据个人体质强弱及病情而定。发病时，根据病情卧床休息，重者取半卧位或坐位。必要时吸氧。观察喘咳情况，痰的性状及全身状况如神志、呼吸、血压、心率等变化，积极做好抢救措施。避免刺激性气味，戒烟。

【结语】

喘证是喘促短气，呼吸困难，甚至张口抬肩，鼻翼扇动，不能平卧为临床特征的一种病证，严重者可致喘脱。外感六淫，内伤饮食、情志以及久病体虚所致。其病主要在肺、肾，亦与肝、脾等脏有关。病理性质有虚实之分。实喘为邪气壅肺，气失宣降，治予祛邪利气。祛邪指祛风寒、清肺热、化痰浊（痰饮）等，利气宣肺平喘，亦包括降气解郁等法。虚喘为精气不足，肺不主气，肾不纳气所致，治予培补摄纳，但应分阴阳，培肺气、益肺阴、补肾阳、滋肾阴等，并佐摄纳固脱等法。治虚喘很难速效，应持之以恒地调治方可治愈。正如《医宗必读·喘》所说："治实者攻之即效，无所难也。治虚者补之未必即效，须悠久成功，其间转折进退，良非易也。"若见"上盛下虚"者，又当疏泄其上，补益其下，权衡轻重主次治疗。若见喘脱者，急当扶正固脱，镇摄潜纳，及时救治。

附：实践技能、医学综合相关考点模拟题

一、《中医内科学》中医执业助理医师资格考试实践技能相关考点模拟题

第一站　病案分析（总分 40 分。中医内科病案分值占 20 分）

王某，女，45 岁，已婚，职员。2020 年 12 月 9 日初诊。患者 3 天前因天气变化受凉，出现发热。1 天前出现咳喘，喘息气逆，呼吸急促，胸部胀闷，不能平卧，痰多稀薄而带泡沫，色白质黏，常有头痛，恶寒，无汗，口不渴，遂来就诊。苔薄白而滑，脉浮紧。

中医疾病诊断（4 分）：喘证（实喘）。

中医证候诊断（4 分）：风寒壅肺证。

辨病辨证依据（5 分）

1. 辨病　患者因气候变凉诱发，出现咳喘，喘息气逆，不能平卧。中医辨病为喘证（实喘）。

2. 辨证　痰多稀薄而带泡沫，色白质黏，常有头痛，恶寒，无汗，口不渴，苔薄白

而滑，脉浮紧。辨为风寒壅肺证。

3. 病因病机分析 风寒上受，内舍于肺，邪实气壅，肺气不宣。病位在肺系，病性属表属实。

病证鉴别（中医执业助理医师不考）：略。

治法（2 分）：宣肺散寒。

代表方（2 分）：麻黄汤合华盖散加减。

药物组成、剂量及煎服法（3 分）：

麻　黄 9g（先煎）　陈　皮 6g　桑白皮 6g　杏　仁 9g（后下）

苏　子 9g　半　夏 6g　赤茯苓 6g　甘　草 6g

煎服法：三剂，水煎服，每日一剂，分三次服。

第二站 中医临证（含中医技术操作、病史采集、中医临床答辩三部分。分值共 35 分，20 分钟）

喘证病史采集举例（现场口述）（10 分）

根据试题提供的“患者主诉”，回答如何询问现病史及相关病史。

陈某，男，67 岁。喘咳气涌、痰多质黏色黄。

（一）现病史

1. 根据主诉及相关的鉴别诊断问诊

（1）发病的病因和诱因：有无外感、情志刺激。

（2）针对主症（喘咳气涌）询问：患者喘咳气涌发病的时间，发作情况（呼吸深长、短促，吸气或呼气困难），每次持续时间，发病频率，发病季节有无规律性，加重缓解因素（饮食、天气、情绪、劳累），痰多质黏色黄出现的时间，痰液是否腥臭难闻。

（3）相关鉴别诊断的问诊：是否发热，是否心慌心悸、胸痛、胸闷窒塞，是否伴有哮鸣如吼，是否伴有水肿、夜间阵发性呼吸困难，痰中是否有脓，是否咯血。

2. 诊疗经过

（1）是否到医院就诊，做过哪些检查，如血常规、血压、胸部 X 线检查、胸部 CT 等。检查结果如何，是否确诊。

（2）用过何种药物，做过何种治疗，疗效如何（好转，进展，出现新症状）。

3. 发病以来一般情况问诊，如精神、饮食、睡眠、二便情况等。

要求：问诊顺序合理，条理清晰，体现中医临床思维。

（二）相关病史

既往是否有慢性阻塞性肺疾病的病史，有无类似发作史（发作季节、诱因、持续时间、既往就诊情况），个人史、家族史、过敏史有无异常，有无吸烟史。

第三站 西医临床（含体格检查、西医操作、西医临床答辩三部分。分值占 25 分，20 分钟。本教材略）

二、《中医内科学》中医执业助理医师资格考试医学综合考试模拟题

（一）A1 型题

1. 实喘的治疗原则是（　　）

A. 降气平喘　B. 化痰平喘　C. 祛邪利气
D. 开郁降气　E. 降气化痰

2. 喘证的病变部位在（　　）

A. 心、肺　B. 肺、肾　C. 心、肾
D. 脾、肾　E. 肺、脾

3. 喘证肺气郁痹型选方为（　　）

A. 五磨饮子　B. 参蛤散　C. 开胸顺气丸
D. 麻黄汤　E. 泻白散

（二）A2 型题

1. 李某，男，62 岁。8 年喘促史。现呼多吸少，动则喘甚，气不得续，口咽干燥，喘时面赤足冷，舌红，脉细。宜选何方（　　）

A. 参附汤　B. 生脉散　C. 真武汤
D. 苏子降气汤　E. 金匮肾气丸合参蛤散

2. 徐某，男，35 岁。喘咳气涌，胸部胀痛，痰多色黄质黏，伴见胸中烦热，身热，有汗，口渴喜冷饮，咽干面赤，小便赤涩，大便秘结，舌红苔黄腻，脉滑数。治疗宜首选（　　）

A. 麻黄汤　B. 小青龙汤　C. 桑白皮汤
D. 麻杏石甘汤　E. 三子养亲汤

3. 丁某，女，28 岁。3 日前不慎感寒后出现喘逆上气，胸胀而痛，鼻扇，咳吐黄稠痰，恶寒无汗，身痛口渴，苔黄质红，脉浮数。应诊断为（　　）

A. 风热犯肺咳嗽　B. 表寒肺热型喘证　C. 痰热郁肺型喘证
D. 风寒壅肺喘证　E. 热哮

（三）A3 型题

王某，女，64 岁。喘息反复发作 10 余年。现喘促短气，气怯声低，喉有鼾声，咳声低弱，痰吐稀薄，自汗畏风，舌淡脉弱。

1. 本病辨证为何种类型的喘证（　　）

A. 肾虚不纳证　B. 肺气虚耗证　C. 肺气郁痹证
D. 痰热郁肺证　E. 风寒壅肺证

2. 治法宜（　　）

A. 补肺益气养阴　B. 补肾纳气　C. 补脾益肺
D. 益气健脾　E. 益气固表

3. 方药宜用生脉散合（　　）加减

A. 养阴清肺汤　　B. 玉屏风散　　C. 沙参麦门冬汤

D. 补中益气汤　　E. 补肺汤

4. 治疗上证应注意适时加用（　　）

A. 湿补脾肾药　　B. 补肾纳气药　　C. 益气养阴药

D. 益气健脾药　　E. 降气通腑药

（四）B 型题

A. 短气　　B. 哮　　C. 咳嗽

D. 少气　　E. 喘

1. 呼吸气促困难，甚则张口抬肩，摇身撷肚为（　　）

2. 呼吸气急而短促，短气不足以息，数而不相接续者为（　　）

3. 呼吸急促似喘，喉间有哮鸣音者为（　　）

【参考答案】

A1 型题：1.C　2.B　3.A

A2 型题：1.E　2.C　3.B

A3 型题：1.B　2.A　3.E　4.B

B 型题：1.E　2.A　3.B

项目五　肺　痈

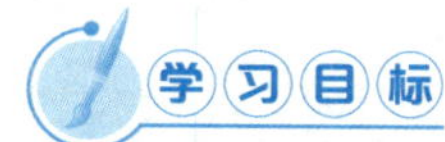

知识要求

1. 掌握肺痈的辨证要点、常见辨证分型及治疗。
2. 熟悉肺痈常见病因病机、类证鉴别、预防调护方法。
3. 了解肺痈的源流、演变与预后。

技能要求

1. 能够对肺痈患者的常见证型进行辨证论治。
2. 运用已有知识应答中医执业助理医师资格考试要点。

肺痈是指由于热毒瘀结于肺，以致肺叶生疮，肉败血腐，形成脓疡，以发热、咳嗽、胸痛、咯吐腥臭浊痰，甚则咯吐脓血痰为主要临床表现的一种病证。

肺痈病名首见于《金匮要略·肺痿肺痈咳嗽上气病脉证治》，指出“咳而胸满振寒，脉数，咽干不渴，时出浊唾腥臭，久久吐脓如米粥”，认为未成脓时，治以泻肺去壅，方用葶苈大枣泻肺汤；已成脓时，应排脓解毒，方用桔梗汤，并指出了预后“始萌可救，脓成则死”。唐代孙思邈《备急千金要方》创用苇茎汤以清肺排脓、活血消痈，为后世治疗本病的要方。明代陈实功在《外科正宗·肺痈论》中将肺痈分为初起、已成、溃后三个阶段，提出初起在表者宜散风清肺，已有里热者宜降火抑阴，成脓者宜平肺排脓，脓溃正虚者宜补肺健脾等治疗原则。

现代医学中肺脓肿、化脓性肺炎、肺坏疽及支气管扩张、支气管囊肿、肺结核空洞等伴化脓感染而表现出肺痈临床特征者，均可参照本病进行辨证论治。

【病因病机】

肺痈的外因为感受风热，或风寒袭肺，内郁化热；内因为嗜酒太过或恣食辛辣煎炸厚味，痰热素盛；如宿有痰热蕴肺，复加外感风热，内外合邪，则更易引发本病。病为邪热蕴肺，热壅血瘀成痈，血败肉腐而化脓所致。

1. 常见病因

（1）外邪犯肺：感受风热，或风寒袭肺，内郁化热，肺受邪热熏灼而成。

（2）痰热伤肺：嗜酒太过或恣食辛辣煎炸厚味，酿湿生痰化热，灼扰于肺；或宿有痰热蕴肺，复加外感风热，内外合邪，则更易引发本病。

（3）他脏转移：其他脏腑痰浊瘀热蕴结，日久上灼于肺，始成肺痈。

2. 病机概要

（1）基本病机：邪热蕴肺，热壅血瘀成痈，血败肉腐而化脓。

（2）病位：在肺。

考点：成痈化脓的病理基础

（3）病理性质：属实、属热，主要表现为邪盛的实热证候，痰热、瘀血郁结、血败肉腐、成痈化脓，脓疡溃后方见阴伤气耗之象。

（4）病理因素：成痈化脓的病理基础，主要在于血瘀。血瘀则热聚，血败肉腐酿脓。

（5）病机转化：初期风热侵袭肺卫；成痈期为热壅血瘀；溃脓期肉腐血败；恢复期邪毒渐尽，邪去正虚，阴伤气耗或见脓毒不净，邪恋正虚。

【诊断与鉴别诊断】

（一）诊断依据

1. 临床表现

（1）主症：突然寒战高热，咳嗽胸痛，咳咯吐黏浊痰，10 日左右，咳吐大量腥臭脓痰，或脓血相兼。

（2）次症：常伴有风热表证，气分热盛，恢复期常伴有阴虚内热证。

2. 病史

（1）病史特征：有外感因素或素有痰热病史。

（2）诱发因素：如天气变化、恼怒、劳累、暴饮暴食、饥饿、饮食生冷干硬及辛辣烟酒，或服用有损脾胃的药物。

3. 相关检查

（1）传统检查三法：①传统的验痰法：脓血浊痰吐入水中，沉者是痈脓，浮者是痰。②验口味：肺痈患者口啖生黄豆或生豆汁不觉有腥味者。③验爪甲：溃后迁延至慢性患者，还可见“爪甲紫而带弯”，指端呈鼓杵样。

（2）血常规检查：细菌感染患者白细胞总数及中性粒细胞均显著增加，慢性肺脓肿患者的白细胞可无明显改变，但可有轻度贫血。病原学检查：痰涂片、痰培养 + 药敏试验，有助于确定病原体和选择有效的抗生素治疗。血源性肺脓肿患者的血培养可发现致病菌。

（3）影像学及其他检查：① X 线检查，胸片可见大片浓密炎症阴影或透光区及液平面。②胸部 CT 扫描多呈类圆形的厚壁脓腔，脓腔内可有液平面出现，脓腔内壁常表现为不规则状，周围有模糊炎性影。③支气管镜检查：有助于发现病因，若疑为支气管肿瘤，可摘取做活检；如有气道内异物可取出使引流通畅。亦可借助纤维支气管镜防污染毛刷采样细菌培养以及吸引脓液和病变部注入抗生素，促进支气管引流和脓腔的愈合。

（二）病证鉴别

考点：肺痈与痰热蕴肺证鉴别诊断

1. 肺痈与风温　肺痈初期与风温相似。风温起病多急，以发热、咳嗽、烦渴或伴气急胸痛为特征，与肺痈初期颇难鉴别。但肺痈之振寒、咯吐浊痰明显、喉中有腥味是其特点，特别是风温经正确及时治疗后，多在气分而解，如经一周身热不退，或退而复升，咯吐浊痰，应进一步考虑肺痈之可能。

2. 肺痈与痰热蕴肺证　类证鉴别见表 2-9。

表 2-9　肺痈与痰热蕴肺的类证鉴别

项目	肺痈	痰热蕴肺证
病机	瘀热蕴结成痈，酿脓溃破	气分邪热动血伤络
病势	较重	较轻
症状	咯大量腥臭脓血浊痰，夹血色	咯吐黄稠浓痰，量多

【辨证论治】

1. 辨证要点

辨别病期和虚实：本病为热毒痰瘀蕴肺，成痈酿脓，属于邪盛的实热证。初起及成痈期为热毒瘀结在肺，邪盛正实。溃脓期，大量腥臭脓痰排出后，因痰热久蕴，肺之气阴耗伤，属虚实夹杂证。恢复期，阴伤气耗，兼余毒不净。

2. 治疗原则　清热解毒、化瘀排脓以祛邪，是治疗肺痈的基本原则。脓未成应着重清肺消痈，脓已成需排脓解毒。具体处理可根据病程，分阶段施治。初期风热侵犯肺卫，宜清肺散邪；成痈期热壅血瘀，宜清热解毒、化瘀消痈；溃脓期血败肉腐，宜排脓解毒；恢复期阴伤气耗，宜养阴益气；若久病邪恋正虚者，则应扶正祛邪。

3. 分证论治

（1）初期

考点：各证型的证候特点、基本病机、治法、方药

证候　恶寒发热，咳嗽，咯白色黏痰，痰量日渐增多，胸痛，咳则痛甚，呼吸不利，口干鼻燥，舌苔薄黄，脉浮数而滑。

审证求机　本证的病证特点为咳嗽胸痛与风热表证并见；基本病机为风热外袭，卫表不和，邪热壅肺，肺失清肃。

治法　疏风散热，清肺化痰。

代表方　银翘散加减。

临床运用　①表证重者加薄荷、豆豉疏表清热；②热势较甚者，加鱼腥草、黄芩清肺泻热；③咳甚痰多者，加杏仁、桑白皮、冬瓜子肃肺化痰；④胸痛加郁金、桃仁活血通络。

（2）成痈期

证候　身热转甚，时时振寒，继则壮热，汗出烦躁，咳嗽气急，胸满作痛，转侧不利，咳吐浊痰呈黄绿色，自觉喉间有腥味，口干咽燥，舌苔黄腻，脉滑数。

审证求机　本证的病证特点为壮热、咳吐黄绿色痰、喉间腥臭；基本病机为热毒蕴肺，蒸液成痰，热壅血瘀，蕴酿成痈。

治法　清肺解毒，化瘀消痈。

代表方　千金苇茎汤合如金解毒散加减。

临床运用　①肺热壅盛，壮热、心烦、口渴、汗多、尿赤、脉洪数有力、苔黄腻，配石膏、知母、黄连、栀子清火泻热；②热壅络瘀，胸痛，加乳香、没药、郁金、赤芍以通瘀和络；③痰热郁肺，咳痰黄稠，配桑白皮、瓜蒌、射干、海蛤壳以清化痰热；④痰浊阻肺，咳而喘满、咳痰脓浊量多、不得平卧，配葶苈子、大黄泻肺通腑泄浊；⑤热毒瘀结，咳脓浊痰，有腥臭味，可合用犀黄丸，以解毒化瘀。

（3）溃脓期

证候　咳吐大量脓血痰，或如米粥状，腥臭异常，有时咯血，胸中烦满而痛，甚则气喘不能卧，身热，面赤，烦渴喜饮，舌质红，苔黄腻，脉滑数或实数。

审证求机　本证的病证特点为咳吐大量脓血痰，腥臭异常，胸烦闷而痛；基本病机为热壅血瘀，血败肉腐，痈肿内溃，脓液外泄。

治法　排脓解毒。

代表方　加味桔梗汤加减。

临床运用　①络伤血溢，咯血，加丹皮、栀子、藕节、白茅根，另服三七、白及粉以凉血止血；②痰热内盛，烦渴、痰黄稠，加石膏、知母、天花粉清热化痰；③津伤明显，口干、舌质红，加沙参、麦冬养阴生津；④气虚不能托脓，气短、自汗、脓出不爽，加生黄芪益气托毒排脓；⑤脓液溃泄不畅，量少难出，加皂角刺，但咯血者禁用。

（4）恢复期

证候　身热渐退，咳嗽减轻，咯吐脓血渐少，臭味亦减，痰液转为清稀，精神渐振，食纳好转，或见胸胁隐痛，难以久卧，气短，自汗，盗汗，低热，午后潮热，心烦，口燥咽干，面色不华，形体消瘦，精神萎靡；舌质红或淡红，舌苔薄，脉细或细数无力。或见咳嗽，咯吐脓血痰日久不净，或痰液一度清稀而复转臭浊，病情时轻时生，迁延不愈。

审证求机　本证的病证特点为咳减热退，伴气阴两虚见证；基本病机为邪毒渐去，肺体损伤，阴伤气耗，或为邪恋正虚。

治法　益气养阴清热。

代表方　沙参清肺汤或桔梗杏仁煎加减：①益气养阴、清肺化痰，用沙参清肺汤加减；②滋阴养肺，兼清余毒，用桔梗杏仁煎加减。

临床运用　①阴虚发热，低烧不退，加十大功劳叶、青蒿、白薇、地骨皮以清虚热；②脾虚，食纳不佳、便溏，配白术、山药、茯苓以培土生金；③肺络损伤，咳吐血痰，加白及、白蔹、合欢皮、阿胶以敛补疮口；④若正虚邪恋，咯吐腥臭脓浊痰，当扶正祛邪，治以益气养阴、排脓解毒，加鱼腥草、金荞麦根、败酱草、桔梗等。

4. 其他疗法　双黄连注射液、鱼腥草注射液可用于肺痈各期。

【预防与调护】

1. 饮食调摄　养成良好的饮食规律，饮食宜清淡，多吃具有润肺生津化痰作用的水果，如梨、枇杷、萝卜、荸荠等，饮食不宜过咸，忌油腻厚味及辛辣刺激、海腥发物，如大蒜、辣椒、韭菜、海虾等，禁烟酒及辛辣炙煿食物，以免燥热伤肺。

2. 精神调摄　要保持心情舒畅，避免精神紧张、恼怒。

3. 科学护理　应做到安静卧床休息，每天观察体温、脉象的变化，观察痰与脓的色、质、量、味的改变。注意室温的调节，做好防寒保暖，以防复感。在溃脓期可根据肺部病位，予以体位引流，如见大量咯血，应警惕血块阻塞气道。

【转归预后】

考点：转归预后

本病如能早期确诊，及时治疗，在初期即可阻断病情的发展不致成痈；若在成痈期能使痈肿得到部分消散，则病情较轻，疗程较短。老人、儿童、体弱和饮酒成癖者患之，因正气虚弱，或肺有郁热，须防其病情迁延不愈或发生变化。

【结语】

肺痈的临床特征是发热、咳嗽、胸痛、咳吐大量脓血痰。其形成由外感风热或风寒化热，或痰热素盛，或内外合邪，总之为热壅于肺不得泄，以致蒸液成痰，热壅血瘀，肉腐血败，成痈化脓。一般要经历初期、成痈期、溃脓期和恢复期四个阶段，每期的病理又各有重点，故辨证重点在分清病期。病理性质属实属热，治疗以清热散结、解毒排脓为原则。力争将病变控制在成脓以前，以大剂清肺消痈之品消散之；若已成脓又当解毒排脓，使脓疡易溃，脓血易引流；在恢复期应清养并举，既不能继续大剂清热解毒以伤正，又不能单纯补益而敛邪；若邪敛正虚，则应扶正祛邪。而清热法要贯穿治疗的全过程，务求邪去正复为要。若见恶候或慢性迁延，应请西医外科会诊治疗。

附：实践技能、医学综合相关考点模拟题

一、《中医内科学》中医执业助理医师资格考试实践技能相关考点模拟题

第一站　病案分析（总分 40 分。中医内科病案分值占 20 分）

左某，女，21 岁。间歇性寒热，咳嗽已 1 个月。开始突发寒热，无汗，鼻塞，咳嗽，痰吐黏白，此后寒热断续不清，入暮为甚，至晨热平，延至两旬左右，左胸剧痛如刺，咳嗽及呼吸动作时加剧，语言不利，舌苔薄白。质偏红，脉象细滑。

中医疾病诊断（4 分）：肺痈。

中医证候诊断（4 分）：肺痈（成痈期）。

辨病辨证依据（5 分）

1. 辨病　根据主诉，患者有发热、咳嗽、胸痛、咯吐黏痰等主要症状，故诊断为肺痈。

2. 辨证　患者寒热断续不清，入暮为甚，至晨热平，延至两旬左右，左胸剧痛如刺，咳嗽及呼吸动作时加剧，语言不利，舌苔薄白。辨为肺痈之成痈期。

3. 病因病机分析　本病为风寒袭肺，郁而化热，蒸液成痰，热壅血瘀，势趋成痈之候。

病证鉴别（中医执业助理医师不考）：略。

治法（2 分）：清肺解毒，化瘀消痈。

代表方（2 分）：千金苇茎汤合桔梗汤加减。

药物组成、剂量及煎服法（3 分）：

桃　仁 10g　　薏苡仁 15g　　冬瓜子 15g　　芦　根 30g　　鱼腥草 18g

合欢皮 12g　　桔　梗 6g　　甘　草 5g　　金银花 12g　　连　翘 10g
天花粉 10g　　知　母 10g

煎服法：三剂，水煎服，日一剂，早晚分服。

第二站　中医临证（含中医技术操作、病史采集、中医临床答辩三部分。分值共35分，20分钟）

肺痈病史采集举例（现场口述）（10分）

根据试题提供的"患者主诉"，回答如何询问现病史及相关病史。

患者，男性，30岁。高热，咳嗽胸痛，咳痰3天。

（一）现病史

1. 根据主诉及相关的鉴别诊断问诊

（1）发病的病因及诱因：有无感受风热、风寒之邪，是否痰热素盛。

（2）针对主症（高热，咳嗽胸痛，咳痰）询问：发热时体温最高和最低的温度，是否持续发热，咳痰量及性状如何。

（3）相关鉴别诊断的问诊：咳嗽咳痰是否量多，并夹有血色，痰有无腥臭味。

2. 诊疗经过

（1）是否到医院就诊，做过哪些检查，如血、尿、粪常规，血压、CT、X线检查，检查结果如何。

（2）治疗和用药情况。用过哪些药物，做过何种治疗，疗效如何。

3. 发病以来一般情况问诊，如精神、饮食、睡眠情况等。

（二）相关病史

1. 既往疾病史：既往有无类似发作史、手术史、外伤史。

2. 有无药物、食物过敏史。

3. 家族史（有无遗传病史）。

要求：问诊顺序合理，条理清晰，体现中医临床思维。

第三站　西医临床（含体格检查、西医操作、西医临床答辩三部分。分值占25分，20分钟。本教材略）

二、《中医内科学》中医执业助理医师资格考试医学综合考试模拟题

（一）A1型题

1. 肺痈溃脓期的治法是（　　）

A. 清肺化瘀消痈　　B. 养阴补肺消痈　　C. 清肺解表
D. 排脓解毒　　E. 清热解毒

2. 肺痈患者，咳吐大量脓血痰，气味腥臭异常，舌红苔黄腻，脉滑数。其病期是

A. 初期　　B. 成痈期　　C. 溃脓期
D. 恢复期　　E. 慢性期

3. 下列关于肺痈溃脓期的主症，描述错误的是（　　）

A. 咳吐大量脓痰　　B. 咳痰质如米粥　　C. 痰血相兼

D. 咳痰腥臭异常　　E. 咳痰为黄绿色浊痰

（二）A2 型题

患者，男，48 岁。咳吐大量脓痰，腥臭异常，时有咯血，胸中烦满而痛，甚则气喘不能卧，身热面赤，烦渴喜饮，舌苔黄腻，舌质红，脉滑数。治疗宜选用（　　）

A. 千金苇茎汤　　B. 如金解毒散　　C. 沙参清肺汤

D. 加味桔梗汤　　E. 桔梗杏仁煎

（三）A3 型题

李某，男，27 岁。壮热，汗出烦躁，咳嗽气急，胸满作痛，转侧不利，咳吐浊痰呈黄绿色，自觉喉间有腥味，口干咽燥，舌苔黄腻，脉滑数。

1. 该患者的证候属于肺痈哪一期（　　）

A. 初期　　B. 成痈期　　C. 化脓期

D. 恢复期　　E. 极期

2. 其治法是（　　）

A. 益气养阴清热　　B. 清肺解毒，化瘀消痈　　C. 疏风散热，清肺化痰

D. 排脓解毒　　E. 益气解表

3. 其治疗首选方是（　　）

A. 沙参清肺汤或桔梗杏仁煎加减　　B. 加味桔梗汤加减

C. 千金苇茎汤合如金解毒散加减　　D. 银翘散加减

E. 桂枝汤

（四）B 型题

A. 千金苇茎汤　　B. 银翘散　　C. 加味桔梗汤

D. 沙参清肺汤　　E. 桑白皮汤

1. 肺痈初期的首选方是（　　）

2. 肺痈成痈期的首选方是（　　）

3. 肺痈溃脓期的首选方是（　　）

4. 肺痈恢复期的首选方是（　　）

【参考答案】

A1 型题：1.D　2.C　3.E

A2 型题：1.D

A3 型题：1.B　2.B　3.C

B 型题：1.B　2.A　3.C　4.D

项目六 肺 痨

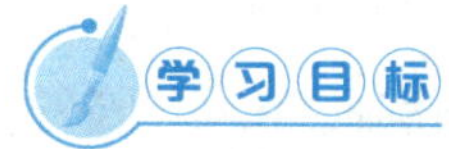

知识要求

1. 掌握肺痨的辨证要点、常见辨证分型及治疗。
2. 熟悉肺痨常见病因病机、类证鉴别、预防调护方法。
3. 了解肺痨的源流、演变与预后。

技能要求

1. 能够对肺痨患者的常见证型进行辨证论治。
2. 运用已有知识应答中医执业助理医师资格考试要点。

肺痨是一种由于正气虚弱，感染痨虫，侵蚀肺脏所致的以咳嗽、咯血、潮热、盗汗及身体逐渐消瘦等症为主要临床表现的具有传染性的慢性消耗性疾病。

《黄帝内经》就已记载本病的临床特点，如《灵枢·玉版》说："咳，脱形，身热，脉小以疾。"汉代张仲景《金匮要略·血痹虚劳病脉证并治》指出："若肠鸣，马刀侠瘿者，皆为劳得之。"华佗《中藏经·传尸》及葛洪《肘后备急方·治尸疰鬼注方》已认识到本病具传染性，指出"死后传之旁人，乃至灭门"。唐代孙思邈《备急千金要方》把"尸疰""鬼注"列入肺脏病篇，明确了本病的病位在肺。宋代许叔微《普济本事方·诸虫尸鬼注》提出本病是由"肺虫"引起："肺虫居肺叶之内，蚀人肺系，故成瘵疾，咯血声嘶。"元代葛可久《十药神书》是我国现存第一部治疗肺痨的专著。明代龚居中《红炉点雪》也是一部治疗肺痨的专著。《丹溪心法》强调"痨瘵主乎阴虚"，确立了滋阴降火的治疗大法。《寿世保元·痨瘵》指出本病病机的实质是"由相火上乘肺金"。《医学入门》指出本病有六大主症，即"潮、汗、咳嗽，或见血，或遗精、泄"，并提出"杀虫""补虚"两大治疗原则。

西医学中的肺结核、肺外结核病可参考本病辨证论治。

【病因病机】

考点：病因、基本病机

肺痨的外因为感染"痨虫"；内因为禀赋不足、酒色过度、病后失调、营养不良，导致肺虚，则"痨虫"极易犯肺，侵蚀肺体，而致发病。

1. 常见病因

（1）感染痨虫：直接接触，或感受病者之气，致痨虫由口鼻侵入人体而发病。

（2）禀赋不足：先天体质不强，小儿发育未充，痨虫入侵。明代王伦《明医指掌》

曰："小儿之痨，得之母胎。"

（3）酒色劳倦：酒色过度，耗损脾肾，精血不足，正虚受感；忧思劳倦，伤脾，脾虚肺弱，痨虫入侵。

（4）病后失调：大病、久病后，失于调治（如麻疹、哮喘等），或外感咳嗽，经久不愈，正虚感邪，或胎产之后，失于调养。

（5）营养不良：生活贫困，营养不足，体虚不能抗邪，易感痨虫。

2. 病机概要

（1）基本病机：正气虚弱，感染痨虫，侵蚀肺体，耗损肺阴。以肺阴亏虚为主，发展则致阴虚火旺、气阴两虚，甚则阴损及阳，阴阳两虚。

（2）病位：在肺，可累及脾、肾、心、肝等脏。

（3）病理性质：病理性质以本虚为主，也可见标实。本虚以阴虚火旺为主，可兼见气虚、阳虚，甚则阴阳两虚；标实为痰浊、瘀血。

（4）病理因素：外在因素是痨虫感染，内在因素是正气亏虚，内外因素互为因果。

（5）病机转化：初起肺体受损，肺阴耗伤，肺失滋润，故见肺阴亏损之候；继则阴虚生内热，而致阴虚火旺；或因阴伤气耗，阴虚不能化气，导致气阴两虚，甚则阴损及阳，而见阴阳两虚之候。

【诊断与鉴别诊断】

（一）诊断依据

考点：诊断要点

1. 临床表现

（1）主症：咳嗽，咯血，潮热，盗汗，形体逐渐消瘦。

（2）次症：常伴有疲劳乏力、食欲不振、口渴心烦、午后手足心热，可见男子遗精、女子月经不调等症。

2. 病史　有与肺痨患者密切接触史。过度劳累、营养不良、长期咳嗽、恼怒或长期服用有损于肺的药物等可诱发。

3. 相关检查

（1）影像学检查：胸部X线检查不但可早期发现肺结核，而且可对病灶部位、范围、性质、发展情况和治疗效果做出判断，对决定治疗方案很有帮助。除荧光透视和X线摄片外，必要时还可采用点片或特殊体位（如前弓位）摄片、体层摄片及支气管造影等。胸部CT检查有助于发现微小或隐蔽性病变，可早期确诊。

（2）痰涂片或培养结核菌：部分呈阳性。

（3）血沉增快、结核菌素试验：呈阳性有助于诊断。

（二）病证鉴别

考点：肺痨与虚劳的鉴别

1. 肺痨与虚劳 肺痨（痨瘵）是一个独立的慢性传染性疾患，有其发生发展及传变规律；虚劳病缘于内伤亏损，是多种慢性疾病虚损证候的总称。肺痨与虚劳的类证鉴别，见表 2-9。

表 2-9 肺痨与虚劳的类证鉴别

项目	肺痨	虚劳
病因	感染痨虫	内伤亏损
病位	肺，可传及脾、肾等脏	五脏并重，以肾为主
病机	阴虚火旺	五脏阴阳气血亏损
症状	咳嗽、咯血、潮热、盗汗、消瘦	五脏气、血、阴、阳亏损证候
传染性	有	无

2. 肺痨与肺痿 病位在肺，都以虚损证候为主要临床表现，肺痨后期可以转成肺痿。

肺痿是由多种慢性疾患后期转归而成，如肺痈、肺痨、久嗽等导致肺叶痿弱不用，以咳吐浊唾涎沫为主症；肺痨因正气虚弱，感染痨虫所致，以咳嗽、咯血、潮热、盗汗、形体消瘦为特征。

【辨证论治】

（一）辨证要点

1. 辨主症

（1）咳嗽：干咳少痰，咳声轻微短促，或痰少质黏，多为阴虚；咳而气短声低，痰清稀，多为气虚。

（2）咯血：多为痰中带血，少数为血痰，提示阴虚肺燥，血络受伤；亦有大量咯血者，血色鲜红，常夹泡沫痰者，多为虚火炽盛，损伤肺络，需防止气随血脱。

（3）潮热：多为低热，有时但觉手心灼热。发热每在午后开始，暮夜为盛，晨起热退。热势的增减，提示阴津耗损与来复，是病情恶化与好转的征象。

（4）盗汗：本病盗汗乃是虚热逼蒸，津液外泄所致。因此，观察盗汗的多少、有无，可了解病势进退的情况。

2. 辨病性 肺痨病理性质以本虚为主，亦可见标实。本虚以阴虚为主，可兼气虚、阳虚；标实为痰浊、瘀血。干咳，口干咽燥，骨蒸盗汗，手足心热，舌红少苔，病性属阴虚；咳而气短，发热不著，恶风自汗，神疲乏力，活动后诸症加剧，舌淡，脉虚，则属气虚；面白无华，唇舌色淡，肢冷便溏，五更泄泻，阳痿精冷，属阳虚；咳喘胸闷，咳声不扬，痰色黄或白，舌苔白腻或黄腻，脉滑，属痰浊；胸痛如针刺，咯血色紫暗，面色黧黑，肌肤甲错，舌质紫暗或见瘀斑，则属瘀血。

（二）治疗原则

考点：治疗原则

治疗当以补虚培元和抗痨杀虫为原则。根据体质强弱分别主次，但尤需重视补虚培元，增强正气，以提高抗病能力。调补脏器重点在肺，并应注意脏腑整体关系，同时补益脾肾。治疗大法应根据"痨瘵主乎阴虚"的病理特点，以滋阴为主，火旺的兼以降火，如合并气虚、阳虚见症者，则当兼顾。杀虫主要是针对病因治疗。

（三）分证论治

考点：各证型的证候特点、基本病机、治法、方药

1. 肺阴亏损证

证候　干咳，咳声短促，或咳少量黏痰，或痰中带有血丝，血色鲜红，午后自觉手足心热，皮肤干灼，或有少量盗汗，口干咽燥，胸部隐隐闷痛，舌边尖红，苔薄，脉细或兼数。

审证求机　本证的病证特点为干咳痰少与阴虚内热见症；基本病机为阴虚肺燥，肺失滋润。

治法　滋阴润肺。

代表方　月华丸加减。

临床运用　①痰中带血，加仙鹤草、白茅根、白及、藕节；②骨蒸潮热，五心烦热，加银柴胡、胡黄连、青蒿、地骨皮、鳖甲、知母；③盗汗多，加龙骨、牡蛎、玉米须；④咳嗽较剧，加马兜铃、杏仁、炙款冬花；⑤声音嘶哑，加诃子、木蝴蝶、凤凰衣；⑥胸痛，加郁金、丝瓜络。

2. 虚火灼肺证

证候　咳呛气急，痰少质黏，或吐痰稠黄量多，时时咯血，血色鲜红，午后潮热，骨蒸，五心烦热，颧红，盗汗量多，口渴，心烦，失眠，性急易怒，胸胁掣痛，男子可见遗精，女子可见月经不调，形体日渐消瘦，舌质红绛而干，苔薄黄，脉细数。

审证求机　本证的病证特点为咳嗽痰少、时时咯血和肺肾阴虚火旺见症；基本病机为肺肾阴伤，虚火内灼，肺络受损。

治法　滋阴降火。

代表方　百合固金汤合秦艽鳖甲散加减。

临床运用　①火旺较甚，加胡黄连、黄芩、黄柏；②咯血，加丹皮、栀子、紫珠草、醋大黄、煅人中白，或合十灰散；③血色紫暗成块，伴胸胁刺痛，加花蕊石、三七粉、血余炭、郁金；④盗汗者，加煅龙骨、煅牡蛎、糯稻根、麻黄根、浮小麦。

3. 气阴耗伤证

证候　咳嗽无力，气短声低，痰中偶或夹血，血色淡红，午后潮热，面色无华，颧

红，舌质嫩红，边有齿印，苔薄，脉细弱而数。

审证求机　本证的病证特点为咳嗽无力，咯血色淡，伴气阴两虚表现；基本病机为阴伤气耗，肺脾两虚。

治法　益气养阴。

代表方　保真汤或参苓白术散加减。

临床运用　①火旺较甚，加胡黄连、黄芩、黄柏；②咳痰者，加苏子、紫菀、款冬花；③夹痰湿，加半夏、橘红、茯苓；④咯血量多，加山茱萸、仙鹤草、煅龙骨、煅牡蛎、参三七；⑤劳热、自汗、恶风，加桂枝、白芍、大枣合参、芪、草和营固表；⑥骨蒸、盗汗，加牡蛎、乌梅、鳖甲、地骨皮。

4. 阴阳虚损证

证候　咳逆喘息，少气，痰中或见夹血，血色暗淡，潮热，形寒，自汗，盗汗，声嘶失音，面浮肢肿，心慌，唇紫，肢冷，五更腹泻，口舌生糜，大肉尽脱，男子滑精、阳痿，女子经少、经闭，舌光质红少津，或舌淡体胖边有齿痕，脉微细而数或虚大无力。

审证求机　本证的病证特点为肺痨日久不愈，咳喘少气，有肺肾阴虚和脾肾阳虚见症；基本病机为阴伤及阳，精气虚竭，肺、脾、肾三脏俱损。

治法　滋阴补阳。

代表方　补天大造丸加减。

临床运用　①肾虚气逆，喘息，加冬虫夏草、诃子、钟乳石（摄纳肾气）；②心悸，加紫石英、丹参、柏子仁；③五更泄泻，加补骨脂、煨肉蔻，去地黄、阿胶等。

（四）其他疗法

1. 中成药疗法　肺痨康胶囊可用于阴虚痰热者，阴虚火旺者可服用知柏地黄丸，阴虚肺燥者可用养阴清肺丸。

2. 针灸疗法　肺痨多取上背部、胸脘部和小腿阳明经穴（足三里、丰隆、上巨虚）以宣肺健脾抗痨；或取小腹部任脉穴和下背部肾俞等穴以益肾抗痨。

【预防与调护】

1. 饮食调摄　养成良好的饮食规律，饮食应富营养，宜食补肺润燥生津之品，忌辛辣刺激动火动液之品。

2. 精神调摄　注意适当休息，重者应卧床静养。消除紧张情绪，密切观察病情变化，警惕危证发生。注意患者的思想和精神调养，禁恼怒，息妄想，树立战胜疾病的信心。

【结语】

肺痨是具有传染性的慢性消耗性疾患。其病因为感染痨虫，但发病与否与正气强弱有很大关系。病位主要在肺，但可损及其他脏腑。病理特点主在阴虚，进而阴虚火旺，或气阴两虚，病久阴损及阳，可见阴阳两虚。其治疗原则为补虚培元和抗痨杀虫。补虚之大法以滋阴为主，气虚者予以补气，若阴阳两虚者，则当滋阴补阳。补虚重点在肺，同时予以补脾和补肾，尤须重视补脾，因脾为肺之母，补脾可畅气血生化之源而养肺金。但应注意补脾不宜壅滞，不宜辛燥，以免壅滞气机，伤阴动血。一般以甘淡补脾法为宜。本病虽以虚为主，但往往可见虚中夹实，如阴虚常夹痰热，肺脾气虚常夹痰浊，咯血者常夹血瘀。故在补虚的同时，要结合应用清化痰热，或清化痰浊，及化瘀止血等法。阴虚火旺者宜清火，因其为虚火，故用药当以甘寒养阴为主，酌配苦寒降火之品，谨防苦寒太过，注意中病即止，以免伤脾败胃。抗痨杀虫，是肺痨病的重要治法，在辨证论治的基础上应十分重视配合西药抗结核杀菌药物的使用。另外，很多中药也有不同程度的抗痨杀虫作用，如白及、百部、黄连、黄芩、大蒜、冬虫夏草、功劳叶、葎草等，均可在辨证的基础上结合辨病，适当选用。

附：实践技能、医学综合相关考点模拟题

一、《中医内科学》中医执业助理医师资格考试实践技能相关考点模拟题

第一站 病案分析（总分 40 分。中医内科病案分值占 20 分）

周某，男，32 岁，教师。2020 年 7 月 19 日就诊。

患者近 1 个月来呛咳气急，痰少质黏，偶有咯血，血色鲜红。最近几天疲劳乏力，食欲不振，形体逐渐消瘦，午后潮热，五心烦热，夜寐盗汗，遂来就诊。舌干而红，苔薄黄而剥，脉细数。

中医疾病诊断（4 分）：肺痨。

中医证候诊断（4 分）：虚火灼肺证。

辨病辨证依据（5 分）

1. 辨病 根据主诉，患者症见咳嗽、咯血、潮热、盗汗、形体消瘦，诊断为肺痨。

2. 辨证 患者偶有咯血，血色鲜红，午后潮热，五心烦热，急躁易怒，夜寐盗汗，舌干而红，苔薄黄而剥，脉细数。辨证为虚火灼肺证。

3. 病因病机分析 患者因疲劳导致正气虚弱，难抵“痨虫”侵袭，久则暗耗肺阴，阴虚火旺，虚火灼肺。

病证鉴别（中医执业助理医师考生不考）：略。

治法（2 分）：滋阴降火。

代表方（2 分）：百合固金汤合秦艽鳖甲散加减。

药物组成、剂量及煎服法（3 分）：

麦　冬 15g　　玉　竹 10g　　百　合 10g　　百　部 15g　　白　及 10g
生地黄 15g　　五味子 10g　　玄　参 15g　　川　贝 10g　　芍　药 10g
秦　艽 10g　　鳖　甲 30g（先煎）　丹　皮 10g　　熟地黄 10g

三剂，水煎服，每日一剂，早晚分服。

第二站　中医临证（含中医技术操作、病史采集、中医临床答辩三部分。分值共 35 分，20 分钟）

肺痨病史采集举例（现场口述）（10 分）

根据试题提供的“患者主诉”，回答如何询问现病史及相关病史。

患者，男性，50 岁。咳嗽、咳痰、咳血、胸痛 1 个月。

（一）现病史

1. 根据主诉及相关的鉴别诊断询问

（1）发病的病因及诱因：有无感染“痨虫”，有无劳累。有无病后失调或营养不良。

（2）针对主症（咳嗽、咳痰、咳血、胸痛）询问：是否痰中带血，有无盗汗，形体有无明显消瘦。

（3）相关鉴别诊断的问诊：有无咳吐浊唾涎沫，有无腰膝酸软、夜尿频数、畏寒肢冷的临床表现。

2. 诊疗经过

（1）是否到医院做过诊治，做过哪些检查，如血、尿、粪常规，血压、CT、X 线检查，结核菌素试验（PPD），检查结果如何。

（2）用药和治疗情况。用过哪些药物，做过何种治疗，疗效如何。

3. 发病以来的一般情况问诊，如精神、饮食、睡眠情况等。

（二）相关病史

1. 既往疾病史：有无结核患者接触史，有无糖尿病、高血压等病史，有无烟酒嗜好。

2. 有无药物、食物过敏史。

3. 家族史（有无遗传病史），有无肿瘤病家族史等。

要求：问诊顺序合理，条理清晰，体现中医临床思维。

第三站　西医临床（含体格检查、西医操作、西医临床答辩三部分。分值占 25 分，20 分钟。本教材略）

二、《中医内科学》中医执业助理医师资格考试医学综合考试模拟题

（一）A1 型题

1. 肺痨的外在致病因素是（　　）

A. 燥邪　　B. 痨虫　　C. 痰浊
D. 瘀血　　E. 水饮

2. 与肺痨关系密切的脏腑是（　　）

A. 脾、肺、肝　　B. 肺、脾、肾　　C. 心、肺、肾
D. 心、肝、肾　　E. 脾、肝、肾

（二）A2 型题

1. 患者，男，27 岁。干咳少痰，咳声短促，痰中带血，五心烦热，时有盗汗，形体消瘦，胸部闷痛隐隐，舌红少苔，脉细数。其诊断是（　　）

A. 肺痨，肺阴亏损　　B. 哮证，肺阴虚　　C. 内伤咳嗽，肺阴亏耗
D. 喘证，肺气虚　　E. 虚劳，肺阴虚

2. 患者，男，42 岁。患肺痨日久，现症见咳逆喘息，咳嗽痰白质稀，声低气怯，午后潮热，自汗，盗汗，面浮肢肿，肢冷形寒，伴见遗精阳痿，舌质光淡紫，少津，脉微细而数。治疗首选（　　）

A. 百合固金汤　　B. 补天大造丸　　C. 月华丸
D. 参苓白术散　　E. 秦艽鳖甲散

（三）A3 型题

杨某，女，36 岁。

病史：肺痨病史已 8 年，长期服异烟肼治疗，病未见好。X 线胸透：两上肺第二前肋间可见片状阴影，左肺病灶边缘清晰。意见：浸润型肺结核。症状：咳嗽痰黏，潮热，盗汗，胸痛，口干，月经延期，舌质红，苔薄白，脉象细数。

1. 该患者的证候属于（　　）

A. 肺阴亏损　　B. 虚火灼肺　　C. 气阴耗伤
D. 阴阳两虚　　E. 阴虚阳亢

2. 其治法是（　　）

A. 滋阴补阳　　B. 益气养阴　　C. 滋阴降火
D. 滋阴润肺，清热杀虫　　E. 益气解表

3. 其治疗首选方是（　　）

A. 补天大造丸　　B. 保真汤　　C. 百合固金汤合秦艽鳖甲散
D. 新加香薷饮　　E. 月华丸加减

（四）B 型题

A. 补天大造丸　　B. 保真汤　　C. 百合固金汤
D. 月华丸　　E. 三子养亲汤

1. 肺阴亏损型肺痨的首选方是（　　）
2. 虚火灼肺型肺痨的首选方是（　　）
3. 气阴耗伤型肺痨的首选方是（　　）

4. 阴阳两虚型肺痨的首选方是（　　）

【参考答案】

A1 型题：1.B　2.B

A2 型题：1.A　2.B

A3 型题：1.A　2.D　3.E

B 型题：1.D　2.C　3.B　4.A

项目七　肺　胀

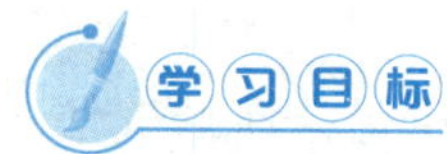

知识要求

1. 掌握肺胀的辨证要点、常见辨证分型及治疗。
2. 熟悉肺胀常见病因病机、类证鉴别、预防调护方法。
3. 了解肺胀的源流、演变与预后。

技能要求

1. 能够对肺胀进行正确的诊断鉴别并具备辨证论治的能力。
2. 运用已有知识应答中医执业助理医师资格考试要点。

肺胀是指多种慢性肺系疾病反复发作，迁延不愈，肺、脾、肾三脏虚损，从而导致肺管不利，气道不畅，肺气壅滞，胸膺胀满为病理改变，以喘息气促、咳嗽咳痰、胸部膨满、胸闷如塞，或唇甲发绀、心悸、浮肿，甚至出现昏迷、喘脱为临床特征的病证。

《灵枢·经脉》首先提出肺胀病名，并指出病因病机及证候表现，认识到本病是一虚实夹杂的复杂证候，如《灵枢·胀论》："肺胀者，虚满而喘咳。"《灵枢·经脉》："肺手太阴之脉……是动则病，肺胀满，膨膨而喘咳。"《金匮要略·肺痿肺痈咳嗽上气病脉证治》指出本病的主症是："咳而上气，此为肺胀，其人喘，目如脱状。"《金匮要略·痰饮咳嗽病脉证并治》曰："咳逆倚息，短气不得卧，其形如肿。"并提出以越婢加半夏汤、小青龙加石膏汤治疗。《丹溪心法·咳嗽》曰："肺胀而咳，或左或右不得眠，此痰夹瘀血碍气而病。"提示肺胀的发生与痰瘀互结阻碍肺气有关，提出用四物汤加桃仁等治疗，开创活血化瘀治疗肺胀之先例。

西医学中慢性支气管炎、支气管哮喘、支气管扩张、硅沉着病、肺结核等合并肺气肿，慢性肺源性心脏病等病均可参照本病辨证施治。

【病因病机】

肺胀为久病肺虚，痰浊潴留，壅阻肺气，气之出纳失常，气还肺间，肺气胀满，每因六淫外邪乘袭，诱使本病发作或加剧。

1. 常见病因

（1）久病肺虚：内伤久咳、久喘、久哮、支饮、肺痨，迁延失治，痰浊潴留，壅阻肺气，气之出纳失常，日久气阴耗伤，成为发病基础。

（2）感受外邪：肺虚久病，卫外不固，六淫外邪（生物、气候、刺激性理化因子）反复乘袭，诱使本病发作，病情呈进行性加重。

（3）痰夹血瘀：病久肺虚，内有郁结之痰，反复感邪，肺气郁闭，血行无力，痰瘀互结于肺，滞留于心，肺气失于敛降。

2. 病机概要

（1）基本病机：久病肺虚，痰浊潴留，壅阻肺气，气之出纳失常，气还肺间，肺气胀满。

（2）病位：病变首先在肺，继则影响脾、肾，后期病及于心。

（3）病理性质：病理性质多属标实本虚，虚实夹杂。但有偏实、偏虚的不同，且多以标实为急。感邪则偏于邪实，平时偏于本虚。早期由肺而及脾、肾，多属气虚、气阴两虚；晚期以肺、肾、心为主，气虚及阳，或阴阳两虚，纯属阴虚者罕见。正虚与邪实每多互为因果，故虚实诸候常夹杂出现，每致愈发愈频，甚则持续不已。

（4）病理因素：痰浊、水饮、瘀血，互为影响，相兼为病。早期以痰浊为主；渐而痰瘀互见；终致痰、瘀、水错杂为患。

（5）病机转化：痰浊、水饮、瘀血三者可相互转化。痰浊久蕴，若痰从寒化则成饮；饮溢肌表则为水；痰浊久留，肺气郁滞，则心脉不畅而为瘀；瘀阻血脉，又可导致水饮内生，即“血不利则为水”。早期以痰浊为主；渐而痰瘀互见；终致痰、瘀、水错杂为患。

【诊断与鉴别诊断】

（一）诊断依据

1. 临床表现

（1）主症：胸部膨满、胀闷如塞、喘咳上气、痰多、烦躁等，以喘、咳、痰、胀为特征。

（2）次症：心悸，面唇发绀，脘腹胀满，肢体浮肿，甚则喘脱，或并发眩晕、鼓胀、癥积、神昏、谵语、惊厥、出血等。

2. 病史

（1）病史特征：常有长期慢性咳喘病史及反复发作史，一般经 10 ～ 20 年形成。

（2）诱发因素：因外感而诱发，以寒邪为主，过劳、暴怒、炎热亦可诱发本病。

3. 相关检查

（1）影像学检查：轻度多无异常表现，随着病情进一步加重，肺脏过度充气，残气量增加；重度肺气肿时，胸廓扩张，肋间隙增宽，肋骨平行，活动减弱，膈降低且变平，两肺透亮度增加，肺血管增粗、紊乱，右下肺动脉干扩张，右心室增大。CT 可帮助了解肺气肿的部位和严重程度。心电图：右心室肥大，电轴右偏，顺钟向转位，出现肺型 P 波。

（2）生化检查：低氧血症或合并高碳酸血症；血液流变学检查为全血黏度和血浆黏度可增加；血生化可见肝、肾功能异常，血清电解质紊乱。

（3）肺功能测定：鉴别呼吸困难的原因，判断气道阻塞的部位，评估肺部疾病的病情严重程度。

（二）病证鉴别

考点：与哮病的鉴别点

1. 肺胀与哮病 哮病是一种反复发作性的痰鸣气喘疾患，常突然发病，且以夜间发作多见，经治迅速缓解，但多有宿根；肺胀是由包括哮病在内的多种慢性肺系疾病后期转归而成，每次因外感诱发而逐渐加重，经治疗后逐渐缓解，发作时痰瘀阻痹的症状较明显，两病有显著的不同，且肺胀之咳喘虽经治疗缓解，但其气短不续，胸中胀满，则常持续存在。肺胀与哮病的类证鉴别，见表 2–11。

表 2–11 肺胀与哮病的类证鉴别

项目	肺胀	哮病
发病年龄	老年	任何年龄
发病季节	冬春	秋冬
疾病性质	多种慢性肺系疾病后期转归而成	反复发作性的痰鸣气喘疾患
发病时间	外感诱发，逐渐加重	突然发病，夜间多发
症状特点	咳、喘、痰、肿、瘀	喉中哮鸣有声，呼吸急促困难
病情预后	病程缠绵，易生变端	经治迅速缓解，但多有宿根

2. 肺胀与喘证 喘证是以气息喘促、呼吸困难，甚至张口抬肩、鼻翼扇动、不能平卧为主要表现，可见于多种急慢性疾病过程中，常为某些疾病的重要主症和治疗的重点。但肺胀由多种慢性肺系疾病迁延不愈发展而来，除呼吸困难、喘促外，以胸部膨满、憋闷如塞为主要临床特征。喘证久病不愈可发展为肺胀。

【辨证论治】

1. 辨证要点

（1）辨虚实：肺胀是本虚标实之证，但有偏实与偏虚的不同。一般感邪时偏于邪实，平时偏于本虚，偏虚者有气（阳）虚、阴阳两虚等不同，为肺、脾、肾、心亏虚所致；偏实者为水停、痰凝、气滞、血瘀为患。早期以痰浊为主，渐而痰瘀并重，并可兼见气滞、水饮；后期痰瘀水壅盛，正气虚衰，本虚标实并重。

（2）辨脏腑：咳嗽喘息，胸闷胀满，气短怕风，稍劳即著，病位在肺；哮喘胸满，脘痞痰多，倦怠乏力，病位在脾；哮喘气短，动则喘甚，呼多吸少，病位在肾；咳逆上气，心慌气短，唇舌发绀，病位在心。

（3）辨痰饮气血：咳逆上气，面浮肢肿，心悸，尿少，属水饮；咳逆上气，痰涎壅盛，属痰浊；咳逆上气，胸中膨膨胀满，不能平卧，属气滞；咳逆上气，面色晦暗，唇舌发绀，为瘀血。

（4）辨主症：咳、喘、痰、肿、瘀为本病之主症。

2. 治疗原则　总的治则是祛邪扶正。但在急性发作期，一般以标实为多，故以祛邪为主；在缓解期，一般以正虚为主，故以扶正为主。标实者，根据病邪性质，分别采取祛邪宣肺、降气化痰、温阳利水、活血化瘀，甚或开窍、息风、止血等法。本虚者，当补养心肺、益肾健脾为主，或气阴兼调，或阴阳兼顾，正气欲脱时则应扶正固脱、救阴回阳。

3. 分证论治　考点：各证型的证候特点、基本病机、治法、方药

（1）外寒里饮证

证候　咳逆喘满不得卧，气短气急，咳痰白稀量多，呈泡沫状，胸部膨满，口干不欲饮，面色青暗，周身酸楚，头痛，恶寒，无汗，舌质暗淡，苔白滑，脉浮紧。

审证求机　本证的病证特点为咳逆喘满不得卧，气短气急，咳痰白稀量多，呈泡沫状，胸部膨满，口干不欲饮，苔白滑，脉浮紧；基本病机为久病肺虚，复感风寒，痰饮结于肺间，肺气胀满，不能敛降。

治法　温肺散寒，化痰降逆。

代表方　小青龙汤加减。

临床应用　①见咳而上气，喉中水鸡声，表寒不著者，可用射干麻黄汤；②若饮郁化热，烦躁而喘，脉浮，用小青龙加石膏汤。

（2）痰浊壅肺证

证候　胸膺满闷，短气喘息，稍劳即著，咳嗽痰多，色白黏腻或呈泡沫，畏风易汗，脘痞纳少，倦怠乏力，苔薄腻或浊腻，脉小滑。

审证求机　本证的病证特点为胸满闷胀、短气、喘息、咳嗽痰多、色白黏腻、苔薄腻或浊腻；基本病机为肺脾虚弱，痰浊内生，上逆犯肺，肺失宣降。

治法　降气化痰，健脾益肺。

代表方　苏子降气汤合三子养亲汤加减

临床运用　①若属外感风寒诱发，痰从寒化为饮，喘咳痰多，呈白色泡沫状，见表寒里饮证者，可用小青龙汤加麻黄、桂枝、细辛、干姜散寒化饮；②痰饮郁而化热，烦躁而喘、脉浮，用小青龙加石膏汤兼清郁热；③若痰浊夹瘀，唇甲紫暗、舌苔浊腻者，可用涤痰汤加丹参、地龙、桃仁、红花、赤芍、水蛭等；④痰多胸满不能平卧，加葶苈子泻肺平喘。

（3）痰热郁肺证

证候　咳逆喘息气粗，胸满，烦躁，目胀睛突，痰黄或白，黏稠难咯，或伴身热，微恶寒，有汗不多，口渴欲饮，溲赤，便干，舌边尖红，苔黄或黄腻，脉数或滑数。

审证求机　本证的病证特点为喘息气粗、痰黄黏稠，表里实热见症；基本病机为痰热蕴肺，肺失清肃。

治法　宣肺化痰，降逆平喘。

代表方　越婢加半夏汤或桑白皮汤加减

临床运用　①痰鸣喘息，不得平卧，加射干、葶苈子；②痰热伤津，口干舌燥，加天花粉、知母、芦根；③痰热壅肺，腑气不通，胸满喘逆，大便秘结，加大黄、芒硝；④阴伤而痰量已少者，减苦味药物，加麦冬、沙参等。

（4）痰蒙神窍证

证候　神志恍惚，表情淡漠，谵妄，烦躁不安，撮空理线，嗜睡，甚则昏迷，或伴肢体瞤动，抽搐，咳逆喘促，咯痰不爽，苔白腻或黄腻，舌质暗红或淡紫，脉细滑数。

审证求机　本证的病证特点为神志异常如神志恍惚、嗜睡、烦躁不安，苔白腻或黄腻；基本病机为痰蒙清窍，引动肝风。

治法　涤痰，开窍，息风。

代表方　涤痰汤加减、另可配服至宝丹或安宫牛黄丸以清心开窍。

临床运用　①痰热内盛，见身热、烦躁、神昏、谵语、舌红苔黄者，加葶苈子、天竺黄、竹沥；②肝风内动见抽搐，加钩藤、全蝎、羚羊角粉（吞）；③血瘀明显，唇甲发绀，加丹参、红花、桃仁；④皮肤黏膜出血、咯血、便血鲜红，加水牛角、生地黄、牡丹皮、紫珠草。

（5）阳虚水泛证

证候　心悸，喘咳，咳痰清稀，面浮，下肢浮肿，甚则全身肿，腹胀有水，脘痞，纳差，尿少，怕冷，面唇青紫，舌胖质暗，苔白滑，脉沉细。

审证求机　本证的病证特点为面浮肢肿、尿少怕冷、心悸喘咳、面唇青紫、舌胖质暗；基本病机为心肾阳虚，水饮内停。

治法　温肾健脾，化饮利水。

代表方　真武汤合五苓散加减。

临床运用　①阳虚水泛证，若水肿势剧，上凌心肺，心悸喘满，倚息不得卧者，加沉香、黑白丑、川椒目、葶苈子、万年青根行气逐水；②血瘀甚，发绀明显，加泽兰、红花、丹参、益母草、北五加皮化瘀行水；③待水饮消除后，可参肺肾气虚证论治。

（6）肺肾气虚证

证候　呼吸浅短难续，声低气怯，甚则张口抬肩，倚息不能平卧，咳嗽，痰白如沫，咯吐不利，胸闷心慌，形寒汗出，或腰膝酸软，小便清长，或尿有余沥，舌淡或暗紫，脉沉细数无力，或有结代。

审证求机　本证的病证特点为呼吸浅短难续，声低气怯，甚则张口抬肩，倚息不能平卧，腰膝酸软，小便清长；基本病机为肺肾两虚，气失摄纳。

治法　补肺纳肾，降气平喘。

代表方　平喘固本汤合补肺汤加减。

临床运用　①肺虚有寒，怕冷、舌质淡，加桂枝、干姜、钟乳石、细辛温肺散寒；②兼有阴伤，低热、舌红苔少，加麦冬、玉竹、生地养阴清热；③气虚瘀阻，颈脉动甚、面唇发绀明显，加当归、丹参、苏木活血通脉；④如见喘脱危象者，急加参附汤送服蛤蚧粉或黑锡丹补肾纳气、回阳固脱。另外，还可选用参附注射液、生脉注射液、参麦注射液。

4. 其他疗法

（1）针灸疗法：取穴天突、定喘、风门透肺俞透厥阴俞、大椎透陶道透身柱、孔最、丰隆、内关、列缺。

（2）穴位贴敷：取穴天突、肺俞、定喘、大椎等。

【预防与调护】

1. 疾病预防　坚持锻炼，增强体质，加强肺脏通气功能，提高抗病能力；保持心情舒畅，避免精神紧张、恼怒；积极防治肺部疾病。既病防变，预防病势演变。

2. 科学护理　保持室内空气新鲜。取半卧位、坐位，轻者可适当下床活动。指导患者有效咳嗽，对有呼吸困难的患者，遵医嘱给予低流量持续吸氧。饮食宜清淡、富于营养。严密观察病情变化，及时做好治疗抢救措施。预防感冒，避免接触烟尘，以免诱发加重本病。如因外感诱发，立即治疗，以免加重。戒烟酒及恣食辛辣、生冷之品。有水肿者应进低盐或无盐饮食。

【结语】

肺胀是由多种慢性肺系疾病后期转归而成。喘、咳、痰、胀，即喘息气促、咳嗽、咯痰、胸部膨满、胀闷如塞等是肺胀的证候特征；病久可见唇甲发绀、心悸、浮肿（瘀、悸、肿）等症；外邪或调治不当，其变证坏病可见昏迷、抽搐甚至喘脱等。病理性质属本虚标实。本虚多为气虚、气阴两虚，甚可发展为阳虚；标实为气滞、痰浊、水饮、瘀血。气虚、血瘀、痰阻则贯穿于肺胀之始终。由于标本虚实常相兼夹，又互为影响，故成为迁延难愈，日渐加重的病证。本病严重危害患者健康与生命，应积极防治。预防上重视治疗原发疾病，控制其迁延发展是关键。治疗上应祛邪扶正、标本兼顾。感邪时偏于邪实，急者祛邪治标为主；平时偏于正虚，缓者以扶正治本为主。常在祛邪宣肺、降气化痰、温阳行水、活血化瘀、补益肺气、健脾化痰、补肾纳气、滋补阴阳诸法中灵活施治，病危时还须采用开窍、息风、止血、扶正固脱、救阴回阳等法以救急。但急则治标，缓则治本，标本兼顾应贯穿于本病治疗的全过程。

附：实践技能、医学综合相关考点模拟题

一、《中医内科学》中医执业助理医师资格考试实践技能相关考点模拟题

第一站　病案分析（总分 40 分。中医内科病案分值占 20 分）

孙某，女，60 岁。2019 年 8 月 12 日就诊。

患者有慢性肺病史 10 年，近日来感受风寒而加重。现症见咳逆喘满，不得平卧，气短，呼吸急促，咳痰白稀量多，呈泡沫状，胸部膨满，口干不欲饮，面色青暗，周身酸楚，头痛，恶寒，无汗，舌质暗淡，苔白滑，脉浮紧。

中医疾病诊断（4 分）：肺胀。

中医证候诊断（4 分）：外寒里饮证。

辨病辨证依据（5 分）

1. 辨病　患者有慢性肺病史，症见咳逆喘满、不得平卧、胸部膨满，诊断为肺胀。

2. 辨证　患者咳痰白稀量多，呈泡沫状，口干不欲饮，面色青暗，周身酸楚，头痛，恶寒，无汗，舌质暗淡，苔白滑，脉浮紧。证属外寒里饮证。

3. 病因病机分析　患者久病肺虚，又感风寒之邪，以致痰饮瘀血结于肺间。肺气胀满，不能敛降。

病证鉴别（中医执业助理医师考生不考）：略。

治法（2 分）：温肺散寒，化痰降逆。

方剂名称（2 分）：小青龙汤加减。

药物组成、剂量及煎服法（3 分）：

麻　黄 6g　　桂　枝 9g　　干　姜 9g　　细　辛 3g　　五味子 6g

半　夏 9g　　陈　皮 9g　　白　术 12g　　荆　芥 9g　　防　风 9g

三剂，水煎服，每日一剂，早晚分服。

第二站　中医临证（含中医技术操作、病史采集、中医临床答辩三部分。分值共 35 分，20 分钟）

肺胀病史采集举例（现场口述）（分值10分）

根据试题提供的“患者主诉”，回答如何询问现病史及相关病史。

患者，男性，70岁。喘咳，咳痰清稀，胸部膨满，憋闷如涩，下肢浮肿6天。

（一）现病史

1. 根据主诉及相关的鉴别诊断问诊

（1）发病的病因及诱因：有无感受外邪，有无劳倦过度、情志刺激。

（2）针对主症（喘咳，咳痰清稀，胸部膨满，憋闷如涩，下肢浮肿）询问：有无鼻翼翕动，有无张口抬肩，有无心慌心悸，有无怕冷、纳差、脘痞、下肢浮肿。

（3）相关鉴别诊断的问诊：有无心悸、唇甲紫绀，有无腹胀、腹痛及腹部膨隆，有无呼吸气促困难。

2. 诊疗经过

（1）是否到医院做过诊治，做过哪些检查，如血、尿、粪常规，血压、CT、X线、肺功能检查，结果如何。

（2）用药和治疗情况。用过何种药物，做过何种治疗，疗效如何。

3. 发病以来一般情况问诊，如精神、饮食、睡眠情况等。

（二）相关病史

1. 既往疾病史。有无类似发作史（发作季节、诱因、持续时间），有无吸烟史、手术史。

2. 有无药物、食物过敏史。

3. 家族史（有无遗传病病史）

要求：问诊顺序合理，条理清晰，体现中医临床思维。

第三站 西医临床（含体格检查、西医操作、西医临床答辩三部分。分值占25分，20分钟。本教材略）

二、《中医内科学》中医执业助理医师资格考试医学综合考试模拟题

（一）A1型题

1. 肺胀痰浊壅肺证的治法是（ ）

A. 化痰降气，健脾益肺　B. 宣肺化痰，止咳定喘　C. 宣肺定喘，健脾益气

D. 健脾化痰，宣肺定喘　E. 健脾化痰，补土生金

2. 肺胀发病的主要病理因素是（ ）

A. 气滞、血瘀、水饮　B. 气滞、水饮、痰浊　C. 痰浊、水饮、血瘀

D. 痰浊、寒邪、血瘀　E. 风邪、痰浊、水饮

（二）A2型题

1. 患者，男，62岁。咳喘病史20年。近1个月来咳逆喘促，胸部膨满，憋闷如塞，面浮，下肢浮肿，纳差，尿少，怕冷，面唇青紫，舌苔白滑，舌体胖质暗脉沉细。诊断

为肺胀。其证候是（　　）

A. 肺肾气虚证　　B. 阳虚水泛证　　C. 痰浊壅肺证

D. 痰热郁肺证　　E. 痰蒙神窍证

2. 赵某，男，62 岁。反复咳喘 26 年多。胸部膨满，呼吸浅短难续，张口抬肩，倚息不能平卧，咳嗽，痰白如沫，咯吐不利，胸闷心慌，形寒汗出，腰膝酸软，小便清长，舌暗紫，脉沉细数无力。其诊断是（　　）

A. 肺胀之痰浊壅肺证　　B. 肺胀之肺肾气虚证　　C. 肺胀之阳虚水泛证

D. 肺胀之痰热郁肺证　　E. 喘证之正虚喘脱证

（三）A3 型题

邓某，女，48 岁。咳嗽痰多，色白泡沫状，短气喘息，不能平卧，稍劳即重，汗出怕风，脘痞，舌淡脉滑。

1. 该患者的证候属于（　　）

A. 痰浊壅肺证　　B. 痰热郁肺证　　C. 痰蒙神窍证

D. 阳虚水泛证　　E. 肺肾气虚证

2. 其治法是（　　）

A. 宣肺泄热，降逆平喘　　B. 降气化痰，健脾益肺　　C. 涤痰，开窍，息风

D. 温肾健脾，化饮利水　　E. 补肺纳肾，降气平喘

3. 其治疗首选方是（　　）

A. 小青龙汤加减　　B. 越婢加半夏汤　　C. 真武汤合五苓散加减

D. 平喘固本汤　　E. 苏子降气汤合三子养亲汤加减

（四）B 型题

A. 平喘固本汤合补肺汤　　B. 真武汤合五苓散　　C. 涤痰汤

D. 越婢加半夏汤　　E. 苏子降气汤合三子养亲汤

1. 痰浊壅肺证肺胀的首选方是（　　）

2. 痰热郁肺证肺胀的首选方是（　　）

3. 痰蒙神窍证肺胀的首选方是（　　）

A. 降气化痰，健脾益肺　　B. 宣肺泄热，降逆平喘　　C. 温肾健脾，化饮利水

D. 补肺纳肾，降气平喘　　E. 涤痰，开窍，息风

4. 肺胀痰蒙神窍证的治法是（　　）

5. 肺胀痰浊壅肺证的治法是（　　）

【参考答案】

A1 型题：1.A　2.C

A2 型题：1.B　2.B

A3 型题：1.A　2.B　3.E

B 型题：1.E　2.D　3.C　4.E　5.A

模块三　心系病证

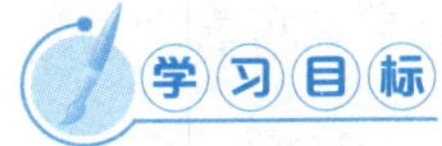

知识要求

1. 掌握心悸、胸痹、不寐病证的诊断要点、辨证论治。
2. 熟悉心悸、胸痹、不寐病证的病因病机、类证鉴别、预防调护方法。
3. 了解常见心系病证的西医学范畴、相关检查、转归预后。

技能要求

1. 能够对心悸、胸痹、不寐心系病证者进行辨治处置。
2. 根据中医执业助理医师资格考试大纲归纳各病证考试要点。

心系病证是指在外感或内伤等因素作用下，心的功能失常所导致的一类病证。临床常有心悸、胸痹、不寐等病证。心系病证助考纲要总目，见表 3–1。

表 3–1　心系病证助考纲要总目表

序号	项目序号	项目任务	学习目标	中医执业助理医师考试		考试星级
				综合考试	技能考试	
1	项目一	心悸	重点掌握	√	√	★★★
2	项目二	胸痹（附真心痛）	重点掌握	√	√	★★★
3	项目三	不寐	重点掌握	√	√	★★★

一、心的生理病理特点

1. 心的生理功能与特点　心的主要生理功能是主血脉、主藏神。由于心的主血脉和主藏神功能起着主宰人体整个生命活动的作用，故称心为“君主之官”“生之本”“五脏六腑之大主”。

（1）心主血脉：包括主血和主脉两个方面，是指心能推动血液在脉管中运行，流注全身，从而发挥血液对脏腑、经络、组织器官的濡养作用。心主血脉的功能是否正常，可以从四个方面观察：面色、舌色、脉象、胸部感觉。心主血脉功能正常，则面色红润，舌色淡红、滋润而有光泽，脉和缓而有力，胸部舒畅。

（2）心藏神：指心具有主宰人体五脏六腑、形体官窍的一切生理活动和人体精神意识思维活动的功能。心主血脉和心藏神这两种功能可互相影响。心在体合脉，其华在面，开窍于舌，心与小肠相表里。

2. 心的病理特征 心的病理表现主要在血脉运行障碍和神志异常方面，可因虚、因实而致。如心气不足，心血亏少，则心动失常，血脉空虚，而见心悸怔忡、面舌淡白无华，脉细弱无力；心脉瘀阻，不通则痛，而见心胸部憋闷疼痛，甚则疼痛放射至肩臂内侧，面舌紫暗或青紫，舌色青紫或瘀斑、瘀点，脉涩或结、代。心神异常，可表现为失眠多梦、烦躁或躁狂，甚则神昏谵语等。

心的病理变化主要有虚实两个方面，虚多为气血阴阳的亏损，实多为痰、饮、火、瘀的阻滞。如正虚邪扰，血脉不畅，心神不宁，则为心悸；寒、痰、瘀等邪痹阻心脉，胸阳不展，则为胸痹；阳盛阴衰，阴阳不调，心肾不交，则为不寐。

3. 心与其他脏腑的关系

（1）心与肺：心主血，肺主气，血的运行依靠气的推动，而气也必须靠血的运载才能输布全身，心与肺相互配合，才能保证气血正常运行。心肺在病理上常相互影响，若肺气虚弱，宗气不足，则运血无力而导致心脉瘀阻，而见胸痛、心悸、唇舌青紫等证候；若心气不足或心阳不振，则血液运行不畅，也会影响肺之宣降功能而致胸闷、咳喘等。

（2）心与脾：心主血，脾生血、统血，脾气健运则化生血液旺盛，血液充足，心有所主；血液正常运行于脉道，既赖心气的推动，又需脾气的统摄。若脾气虚弱，气血不足，血失气的统摄而外逸，可致心血亏耗，而见心悸、失眠、食少、肢倦、面色少华等为主要表现的心脾两虚证。

（3）心与肝：心主血脉，肝主藏血、调节血量。心行血功能正常，则肝有所藏；反之，肝有所藏，则心血充足，行血功能正常。故心肝两脏在病理上常相互影响而导致心肝血虚证，表现为心悸、失眠、视物昏花、月经涩少等。

（4）心与肾：心属火，肾属水，心火下降于肾，使肾水不寒；肾水上济于心，使心火不亢，心肾阴阳升降的动态平衡，维持着心肾功能的协调，称为“心肾相交”，或“水火既济”。若肾阴不足，不能上济于心，而导致心火偏亢，症见不寐、遗精等，称为“心肾不交”。

二、心系病证的辨治要点

1. 辨证要点

（1）辨虚实：心系病证首应辨虚实。可从以下几方面辨别：发病之缓急、病期、病之新久、病程长短、气血阴阳是否亏虚（包括舌象、脉象）等。一般来说，发病急骤，新病，或处于发作期，病程较短，实象如气滞、瘀阻、寒凝、痰浊或痰热、火热之象突出而虚象相对不明显，脉弦、滑、涩者，多属实证；若发病势缓，久病，或处于缓解期，病程较长，气血阴阳亏虚之象突出而实象相对不明显，脉细弱无力者，多属虚证或虚中夹实证。

实证多由痰阻、火扰、寒凝、气郁、瘀血等所致，常见心火亢盛、痰浊痹阻心脉、痰迷心窍、水饮凌心、心血瘀阻等证候；虚证多由思虑劳神太过，或先天不足，脏气虚弱，久病伤心，导致心血虚、心阴虚、心气虚、心阳虚等证候。

（2）辨疼痛性质：心系病证常见心痛症状，此时，应注意辨别疼痛的性质、特点，有助于辨别病因、病性、病机，从而为辨别证候提供重要依据。胀痛、走窜痛多属气滞；刺痛、固定痛多属血瘀；闷痛多属痰浊；绞痛多为寒凝心脉；灼痛多由火热所致，宜分清虚火、实火；隐痛多属气血阴阳亏虚，多见于缓解期。

（3）辨病势轻重：如胸痹，即当辨病势之轻重：心痛发作频繁者重，每次心痛发作瞬间即逝者轻，疼痛持续时间长者重；疼痛部位固定不移者病情较重，疼痛部位窜走不定者病情较轻；休息或服药后即能缓解者轻，服药后难以缓解者重。

胸痹之轻重，还应结合全身状况综合分析，才能得出正确的结论。

2. 治疗要点

（1）虚证治疗宜补，依其气、血、阴、阳亏虚之不同，分别采取补气、养血、滋阴、温阳等法，兼以养心安神。实证治疗应以祛邪为主，兼重镇安神。

（2）根据不同的病因，分别采用不同的治法。痰火扰心者，宜清心豁痰；饮遏心阳者，宜温阳化饮；气滞心胸者，宜疏肝理气、和血疏脉；心血瘀阻者，宜活血化瘀通脉；寒凝心脉者，宜辛温散寒通阳。

（3）急性发作期，应加强病情监护，注意神志、呼吸、血压、舌苔、脉象等方面的变化，做好各种急救准备，必要时予以吸氧、心电监护及保持呼吸道通畅。缓解期应保持心情舒畅，精神愉快，避免情志刺激，饮食不宜过饱，保持大便通畅，劳逸适度，保证充分休息及充足睡眠。

项目一　心　悸

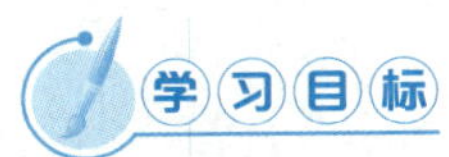

知识要求

1. 掌握心悸的诊断依据、辨证要点、辨证分型及治疗。
2. 熟悉心悸常见病因病机、类证鉴别、预防调护方法。
3. 了解心悸的西医学范畴、相关检查、转归预后。

技能要求

1. 能够对心悸进行正确诊断和具备辨证论治的能力。
2. 运用已有知识应答中医执业助理医师资格考试要点。

考点：心悸的定义

心悸是因气血阴阳亏虚，心失所养，或痰饮瘀血阻滞，邪扰心神，心神不宁所致的以心中悸动、惊惕不安，甚则不能自主为主要表现的病证。临床一般多呈反复发作，每因情志波动或劳累过度而诱发，且常伴胸闷、气短、失眠、健忘、眩晕、耳鸣等症。病情较轻者为惊悸，病情较重者为怔忡，可呈持续性。

《黄帝内经》虽无心悸或惊悸、怔忡之病名，但有类似的记载，如“心下鼓”“心怵惕”等，并认识到宗气外泄，心脉不通，突受惊恐，复感外邪可致心悸。心悸的病名，首见于汉代张仲景的《伤寒论》和《金匮要略》，称之为“心动悸”“心下悸”“心中悸”及“惊悸”等，并认为其主要病因有惊扰、水饮、虚劳及汗后受邪等。宋代严用和在《济生方》中首次提出“怔忡”之病名。

西医学中由于各种原因引起的心律失常，如心动过速、心动过缓、早搏、心房颤动或扑动、病态窦房结综合征、预激综合征及心功能不全、神经官能症等，凡具有心悸临床表现的，均可参照本病辨证论治。

【病因病机】

考点：病因、病位、基本病机、病理因素

心悸的病因有体质虚弱、七情所伤、饮食劳倦、感受外邪及药食不当导致气血阴阳亏虚，心神失养；或痰、饮、火、瘀阻滞心脉，扰乱心神。

1. 常见病因

（1）体虚劳倦：禀赋不足，素质虚弱，或久病失养；或劳倦太过伤脾，生化之源不足，气血阴阳亏虚，脏腑功能失调，心所失养，发为心悸。

（2）七情所伤：平素心虚胆怯，突遇惊恐，忤犯心神，心神动摇，不能自主而心悸。长期忧思不解，心气郁结，郁久化火生痰，痰火扰心，心神不宁而致心悸。大怒伤肝，大恐伤肾，怒则气逆，恐则精却，阴虚于下，火逆于上，动撼心神导致惊悸。

（3）感受外邪：风、寒、湿三气杂至，合而为痹。痹证日久，复感外邪，内舍于心，痹阻心脉，血行受阻而致心悸；或风寒湿热之邪，由血脉内侵于心，耗伤心气心阴而致心悸。

（4）药食不当：嗜食醇酒厚味、煎炸炙煿，蕴热化火生痰，痰火上扰心神引起心悸；或因药物过量或毒性较剧，耗伤心气，损伤心阴，引起心悸。

2. 病机概要

（1）基本病机：气血阴阳亏虚，心失所养；或邪扰心神，心神不宁。

（2）病位：在心，与肝、脾、肾、肺四脏密切相关。

（3）病理性质：有虚实两个方面，虚者为气、血、阴、阳亏损，使心失所养，而致心悸；实者多由痰火扰心，水饮上凌或心血瘀阻，气血运行不畅所致。

（4）病理因素：包括气滞、血瘀、痰浊、水饮。

（5）病机转化：虚实之间可以相互转化，多为虚实夹杂。如实证日久，耗伤正气，可分别兼见气、血、阴、阳之亏损，而虚证也可因虚致实，而兼有实证表现，如临床上阴虚生内热者常兼火亢或夹痰热，阳虚不能蒸腾水湿而易夹水饮、痰湿，气血不足、气血运行滞涩而易出现气血瘀滞，瘀血与痰浊又常常互结为患。病情恶化，心阳暴脱，可出现厥脱危候。

【诊断与鉴别诊断】

（一）诊断依据

1. 临床表现

（1）主症：自觉心中悸动不安，心跳异常，或快或慢，或跳动过重，或忽跳忽止，呈阵发性或持续不解，神情紧张，心慌不安，不能自主。可见数、促、结、代、缓、沉、迟等脉象。

（2）次症：胸闷不舒，易激动，心烦寐差，乏力，头晕等症。中老年患者，可伴有心胸疼痛，甚则喘促，汗出肢冷。严重者可发生晕厥。

2. 病史　多见于中老年，可反复发作或持续发作。常由情志刺激如惊恐、紧张，或劳倦、饮酒、饱食、喝浓茶和浓咖啡，或服用特殊药物等因素而诱发。

3. 相关检查

（1）心电图检查：是检测心律失常准确、可靠、方便的手段。必要时可做 24 小时动态心电监测。

（2）心脏彩超、心内电生理、食道调搏：可进一步明确诊断，尤其是对复杂心律失常做出诊断，并且判断心律失常的危险程度和预后，以及协助选择治疗方法和制定治疗方案。

（3）电解质、T_3、T_4、TSH：常规检查电解质是否有电解质紊乱，必要时检查甲状腺功能以排查甲状腺疾病。

（4）针对原发病的一些相关检查：视引发心律失常的病因不同，选择如 X 线胸部摄片、肾功能、血沉、血清抗链球菌溶血素“O”、免疫功能和心肌酶谱检查等。

（二）病证鉴别

考点：惊悸与怔忡、心悸与奔豚气的鉴别

1. 惊悸与怔忡　两者均有心中悸动不安、胸闷。惊悸与怔忡的类证鉴别，见表 3–2。

表 3–2　惊悸与怔忡的类证鉴别

项目	惊悸	怔忡
诱因	发病多与精神因素有关	发病多无精神因素，由久病体虚
发病特点	常为阵发性	常为持续性

续表

项目	惊悸	怔忡
病情	病情较轻，实证居多	病情较重，多虚证或虚中夹实
病理特点	多为功能性改变	多为器质性损害

2. 心悸与奔豚 奔豚发作之时，亦觉心胸躁动不安。其与心悸的鉴别要点：心悸为心中剧烈跳动，发自于心；奔豚乃发自少腹，向上冲逆。

【辨证论治】

1. 辨证要点

（1）辨虚实：虚证者要辨别脏腑气、血、阴、阳何者偏虚，实证者须分清痰、饮、瘀、火何邪为主。心悸气短，神疲乏力，自汗者属气虚；心悸头晕，面色不华者属血虚；心悸盗汗，潮热口干者属阴虚；心悸肢冷，畏寒气喘者属阳虚。心悸面浮，尿少肢肿者为水饮；心悸心痛，唇暗舌紫者为瘀血；心悸烦躁，口苦便秘者为痰火。虚实夹杂者还要分清孰虚孰实。

（2）辨脉象：心悸常伴有脉律失常，临证应仔细体会结、代、促、数、缓、迟等脉。一息六至为数脉，一息四至为缓脉，一息三至为迟脉；脉象见数时一止，止无定数为促脉；脉象见缓时一止，止无定数为结脉；脉来更代，几至一止，止有定数为代脉。阳盛则促，数脉、

促脉多为热象，但若脉虽数、促却沉细、微细，伴有面浮肢肿，动则气短，形寒肢冷，舌淡等症，为虚寒之证。阴盛则结，脉象迟、结、代者，一般多属虚寒，其中结脉表示气血凝滞，代脉常为元气虚衰，脏气衰微。但若脉象呈迟、结、代而按之有力，伴有口干舌红者为阳损及阴所致阴阳两虚。

考点：治疗原则

2. 治疗原则 心悸的治疗应该分虚实。虚证分别予以补气、养血、滋阴、温阳；实证则宜祛痰、化饮、清火、行瘀。但本病以虚实错杂为多见，且虚实的主次、缓急各有不同，故治当相互兼顾。同时，由于心悸以心神不宁为其病理特点，故应酌情配入镇心安神之法，以灵活应用。

3. 分证论治

考点：各证型的证候、基本病机、治法、方药

（1）心虚胆怯证

证候 心悸不宁，善惊易恐，坐卧不安，少寐多梦而易惊醒，恶闻声响，食少纳呆，苔薄白，脉细略数或细弦。

审证求机 本证的病证特点为心悸不宁、善惊易恐；基本病机为气血亏损，心虚胆怯，心神不宁。

治法 镇惊定志，养心安神。

代表方 安神定志丸加减。

临床运用　①心气虚损明显者重用人参，加黄芪；②心阳不振，用肉桂易桂枝，加附子；③心血不足，加阿胶、首乌、龙眼肉；④心气郁结，加柴胡、郁金、合欢皮；⑤气虚夹湿，加泽泻，重用白术、茯苓；⑥气虚夹瘀，加丹参、川芎、红花、郁金。

（2）心血不足证

证候　心悸气短，头晕目眩，面色无华，失眠健忘，倦怠乏力，纳呆食少，舌淡红，脉细弱。

审证求机　本证的病证特点为心悸、失眠健忘及血虚的表现；基本病机为心血亏耗，心失所养，心神不宁。

治法　补血养心，益气安神。

代表方　归脾汤加减。

临床运用　①气虚兼阴亏血少者，宜用炙甘草汤；②气虚加黄芪；③血虚加当归；④阳虚而汗出肢冷，加附子、黄芪、煅龙骨、煅牡蛎；⑤阴虚加麦冬、地黄、沙参、玉竹、石斛；⑥自汗盗汗，加麻黄根、煅龙骨、煅牡蛎、糯稻根；⑦纳呆腹胀，加陈皮、麦芽、神曲、山楂、鸡内金、枳壳；⑧失眠多梦，加合欢皮、夜交藤、柏子仁；⑨热病后期损及心阴而心悸者，以生脉散加减。

（3）心阳不振证

证候　心悸不安，胸闷气短，动则尤甚，面色苍白，形寒肢冷，舌淡苔白，脉虚弱或沉细无力。

审证求机　本证的病证特点为心悸不安、胸闷气短及阳虚证表现；基本病机为心阳虚衰，无以温养心神。

治法　温补心阳，安神定悸。

代表方　桂枝甘草龙骨牡蛎汤合参附汤加减。

临床运用　①形寒肢冷者，重用人参、黄芪、附子、桂枝；②大汗出者，重用人参、黄芪、煅龙骨、煅牡蛎，加山茱萸，或用独参汤煎服；③兼见水饮内停者，加葶苈子、五加皮、车前子、泽泻；④夹瘀血者，加丹参、赤芍、川芎、桃仁、红花；⑤兼阴伤者，加玉竹、五味子；⑥心阳不振，以致心动过缓者，加炙麻黄、补骨脂，重用桂枝以温通心阳。

（4）水饮凌心证

证候　心悸，眩晕气急，胸闷痞满，渴不欲饮，小便短少，或下肢浮肿，形寒肢冷，伴恶心、欲吐、流涎，舌淡胖，苔白滑，脉弦滑或沉细而滑。

审证求机　本证的病证特点为心悸眩晕、舌淡苔白滑及虚寒之象；基本病机为脾肾阳虚，水饮内停，上凌于心，扰乱心神。

治法　振奋心阳，化气行水，宁心安神。

代表方　苓桂术甘汤加减。

临床运用　①兼见恶心呕吐，加半夏、陈皮、生姜；②兼见肺气不宣，水饮犯肺，咳喘、胸闷者，加杏仁、前胡、桔梗，葶苈子、五加皮、防己；③兼见瘀血者，加当归、丹参、川芎、泽兰、益母草；④若心肾阳虚而致浮肿、尿少、阵发性夜间咳喘或端坐呼吸者，用真武汤。

（5）阴虚火旺证

证候　心悸易惊，失眠多梦，思虑劳心尤甚，五心烦热，口干，盗汗，伴耳鸣腰酸、头晕目眩、急躁易怒，舌红少津，苔少或无苔，脉细数。

审证求机　本证的病证特点为心悸而烦、失眠多梦及阴虚证表现；基本病机为肝肾阴虚，水不济火，心火内动，扰动心神。

治法　滋阴清火，养心安神。

代表方　天王补心丹合朱砂安神丸加减。

临床运用　①肾阴亏虚，虚火妄动，遗精腰酸者，加龟甲、熟地黄、知母、黄柏，或用知柏地黄丸；②阴虚而火热不明显者，可单用天王补心丹；③阴虚兼有瘀热者，加赤芍、牡丹皮、桃仁、红花、郁金。

（6）瘀阻心脉证

证候　心悸不安，胸闷不舒，心痛时作，痛如针刺，唇甲青紫，舌质紫暗或有瘀斑，脉涩或结或代。

审证求机　本证的病证特点为心悸不安、胸闷不舒、心痛时作、舌质紫暗或有瘀斑；基本病机为血瘀气滞，心脉瘀阻，心阳被遏，心失所养。

治法　活血化瘀，理气通络。

代表方　桃仁红花煎加减。

临床运用　①气滞血瘀，加柴胡、枳壳；②兼气虚加黄芪、党参、黄精；③兼血虚加何首乌、枸杞子、熟地黄；④兼阴虚加麦冬、玉竹、女贞子；⑤兼阳虚加附子、肉桂、淫羊藿；⑥络脉痹阻，胸部窒闷加沉香、檀香、降香；⑦夹痰浊，胸满闷痛、苔浊腻，加瓜蒌、薤白、半夏、陈皮；⑧胸痛甚加延胡索、蒲黄、五灵脂、三七。

（7）痰火扰心证

证候　心悸时发时止，受惊易作，胸闷烦躁，痰多黏稠，失眠多梦，口干口苦，大便秘结，小便短赤，舌红，苔黄腻，脉弦滑。

审证求机　本证的病证特点为心悸、胸闷烦躁、苔黄腻；基本病机为痰浊停聚，郁久化火，痰火扰心，心神不安。

治法　清热化痰，宁心安神。

代表方　黄连温胆汤加减。

临床运用　①痰热郁结，大便秘结较重者，加生大黄；②心悸重者，加珍珠母、石决明、磁石；③火郁伤阴，加麦冬、玉竹、天冬、生地黄；④热象不显，痰浊阻滞心气，而见心悸短气、胸痞胀满、痰多，或食少腹胀、舌苔白腻或黄腻、脉弦滑，用导痰汤；⑤脾虚夹痰心悸，用定志丸加半夏、陈皮、谷芽、麦芽、白豆蔻。

4. 其他疗法

（1）中成药疗法：①丹参片、银杏叶片、丹参注射液，适用于心脉瘀阻型心悸。②补心气口服液、黄芪注射液适用于心气不足型心悸。③滋心阴口服液适用于心阴虚型心悸。④生脉胶囊适用于气阴两虚型心悸；生脉注射液适用于气阴两虚，脉微欲绝的心悸。⑤心宝丸适用于心阳虚型心悸；参附注射液适用于心阳虚心阳暴脱心悸。

（2）单验方：①酸枣仁粥：酸枣仁末 15g，粳米 100g，先将粳米熬粥，在将熟之时放入酸枣仁末，继续煮至米熟粥成，宜趁温热时食用。本方具有宁心安神的功效，可用于心虚胆怯的心悸。②小麦红枣粥：小麦 60g，粳米 100g，大枣 6 枚，龙眼肉 15g，先将上述四物洗净，放入砂锅煮成粥，起锅时放入 20g 白糖，搅匀趁温热时食之。本方具有养心安神、健脾益气的功效，用于心气不足的心悸。③苦参：每日 20 ～ 30g，水煎服，10 天为 1 个疗程，对房性及室性早搏疗效较好，对窦性心动过速、房颤有一定疗效。④延胡索粉：每次口服 3 ～ 10g，每日 3 次，7 ～ 10 天为 1 个疗程，适用于房性、结性早搏及阵发性房颤。

（3）针灸疗法：主穴：内关、神门、心俞、巨阙。气虚者加气海、膻中；血虚者加膈俞、足三里；痰火者加丰隆、尺泽。瘀血者加血海、膈俞；气虚、血虚者针用补法；痰火、瘀血者针用泻法。每日 1 次，10 次为 1 个疗程。

（4）应急措施：脉率快速型心悸（心率≥ 120 次 / 分）：①生脉注射液 20 ～ 60mL 加入 5% 葡萄糖注射液 250 ～ 500mL 中静脉滴注。②苦参注射液 2mL 肌内注射，每日 2 次。

脉率过缓型心悸：参附注射液 10 ～ 20mL 加入 50% 葡萄糖注射液 20 ～ 40mL 中缓慢静脉注射，或 20 ～ 100mL 加入 5% 葡萄糖注射液 250 ～ 500mL 中静脉滴注。

（5）其他：心悸危重症病情变化迅速，猝死风险较高，根据临床情况，积极采取中西医结合抢救措施，并合理使用心脏电复律、经导管射频消融术、起搏器及除颤器植入技术等。

【预防与调护】

1. 精神调摄　经常保持心情愉快，精神乐观，情绪稳定，避免精神刺激。

2. 饮食调摄　饮食有节，进食营养丰富而易消化吸收的食物，平素饮食忌过饥、过饱，戒烟酒、浓茶、浓咖啡，宜低脂、低盐饮食；心阳虚者忌食生冷，心阴虚者忌辛辣炙煿，痰浊、瘀血者忌过食肥甘，水饮凌心者宜少食盐。

3. 起居调摄　生活规律，注意寒温变化，防止外邪侵袭；注意劳逸结合，避免剧烈活动及体力劳动；重症应卧床休息。

4. 长期治疗　本病病势缠绵，应坚持长期治疗，配合食补、药膳疗法等，增强抗病力；积极治疗原发病，如胸痹、痰饮、肺胀、喘证、痹证等，对预防心悸发作具有重要意义；应及早发现变证、坏病先兆症状，配合心电生理检查，积极做好防治。

【结语】

心悸多因体虚劳倦、情志内伤、外邪侵袭、药食不当等，导致气血阴阳亏虚，心失所养，或痰饮、瘀血阻滞，邪扰心神而发病。其病位在心，常与肝、脾、肺、肾相关。心悸病机有虚实之分，虚为气血阴阳亏损，心神失养；实为气滞、血瘀、痰浊、火郁、水饮扰动心神，两者常相互夹杂。虚证之中，常兼痰浊、水饮或血瘀为患；实证之中，则多有脏腑虚弱的表现。治疗上，其虚证者，或补气血之不足，或调阴阳之盛衰，以求气血调和，阴平阳秘，心神得养；其实证者，或行气祛瘀，或清心泻火，或化痰逐饮，使邪去正安，心神得宁。因心中悸动不安为本病的临床特点，故可配合安神之品。因虚者，常配以养血安神之品；因实者，则多配用重镇安神之品。

附：实践技能、医学综合相关考点模拟题

一、《中医内科学》中医执业助理医师资格考试实践技能相关考点模拟题

第一站　病案分析（总分 40 分。中医内科病案分值占 20 分）

患者王某，女，60 岁。心慌胸闷，失眠多梦两月余，加重 5 天。患者近两个月反复出现心慌不宁，失眠多梦，胸闷烦躁。5 天来，心慌加重，不能自主，有时持续 1 小时方能缓解。查体：T 36.0℃，P 110 次 / 分，R 20 次 / 分，BP 120/80mmHg。心率 110 次 / 分，心律不齐，各瓣膜区未闻及杂音，两肺呼吸音清，腹部检查未见异常，下肢无凹陷性水肿。舌红，苔黄腻，脉弦滑促。

中医疾病诊断（4 分）：心悸。

中医证候诊断（4 分）：痰火扰心证。

辨病辨证依据（5 分）

1. 辨病　患者因出现心慌胸闷，失眠多梦。中医辨病为心悸。

2. 辨证　心慌不宁，失眠多梦，胸闷烦躁，舌红，苔黄腻，脉弦滑促。辨为痰火扰心证。

3. 病因病机分析　由于痰浊内停，郁久则化热化火，痰火扰心，心神不安，而发为本病。

病证鉴别（中医执业助理医师考生不考）：略。

治法（2 分）：清热化痰，宁心安神。

代表方（2 分）：黄连温胆汤加减。

药物组成、剂量及煎服法（3 分）：

黄 连 6g　竹 茹 12g　枳 实 6g　半 夏 6g

陈 皮 6g　生 姜 6g　茯 苓 10g　甘 草 3g

煎服法：三剂，水煎服，每日一剂，分三次服。

第二站 中医临证（含中医技术操作、病史采集、中医临床答辩三部分。共 35 分，20 分钟）

心悸病史采集举例（现场口述）（10 分）

根据试题提供的"患者主诉"，回答如何询问现病史及相关病史。

患者李某，男，60 岁。心悸 1 月余，加重 1 周。

（一）现病史

1. 根据主诉及相关的鉴别诊断问诊

（1）发病的病因和诱因：是否因情志刺激、紧张、劳倦及饱食等诱发。

（2）针对主症（心悸）询问：心悸发作频率、持续时间及有无规律性，加剧或缓解的因素。有无心胸疼痛，是否易惊，有无胸闷气短、动则尤甚。

（3）相关鉴别诊断的问诊：有无原因不明的疲乏及呼吸困难。有无头晕、面色无华及其他不适。

2. 诊治经过

（1）发病以来是否到医院就诊，有无做过相关检查，如血压、CT、心电图等，检查结果如何。

（2）用药及治疗情况。用过哪些药物（药物名称、使用剂量），做过何种治疗，疗效如何。

3. 发病以来一般情况问诊，如精神、饮食、睡眠、二便情况等。

（二）相关病史

1. 既往史。有无心脏病、内分泌系统疾病、呼吸系统疾病、血液系统疾病等病史。有无精神刺激史。有无肾上腺素、麻黄素、咖啡因等药物服用史。有无嗜好浓茶、咖啡、饮酒等情况。

2. 个人史及药物、食物过敏史。

3. 家族史。

要求：问诊顺序合理，条理清晰，体现中医临床思维。

第三站 西医临床（含体格检查、西医操作、西医临床答辩三部分。分值占 25 分，20 分钟。本教材略）

二、《中医内科学》中医执业助理医师资格考试医学综合考试模拟题

（一）A1 型题

1. 下列心悸概念哪项是错的（　　）

A. 包括惊悸、怔忡
B. 患者自觉心中悸动不安
C. 临床多呈阵发性
D. 可以自行调整而平息
E. 每因情绪波动或劳累引发

2. 水饮凌心心悸的治则及选方是（　　）

A. 振奋心阳，理气通络；丹参饮
B. 振奋心阳，养心安神；归脾汤
C. 振奋心阳，化气行水；苓桂术甘汤
D. 振奋心阳，补血养心；生脉散
E. 振奋心阳，化瘀化血；朱砂安神丸

3. 心阳不振心悸的代表方是（　　）

A. 天王补心丹
B. 归脾汤
C. 桂枝甘草龙骨牡蛎汤合参附汤
D. 苓桂术甘汤
E. 朱砂安神丸

4. 下列选项中，不属于心悸诊断依据的是（　　）

A. 伴有上下冲逆，发自少腹
B. 劳倦、饱食等因素可诱发
C. 自觉心中悸动不安，心搏异常
D. 呈阵发性或持续不解
E. 伴有胸闷不舒，易激动

（二）A2 型题

1. 下列心悸，针对临床表现方用苓桂术甘汤，治以“振奋心阳，化气行水”的是（　　）

A. 心悸，喜惊易怒
B. 心悸，头晕乏力
C. 心悸不宁，心烦少寐
D. 心悸胸懑，喘咳浮肿
E. 心悸不安，胸闷气短

2. 某患者自觉心悸胸懑，喘咳浮肿，眩晕肢冷，胸脘痞满，小便短少，渴不欲饮，恶心吐涎，舌苔白滑，脉弦滑。方证对应为（　　）

A. 心悸（水饮凌心）：苓桂术甘汤
B. 心悸（心阳不足）：桂枝甘草龙骨牡蛎汤
C. 心悸（阴虚火旺）：天王补心丹
D. 心悸（心血瘀阻）：桃仁红花煎
E. 心悸（心火亢盛）：清心丸

3. 患者心悸气短，头晕目眩，失眠健忘，面色无华，倦怠乏力，纳呆食少，舌淡红，脉细弱。证机概要为（　　）

A. 气血亏损，心虚胆怯，心神失养，神摇不安
B. 心血亏耗，心失所养，心神不宁
C. 肝肾阴虚，水不济火，心火内动，扰动心神
D. 心阳虚衰，无以温养心神
E. 脾肾阳虚，水饮内停，上凌于心，扰乱心神

（三）B 型题

A. 心　　B. 脾、肾、肝、肺
C. 气、血、阴、阳亏损　　D. 气、瘀、痰、饮阻滞心脉
E. 阴阳俱虚

1. 心悸的病位在（　　）
2. 心悸实证的原因（　　）

A. 安神定志丸加减　　B. 归脾汤加减
C. 天王补心丹加减　　D. 桂枝甘草龙骨牡蛎汤加味
E. 桂附理中汤加减

3. 心血不足型心悸可用（　　）
4. 阴虚火旺型心悸可用（　　）

【参考答案】

A1 型题：1.D　2.C　3.C　4.A

A2 型题：1.D　2.A　3.B

B 型题：1.A　2.D　3.B　4.C

项目二　胸　痹

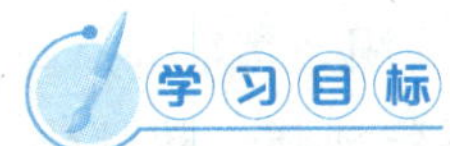

知识要求

1. 掌握胸痹的诊断要点、辨证分型及治疗。
2. 熟悉胸痹常见病因病机、胸痹的类证鉴别、胸痹的预防调护方法。
3. 了解胸痹的源流、胸痹的演变与预后。

技能要求

1. 能够对胸痹患者进行辨证论治。
2. 运用已有知识应答中医执业助理医师资格考试要点。

考点：胸痹的定义

胸痹是以胸部闷痛，甚则胸痛彻背，喘息不得卧为主症的一种疾病。轻者仅感胸闷如窒、呼吸欠畅，重者则有胸痛，严重者胸痛彻背、背痛彻心。

胸痹之名，源于《黄帝内经》。《灵枢·本脏》曰："肺大则多饮，善病胸痹。"历代文献中尚有"厥心痛""胸痹心痛""心痛""真心痛""卒心痛""心痹"等病名。其证候与胸痹基本相同，现大多统一称为"胸痹"。《黄帝内经》对本病的病因病机及证候表现均有记载。汉代张仲景《金匮要略》列专篇论述。如《金匮要略·胸痹心痛短气病脉证治》说："胸痹之病，喘息咳唾，胸背痛，短气，寸口脉沉而迟，关上小紧数，栝楼

薤白白酒汤主之。”“胸痹不得卧，心痛彻背者，栝楼薤白半夏汤主之。”且把病因病机归纳为“阳微阴弦”，即胸阳不振，阴寒凝结，认为乃本虚标实之证。明以前医家多将心痛与胃脘痛混为一谈，明代王肯堂《证治准绳》首次对心痛与胃脘痛做了鉴别，并强调用大剂的桃仁、红花、降香、失笑散等活血化瘀药物治疗瘀血心痛，开活血化瘀治疗心痛之先河。清代王清任《医林改错》以血府逐瘀汤治疗胸痹心痛，至今沿用不衰。

西医学中的冠状动脉粥样硬化性心脏病之心绞痛、心肌梗死可参照本病辨证论治。其他如心包炎、心肌病、心脏神经症等表现胸痹临床特征者，亦可参照本节内容辨证论治。

【病因病机】

考点：胸痹的病因病机

胸痹的发生多与年老体虚、饮食不节、情志失调、寒邪内侵、劳倦内伤等因素有关。其关键病机是心脉痹阻。

1. 常见病因

（1）年迈体虚：本病多见于中老年人，年过半百，肾气自半，精血渐衰。若肾阳虚衰则不能鼓动五脏之阳，导致心气不足或心阳不振，血脉失于温煦，鼓动无力而痹阻不通；若肾阴亏虚，则不能滋养五脏之阴，导致心阴亏虚，心脉失于濡养而致胸痹；或因阴虚火旺，灼津成痰，痰浊痹阻心脉，发为胸痹。

（2）饮食失调：过食膏粱厚味，嗜好烟酒，损伤脾胃，运化失健，聚湿生痰，上犯心胸，阻遏心阳，胸阳不展，气机不畅，心脉痹阻，而成胸痹；痰浊痹阻，留恋日久，痰阻血瘀，痰瘀互结，导致胸痹；嗜食辛辣醇酒厚味，湿热内蕴，湿郁成痰，热郁化火，痰火犯于心胸，心阳被遏而致胸痹。

（3）情志失调：忧思伤脾，脾失健运，津液不布，遂聚为痰；或郁怒伤肝，肝失疏泄，肝郁气滞，气郁化火，灼津为痰，气滞痰阻，痹阻心脉，而成胸痹；或痰瘀交阻，胸阳不运，心脉痹阻，不通则痛而成胸痹。

（4）寒邪内侵：素体阳虚，胸阳不振，阴寒之邪乘虚而入，寒凝气滞，气滞血瘀，心脉痹阻，不通则痛发为胸痹。

（5）劳倦内伤：劳倦、久病，脾胃虚弱，运化失职，气血亏虚，心脉失养，拘急而痛；或积劳伤阳，心肾阳虚，鼓动无力，胸阳不展，阴寒内侵，血脉不畅，导致胸痹。

2. 病机概要

考点：胸痹的病位

（1）基本病机：心脉痹阻。

（2）病位：在心，涉及肝、肺、脾、肾等脏。

（3）病理性质：本虚标实，虚实夹杂。

（4）病理因素：本虚为气虚、阳虚、气阴两虚；标实为血瘀、寒凝、痰浊、气滞；且可相兼为病，如气滞血瘀、寒凝气滞、痰瘀交阻等。

（5）病机转化：可因实致虚或因虚致实。痰瘀踞于心胸，胸阳痹阻，病延日久，每可耗气伤阳，可转为心气不足或阴阳并损；阴寒凝结，气失温煦，伤及阳气，可致心阳虚衰；瘀阻脉络，留瘀日久，瘀血不去，新血不生，可导致心气、心血不足，此属因实致虚。心气不足，鼓动不力，易致气滞血瘀，瘀血阻络；心肾阴虚，水亏火炎，炼液为痰，痰浊阻于心脉；心阳虚衰，阳虚生寒，寒痰凝络，此为因虚致实；本病进一步发展，瘀血闭阻心脉，可见心胸猝然大痛，而发为真心痛；若心肾阳虚，水邪泛滥，水饮凌心射肺，可出现喘咳、肢肿等严重并发症。

【诊断与鉴别诊断】

考点：胸痹的诊断与鉴别诊断

（一）诊断依据

1. 临床表现

（1）主症：胸部闷痛为主症，多见膻中或心前区憋闷疼痛，甚则痛引左肩背、咽喉、胃脘部、左上臂内侧等部位；常呈反复发作性，一般呈数秒至几十分钟，休息或服药可缓解。

（2）次症：常伴有心悸、气短、自汗，甚则喘息不得卧。严重者可见胸部剧痛，持续不解，汗出肢冷，面色苍白，唇甲青紫，脉散乱或微细欲绝等危候，可发生猝死。

2. 病史

（1）病史特征：多见于中年以上发病。

（2）诱发因素：多因劳累过度、抑郁恼怒、饮食不节、吸烟酗酒、气候突变、感受寒冷等而诱发，亦可无明显诱因或安静时发病。

3. 相关检查

（1）心电图：是必备的常规检查。能反映心肌缺血，特别是疼痛发作时及缓解后两者心电图的对比对诊断有价值。根据 ST 段或 / 和 T 波的异常变化来判断心肌缺血的部位及程度，同时根据相应导联所出现病理性 Q 波及 ST 段抬高的表现，来确定心肌梗死的部位。

（2）超声心动图：依据节段性心肌动力学异常改变，也可间接判断心肌缺血部位及程度，同时可作为心肌炎、心肌病、心脏瓣膜病等的鉴别诊断。可检出室壁运动异常，心肌梗死并发室壁瘤、附壁血栓、乳头肌功能不全所致二尖瓣反流、室间隔穿孔和心包填塞等。

（3）动态心电图监测：可观察心肌缺血发作时 ST 段和 T 波改变，有助于诊断、观察药物治疗作用及有无心律失常。

（4）心肌酶检查：是诊断冠心病急性心肌梗死的重要依据。

（5）其他检查：放射性核素检查、冠状动脉造影和左室造影、血管镜检查有助于诊断和鉴别诊断。

（二）病证鉴别

1. 胸痹与胃脘痛 因两者疼痛部位相近，易于混淆。鉴别点：两者在疼痛部位、疼痛性质、疼痛持续时间及兼症方面均有所不同。胸痹以闷痛为主，疼痛为时短暂，虽与饮食有关，但经休息、服药后常可缓解。胃脘痛以胀痛为主，局部有压痛，持续时间较长，多与饮食有关，常伴有泛酸、嘈杂、嗳气、呃逆等胃部症状。真心痛有时亦表现为持续性胃脘部疼痛，应予警惕。

2. 胸痹与悬饮 二者均有胸痛。胸痹多为心前区疼痛，且历时短暂，休息或用药后得以缓解，疼痛时可向左肩或左臂内侧等部位放射，常有受寒、饱餐、情绪激动、劳累等诱因。悬饮为胸胁胀痛，持续不解，多伴有咳唾引痛，转侧、呼吸时疼痛加重，并有咳嗽、咯痰、发热等肺系证候。

3. 胸痹与真心痛 真心痛乃胸痹的进一步发展。症见心痛剧烈，持续不解，伴有汗出、肢冷、面白、唇紫、手足青至节，脉微或结代等。

【辨证论治】

考点：胸痹的辨证要点

1. 辨证要点

（1）辨标本虚实：胸痹总属本虚标实之证，故需辨别虚实，分清标本。发作期多为标实，分为气滞、痰浊、寒凝、血瘀；缓解期多为本虚或本虚标实，有阴阳气血亏虚或气虚血瘀、阳虚痰浊。

（2）辨病情轻重：一般来说，病情的轻重与疼痛持续时间的长短及次数成正比。短暂者多轻，持续时间长、反复发作者多重。但也有发作次数不多而病情较重的不典型情况，尤其在安静或睡眠时发作疼痛者病情较重。总之，胸痹的轻重，还应结合全身状况综合分析，才能得出正确的结论。

2. 治疗原则 本病为本虚标实，虚实夹杂，发作期以标实为主，缓解期以本虚为主。因此，治疗原则应先治其标，后治其本，必要时可根据虚实标本主次，兼顾同治。发作期治标以祛邪为主，常治以疏理气机、辛温通阳、活血化瘀、泄浊豁痰，尤其重视活血通脉；缓解期以扶正固本为主，常治以补气温阳、滋阴益肾，纠正脏腑之偏衰，尤其重视补益心气之不足。若虚实夹杂者，可分清主次，适当兼顾。由于本病多为虚实夹杂，在发作期虽以标实为主，但常兼本虚；在缓解期以本虚为主，亦可见邪实，故治疗上应补中寓通，通中寓补，通补兼施，当以补正而不碍邪、祛邪而不伤正为原则，不可滥补、猛攻。

3. 分证论治

考点：各证型的证候、基本病机、治法、方药。

（1）心血瘀阻证

证候 心胸疼痛，如刺如绞，痛有定处，入夜尤甚，甚至心痛彻背，背痛彻心，或痛引肩背；伴有胸闷，日久不愈，常因劳累或暴怒加重；舌质紫暗，或有瘀斑，苔薄，脉弦涩或沉涩。

审证求机　本证的病证特点为心胸疼痛剧烈，如刺如绞，痛有定处，舌质紫暗，脉涩；基本病机为心脉瘀阻，胸阳不展，心脉不畅。

治法　活血化瘀，通脉止痛。

代表方　血府逐瘀汤加减。

临床运用　①血瘀轻证可用丹参饮；②瘀血痹阻重症，胸痛剧烈，加乳香、没药、降香、丹参；③血瘀气滞并重，胸闷痛甚，加沉香、檀香、荜茇；④寒凝血瘀或阳虚血瘀，伴畏寒肢冷、脉沉细或沉迟，加桂枝、细辛、高良姜、人参、附子；⑤气虚血瘀，伴气短乏力、自汗、脉弱，用人参养营汤合桃红四物汤；⑥若猝然心痛发作，可含化复方丹参滴丸、速效救心丸等急救之剂。

（2）气滞心胸证

证候　心胸满闷，隐痛阵作，时欲太息，遇情志不遂时容易诱发或加重；或兼胃脘胀闷，得嗳气或矢气则舒；苔薄或薄腻，脉细弦。

审证求机　本证的病证特点为心胸满闷、疼痛阵作、情志不遂时容易诱发或加重；基本病机为肝失疏泄，气机郁滞，心脉不通。

治法　疏肝理气，活血通络。

代表方　柴胡疏肝散加减。

临床运用　①兼血瘀，胸闷心痛明显，可合用失笑散或丹参饮；②肝气郁结，日久化火，心烦易怒、口干便秘、舌红苔黄、脉弦数，用丹栀逍遥散加减；③便秘重者，加当归龙荟丸。

（3）痰浊闭阻证

证候　胸闷重而心疼微，痰多气短，肢体沉重，多形体肥胖，遇阴雨天诱发或加重，倦怠乏力，纳呆便溏，口黏，恶心，咯吐痰涎，舌体胖大边有齿痕，苔白腻或白滑，脉滑。

审证求机　本证的病证特点心胸窒闷疼痛，闷重痛轻，多形体肥胖，苔浊腻或白滑；基本病机为痰浊闭阻，胸阳失展，气机不畅。

治法　通阳泄浊，豁痰宣痹。

代表方　栝楼薤白半夏汤合涤痰汤加减。

临床运用　①痰浊郁而化热，痰黏色黄，大便干，苔黄腻，可用黄连温胆汤；②痰热伤津，加生地黄、麦冬、沙参；③大便秘结加桃仁、生大黄；④痰热、瘀热痹阻心脉，可用四妙勇安汤合小陷胸汤；⑤痰浊与瘀血并见者合桃红四物汤；⑥痰浊闭塞心脉，猝然剧痛，可用苏合香丸。

（4）寒凝心脉证

证候　猝然心痛如绞，心痛彻背，喘不得卧，多因气候骤冷或骤感风寒而发病或加重；伴胸闷气短，形寒肢冷，心悸，面色苍白；苔薄白，脉沉紧或沉细。

审证求机　本证的病证特点为猝然心痛如绞，形寒，手足不温，遇寒加重；基本病机为素体阳虚，阴寒凝滞，气血痹阻，心阳不振。

治法　辛温散寒，宣通心阳。

代表方　枳实薤白桂枝汤合当归四逆汤加减。

临床运用　①胸痛剧烈，心痛彻背，背痛彻心，痛无休止，伴身寒肢冷，气短喘息，脉沉紧或沉微，为阴寒极盛，胸痹之重证，当用散寒温通之法，予乌头赤石脂丸加荜茇、高良姜、细辛；②痛剧而四肢不温，冷汗自出，即刻舌下含化苏合香丸或麝香保心丸。

（5）气阴两虚证

证候　心胸隐痛，时作时止，心悸气短，动则益甚，伴倦怠乏力，声低气微，易汗出；心烦失眠，手足心热，舌淡红，舌体胖大边有齿痕，少苔或无苔，脉虚细缓或结代。

审证求机　本证的病证特点为心胸隐痛、心悸气短，伴有气阴不足的见症；基本病机为心气不足，阴血亏耗，血行瘀滞。

治法　益气养阴，活血通脉。

代表方　生脉散合人参养荣汤加减。

临床运用　①偏于气虚，可用生脉散合保元汤；②偏于阴血虚，可用生脉散合炙甘草汤；③兼气滞血瘀者，加川芎、郁金；④兼痰浊者，加茯苓、白术、白蔻仁；⑤心脾两虚，纳呆、失眠，加茯苓、茯神、半夏曲、远志、柏子仁、酸枣仁。

（6）心肾阴虚证

证候　心痛憋闷，时作时止，心悸盗汗，虚烦不寐，腰膝酸软，头晕耳鸣，口干便秘，舌红少津，苔少或剥，脉细数或促代。

审证求机　本证的病证特点为心痛憋闷或灼痛，时作时止，虚烦不寐及阴虚见证；基本病机为心肾阴虚，虚热内灼，脉道失濡，瘀血阻络，心脉不畅。

治法　滋阴清火，养心和络。

代表方　天王补心丹合炙甘草汤加减。

临床运用　①阴不敛阳，虚火扰神，虚烦不眠、舌尖红少津，可用黄连阿胶汤合酸枣仁汤加减；②风阳上扰，加珍珠母、磁石、石决明、琥珀粉（吞服）；③心肾阴虚兼头晕目眩、腰膝酸软、遗精盗汗、心悸不宁、口干咽燥，用左归饮加减；④兼气滞，加合欢花、川楝子、延胡索。

（7）心肾阳虚证

证候　胸闷而痛，胸闷气短，动则更甚，自汗乏力，腰酸，唇甲色淡，面色㿠白，神倦怯寒，四肢欠温或肿胀，舌质淡胖或紫暗，苔白或腻，脉沉细迟。

审证求机　本证的病证特点为胸闷而痛、心悸气短及阳虚见症；基本病机为心肾阳虚，胸阳不振，血行瘀滞。

治法　温补阳气，振奋心阳

代表方　参附汤合右归饮加减。

临床运用　①肾阳虚衰，不能制水，水饮上凌心肺，水肿、喘促、心悸，用真武汤加黄芪、汉防己、猪苓、车前子；②阳虚欲脱，四肢厥逆，用四逆加人参汤；③阳损及阴，阴阳两虚，可加麦冬、五味子。

4. 其他疗法

（1）中成药疗法：①速效救心丸：每日 3 次，每次 4 ～ 6 粒含服，急性发作时每次 10 ～ 15 粒，治疗冠心病胸闷憋气、心前区疼痛。②苏合香丸：每次 1 ～ 4 丸，疼痛时用，治疗寒凝气滞胸痹。③地奥心血康、复方丹参滴丸、复方丹参注射液、血栓心脉宁、心通口服液用于心血瘀阻胸痹；④补心气口服液用于心气虚胸痹；⑤滋心阴口服液用于心阴虚胸痹。

（2）单验方：①丹参山楂饮：丹参、山楂各 15 ～ 20g，水煎或开水冲泡，每日 1 剂，代茶饮用，用于心血瘀阻之胸痹；②人参三七饮：生晒参 5 ～ 10g，三七粉 3g，用生晒参煎汁，取汁送服三七粉，每日 3 次，用于气虚血瘀之胸痹。

（3）针灸疗法：主穴：心俞、厥阴俞。每次取主穴一对或一侧，不留针，每日 1 次，12 ～ 15 天为 1 个疗程，疗程间休息 3 ～ 5 天。虚寒者配内关、通里，针后加灸；寒重时加灸肺俞、风门；肢冷重时加灸气海或关元；痰浊者配巨阙、膻中、郄门、太渊、丰隆，针用泻法；瘀血者配膻中、巨阙、膈俞、阴郄，针用泻法。

（4）应急措施：急性发作期以消除疼痛为首务，可选择速效救心丸 10 ～ 15 粒，舌下含化；或麝香保心丸 3 ～ 5 粒，舌下含化。如果有条件可予川芎嗪注射液 40 ～ 80mg，加入 5%葡萄糖注射液 250 ～ 500mL 静脉滴注；参麦注射液 60 ～ 100mL，加入 5%葡萄糖注射液 250 ～ 500mL 静脉滴注。

（5）其他：介入治疗及心脏搭桥手术治疗。

【转归与预后】

本病多在中年以后发生，如治疗及时得当，可获较长时间稳定缓解，如反复发作，则病情较为顽固。病情进一步发展，可见心胸猝然大痛，出现真心痛证候，甚则可“旦发夕死，夕发旦死”。

【预防与调护】

考点：胸痹的预防与调护

1. 精神调养：避免大喜、大怒、忧思过度，保持心情舒畅。

2. 饮食生活宜忌：注意生活起居，寒温适宜。饮食宜清淡低盐，食勿过饱。注意劳逸结合，坚持适当活动。发作期患者应立即卧床休息，缓解期要注意适当休息，保证充足的睡眠，坚持力所能及的活动，做到动中有静。

3. 加强护理及监护。

【结语】

胸痹是因年老体虚、饮食不节、情志失调、寒邪内侵、劳倦内伤，导致瘀血、痰浊、寒凝、气滞痹阻心脉。表现以胸部闷痛，甚则胸痛彻背，喘息不得平卧为主症的一种病证。病位在心，与肝、脾、肾关系密切，其病机总属本虚标实，发作期以标实为主，常见瘀阻、气滞、痰浊、寒凝，闭阻心脉；缓解期以本虚为主，常见气阴两虚、心肾阴虚或心肾阳虚，心脉失于滋养、温煦而痹阻不通。治疗原则为先治其标，后治其本。实证宜根据证候应用活血化瘀、理气通阳、豁痰泄浊、辛温散寒等法，虚证宜益气养阴、滋阴益肾、益气温阳等法。但临证所见，多虚实夹杂，故必须严密观察病情，灵活掌握，辨证论治，按虚实主次缓急而兼顾同治，并配合运用有效的中成药，可取得较好的疗效。

附　真心痛

考点：真心痛的概念

真心痛亦称心厥，是胸痹进一步发展的严重病证。其特点为剧烈而持久的胸骨后疼痛，伴心悸、喘促、水肿、汗出、面色苍白等症状，甚至猝死。

西医学中的冠心病急性心肌梗死可参照本病辨证论治。

《诸病源候论·心病诸候》曰："心为诸脏主而藏神，其正经不可伤，伤之而痛为真心痛。"《灵枢·厥病》曰："真心痛，手足青至节，心痛甚，旦发夕死，夕发旦死。"指出该病证在当时死亡风险甚高。明代《医学入门·心痛》说："真心痛，因内外邪犯心君，一日即死。"

真心痛其病机责之于"本虚标实"。本虚是发病基础，标实是发病条件。如寒凝气滞，血瘀痰浊，痹阻心脉，心脉不通，出现心胸疼痛，严重者心脉突然闭塞，气血运行中断，可见心胸猝然大痛，而发为真心痛。若心气不足，运血无力，心脉瘀阻，心血亏虚，气血运行不利，可见心动悸、脉结代；若心肾阳虚，水邪泛滥，水饮凌心射肺，可出现心悸、水肿、喘促，或亡阳厥脱，或阴阳俱脱，最后导致阴阳离决。总之，本病病位在心，总的病机为本虚标实，而在急性期则以标实为主，在发作期必须选用有速效止痛作用之药物，以迅速缓解心痛症状，发作时应用宽胸气雾剂口腔喷雾给药，或舌下含化复方丹参滴丸，或速效救心丸，或麝香保心丸缓解疼痛。疼痛缓解后予以辨证施治，常以补气活血、温阳通脉为法，可与胸痹辨证互参。注意给予患者合理护理，令其卧床休息，低流量吸氧，保持情绪稳定和大便通畅等，必要时采用中西医结合治疗。

1. 气虚血瘀证

考点：真心痛的辨证论治

证候　突发持续性心胸闷痛，动则加重；伴短气乏力，汗出，心悸；舌体胖大，边有齿痕，舌质暗淡或有瘀点瘀斑，舌苔薄白，脉弦细无力。

治法　益气活血，通脉止痛。

代表方　保元汤合血府逐瘀汤加减。

临床运用　①瘀血刺痛明显者，加莪术、延胡索，另吞三七粉；②口干、舌红者，加麦冬、生地黄；③舌淡肢冷者，加肉桂、淫羊藿；④痰热内蕴者，加黄连、瓜蒌、半夏。

2. 痰瘀互结证

证候　突发持续性胸痛如窒，堵闷疼痛；倦怠气短，脘腹痞满，纳呆，恶心呕吐；舌质淡胖有齿印，舌苔滑腻，脉弦滑。

治法　涤痰宽胸，活血止痛。

代表方　栝楼薤白半夏汤合桃红四物汤加减。

临床运用　①瘀血重证，可加乳香、没药；②痰浊重证，可加胆南星。

3. 寒凝心脉证

证候　突发持续性胸痛彻背；胸闷气短，心悸不宁，神疲乏力，形寒肢冷；舌质淡暗，舌苔白腻，脉沉无力，迟缓或结代。

治法　散寒宣痹，活血通脉。

代表方　当归四逆汤加减。

临床运用　①寒象明显者，加干姜、蜀椒、荜茇、高良姜；②气滞者，加白檀香；③痛剧急，予苏合香丸之类。

4. 正虚阳脱证

证候　突发持续性心胸绞痛；或有窒息感，喘促不宁，心慌，面色苍白，大汗淋漓，烦躁不安或表情淡漠，重则神识昏迷，四肢厥冷，口开目合，手撒遗尿；脉疾数无力或脉微欲绝。

治法　回阳救逆，益气固脱。

代表方　四逆加人参汤加减。

临床运用　阴竭者，加五味子并可急用独参汤灌服或鼻饲，或参附汤注射液。亦可选用蝮蛇抗栓酶、蚓激酶、三七总苷、毛冬青甲素、川芎嗪等活血药物，具有一定程度的抗凝和溶栓作用，并可扩张冠状动脉。

附：实践技能、医学综合相关考点模拟题

一、《中医内科学》中医执业助理医师资格考试实践技能相关考点模拟题

第一站　病案分析（总分 40 分。中医内科病案分值占 20 分）

患者王某，男，65 岁。自述胸闷、胸痛反复发作 1 年余。现症：心胸疼痛，如刺

如绞，心痛彻背，背痛彻心，痛处较为固定。舌紫暗，上有瘀斑瘀点，苔薄，脉弦涩。

中医疾病诊断（4分）：胸痹。

中医证候诊断（4分）：心血瘀阻证。

辨病辨证依据（5分）

1. 辨病 该患者以心、胸部疼痛，疼痛如刺如绞，心痛彻背，背痛彻心为主症。诊断为胸痹。

2. 辨证 心胸疼痛，如刺如绞，心痛彻背，背痛彻心，痛处较为固定；舌紫暗，上有瘀斑瘀点，苔薄，脉弦涩。辨证为心血瘀阻证。

3. 病因病机分析 由于血行瘀滞，胸阳痹阻，心脉不畅，引发本病。

病证鉴别（中医执业助理医师考生不考）：略。

治法（2分）：活血化瘀，通脉止痛。

代表方（2分）：血府逐瘀汤加减。

药物组成、剂量及煎服法（3分）：

桃　仁 12g　红　花 9g　川　芎 5g　当　归 9g　生地黄 9g
赤　芍 6g　枳　壳 6g　桔　梗 5g　柴　胡 5g　川牛膝 9g
甘　草 5g

煎服法：三剂，水煎服，每日一剂，早晚分服

第二站 中医临证（含中医技术操作、病史采集、中医临床答辩三部分。分值共35分，20分钟）

胸痹病史采集举例（现场口述）（10分）

根据试题提供的“患者主诉”，回答如何询问现病史及相关病史。

患者陆某，男，63岁。反复胸痛1个月，加重伴痛引肩背1天。

（一）现病史

1. 根据主诉及相关的鉴别诊断问诊

（1）发病的病因和诱因：是否因操劳过度、抑郁恼怒、多饮暴食或气候等诱发。

（2）针对主症（反复胸痛，加重伴痛引肩背）询问：胸痛的性质、发作特点，持续时间及程度，胸痛加剧和缓解的因素。

（3）相关鉴别诊断的问诊：有无胸胁胀满、胸胁窒闷、倦怠乏力、自汗等。有无遇寒则发、畏寒肢冷等。有无纳呆便溏、咳吐痰涎等。

2. 诊治经过

（1）发病以来是否到医院就诊，有无做过相关检查，如心电图、超声心动图、心肌酶等，结果如何。

（2）治疗和用药情况。是否用过止痛药物（药名、剂量）等，症状是否改善。做过何种治疗，疗效如何。

3. 发病以来一般情况问诊，如精神、饮食、睡眠情况等。

（二）相关病史

1. 既往史。既往有无类似发作史，有无心脏病、心肌炎、高血压、糖尿病等病史，有无传染病病史，有无外伤及手术史。

2. 个人史及药物、食物过敏史。

3. 家族史（有无遗传病病史）。

要求：问诊顺序合理，条理清晰，体现中医临床思维。

第三站　西医临床（含体格检查、西医操作、西医临床答辩三部分。分值占 25 分，20 分钟。本教材略）

二、《中医内科学》中医执业助理医师资格考试医学综合考试模拟题

（一）A1 型题

1. 下列哪项主症适合用栝楼薤白半夏汤治疗（　　）

A. 胸闷如窒而痛，或痛引肩背

B. 胸中隐隐灼痛，时作时休

C. 胸痛彻背，背痛彻胸，感寒痛剧

D. 胸部刺痛，固定不移，入夜更甚

E. 胸闷隐痛，偶尔绞痛，遇冷心痛加剧

2. 不能作为胁痛、胃脘痛、胸痹鉴别依据者为（　　）

A. 疼痛部位　　B. 病史　　C. 放射部位

D. 体位影响　　E. 疼痛与时间关系

3. 下列情况对痞满和胸痹的鉴别诊断最具有价值者为（　　）

A. 起病　　B. 病程　　C. 转归

D. 诱因　　E. 病位

4. 胸痹的辨证，应首辨的要点是（　　）

A. 脉象变化　　B. 外感内伤　　C. 标本虚实

D. 病情轻重　　E. 寒热虚实

5. 胸痹总属本虚标实，下列哪项除外都为常见标实（　　）

A. 气滞　　B. 痰浊　　C. 血瘀

D. 阴寒　　E 火邪

（二）A2 型题

1. 患者胸痛彻背，身寒肢冷，喘不得卧，苔白。应用下列哪个方剂（　　）

A. 栝楼薤白白酒汤　　B. 栝楼薤白半夏汤　　C. 乌头赤石脂丸合苏合香丸

D. 枳实薤白桂枝汤　　E. 以上都不是

2. 患者，女性，60 岁。有冠心病病史半年，昨日与邻居发生口角后即感觉心痛阵作，痛无定处，脘腹胀闷，嗳气较舒，苔白，脉细弦。治疗主方选（　　）

A. 柴胡疏肝散　　B. 丹栀逍遥散　　C. 当归四逆散
D. 甘麦大枣汤　　E. 栝楼薤白半夏汤

3. 患者心胸疼痛剧烈，如刺如绞，痛有定处，伴有胸闷，日久不愈，可因暴怒而加重，舌质紫暗，脉弦涩。证属（　　）

A. 痰浊痹阻　　B. 寒凝心脉　　C. 气滞心胸
D. 心血瘀阻　　E. 心阳不振

（三）A3 型题

男性，68 岁。因胸闷痛反复发作 3 年，近日加重。现胸闷如窒，气短喘促，肢体沉重，头晕沉如裹，咯白痰，苔腻，脉沉滑。

1. 其中医辨证分型为（　　）

A. 阴寒凝滞　　B. 痰浊壅塞　　C. 气滞血瘀
D. 痰热中阻　　E. 心脾两虚

2. 其治法何者为宜（　　）

A. 辛温通阳，开痹散寒　　B. 理气活血，通络止痛　　C. 通阳泄浊，豁痰开结
D. 清热化痰，理气止痛　　E. 补益心脾，通阳止痛

3. 其最佳方剂应选（　　）

A. 栝楼薤白半夏汤　　B. 小陷胸汤　　C. 丹参饮
D. 栝楼薤白白酒汤　　E. 归脾汤

（四）B 型题

A. 胸部刺痛，入夜尤甚　　B. 胸闷隐痛，时作时止　　C. 胸闷如窒，气短喘促
D. 胸闷气短，畏寒肢冷　　E. 胸痛彻背，感寒痛甚

1. 胸痹气阴两虚证，其临床特点是（　　）
2. 胸痹阴寒凝滞证，其临床特点是（　　）

【参考答案】

A1 型题：1.A　2.E　3.E　4.D　5.E
A2 型题：1.C　2.A　3.D
A3 型题：1.B　2.C　3.A
B 型题：1.B　2.E

项目三　不　寐

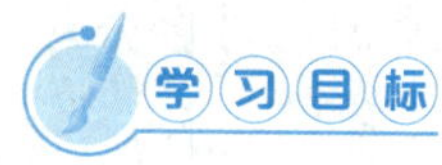

知识要求

1. 掌握不寐的辨证要点、辨证分型及治疗。

2. 熟悉不寐常见病因病机、类证鉴别、预防调护方法。

3. 了解不寐的源流、演变与预后。

技能要求

1. 能够对不寐患者进行辨证论治。

2. 根据中医执业助理医师资格考试大纲归纳各病证考试要点。

考点：不寐的定义

不寐亦称失眠，是由心神失养或心神不安所致，以经常不能获得正常睡眠为特征的一类病证。主要表现为睡眠时间、深度的不足及睡后不能消除疲劳、恢复体力与精力。轻者入寐困难，或寐而不酣，时寐时醒，或醒后不能再寐，重者彻夜不寐。

不寐在《黄帝内经》中称为“不得卧”“目不瞑”“卧不安”，并认为不寐的病因为邪气客于脏腑，卫气行于阳而不得入阴所致。《素问·逆调论》记载有“胃不和则卧不安”。汉代张仲景首次将其病因分为外感与内伤两大类，提出“虚劳虚烦不得眠”的论述，并提出邪入少阴、热化伤阴所致阴虚火旺证用黄连阿胶汤；虚劳病所致虚烦不得眠者，用酸枣仁汤。明代张介宾《景岳全书·不寐》将不寐分为有邪、无邪两大类：“不寐证虽病有不一，然唯知邪正二字则尽之矣，盖寐本乎阴，神其主也，神安则寐，神不安则不寐。其所以不安者，一由邪气之扰，一由营气之不足耳。有邪者多为实证，无邪者皆虚证。”李中梓《医宗必读·不得卧》将不寐原因概括为“一曰气虚，一曰阴虚，一曰痰滞，一曰水停，一曰胃不和”。

西医学中的神经官能症、更年期综合征、脑震荡后遗症、高血压、甲亢、肝病、贫血、脑动脉粥样硬化症、慢性中毒、抑郁症及焦虑症等疾病，临床以不寐为主要表现时，可参照本节内容辨证论治。

【病因病机】

考点：病因病机

不寐的主要病因有情志失常、饮食不节、劳逸失调、久病体虚，其主要病机是脏腑阴阳失调，气血失和，以致心神失养或心神受扰，神不守舍，心神不宁。

1. 常见病因

（1）情志失常：情志不遂，暴怒伤肝，肝气郁结，肝郁化火，邪火扰动心神，心神不宁而不寐；或五志过极，心火炽盛，扰动心神而不寐；或因喜笑无度，过于激动，心神涣散，神魂不安；或由暴受惊恐，心虚胆怯，神魂不安而不寐；或因思虑太过，损伤心脾，心血暗耗，神不守舍；或脾伤无以化生精微，营血亏虚，心神失养而不寐。

（2）饮食不节：嗜食肥甘厚味，或暴饮暴食，宿食停滞，脾胃受损，酿生痰热，壅滞中焦，胃气失和而夹痰热上冲，扰动心神而不寐；或饮食伤脾致气血生化乏源，气血不足，心神失养而不寐；长期饮酒、浓茶、咖啡等兴奋之品，也是造成不寐的因素。

（3）劳逸失调：劳倦太过而伤脾，或过逸少动，致使脾虚气弱，运化失职，气血生化乏源，不能上奉于心，心神失养，发为不寐。

（4）久病年老：久病血虚，或年迈血少，或产后失血，心血不足，以致心神失养，心神不安而不寐；年迈体虚，阴液亏虚，阴虚生内热，虚热扰动心神而不寐；素体阴虚，或房劳过度，肾阴耗伤，不能上奉于心，心肾不交，心火独亢，扰动心神，心神不宁而不寐。

2. 病机概要

（1）基本病机：总属阳盛阴衰，阴阳失交，阴虚不能纳阳，或阳盛不得入阴，以致心神失养，心神不宁。

（2）病位：在心，与肝（胆）、脾（胃）、肾密切相关。

（3）病理性质：有虚有实，病久多虚实兼夹。

（4）病理因素：实证常由肝火、心火、痰热等引起阳盛不得入阴以致心神不安；虚证多由心脾两虚，阴虚火旺，心虚胆怯引起阴虚不能纳阳以致心神失养。

（5）病机转化：不寐虽有虚实不同的证候，但各证候之间常互相转化，如肝郁化火证、心火炽盛证、火盛伤阴证，可致阴虚火旺；心脾两虚证，由于脾虚不能运化水湿，湿聚成痰，痰郁化热，可致痰热上扰等。

【诊断与鉴别诊断】

（一）诊断依据

考点：不寐的诊断与病证鉴别

1. 临床表现

（1）主症：轻者入寐困难，或寐而不酣，时寐时醒，或醒后不能再寐，连续 3 周以上，严重者彻夜难寐。

（2）次症：头昏头痛、心悸健忘、神疲乏力、多梦等。

2. 病史

（1）病史特征：多数患者有不寐病史。

（2）诱发因素：常因精神紧张、思虑过度、情绪波动而诱发或加重。

3. 相关检查 临床采用多导睡眠图来判断：①测定其平均睡眠潜伏时间延长（长于 30 分钟）；②测定实际睡眠时间减少（每夜不足 6.5 小时）；③测定觉醒时间增多（每夜超过 30 分钟）；④眼快动睡眠期相对增加。

（二）病证鉴别

不寐是指单纯以失眠为主症，表现为持续的、严重的睡眠困难。应与暂时性失眠、生理性少寐和他病痛苦引起的失眠相区别。

1. 暂时性失眠　因一时情志刺激，如惊恐、悲伤、兴奋过度等引起；或生活环境改变，如过冷、过热、噪声、强光干扰、卧具不适等引起，不属病态。

2. 生理性少寐　睡眠时间较少，常在清晨 4 ～ 5 点即醒，不能再睡，但白天精神体力正常，亦无其他不适感觉者，不视为病态。如老年人少寐早醒等。

3. 他病痛苦引起的失眠　他病痛苦引起的失眠，治疗原发病，原发疾病治疗痊愈后，睡眠可自行改善。

【辨证论治】

考点：不寐的辨证要点、治疗原则

1. 辨证要点

（1）辨虚实：一般来说，起病急，病程较短，症见心烦易怒，口苦咽干，便秘溲赤，舌苔腻，脉弦、滑、数者多以实为主；而起病较缓，病程较长，反复发作，症见体质瘦弱，面色无华，神疲懒言，心悸健忘，舌苔较薄，脉细、沉、弱或数而无力者多以虚为主。

（2）辨脏腑：病位主要在心。由于心神失养或不安，神不守舍而不寐，且与肝、胆、脾、胃、肾相关。如急躁易怒而不寐，多为肝火内扰；脘闷苔腻而不寐，多为胃腑宿食，痰热内盛；心烦心悸，头晕健忘而不寐，多为阴虚火旺，心肾不交；面色少华、肢倦神疲而不寐，多属心脾两虚，心神失养；心烦不寐，触事易惊，多属心胆气虚。

2. 治疗原则　以补虚泻实，调整脏腑阴阳为原则。实证泻其有余，如疏肝泻火，清化痰热；虚证补其不足，如益气养血，健脾补肝益肾。在此基础上配合安神定志，如养血安神，镇惊安神，清心安神等。

3. 分证论治

考点：各证型的证候、基本病机、治法、方药

（1）肝火扰心证

证候　不寐多梦，甚则彻夜不眠，急躁易怒；伴头晕头胀，目赤耳鸣，口干而苦，不思饮食，便秘溲赤；舌红苔黄，脉弦而数。

审证求机　本证的病证特点为不寐、急躁易怒及肝火表现；基本病机为肝郁化火，上扰心神。

治法　疏肝泻火，镇心安神。

代表方　龙胆泻肝汤加减。

临床运用　①胸闷胁胀，善太息者，加香附、郁金、佛手；②头晕目眩，头痛如裂，不寐欲狂，大便秘结，可用当归龙荟丸。

（2）痰热扰心证

证候　心烦不寐，胸闷脘痞，泛恶嗳气；伴口苦，头重，目眩；舌偏红，苔黄腻，脉滑数。

审证求机　本证的病证特点为不寐头痛，痰多胸闷，苔黄腻；基本病机为痰热内阻，上扰心神。

治法　清化痰热，和中安神。

代表方　黄连温胆汤加减。

临床运用　①伴胸闷嗳气，脘腹胀满，大便不爽，苔腻脉滑者，加用半夏秫米汤；②饮食停滞，胃中不和，加神曲、焦山楂、莱菔子；③宿食停滞较甚，嗳腐吞酸，脘腹胀痛者合用保和丸；④经久不寐，或彻夜不寐，大便秘结者合用礞石滚痰丸。

（3）心脾两虚证

证候　不易入睡，多梦易醒，心悸健忘，神疲食少；伴头晕目眩，四肢倦怠，腹胀便溏，面色少华；舌淡苔薄，脉细无力。

审证求机　本证的病证特点为多梦易醒及脾气虚和心血虚见症；基本病机为心脾两虚，心神失养。

治法　补益心脾，养血安神。

代表方　归脾汤加减。

临床运用　①心血不足较甚者，加熟地黄、白芍、阿胶；②不寐较重者，加五味子、合欢皮、夜交藤、柏子仁或加生龙骨、生牡蛎、琥珀；③脘闷纳呆、苔腻者，重用白术，加苍术、半夏、陈皮、茯苓、厚朴；④产后虚烦不寐，或老人夜寐早醒而无虚烦，多属于气血不足，亦可用本方。

（4）心肾不交证

证候　心烦不寐，入睡困难，心悸多梦；伴头晕耳鸣，腰膝酸软，潮热盗汗，五心烦热，咽干少津，男子遗精，女子月经不调；舌红少苔，脉细数。

审证求机　本证的病证特点为不寐，心悸多梦，腰膝酸软，咽干少津，男子遗精，女子月经不调；基本病机为肾水亏虚，不能上济于心，心火炽盛，不能下交于肾，心肾不交，虚火扰神。

治法　滋阴降火，交通心肾。

代表方　六味地黄丸合交泰丸加减。

临床运用　①心阴不足为主，可用天王补心丹；②心烦不寐，彻夜不眠，加朱砂、磁石、龙骨、龙齿。

（5）心胆气虚证

证候　虚烦不寐，触事易惊，终日惕惕，胆怯心悸；伴气短自汗，倦怠乏力；舌淡，脉弦细。

审证求机　本证的病证特点为不寐多梦，易于惊醒，胆怯恐惧；基本病机为心胆气虚，神不内守。

治法　益气镇惊，安神定志。

代表方　安神定志丸合酸枣仁汤加减。

临床运用 ①心肝血虚，惊悸汗出者，重用人参，加白芍、当归、黄芪；②木不疏土，胸闷善太息，纳呆腹胀者，加柴胡、陈皮、山药、白术；③心悸甚，惊惕不安者，加生龙骨、生牡蛎、朱砂。

4. 转归预后 不寐的预后，一般较好，但因病情不一，预后亦各异。病程短，病情单纯者，治疗收效较快；病程较长，病程复杂者，治疗难以速效。且病因不除或治疗不当，易产生情志病变，使病情更加复杂，治疗难度增加。 考点：不寐的转归与预后

5. 其他疗法

（1）中成药疗法：①安神补脑液：适用于肾精不足、气血两亏所致的失眠；②天王补心丹、养血安神片：适用于阴虚血亏、心肾不交所致的失眠；③归脾丸、柏子养心丸：适用于心脾两虚所致的失眠；④健脑补肾丸：适用于肾虚所致的失眠。

（2）单方：①酸枣仁 15g，炒香，捣为末，每晚临睡前服，温开水或淡竹叶煎汤调服；②酸枣仁 10g，麦冬 6g，远志 3g，水煎后，晚上临睡前顿服。

（3）针灸疗法

主穴：神门、内关、三阴交、足三里、安眠、心俞。

配穴：心脾两虚加脾俞、百会；阴虚火旺者加太溪、劳宫；胃腑不和者加中脘、内庭；肝火上扰者加行间、侠溪。实证用泻法，虚证用补法。每日 1 次，10 次为 1 个疗程。

【预防与调护】

考点：不寐的预防与调护

1. 精神调摄 积极进行心理情志调整，克服过度的紧张、兴奋、焦虑、抑郁、惊恐、愤怒等不良情绪，做到喜怒有节，保持精神舒畅，尽量以放松的、顺其自然的心态对待失眠。

2. 注意睡眠卫生 保持情绪稳定，睡前不做剧烈的运动，不饮兴奋性饮料，晚餐不宜过饱，宜清淡、易消化的食物。注意睡眠环境的安宁，床铺要舒适，并减少噪声，去除各种影响睡眠的外在因素。

【结语】

不寐是因情志所伤、饮食不节、劳逸失调、久病年老等，使脏腑功能紊乱，气血失和，阴阳失调，阴虚不能纳阳，或阳盛不得入于阴而致睡眠困难的病证。病位主要在心，涉及肝、胆、脾、胃、肾。病性有虚实之分，且虚多实少。其实证者，多因心火偏亢，肝郁化火，痰热内扰，胃气失和，引起心神不宁所致，治当清心泻火、清肝泻火、清化痰热、和中导滞，佐以安神宁心之药；其虚证者，多由阴虚火旺、心脾两虚、心胆气虚引起心神失养所致，治当滋阴降火、补益心脾、益气镇惊，佐以养心安神之药。

附：实践技能、医学综合相关考点模拟题

一、《中医内科学》中医执业助理医师资格考试实践技能相关考点模拟题

第一站 病案分析（总分 40 分。中医内科病案分值占 20 分）

患者刘某，男，72 岁。患者平素胆小，夜间睡眠不安，时寐时醒 5 年，1 个月前因受惊吓后，症状加重。现症：虚烦不寐，触事易惊，终日惕惕，心悸，伴气短自汗，倦怠乏力，舌淡，脉弦细。

中医疾病诊断（4 分）：不寐。

中医证候诊断（4 分）：心胆气虚证。

辨病辨证依据（5 分）

1. 辨病 患者寐而不酣，时寐时醒为主症，诊断为不寐。

2. 辨证 患者虚烦不寐，触事易惊，终日惕惕，心悸，伴气短自汗，倦怠乏力，舌淡，脉弦细。辨证为心胆气虚证。

3. 病因病机分析 患者胆小怕事，又由于惊吓，心虚胆怯，心神失养，神魄不安而发为本病。

病证鉴别（中医执业助理医师考生不考）：略。

治法（2 分）：益气镇惊，安神定志。

代表方（2 分）：安神定志丸合酸枣仁汤加减。

药物组成、剂量及煎服法（3 分）：

人　参 10g　茯　苓 10g　甘　草 9g　茯　神 15g　远　志 9g
龙　齿 30g（先煎）　石菖蒲 10g　川　芎 10g　酸枣仁 15g　知　母 10g。

煎服法：三剂，水煎服，每日一剂，早晚分服。

第二站 中医临证（含中医技术操作、病史采集、中医临床答辩三部分。分值共 35 分，20 分钟）

不寐病史采集举例（现场口述）（10 分）

根据试题提供的“患者主诉”，回答如何询问现病史及相关病史。

患者周某，女，40 岁。醒后难以再次入睡，甚至彻夜不眠 1 年余，加重 1 周。

（一）现病史

1. 根据主诉及相关的鉴别诊断问诊

（1）发病的病因和诱因：是否因饮食不节、情志失常、劳倦等诱发。

（2）针对主症询问：失眠的程度，有无入睡困难、睡眠轻浅、彻夜难眠等。

（3）相关鉴别诊断的问诊：有无心烦、腰膝酸软，有无潮热盗汗、手足心热、咽干少津，有无头痛、郁怒生气，有无胸闷脘痞、泛恶嗳气、口苦。

2. 诊治经过

（1）发病以来是否到医院就诊，有无做过相关检查，如多导睡眠图等，结果如何。

（2）治疗和用药情况。如是否用过安神药、镇静催眠药物等，药量如何，症状是否有改善。做过何种治疗，疗效如何。

3. 发病以来一般情况问诊，如精神、饮食、二便情况等。

（二）相关病史

1. 既往史。有无糖尿病、高血压等病史，有无外伤、手术史，有无传染病史等。

2. 有无药物、食物过敏史。

3. 家族史。

4. 月经史及婚育史。

要求：问诊顺序合理，条理清晰，体现中医临床思维。

第三站　西医临床（含体格检查、西医操作、西医临床答辩三部分。分值占 25 分，20 分钟。本教材略）

二、《中医内科学》中医执业助理医师资格考试医学综合考试模拟题

（一）A1 型题

1. 下列不寐病因哪项不确切（　　）

A. 思虑劳倦　　B. 心肾不交　　C. 阴虚火旺
D. 心虚胆怯　　E. 瘀血停滞

2. 痰热扰心不寐的临床选方（　　）

A. 柏子养心汤　　B. 安神定志丸　　C. 龙胆泻肝汤
D. 黄连温胆汤　　E. 归脾汤

3. 心胆气虚型不寐临床选方是（　　）

A. 龙胆泻肝丸　　B. 安神定志丸　　C. 蒿芩清胆汤
D. 温肠汤　　E. 左归丸

4. 不寐的病理变化，总属（　　）

A. 体虚禀弱　　B. 饮食不节　　C. 情志所伤
D. 阳盛阴衰，阴阳失交　　E. 劳逸失调

5. 某型不寐主症为不寐多梦，易于惊醒，舌淡，脉弦细或细数。治法方药为（　　）

A. 益气养心，补血宁神；归脾汤
B. 益气镇惊，安神定志；安神定志丸
C. 益气镇惊，安神定志；朱砂安神丸
D. 益气滋阴，降火安神；黄连阿胶汤
E. 交通心肾，降火养阴：天王补心丹

6. 肝郁化火不寐的治则是（　　）

A. 疏肝泻热，化痰安神　　B. 疏肝泻热，镇心安神　　C. 疏肝泻热，益气镇惊
D. 疏肝泻热，和中安神　　E. 疏肝泻热，补血安神

7. 心脾两虚不寐的临床选方（　　）
A. 柏子养心汤　　B. 安神定志丸　　C. 龙胆泻肝汤
D. 黄连阿胶汤　　E. 归脾汤

（二）A2 型题

1. 患者，老年男性，虚烦不寐，形体消瘦，乏力，头晕健忘，纳少，面色少华，舌淡，脉细弱。治疗宜（　　）
A. 酸枣仁汤　　B. 天王补心丹　　C. 归脾汤
D. 安神定志丸　　E. 朱砂安神丸

2. 某患者不寐，入睡困难，噩梦纷纭，性急易怒，目赤口苦，口渴喜饮，不思饮食，溲赤便秘，舌红苔黄，脉弦而数。为（　　）
A. 失眠，方用龙胆泻肝汤　　B. 失眠，方用温胆汤
C. 失眠，方用黄连阿胶汤　　D. 失眠，方用归脾汤
E. 失眠，方用安神定志丸

3. 患者胸闷，心烦不寐，泛恶嗳气，头重目眩，口苦，舌红苔黄腻，脉滑数。证属（　　）
A. 阴虚火旺　　B. 心火炽盛　　C. 肝郁化火
D. 痰热扰心　　E. 心胆气虚

（三）B 题型

A. 肝郁化火的不寐证　　B. 痰热内扰的不寐证　　C. 心肾不交的不寐证
D. 心脾两虚的不寐证　　E. 肝亢肾虚的不寐证

1. 滋阴降火，交通心肾法治疗（　　）
2. 化痰清热，和中安神法治疗（　　）

【参考答案】

A1 型题：1.E　2.D　3.B　4.D　5.B　6.B　7.E
A2 型题：1.C　2.A　3.D
B 型题：1.C　2.B

模块四 脑系病证

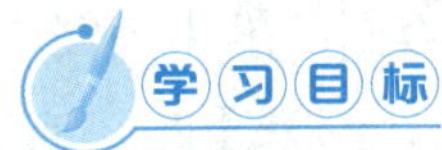

知识要求

1. 掌握头痛、眩晕、中风、痫病等病证的病因病机、类证鉴别、诊断要点、辨证论治。

2.熟悉癫狂、痴呆等病证的诊断要点、辨证论治。

3. 了解常见脑系病证的西医学范畴、相关检查、转归预后。

技能要求

1. 能够对头痛、眩晕、中风、痫病、痴呆等脑系病证进行辨治处置。

2. 根据中医执业助理医师资格考试大纲归纳各病证考试要点。

脑系病证是指机体在外感、内伤等病因作用下，导致脑的功能失常所表现出的一类病证。临床常有头痛、眩晕、中风、痫病、癫狂、痴呆等病证。脑系病证助考纲要总目，见表4–1。

表4–1 脑系病证助考纲要总目表

序号	项目序号	项目任务	学习目标	中医执业助理医师考试		考试星级
				综合考试	技能考试	
1	项目一	头痛	重点掌握	√	√	★★★
2	项目二	眩晕	重点掌握	√	√	★★★
3	项目三	中风	重点掌握	√	√	★★★
4	项目四	癫狂	了解	无	无	
5	项目五	痫病	掌握	√	√	★★
6	项目六	痴呆	了解	√	无	★

一、脑的生理病理特点

1. 脑的生理功能与特点 脑居颅内，由髓汇集而成，故名“髓海”，如《灵枢·海论》曰：“脑为髓之海。”脑的主要生理功能：主精神、思维和感觉运动。脑与心共主神明。李时珍明确提出“脑为元神之府”。汪昂《本草备要》曰：“人之记性，皆在脑中。”王清任在《医林改错》中对脑的功能做了详细的论述，将思维、记忆、语言、视、听、嗅觉等功能，皆归于脑。脑髓由肾精所化生，通于脑而成，故肾精的盛衰直接影响着脑的功能。青少年肾精充盛，脑髓满盈，聪慧精明，思维敏捷，记忆迅速而持久，对答流利；中老年人肾中精气不足，则见记忆力减退、健忘。脑的功能也与五脏精血盛衰有关。

2. 脑的病理特征 脑的病理表现主要为情志思维活动的异常，即精神、思维、意识、记忆、语言和感觉运动的异常上。脑的病理变化主要有虚实两个方面，虚多为气、血、阴精的亏损，实多为风、火、痰、瘀及外邪的侵扰。如阴精亏虚，髓海不足，或气血亏虚，均致清窍失养，则发为头痛、眩晕；而风、火、痰、瘀等实邪壅盛，扰乱清空，也发头痛、眩晕；外感六淫，上扰清窍，清窍不利，而见外感头痛；痰气郁结，蒙蔽神机，神机失灵，精神错乱，则为癫证；痰火上扰，神明失主，精神错乱，则发狂证；痰浊、痰火、风痰或痰瘀闭阻神明，心脑神机失用，则为痫病；风阳暴升，夹痰夹瘀，气血逆乱，上冲于脑而成中风。精、气、血亏损，髓海失充，脑失所养，或气、火、痰、瘀，内阻于脑，上扰清窍，则发为痴呆。

3. 脑与其他脏腑的关系

（1）脑与心：心为君主之官，脑为精明之府，目系上属于脑，而心之脉又系于目，说明心脉上通于脑，人的思维、智慧虽出于脑，但脑神的功能有赖于心血的濡养，才能发挥其统帅作用；若脑失去心血的濡养，便会导致诸多病证，临床当从心治脑。

（2）脑与肾：肾藏精，精生髓，脑为髓海，故脑髓、脑神的功能与肾相关，脑神可以调节肾的功能，而肾中精气的盛衰亦能影响脑神的发挥。若肾气不足，则脑髓不充，新生儿则发育缓慢，动作迟钝，囟门不闭，智力低弱，老年人则记忆力减退，骨疏齿摇，动作迟缓，甚或痴呆，故临床宜用补肾法论治。

（3）脑与肝：肝经“交颠入脑”，故脑与肝的关系也极为密切。肝为“将军之官，谋虑出焉”，肝在志为怒，是精神情志的外在表现，肝气太过可使人急躁易怒。《脉要发微》曰：“《黄帝内经》所谓肝病，实该脑病言之，故云肝为将军之官，然实包括忧郁愁恨、神经过敏，诸七情方面事，其病与脑息息相通。”肝喜条达主疏泄，人的情志虽靠脑神来调节，但亦需肝之疏泄以为用。《素问·生气通天论》曰：“大怒则形气绝，而血菀于上，使人薄厥。”所谓“上”实指“脑”，即血气上冲于脑所致，说明肝的功能失常可致脑病。同理，脑神的失常也必然涉及肝，如《辨证奇闻》曰：“脑气不足，则肝之气应之。”

（4）脑与脾胃：机体生命活动的持续和气、血、精、津的化生，皆赖于脾胃运化的水谷精微，脑神的活动也必赖后天以滋养。若脾胃功能失常，气血生化乏源，脑失后天濡养，则可发生脑及全身的病变。以六经辨证而言，阳明经证之心烦，腑证之神昏谵语等，皆可从胃治脑。从脑与脾胃来讲，虚寒性脑病多从脾论治，实热性脑病多从胃论治，此即脑病从脾胃论治。

二、脑系病证的辨治要点

1. 辨证要点

（1）辨虚实：脑系病证的辨证当分辨虚实。可从以下几方面辨别：发病之缓急、病期、病之新久、病程长短、气血阴精是否亏虚（包括舌象、脉象）等。一般来说，发病急骤，新病，或处于发作期，病程较短，风火痰瘀及外邪等壅盛、上扰清窍之实象突出而虚象相对不明显，脉弦、滑、涩者，多属实证；若发病势缓，久病，或处于缓解期，病程较长，气血阴精亏虚、脑髓失养之虚象突出而实象相对不明显，脉细弱无力者，多属虚证。

实证多由风、火、痰、瘀、外邪壅盛，上扰清窍，蒙蔽神明，神机失用所致，常见证候如肝阳上亢、风阳上扰、痰浊蒙窍、痰气郁结（而蒙蔽神明）、风痰痹阻、痰火扰神（或痰火闭窍）、瘀阻脑络（或血瘀阻窍）、痰热瘀结、风寒（或风湿或风热）头痛等；虚证多由气血阴精亏虚，脑髓失养而致，常见髓海不足（或肾精亏虚）、气血两虚、心脾两虚、脾肾两虚、心肾亏虚等证候。本虚标实，虚实夹杂者，应分清标本主次。

（2）辨脏腑、经络（病位）：脑系病证虽病在脑窍，但与心、肝、脾、肾等脏功能失常密切相关。如兼见心悸、烦躁、失眠多梦，则多与心的功能失调有关；兼见头胀痛、面红目赤、急躁易怒、脉弦等症状，多属肝阳上亢证；兼见食少纳呆、肢倦乏力、面色㿠白或萎黄、唇舌色淡、腹胀便溏等，多属脾胃虚弱，气血亏虚证；兼见胸闷脘痞、纳呆呕恶、苔白腻、脉濡或滑等，多属痰湿中阻（与脾有关）；兼见健忘、腰膝酸软、耳鸣如蝉、齿枯发焦等，多属肾精不足证。若头后部疼痛，下连于项，多属太阳经头痛；若前额部及眉棱骨处疼痛明显，多属阳明经头痛；若头之两侧痛甚，连及于耳，多属少阳经头痛；若颠顶部位疼痛，或连目系，多属厥阴头痛。中风患者，若无神昏，提示邪浅病轻，当属中经络；若有神昏，提示邪深病重，当属中脏腑。

（3）辨病性：如牙关紧闭、四肢抽搐者，多属风；恶心泛呕、口吐涎沫、胸闷咳痰，或喉中痰鸣者，多属痰盛；面赤、口渴口臭、便秘尿黄、舌红苔黄、脉数，多属热；面唇青紫、舌质紫暗或有瘀点、脉涩，多属瘀；急性期或发作期，多以标实为主；恢复期或缓解期，多以虚为主，或虚中夹实。

（4）辨外感、内伤：如为头痛等病证，当首辨外感、内伤。外感头痛多有外感病史，起病较急，病程短，疼痛较剧，多为掣痛、跳痛、灼痛、胀痛、重痛，痛无休止，多属实证；内伤头痛多由内伤病因所致，起病缓慢，病程长，疼痛较轻，多为隐痛、空痛、昏痛，痛势悠悠，遇劳加重，时作时止，以虚证或虚实夹杂证多见。

2. 治疗要点

（1）虚证治疗宜补，依其气、血、阴精亏虚之不同，分别采取补气、养血、滋阴、补肾益精等法。并注意分辨不同脏腑：如心脾两虚证，治宜健脾养心；心肾亏虚者，治宜滋养心肾。实证治疗应以祛邪为主。

（2）根据不同的病理因素，分别采用不同的治法。如肝阳上亢者，治宜平肝潜阳；风阳上扰者，治宜平肝潜阳、息风通络；痰浊蒙窍者，治宜健脾燥湿、豁痰开窍；痰气郁结（而蒙蔽神明）者，治宜理气化痰、开窍醒神；风痰痹阻者，治宜涤痰开窍、息风；痰火扰神（或痰火闭窍）者，治宜清火化痰、宁神开窍；瘀阻脑络（或血瘀阻窍）者，治宜化瘀通络、开窍醒脑；痰热瘀结者，治宜清热化痰、活血开窍；风寒（或风湿或风热）头痛者，治宜疏散外邪、止痛。

（3）急性发作期，应加强病情监护，注意神志、呼吸、血压、舌苔、脉象等方面的变化，做好各种急救准备，必要时予以吸氧及心电、脑电监护，保持呼吸道通畅，警惕肺部感染等并发症的发生。缓解期应注意精神情志的调摄，保持心情愉快，避免情志刺激；加强智能或运动功能的锻炼；生活起居有节，寒温适宜；饮食宜清淡，不宜过饱，禁绝烟酒；保持大便通畅；劳逸适度，保证充分休息及充足睡眠。

项目一　头　痛

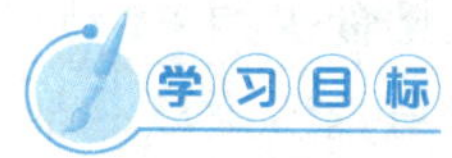

知识要求

1. 掌握头痛的治则及各证型的辨证要点、治法、代表方剂；判断不同部位头痛的经络归属及其“引经药”的选用。

2. 熟悉头痛的定义、病因病机及鉴别诊断。

3. 了解头痛的历史源流、其他疗法及预防调护。

技能要求

1. 能够对头痛进行正确的诊断鉴别并具备辨证论治的能力。

2. 运用已有知识应答中医执业助理医师资格考试要点。

头痛是指因外感六淫、内伤杂病而引起头部经脉不畅或清窍失养，以头部疼痛为主要表现的一类病证。既可单独出现，亦可见于多种疾病的过程中。

头痛一病首载于《黄帝内经》，在《素问·风论》中称之为“首风”“脑风”，并指出外感与内伤是导致头痛发生的主要病因。汉代张仲景在《伤寒论》中论及太阳、阳明、少阳、厥阴病头痛的见症，并列举了头痛的不同治疗方药。李东垣《东垣十书》将头痛分为外感头痛和内伤头痛，并补充了太阴头痛和少阴头痛。《丹溪心法·头痛》还有痰厥头痛和气滞头痛的记载，并提出头痛"如不愈各加引经药，太阳川芎，阳明白芷，少阳柴胡，太阴苍术，少阴细辛，厥阴吴茱萸"，至今对临床仍有指导意义。王肯堂《证治准绳·头痛》中记载有"头风"一名。清代医家王清任大倡瘀血头痛之说，至此，对头痛的认识也日趋丰富。

本节主要讨论内科常见的头痛。主要包括偏头痛、血管性头痛、紧张性头痛、三叉神经痛、丛集性头痛等。外伤后头痛，以及部分颅内疾病、神经官能症及某些感染性疾病、五官科疾病的头痛，可参照本病辨证施治。

【病因病机】

考点：病因、病位、基本病机

头为"诸阳之会""清阳之府"，又为髓海之所在，居于人体之最高位，五脏之精血、六腑之清气皆上注于头，手足三阳经亦上会于头。若六淫之邪上犯清空，阻遏清阳，或痰浊、瘀血痹阻经络，壅遏经气，或肝阴不足，肝阳偏亢，或气虚清阳不升，或血虚头窍失养，或肾精不足，髓海空虚，均可导致头痛的发生。

1. 常见病因

（1）外感六淫：风为百病之长，感受风、寒、湿、热之邪，以风邪为主，且多夹寒、湿、热之邪，邪气上犯于颠，清阳之气受阻导致头痛。

（2）情志失调：忧郁恼怒，情志不遂，肝气郁结，郁而化火，上扰清窍而发生头痛。若肝火郁久，耗伤阴血，肝肾亏虚，精血不足，清窍失养，也可致头痛。

（3）先天不足，房事不节：禀赋不足，或房劳过度，使肾精久亏，脑髓空虚导致头痛；若阴损及阳，肾阳虚弱，清阳不展，亦可发为头痛。

（4）饮食劳倦，体虚久病：饮食不节，或劳倦太过，脾失健运，痰湿内生，阻遏清阳，上蒙清窍而致痰浊头痛；脾胃虚弱，气血化源不足，或病后正气受损，营血亏虚，不能上荣于脑髓脉络导致头痛。

（5）头部外伤，久病入络：跌仆闪挫，头部外伤，或久病入络，气血滞涩，瘀血阻于脑络，不通则痛，发为头痛。

2. 病机概要

（1）基本病机：外感之邪上扰清空，以及内伤所致之痰浊、瘀血，壅滞经络，络脉不通，不通则痛；内伤之肝肾精血及脾胃运化精微乏源，脑失所养，不荣则痛。

（2）病位：本病病位在脑，与肝、脾、肾三脏关系密切。

（3）病理性质：有虚有实，外感头痛以实证为主，内伤头痛以虚证、虚实夹杂证、本虚标实证为主。

（4）病理因素：风、火、痰、瘀、虚。风，包括外风与内生之风。外感风邪，多兼夹寒、湿、热等邪；内生风邪，主要指肝风。

（5）病机转化：头痛之虚、实，在一定条件下可以相互转化。如痰浊中阻日久，脾胃受损，气血生化不足，营血亏虚，不养头窍，可转为气血亏虚之头痛；肝阳、肝火日久，阳热伤阴，肾虚阴亏，可转为肾精亏虚的头痛，或阴虚阳亢，虚实夹杂之头痛；各种头痛迁延不愈，病久入络，又可转变为瘀血头痛。

【诊断与鉴别诊断】

（一）诊断依据

1. 临床表现

（1）主症：以头部疼痛为主要临床表现。头痛部位可发生在前额、两颞、巅顶、枕项或全头部。疼痛性质可为跳痛、刺痛、胀痛、灼痛、重痛、空痛、昏痛、隐痛等。头痛发作形式可为突然发作，或缓慢起病，或反复发作，时痛时止。疼痛的持续时间可长可短，可数分钟、数小时或数天、数周，甚则长期疼痛不已。

（2）次症：外感头痛兼有表证，内伤头痛多兼有脏腑功能失调的表现。

2. 病史

（1）病史特征：慢性头痛多有反复发作病史。

（2）诱发因素：外感头痛者多有起居不慎，感受外邪的病史；内伤头痛者常有饮食不节、劳倦、房事不节、病后体虚等病史。

3. 相关检查

（1）常规做血压、血常规等项检查，必要时可做颈颅多普勒、脑电图、脑脊液、颅脑 CT 或 MRI 等项检查，以明确头痛的病因。

（2）如疑为眼、耳、鼻、口腔疾病所导致者，可做五官科相应检查。

（二）病证鉴别

1. 头痛与眩晕　两者可单独出现，也可同时出现。头痛外感、内伤均有，眩晕以内伤为主。头痛以头部疼痛为主，实证较多；眩晕则以头晕目眩为主，虚证较多。

2. 真头痛与一般头痛　真头痛为头痛的一种特殊重症，其特点为起病急骤，多表现为突发的剧烈头痛，持续不解，阵发加重，手足逆冷至肘膝，甚至呕吐如喷，肢厥，抽搐，本病凶险，应与一般头痛区别。

【辨证施治】

（一）辨证要点

考点：根据头痛的不同部位判断其经络归属

1. 辨外感头痛与内伤头痛　其鉴别见表 4–2。

表 4–2　外感头痛与内伤头痛的鉴别

项目	外感头痛	内伤头痛
病因	外邪：风、寒、湿、热等	情志、饮食、禀赋、外伤等
性质	起病急，多为实证	起病缓慢，虚证或实证
疼痛特点	多掣痛、跳痛、灼痛、胀痛、重痛	虚者多隐痛、空痛、昏痛
疼痛久暂	疼痛较重，痛无休止	疼痛较轻，时作时止

2. 辨头痛部位　痛在头后部，下连于项者为太阳头痛；痛在前额及眉棱骨等处为阳明头痛；痛在两侧，连及耳者为少阳头痛；痛在颠顶，或连目系者为厥阴头痛。

（二）治疗原则

考点：根据头痛的不同部位选用不同的“引经药”

外感头痛属实证，以风邪为主，主以疏风，兼以散寒、清热、祛湿。内伤头痛多属虚证或虚实夹杂证，虚者以滋阴养血、益肾填精为主；实者以平肝、化痰、行瘀为主；虚实夹杂者，酌情兼顾并治。

临床治疗头痛，除根据辨证论治原则外，可根据头痛部位，循经络选择引经药，可以提高疗效。如太阳头痛选羌活、蔓荆子、川芎；阳明头痛选葛根、白芷；少阳头痛选柴胡、黄芩、川芎；厥阴头痛选吴茱萸、藁本等。

（三）分证论治

考点：风寒、风热、风湿头痛的鉴别性特征；各证型的基本病机、治法、方药

1. 外感头痛

（1）风寒头痛

证候　头痛连及项背，常有拘急收紧感；或伴恶风恶寒，遇风尤剧，口不渴；苔薄白，脉浮紧。

审证求机　本证的辨证要点为头痛连项背、恶风寒；基本病机为风寒外袭，上犯颠顶，凝滞经脉。

治法　疏散风寒止痛。

代表方　川芎茶调散加减。

临床运用　①若头痛、恶寒明显者，酌加麻黄、桂枝、制川乌；②若寒邪侵于厥阴经脉，见颠顶头痛、干呕、吐涎沫、四肢厥冷、苔白、脉弦者，方用吴茱萸汤去人参，加藁本、川芎、细辛、法半夏；③若寒邪客于少阴经脉，症见头痛、足寒、背冷、脉沉细，方用麻黄附子细辛汤加白芷、川芎。

（2）风热头痛

证候　头痛而胀，甚则头胀如裂，面红目赤，发热或恶风，口渴喜饮，大便不畅，或便秘，舌边尖红，苔薄黄，脉浮数。

审证求机　本证的辨证要点为头痛而胀，伴见风热表证；基本病机为风热外袭，上

扰清空，窍络失和。

治法　疏风清热和络。

代表方　芎芷石膏汤加减。

临床运用　①烦热口渴，舌红少津者，可重用石膏，配知母、天花粉、黄芩、栀子；②大便秘结，腑气不通，口舌生疮者，可用黄连上清丸。

（3）风湿头痛

证候　头痛头重如裹，肢体困重，胸闷纳呆，大便或溏，苔白腻，脉濡。

审证求机　本证的辨证要点为头痛如裹、肢体困重、苔腻；基本病机为风湿之邪，上蒙头窍，困遏清阳。

治法　祛风胜湿通窍。

代表方　羌活胜湿汤加减。

临床运用　①若胸闷脘痞、腹胀便溏显著者，可加陈皮、苍术、厚朴、藿梗；②恶心、呕吐者，可加半夏、生姜；③纳呆食少者，加炒麦芽、神曲、鸡内金。

2. 内伤头痛

（1）肝阳头痛

证候　头胀痛，或抽掣而痛，两侧为重，目眩，心烦易怒，夜寐不宁，面红目赤，口干口苦，或兼胁痛，舌红苔黄，脉弦数。

审证求机　本证的辨证要点为头胀或掣痛而眩，心烦易怒，脉弦；基本病机为肝阳上亢，上扰清窍。

治法　平肝潜阳息风。

代表方　天麻钩藤饮加减。

临床运用　①若因肝郁化火，肝火炎上，而症见头痛剧烈、目赤口苦、急躁、便秘溲黄者，加夏枯草、龙胆草、大黄；②若兼肝肾亏虚，水不涵木，症见头晕目涩、视物不明、腰膝酸软者，可选加枸杞子、白芍、山茱萸。

（2）血虚头痛

证候　头痛隐隐，目花昏晕，遇劳加重，心悸失眠，面色少华，神疲乏力，舌质淡，苔薄白，脉细弱。

审证求机　本证的辨证要点为头痛而晕，面色少华，心悸；基本病机为气血不足，不能上荣，脑失濡养。

治法　养血滋阴，和络止痛。

代表方　加味四物汤加减。

临床运用　①若血虚气弱，兼见乏力气短、神疲懒言、汗出恶风等，可选加党参、黄芪、白术；②若阴血亏虚，阴不敛阳，肝阳上扰者，可加天麻、钩藤、石决明、菊花。

（3）气虚头痛

证候　头痛隐隐，时发时止，遇劳则加重，纳食减少，倦怠乏力，气短自汗，舌质淡，苔薄白，脉细弱。

审证求机　本证的病证特点头痛隐隐，遇劳加重，短气乏力；基本病机为脾胃虚弱，中气不足，清阳不升，脑失所养。

治法　健脾益气升清。

代表方　益气聪明汤加减。

临床运用　①若兼血虚心悸、失眠者，加当归、熟地、制何首乌；②若兼阳虚畏寒怕冷、手足欠温者，加制附片、肉桂。

（4）痰浊头痛

证候　头痛昏蒙沉重，时有目眩，胸脘满闷，纳呆呕恶，或呕吐痰涎，舌苔白腻，脉滑或弦滑。

审证求机　本证的辨证要点为头痛昏蒙而重，苔腻；基本病机为脾失健运，痰浊中阻，上蒙清窍。

治法　健脾燥湿，化痰降逆。

代表方　半夏白术天麻汤加减。

临床运用　①若痰湿久郁化热，口苦便秘，舌红苔黄腻，脉滑数者，可加黄芩、竹茹、枳实、胆星；②若胸闷呕恶明显，加藿香、厚朴、枳壳、生姜。

（5）肾虚头痛

证候　头痛且空，眩晕耳鸣，腰膝酸软，神疲乏力，滑精带下，舌红少苔，脉细无力。

审证求机　本证的辨证要点为头空痛、眩晕耳鸣、腰膝酸软、脉细无力；基本病机为肾精亏虚，髓海不足，脑窍失荣。

治法　养阴补肾，填精生髓。

代表方　大补元煎加减。

临床运用　①若头痛而晕、头面轰热、面颊红赤，时伴汗出，证属肾阴亏虚，虚火上炎者，去人参，加知母、黄柏、地骨皮、青蒿等，或方用知柏地黄丸、左归丸；②若头痛畏寒、面色㿠白、四肢不温、腰膝无力、舌淡、脉细无力，证属肾阳不足者，当温补肾阳，选用右归丸或金匮肾气丸加减。

（6）瘀血头痛

证候　头痛经久不愈，痛处固定不移，痛如锥刺，或有头部外伤史，舌紫暗，或有瘀斑、瘀点，苔薄白，脉细或细涩。

审证求机　本证的辨证要点为头痛经久不愈，病处固定，痛如针刺，舌脉瘀象；基本病机为瘀阻脑络，不通则痛。

治法　活血化瘀，通窍止痛。

代表方　通窍活血汤加减。

临床运用　若头痛较剧，久痛不已，可加全蝎、蜈蚣、土鳖虫。

（四）其他疗法

考点：头痛的针灸治疗（技能考核）

1. 针灸疗法　颠顶部痛者取百会穴、通天穴、阿是穴、行间穴等；前头部痛者，取上星穴、头维穴、阿是穴、合谷穴；后头部痛者，取后顶穴、天柱穴、阿是穴、昆仑穴；肝阳头痛，取风池穴、肝俞穴、肾俞穴、行间穴、侠溪穴刺之；痰湿头痛，取中脘穴、内关穴、丰隆穴、解溪穴刺之；气血亏虚头痛，取脾俞穴、肾俞穴、关元穴、足三里穴刺之。

2. 推拿疗法　推三点，首先推神庭，用双拇指交替，从头发尖过神庭，入发际 2 寸，用力推 10 次；然后推太阳，双拇指分别用力按住太阳穴，用力推至耳尖为止；最后推头维，方法同上。用此法治疗头痛，绝大部分立即缓解或疼痛暂消失，方法简便可靠。

【预防与调护】

1. 疾病预防　易患外感头痛者平时应顺应四时变化，寒温适宜，起居定时，参加体育锻炼，以增强体质，抵御外邪侵袭；患内伤头痛者，宜情绪舒畅，避免精神刺激；并可选择合适的头部保健按摩，以疏通经脉、调畅气血，防治头痛。

2. 生活调护　各类头痛患者均应禁烟戒酒。注意休息，保持环境安静，光线不宜过强。

3. 饮食禁忌　肝阳上亢者，禁食肥甘厚腻、辛辣发物，以免生热动风，而加重病情；肝火头痛者，可用冷毛巾敷头部；痰浊所致者，饮食宜清淡，勿进肥甘之品，以免助湿生痰；精血亏虚者，应加强饮食调理，多食脊髓、牛乳、羊乳等血肉有情之品。

【结语】

头痛是以头部疼痛为主的病证，病因不外乎外感与内伤两类。外感以风邪为主，夹寒、夹热、夹湿，上扰清空，壅滞经络，络脉不通，不通则痛，其证属实。内伤头痛有虚有实，肾虚、气虚、血虚头痛属虚，肝阳、痰浊、瘀血头痛属实，或虚实兼夹。头痛首辨外感与内伤，治疗采用补虚泻实。外感头痛以祛邪活络为主，并分辨兼夹之邪而分别以祛风、散寒、化湿、清热法治之。内伤头痛补虚为要，视其虚实性质，分别治以补肾、益气、养血、化痰、祛瘀。在辨证基础上，根据病变经络，选加相应的引经药以提高疗效。切忌只止痛而忘却辨证治疗。

附：实践技能、医学综合相关考点模拟题

一、《中医内科学》中医执业助理医师资格考试实践技能相关考点模拟题

第一站　病案分析（总分40分。中医内科病案分值占20分）

朱某，女，48岁，已婚，职员。2016年2月23日初诊。患者昨天外出未注意保暖，回家后即出现头痛，连及项背，有拘急收紧感，伴有恶风畏寒，遇风头痛尤剧，口不渴，无发热，无咳嗽流涕，舌淡红，苔薄白，脉浮紧。

中医疾病诊断（4分）：头痛（外感头痛）。

中医证候诊断（4分）：风寒头痛。

辨病辨证依据（5分）

1. 辨病　患者以头痛为主症，故诊断为头痛。

2. 辨证　头痛连及项背，有拘急收紧感，伴有恶风畏寒，遇风头痛尤剧，口不渴，舌淡红，苔薄白，脉浮紧。辨证为风寒头痛证。

3. 病因病机分析　因外出受凉，风寒外袭，上犯颠顶，凝滞经脉，故发本病。

病证鉴别（中医执业助理医师考生不考）：略。

治法（2分）：疏散风寒止痛。

代表方（2分）：川芎茶调散加减。

药物组成、剂量及煎服法（3分）：

川　芎12g　　荆　芥9g　　薄　荷3g（后下）　　羌　活15g　　细　辛3g

白　芷9g　　甘　草6g　　防　风9g

煎服法：二剂，水煎服，日一剂，早晚分服。

第二站　中医临证（含中医技术操作、病史采集、中医临床答辩三部分。分值共35分，20分钟）

头痛病史采集举例（现场口述）（10分）

根据试题提供的“患者主诉”，回答如何询问现病史及相关病史。

患者，男性，56岁。头痛伴眩晕2天。

（一）现病史

1. 根据主诉及相关的鉴别诊断问诊

（1）发病的病因和诱因：有无情绪激动，有无外感受凉，有无平时嗜食辛辣刺激、肥甘厚味等。

（2）针对主症（头痛伴眩晕）询问：问头痛的部位。头痛的性质：是否有胀痛、刺痛、掣痛；是隐痛还是剧痛；是否有热痛、冷痛。头痛的时间：阵痛还是持续性痛；白天还是晚上痛。头痛的缓解因素：是否有喜温喜按、拒按。问眩晕的程度，与头痛的

关系。

（3）相关鉴别诊断的问诊：有无恶寒发热，有无短气乏力，有无面红目赤、烦躁易怒，有无项背僵硬，有无头身困重，有无痰多胸闷。

2. 诊疗经过

（1）是否到医院就诊，做过哪些检查，如颈椎 CT、头颅 CT、血常规等，结果如何。

（2）用过何种药物，做过何种治疗，疗效如何（好转，进展，出现新症状）。

3. 发病以来一般情况问诊，如精神、饮食、睡眠情况等。

（二）相关病史

1. 与该病有关的其他病史。既往有无类似发作史、手术史、外伤史，有无高血压、高血脂、糖尿病、脑卒中、冠心病、颈椎病、贫血等病史，有无烟酒嗜好，有无“三高”家族史、婚育史等。

2. 有无药物、食物过敏史。

要求：问诊顺序合理，条理清晰，体现中医临床思维。

第三站　西医临床（含体格检查、西医操作、西医临床答辩三部分。分值占 25 分，20 分钟。本教材略）

二、《中医内科学》中医执业助理医师资格考试医学综合考试模拟题

（一）A1 型题

1. 治法为健脾燥湿，化痰降逆的头痛，其主症应为（　　）

A. 头空痛　　B. 头痛而昏蒙　　C. 头痛绵绵遇劳加重

D. 头痛如刺或钝痛　　E. 头痛如雷鸣

2. 内伤头痛的治疗大法不包括下列哪项（　　）

A. 平肝，清火　　B. 化痰，祛瘀　　C. 滋阴，养血

D. 补气，养血　　E. 散邪，疏风

（二）A2 型题

1. 患者，女，38 岁。头痛如裹，身体困重酸楚，恶寒而身热不扬，舌苔白滑，脉濡。治疗应首选（　　）

A. 羌活胜湿汤　　B. 独活寄生汤　　C. 加味香薷饮

D. 加味二妙散　　E. 藿朴夏苓汤

2. 男，72 岁。症见头痛且空，眩晕，腰膝酸软，神疲乏力，遗精，耳鸣少寐，舌红少苔，脉细无力。证属（　　）

A. 肝阳头痛　　B. 痰浊头痛　　C. 肾虚头痛

D. 瘀血头痛　　E. 血虚头痛

（三）A3 型题

张某，女，58 岁。绵绵头痛 1 年余。常畏寒怕冷，面色㿠白，四肢不温，腰膝酸

软，头晕耳鸣。舌淡，苔薄，脉沉细无力。

1. 该患者头痛的证候属于（　　）

A. 脾气虚　　B. 心脾两虚　　C. 肝肾阴虚
D. 肾阳虚　　E. 外感风寒

2. 其治法是（　　）

A. 健脾益气　　B. 补益心脾　　C. 滋养肝肾
D. 温肾填精　　E. 疏散风寒

3. 其治疗首选方是（　　）

A. 左归丸　　B. 右归丸　　C. 大补元煎
D. 六味地黄丸　　E. 知柏地黄丸

4. 可建议患者服用以下何种食疗为佳（　　）

A. 川贝炖雪梨　　B. 当归煮鸡蛋　　C. 党参炖鸡汤
D. 当归生姜羊肉汤　　E. 百合小米粥

（四）B 型题

A. 黄芩、蔓荆子　　B. 柴胡、黄芩　　C. 吴茱萸、藁本
D. 羌活、川芎　　E. 葛根、白芷

1. 阳明经的引经药为（　　）
2. 太阳经的引经药为（　　）
3. 少阳经的引经药为（　　）
4. 厥阴经的引经药为（　　）

【参考答案】

A1 型题：1.B　2.E
A2 型题：1.A　2.C
A3 型题：1.D　2.D　3.B　4.D
B 型题：1.E　2.D　3.B　4.C

项目二　眩　晕

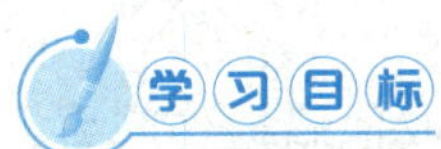

知识要求

1. 掌握眩晕的辨证要点、常见辨证分型及治疗。
2. 熟悉眩晕的常见病因病机、诊断与鉴别诊断。
3. 了解眩晕的历史源流、转归预后与预防调护方法。

技能要求

1. 能够对眩晕进行正确的诊断鉴别并具备辨证论治的能力。

2. 运用已有知识应答中医执业助理医师资格考试要点。

考点：眩晕的定义

眩晕是指由多种因素导致风、火、痰、瘀上扰清窍或清窍失养，临床以头晕，眼花或眼前发黑，甚或感觉自身或外界景物旋转为特征的病证。轻者闭目即止；重者如坐车船，旋转不定，不能站立，或伴有恶心、呕吐、汗出，甚则晕倒等症状。

《黄帝内经》中最早记载了眩晕的病名，称之为“眩冒”，并认为其属肝所主，与髓海不足、血虚、邪中等多种因素有关。汉代张仲景《金匮要略·痰饮咳嗽病脉证并治》认为，痰饮是眩晕的重要致病因素之一。金元时期，《素问玄机原病式》主张眩晕的病机应从风火立论。《丹溪心法·头眩》中则强调“无痰则不作眩”，提出了痰水致眩学说。明清时期，《景岳全书》强调“无虚不能作眩”。《医学正传》指出眩晕的发病有痰湿及真水亏久之分，治疗眩晕亦当分别针对不同体质及证候辨证治之，并认识到眩晕与中风之间有一定的内在联系。

西医学中的梅尼埃病、高血压病、低血压、脑动脉硬化、椎－基底动脉供血不足、贫血、神经衰弱等，以眩晕为主症者，均可参照本病辨治。

【病因病机】

考点：病因、病位、基本病机

眩晕主要因情志、饮食、体虚年高、跌仆外伤导致风、火、痰、瘀上扰清窍或清窍失养所致。

1. 常见病因

（1）情志不遂：忧郁恼怒太过，肝失疏泄，肝气郁结，气郁化火，肝火上扰清窍；或肝火耗伤肝阴，阴不制阳，风阳升动，上扰头目以致眩晕。

（2）年高肾亏：年高肾精亏虚，或体虚多病，或房劳过度，阴精亏虚，均可导致髓海空虚，无以充盈于脑而发眩晕。

（3）饮食不节：饮食不节，嗜酒肥甘，损伤脾胃，健运失司，水湿内停，积聚生痰，痰阻中焦，清阳不升，头窍失养，或痰蒙清窍导致眩晕。

（4）跌仆损伤，瘀血内阻：跌仆坠损，头脑外伤，瘀血停留，阻滞经脉，气血不能上荣于头目，眩晕时作。

（5）病后体虚：久病之后，耗伤气血；或失血之后，虚而不复；或他病损伤脾胃，脾胃虚弱，运化失职，气血生化乏源等，致气血两虚。气虚清阳不升，血虚清窍失养，均可发生眩晕。

2. 病机概要

（1）基本病机：虚证为气血不足，或髓海亏虚，清窍失养；实证为风、火、痰、瘀扰乱清空。

（2）病位：在脑（清窍），病变脏腑与肝、脾、肾相关。

（3）病理性质：眩晕的病性，虚者居多。脾胃虚弱，气虚血亏；肝肾阴虚，清窍失养；肾精亏虚，髓海不足所致者为虚证。因痰浊上蒙（或痰蒙清窍）、瘀血阻络、肝阳上亢所致者为实。

（4）病理因素：风、火、痰、瘀、虚是眩晕的常见病理因素。 考点：病理因素

（5）病机转化：在其病变过程中，各个证候之间相互兼夹或转化。如脾胃虚弱，气血亏虚而生眩晕，而脾虚又可聚湿生痰，二者相互影响，临床上可以表现为气血亏虚兼有痰湿中阻的证候；痰湿中阻，郁久化热，形成痰火为患，甚至火盛伤阴，形成阴亏于下，痰火上蒙的复杂局面；肾精不足，本属阴虚，若阴损及阳，或精不化气，可以转为肾阳不足或阴阳两虚之证；风阳每夹有痰火，肾虚可以导致肝旺，久病入络形成瘀血，故临床常形成虚实夹杂之证候。若中年以上，阴虚阳亢，风阳上扰，往往有中风晕厥的可能。

【诊断与鉴别诊断】

（一）诊断依据

1. 临床表现

（1）主症：头晕目眩，视物旋转，轻者闭目即止，重者如坐车船，甚则仆倒。

（2）次症：严重者可伴有头痛、项强、恶心呕吐、眼球震颤、耳鸣耳聋、汗出、面色苍白等表现。

2. 病史

（1）病史特征：慢性起病，逐渐加重，或反复发作。老年患者多有脑系与心系病史，有的发作前有发热、外伤、用药、虚劳、精神紧张、压抑或过于激动等病史。

（2）诱发因素：多有情志不遂、年高体虚、饮食不节、跌仆损伤等原因。

3. 相关检查

（1）血液检查及骨髓象检查有助于诊断贫血。

（2）测血压，做心电图、超声心动图，检查眼底、肾功能，有助于明确诊断高血压病及高血压危象和低血压。

（3）做颈椎 X 线片、CT 及 MRI 有助于诊断椎－基底动脉供血不足、颈椎病、脑卒中。

（4）检查电测听、脑干诱发电位，有助于诊断梅尼埃病。

（二）病证鉴别

1. 眩晕与厥证　厥证以突然昏仆、不省人事、四肢厥冷为特征，神志可在短时间内

恢复，严重者可一蹶不复而死亡。眩晕严重者也有欲仆或晕眩仆倒的表现，但眩晕患者无昏迷、不省人事的表现。

2. 眩晕与中风 眩晕重症与中风均有猝然昏仆之症。不同点是中风苏醒后常有口舌歪斜、半身不遂、失语，或不经昏仆，仅以喎僻不遂为特征；眩晕无半身不遂及不省人事、口舌歪斜等症。

【辨证施治】

1. 辨证要点

（1）辨脏腑：肝阳上亢者兼见头胀痛、面色潮红、急躁易怒、口苦脉弦等症；脾胃虚弱，气血不足者兼有纳呆、乏力、面色㿠白或萎黄等症；脾失健运，痰湿中阻者兼见纳呆呕恶、头重、苔腻等症；肾精不足者多兼有腰膝酸软、耳鸣如蝉等症。

（2）辨标本虚实：凡病程较长，反复发作，遇劳即发，有肝肾阴虚、气血不足之症者多为本虚；凡病程短，或突然发作，眩晕重，有风、火、痰、瘀表现者多为标实。

2. 治疗原则 补虚泻实，调整阴阳。虚证当滋养肝肾、补益气血、填精生髓；实证当平肝潜阳、清肝泻火、化痰行瘀。

3. 分证论治

考点：各证型的证候、基本病机、治法、方药

（1）肝阳上亢证

证候　眩晕，耳鸣，头痛且胀，遇烦劳郁怒而加重，颜面潮红，急躁易怒，失眠多梦，甚则仆倒，肢麻震颤，口苦，舌红苔黄，脉弦或数。

审证求机　本证的辨证要点为眩晕、头痛且胀、面红目赤、急躁易怒、舌红、脉弦细数；基本病机为肝阳上亢，上扰清窍。

治法　平肝潜阳，滋养肝肾。

代表方　天麻钩藤饮加减。

临床运用　①若肝火上炎，口苦目赤、烦躁易怒者，酌加龙胆草、牡丹皮、夏枯草；②若肝肾阴虚较甚，目涩耳鸣、腰膝酸软、舌红少苔、脉弦细数者，可酌加枸杞子、制何首乌、生地黄、麦冬、玄参；③若见目赤便秘，可选加大黄、芒硝或当归龙荟丸以通腑泄热；④若眩晕剧烈，兼见手足麻木或震颤者，加羚羊角、石决明、生龙骨、生牡蛎、全蝎、蜈蚣。

（2）气血亏虚证

证候　眩晕，动则加剧，劳累即发，心悸少寐，面色㿠白或萎黄，唇甲不华，发色不泽，神疲乏力，倦怠懒言，纳少腹胀，舌淡苔薄白，脉细弱。

审证求机　本证的辨证要点为眩晕，动则加剧，遇劳则发及气血亏虚的表现；基本病机为气血亏虚，清阳不展，脑失所养。

治法　补益气血，调养心脾。

代表方　归脾汤加减。

临床运用　①中气不足，清阳不升，兼见气短乏力、纳少神疲、便溏下坠、脉象无力者，可合用补中益气汤；②若自汗时出、易于感冒，当重用黄芪，加防风、浮小麦；③若脾虚湿盛，腹泻或便溏、腹胀纳呆、舌淡舌胖、边有齿痕，可酌加薏苡仁、炒扁豆、泽泻等，当归宜炒用；④若兼见形寒肢冷、腹中隐痛、脉沉者，可酌加桂枝、干姜；⑤若血虚较甚，面色㿠白、唇舌色淡者，可加阿胶、当归、鸡血藤；⑥兼见心悸怔忡、少寐健忘者，可加柏子仁、合欢皮，夜交藤。

（3）肾精不足证　　考点：肾阴、阳亏虚的证治区别

证候　眩晕日久不愈，精神萎靡，不耐劳累，腰膝酸软，耳鸣齿摇，或遗精，滑泄，或颧红咽干，五心烦热，舌红少苔，脉细数；或面色㿠白，形寒肢冷，苔白，脉弱尺甚。

审证求机　本证的辨证要点为头晕目眩、耳鸣健忘及肾虚表现；基本病机为肾精不足，髓海空虚，脑失所养。

治法　滋养肝肾，益精填髓。

代表方　左归丸加减。

临床运用　①若阴虚火旺，症见五心烦热、潮热颧红、舌红少苔、脉细数者，可加鳖甲、知母、黄柏、青蒿、地骨皮；②若肾失封藏固摄，遗精滑泄者，可酌加芡实、金樱子、桑螵蛸；③若兼失眠、多梦、健忘诸症，加阿胶、鸡子黄、酸枣仁、柏子仁；④若阴损及阳，肾阳虚明显，表现为四肢不温、形寒怕冷、精神萎靡、舌淡脉沉者，或予右归丸，或酌配巴戟天、淫羊藿、肉桂；⑤若兼见下肢浮肿、尿少等症，可加桂枝、茯苓、泽泻；⑥若兼见便溏、腹胀少食，可加白术、茯苓。

（4）痰浊上蒙证

证候　眩晕，头重昏蒙，或伴视物旋转，胸闷恶心，呕吐痰涎，食少，嗜卧，多寐，舌苔白腻，脉濡滑。

审证求机　本证的辨证要点为视物旋转、头重如蒙及痰浊困阻脾胃的表现；基本病机为痰浊上蒙，上蒙清窍，清阳不升。

治法　燥湿化痰，健脾和胃。

代表方　半夏白术天麻汤加减。

临床运用　①若眩晕较甚、呕吐频作、视物旋转，可酌加代赭石、竹茹、生姜、旋覆花；②若脘闷纳呆，加砂仁、白蔻仁；③若兼见耳鸣重听，可酌加郁金、石菖蒲、远志；④若痰郁化火，头痛头胀、心烦口苦、渴不欲饮、舌红苔黄腻、脉弦滑者，宜用黄连温胆汤清化痰热。

（5）瘀血阻窍证

证候　眩晕时作，头痛如刺，耳鸣耳聋，兼见健忘失眠，心悸，面唇紫暗，或面色黧黑，或肌肤甲错，舌暗有瘀斑或瘀点，脉涩或结代。

审证求机　本证的辨证要点为眩晕时作，头痛如刺及瘀血征象；基本病机为瘀血阻窍，气血不畅，脑失所养。

治法　祛瘀生新，活血通窍。

代表方　通窍活血汤加减。

临床运用　①若兼见神疲乏力、少气自汗等症，加入黄芪、党参；②若兼畏寒肢冷、感寒加重，可加制附子、桂枝。

4. 其他疗法

（1）针灸疗法：眩晕属肝阳上亢证：取百会、风池、肝俞、肾俞、三阴交、太溪、行间等穴；痰浊上蒙证：取脾俞、中脘、章门、内关、丰隆、解溪等穴。用毫针，行泻法。气血亏虚证：取膈俞、脾俞、中脘、气海、内关、足三里、三阴交等穴；肾精不足证：取命门、肾俞、志室、气海、关元、足三里等穴。用毫针，行补法，并配合灸法。

（2）推拿疗法：对于颈椎病引起的眩晕，可适当配合手法治疗，以缓解颈椎病的症状。还应嘱患者注意锻炼颈肩部肌肉，避免突然、剧烈地改变头部体位。避免高空作业。

【预防与调护】

1. 饮食调摄　饮食有节，防止暴饮暴食、过食肥甘醇酒及过咸伤肾之品，尽量戒烟戒酒。

2. 精神调摄　坚持适当的体育锻炼，增强体质；保持心情舒畅，情绪稳定，防止七情内伤；注意劳逸结合，避免体力和脑力的过度劳累。

3. 调护禁忌　预防眩晕的发生，应避免和消除能导致眩晕发生的各种内、外致病因素。避免突然、剧烈的体位改变和头颈部运动，以防眩晕症状加重，或发生昏仆。有眩晕史的患者，当避免剧烈体力活动，避免高空作业。

【结语】

眩晕是以目眩、头晕为主要特征的一类病证。其病因有饮食不节、情志不遂、年高体虚、跌仆损伤等。病位在脑（清窍），与肝、脾、肾三脏有关。病理因素有风、火、痰、瘀、虚。肝阳、痰浊、瘀血上犯清窍，或脑髓空虚，清窍失养为其基本病机。眩晕多为虚证或本虚标实之证，一般急者多偏实，可选用息风潜阳、清火化痰、活血化瘀等法以治其标为主；缓者多偏虚，当用补养气血、益肾、养肝、健脾等法以治其本为主。

附：实践技能、医学综合相关考点模拟题

一、《中医内科学》中医执业助理医师资格考试实践技能相关考点模拟题

第一站　病案分析（总分40分。中医内科病案分值占20分）

张某，男，55岁，已婚，教师。2018年3月28日初诊。患者眩晕日久不愈，神差，易疲乏，腰膝酸软，头晕耳鸣，性欲淡漠，早泄，无口干苦，无手足心热，无潮热、盗汗，无畏寒肢冷，舌红少苔，脉细数。

中医疾病诊断（4分）：眩晕。

中医证候诊断（4分）：肾精不足证。

辨病辨证依据（5分）

1. 辨病　患者以眩晕为主症，故诊断为眩晕。

2 辨证　神差，易疲乏，腰膝酸软，头晕耳鸣，性欲淡漠，早泄，均为肾虚之象，无口干苦，无手足心热，无潮热、盗汗，无畏寒肢冷，提示肾阴虚、阳虚倾向不明显，故以肾精不足概之。辨证为肾精不足证。

3. 病因病机分析　肾精不足，髓海空虚，脑失所养，故发本病。

病证鉴别（中医执业助理医师考生不考）：略。

治法（2分）：滋养肝肾，益精填髓。

代表方（2分）：左归丸加减。

药物组成、剂量及煎服法（3分）：

熟地黄15g　山茱萸12g　淮山药18g　枸　杞18g　龟　甲30g（先煎）
鹿角霜15g　菟丝子12g　怀牛膝15g　川　芎12g　葛　根15g
鸡内金15g

煎服法：三剂，水煎服，日一剂，早晚分服。

第二站　中医临证（含中医技术操作、病史采集、中医临床答辩三部分。分值共35分，20分钟）

眩晕病史采集举例（现场口述）（10分）

根据试题提供的“患者主诉”，回答如何询问现病史及相关病史。

患者，男性，62岁。眩晕伴烦躁易怒2天。

（一）现病史

1. 根据主诉及相关的鉴别诊断问诊

（1）发病的病因和诱因：有无情志刺激，有无外感受凉，有无平时嗜食辛辣刺激、肥甘厚味等。

（2）针对主症（眩晕伴烦躁易怒）询问：眩晕的发生时间、持续时间；眩晕的程

度；烦躁易怒的原因、程度，与眩晕的关系。

（3）相关鉴别诊断的问诊：有无头痛、呕吐，有无恶寒发热，有无心悸、短气、乏力，有无痰多胸闷，有无腰酸腿软、耳鸣，有无手足心热，有无特别怕冷等。

2. 诊疗经过

（1）是否到医院就诊，做过哪些检查，如血压、颈椎 CT、头颅 CT、血生化等，结果如何。

（2）用过何种药物，做过何种治疗，疗效如何。

3. 发病以来一般情况问诊，如精神、饮食、睡眠情况等。

（二）相关病史

1. 与该病有关的其他病史。既往有无类似发作史、手术史、外伤史，有无高血压、高血脂、糖尿病、脑卒中、颈椎病、贫血等病史，有无烟酒嗜好，有无“三高”家族史、婚育史等

2. 有无药物、食物过敏史。

要求：问诊顺序合理，条理清晰，体现中医临床思维。

第三站　西医临床（含体格检查、西医操作、西医临床答辩三部分。分值占 25 分，20 分钟。本教材略。）

二、《中医内科学》中医执业助理医师资格考试医学综合考试模拟题

（一）A1 型题

1. 眩晕耳鸣，心烦易怒，心悸少寐，腰酸遗精，月经不调，舌质红，脉弦细数。治用左归丸。证属（　　）

A. 阴虚火旺型眩晕　　B. 阴虚火旺型心悸

C. 阴虚火旺型郁证　　D. 肝火上亢型眩晕

E. 肾精不足型眩晕

2. 下列眩晕分型论治中，证候与方药不适宜的是（　　）

A. 肝阳上亢；天麻钩藤饮　　B. 气血两虚；归脾汤

C. 肾精亏耗；左归丸，右归丸　　D. 痰浊上蒙；二陈汤

E. 瘀血阻络；通窍活血汤

（二）A2 型题

1. 患者头胀而眩晕，因烦劳或恼怒而加剧，兼见偏头痛，烦急易怒，面红目赤，口苦恶心，少寐多梦，耳鸣如潮，舌质红，苔黄糙，脉弦。治宜（　　）

A. 平肝潜阳，补脾益肾；六味地黄汤

B. 祛湿化痰，理脾定眩；半夏白术天麻汤

C. 平肝潜阳，清火息风；天麻钩藤饮

D. 祛瘀通络，活血通窍；通窍活血汤

E. 补心肝血，益心肺气；八珍汤

2. 患者眩晕，头重昏蒙，或伴视物旋转，胸闷恶心，呕吐痰涎，食少多寐，舌苔白腻，脉濡滑。治宜（　　）

A. 天麻钩藤饮　　B. 黄连温胆汤　　C. 藿香正气散

D. 半夏厚朴汤　　E. 半夏白术天麻汤

（三）A3 型题

黄某，男，40 岁。1 年前头部外伤后常自觉头晕头痛，健忘失眠，耳鸣，精神不振，面唇紫暗，舌暗红，脉弦涩。

1. 该患者的病机为（　　）

A. 痰浊　　B. 血瘀　　C. 肝阳上亢

D. 气血亏虚　　E. 肾精亏损

2. 其治法是（　　）

A. 活血通窍　　B. 健脾化痰　　C. 补益气血

D. 补肾填精　　E. 平肝潜阳

3. 其治疗首选方是（　　）

A. 血府逐瘀汤　　B. 身痛逐瘀汤　　C. 桃红四物汤

D. 补阳还五汤　　E. 通窍活血汤

4. 可建议患者服用以下花茶（　　）

A. 红花　　B. 百合花　　C. 绿萼梅

D. 菊花　　E. 款冬花

（四）B 型题

A. 眩晕头重如蒙　　B. 眩晕动则加剧　　C. 眩晕耳鸣，头痛且胀

D. 眩晕且精神萎靡　　E. 眩晕头痛

1. 痰浊上蒙型眩晕的特点为（　　）

2. 肾精不足型眩晕的特点（　　）

【参考答案】

A1 型题：1.E　2.D

A2 型题：1.C　2.E

A3 型题：1.B　2.A　3.E　4.A

B 型题：1.A　2.D

项目三 中 风

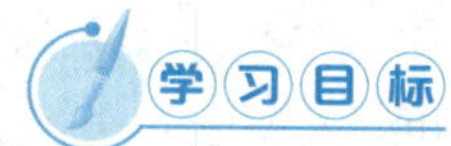

知识要求

1. 掌握中风各证型的辨证要点、治法、代表方剂。
2. 熟悉中风的定义、病因病机及诊断。
3. 了解中风的历史源流、鉴别诊断、其他疗法及预防调护。

技能要求

1. 能够对中风恢复期进行辨证论治。
2. 运用已有知识应答中医执业助理医师资格考试要点。

考点：中风的定义

中风是指因内伤积损，复因劳欲、饮食、情志或外邪等因素，导致阴阳失调，气血逆乱，上冲犯脑所引起的以猝然昏仆、不省人事、半身不遂、口眼㖞斜、语言不利为主症的病证。病轻者可无昏仆而仅见半身不遂、口眼㖞斜等症状。因发生突然，起病急骤，有晕仆、抽搐，与风“善行而数变”的特征相似，故古代医家取类比象而名之为“中风”；又因其发病突然，亦称之为“卒中”。本病与《伤寒论》中的中风概念不同，不可混淆。

中风之病，《黄帝内经》称为“大厥”“仆击”“偏枯”“风痱”，并认为其发病与体质、饮食、精神刺激等有关。其病位在脑。东汉张仲景《金匮要略·中风历节病脉证并治》首列“中风”病名，提出了“内虚邪中”论，指出中风的病因是“络脉空虚，风邪入中”，并以邪中深浅、病情轻重而分为中络中经、中腑中脏，治疗上主要以疏风散邪、扶助正气为法。

中风学说的形成与发展，大体分为两个阶段。唐宋以前，以“外风”学说为主，多从“内虚邪中”立论；治疗上，主要以疏风散邪、扶助正气为法。唐宋以后，特别是金元时期，对“中风”的病因提出了新见解，倡导“内风”立论，可谓中风病病因学说上的一大转折。火热论者刘河间主张“心火暴甚”；李东垣强调“正气自虚”；朱丹溪提出“湿痰生热”；王履从病因学的角度把中风分为“真中”“类中”。明代张介宾力主“非风”论，认为“内伤积损”是中风的病机实质；李中梓明确将本病中脏腑分为闭、脱二证。清代叶天士明确以“内风”立论，阐明了“精血衰耗，水不涵木，肝阳偏亢，内风时起”的发病机理，并提出滋液息风、补阴潜阳，及开闭、固脱等治法；王清任提出“气虚血瘀”之论，立补阳还五汤治疗偏瘫。近代医家张伯龙、张山雷、张锡纯等论述中风的发病机理主要在于肝阳化风，气血并逆，直冲犯脑。至此，对中风的病因病机和治法渐趋深化。

根据中风的临床表现特征，西医学中的急性脑血管疾病与之相近，包括缺血性中风和出血性中风，如短暂性脑缺血发作、局限性脑梗死、原发性脑出血和蛛网膜下腔出血等。

【病因病机】

考点：病因、病位、基本病机

中风的病因以内伤积损为主，发病与劳逸失度、情志不遂、饮酒饱食等相关，基本病机为阴阳失调，气血逆乱，上冲犯脑。

1. 常见病因

（1）内伤积损：年老体衰，精血亏虚，肝肾阴虚，则阴不制阳；或素体阴亏血虚，阴虚不能制阳，均可致阳亢火旺，复因将息失宜，加重阴虚阳亢，亢阳化风，风火或风阳上扰，或夹痰湿，气血上逆，直冲犯脑，上蒙神窍，突发本病。或久病气血亏损，元气不足，脑脉失养，气虚血运无力，脑络瘀滞不通，发为本病。

（2）情志过极：五志过极，心火暴甚，可引动内风而发卒中，其中以郁怒伤肝为多。平素忧郁恼怒，情志不畅，肝气不舒，气郁化火，肝阳暴亢，引动心火，气血上冲于脑，神窍闭阻，遂致猝倒无知。或长期烦劳过度，精神紧张，虚火内燔，阴精暗耗，日久导致肝肾阴虚，阳亢风动。素体阳盛，心肝火旺之青壮年，亦有遇怫郁而阳亢化风，以致突然发病者。

（3）饮食不节：嗜食肥甘厚味、辛辣炙煿之物，或饮酒过度，脾伤不运，聚湿生痰，痰湿生热，热极生风，终致风火痰热内盛，窜犯络脉，上阻清窍而发病。

（4）劳欲过度：烦劳过度，耗气伤阴，易使阳气暴涨，引动风阳上旋，气血上逆，壅阻清窍；纵欲过度，引动心火，耗伤肾水，水不制火，则阳亢风动导致中风。

（5）气虚邪中：气血不足，脉络空虚，尤其在气候突变之际，风邪乘虚入中，气血痹阻；或痰湿素盛，形盛气衰，外风引动内风，风痰闭阻经络，引发㖞僻不遂。

2. 病机概要

（1）基本病机：脏腑阴阳失调，气血逆乱，上冲犯脑。轻者中经络，重者入脏腑。若肝风夹痰，横窜经络，血脉瘀阻，气血不能濡养机体，则见中经络之证，表现为半身不遂，口眼㖞斜，不伴神志障碍；若风阳痰火蒙蔽神窍，气血逆乱，上冲于脑则见中脏腑重证，络损血溢，瘀阻脑络，而致猝然昏倒，不省人事。

（2）病位：在脑，与心、肝、脾、肾密切相关。

（3）病理性质：多属于本虚标实之证。肝肾阴虚，气血衰少为致病之本，风、火、痰、气、瘀为发病之标。

（4）病理因素：主要为风、火、痰、气、瘀、虚。 考点：病理因素

（5）病机转化：中风的病机转化，取决于病理因素如内风、邪热、痰浊、瘀血等病邪与人体正气相争及其消长变化，主要体现在中经络与中脏腑之间的相互转化上。初起中经络者，正气虚而不甚，邪虽盛而病位浅，病情尚轻。经过辨证救治，邪去正复，则

半身不遂等症亦可痊愈，或好转进入恢复期或后遗症期。若平素体弱，正气虚衰，或邪气过盛，气血逆乱，直冲犯脑，则神昏转为中脏腑，病情加重。初起即现中脏腑者，或由中经络转化而来，邪气炽盛，正气虚衰，病位较深，病情危重，若治之得法，仍有可能正气渐复，邪气渐衰，窍闭自开，而转入中经络，进入恢复期或后遗症期；若治之不效，邪气愈盛，正气愈衰，终至正不胜邪，邪闭正脱，阴阳离决而死亡。

恢复期邪虽衰，但正已伤，正虚邪实，虚实夹杂，故需长期治疗，才能使邪去正复，而获痊愈；或邪祛而正难复，进入后遗症期。恢复期或后遗症期，由于脏腑功能失调未完全恢复，极易复中，复中次数越多，病机越复杂，治疗越难。

【诊断与鉴别诊断】

（一）诊断依据

1. 临床表现

（1）主症：具有突然昏仆、不省人事、半身不遂、偏身麻木、口眼㖞斜、言语謇涩等特定的临床表现。

（2）发病先兆：轻症仅见发病之前多有头晕、头痛、肢体一侧麻木等先兆症状。

（3）次症：头痛、呕吐、烦躁、抽搐、痰多、呃逆、二便失禁或不通。

2. 病史

（1）病史特征：发病年龄多在40岁以上。常有眩晕、头痛、心悸等病史。

（2）诱发因素：常因恼怒、劳累、酗酒、寒冷等因素而诱发。

3. 相关检查

（1）头颅CT或MRI检查：可显示梗死区。①头颅CT可以了解缺血性中风病灶的有无及其部位、大小、单发和多发等。缺血性中风后脑组织水肿和坏死，CT图像上呈低密度影。②出血性中风在起病后1周，CT能正确诊断大脑内直径为1cm或更大的血肿，对于脑干内小的血肿或血块已变为和脑组织等密度时，MRI的诊断比CT可靠。

（2）脑血管造影检查：有MRA、CTA、DSA。MRA与CTA是一种无创方法，CTA比MRA分辨率高，但需用含碘造影剂。DSA准确性最高，仍是当前血管病变检查的金标准，但主要缺点是有创性和有一定风险。DWI在临床上主要用于超早期脑缺血的诊断，能更早地发现梗死区的信号异常。

（3）脑脊液、眼底检查：①短暂性脑缺血发作检查无明显异常；②局限性脑梗死，患者脑脊液压力不高，常见在正常范围，蛋白质含量增高。

（二）病证鉴别

1. 中风与口僻 口僻俗称吊线风，主要症状是口眼㖞斜，但常伴耳后疼痛、口角流涎、言语不清，而无半身不遂或神志障碍等表现，多因正气不足，风邪入脉络，气血痹阻所致，不同年龄均可罹患。

2. 中风与厥证　两者均有突然昏仆、不省人事。但厥证神昏时间短暂，且常伴四肢逆冷，多可自行苏醒，醒后无半身不遂、口眼㖞斜、语言不利之症。

3. 中风与痉证　两者均可表现为神昏、四肢抽搐。但痉证无半身不遂及口眼㖞斜等症，其神昏出现在抽搐之后，且抽搐时间长；中风起病即有神昏，而后出现抽搐，抽搐时间短。

4. 中风与痿证　其鉴别见表4–3。

表4–3　中风与痿证的鉴别

项目	中风	痿证
病势	急骤	缓慢
肢体	以偏瘫不遂为主	以双下肢或四肢肌肉萎软无力或瘫痪为多见
神昏	中脏腑者有	无

5. 中风与痫证　其鉴别见表4–4。

表4–4　中风与痫证的鉴别

项目	中风	痫证
主症	仆地无声，一般无四肢抽搐及口吐涎沫	阵发性神志异常的疾病，猝发仆地时常口中作声，如猪羊啼叫，四肢频抽而口吐白沫
神昏	神昏症状严重，持续时间长，难以自行苏醒，且多伴半身不遂、口眼㖞斜	多为时短暂，移时可自行苏醒，醒后一如常人

【辨证施治】

考点：中经络与中脏腑、闭证与脱证、阴闭与阳闭的区分

（一）辨证要点

1. 辨中经络与中脏腑　中经络与中脏腑的根本区别在于患者是否有神昏。中经络一般无神昏，不经昏仆而猝然发生半身不遂、口眼㖞斜、语言不利。病位浅，病情轻。中脏腑则为突然昏仆、不省人事或神志昏迷、迷蒙，而伴半身不遂、口眼㖞斜、舌强语謇等。病位深，病情重。

2. 辨闭证与脱证　闭证属实，症见神志昏迷、牙关紧闭、口噤难开、两手握固、肢体强痉，多因邪气内闭清窍所致；脱证属虚，症见神志昏愦无知、目合口开、四肢松懈瘫软、手撒肢冷、汗多、二便自遗、鼻息低微，为五脏真阳散脱，阴阳即将离决之候。

3. 闭证当辨阳闭与阴闭　阳闭（瘀热痰火）症见：身热面赤，气粗鼻鼾，痰声如拽锯，便秘溲黄，舌苔黄腻，舌绛干，甚则舌体卷缩，脉弦滑而数。阴闭（寒湿痰浊）症见：面白唇紫，痰涎壅盛，四肢不温，舌苔白腻，脉沉滑。

4. 辨病期 根据病程长短，分为三期。急性期为发病后 2 周以内，中脏腑可至 1 个月；恢复期指发病 2 周后或 1 个月至半年内；后遗症期指发病半年以上。

5. 辨预后 结合辨病，脑出血急性期，绝大多数表现为中脏的风阳痰火闭证，或中腑之腑实瘀热证，有的可表现为脱象。中经络的重证，多为脑梗死、脑血管痉挛。如见风阳痰火证，虽然神志清楚，仍应防其病情恶化，临证时须严密观察。

（二）治疗原则

考点：治疗原则

中风急性期以标实为主、为急，故治则为急则治标（即以祛邪为主）。中经络者以平肝息风、化痰祛瘀通络为主；中脏腑闭证，治当息风清火、豁痰开窍、通腑泄热；脱证治以救阴回阳固脱为要。

恢复期及后遗症期，多虚实夹杂，故治则当为扶正祛邪、标本兼顾。法当平肝息风、化痰、祛瘀与滋养肝肾、益气养血并用。

（三）应急措施

中脏腑属痰热内闭清窍者，用清开灵注射液 40 ～ 80mL 加入 5% 葡萄糖注射液 250mL 中静脉滴注，每日 1 ～ 2 次；或用安宫牛黄丸（至宝丹）1 丸研碎化水，滴入患者舌上，直至其苏醒。中脏腑属痰湿蒙塞清窍者，以苏合香丸 1 ～ 2 丸鼻饲，每 6 ～ 8 小时 1 次。中脏腑属元气败脱，用参麦注射液 40mL 加入 5% 葡萄糖注射液 250mL 中静脉滴注。闭证可刺人中、太冲、丰隆或十二井穴放血。脱证可灸关元、气海、神阙 20 分钟。

（四）分证论治

1. 急性期

考点：各证型的证候、基本病机、治法、方药

中经络

（1）风痰瘀阻证

证候　头晕头痛，手足麻木，突然发生口眼㖞斜，语言不利，口角流涎，舌强语謇；甚则半身不遂，或兼见恶寒，发热，手足拘挛，关节酸痛，舌苔薄白，脉浮滑。

审证求机　本证的辨证要点为突然口眼㖞斜、语言不利，甚则半身不遂；基本病机为脉络空虚，风痰乘虚入中，气血闭阻。

治法　祛风化痰，活血通络。

代表方　半夏白术天麻汤合桃仁红花煎加减。

临床运用　①便秘者，加大黄、黄芩、栀子，或合星蒌承气汤加减；②烦躁不安，失眠，口干者，加生地黄、沙参、夜交藤；③若痰涎壅盛，口㖞不语，半身不遂，用真方白丸子加减。

（2）风阳上扰证

证候　突然发生口眼㖞斜，舌强语謇，手足麻木，甚则半身不遂；平素头晕头痛，耳鸣目眩，面红目赤，急躁易怒；舌质红苔黄，脉弦。

审证求机　本证的辨证要点为眩晕头痛、半身不遂、舌红苔黄、脉弦；基本病机为肝火偏旺，阳亢化风，横窜络脉。

治法　平肝潜阳，清肝泻火。

代表方　天麻钩藤饮加减。

临床运用　①夹有痰浊，胸闷、恶心、苔腻，加胆南星、郁金；②头痛较重，本证为肝经实火、气血壅滞之证，故去原方之杜仲、桑寄生等，加羚羊角、夏枯草、龙胆草以增清肝泻火之力；③眩晕头痛甚者，加桑叶、菊花清热息风。

（3）阴虚风动证

证候　突然发生口眼㖞斜，言语不利，手指瞤动，甚或半身不遂；平素头晕耳鸣，腰膝酸软；舌质红，苔少，脉弦细数。

审证求机　本证的辨证要点为腰膝酸软、口眼㖞斜、手指瞤动、舌红苔少、脉弦细数；基本病机为肝肾阴虚，风阳内动，风痰瘀阻经络。

治法　滋阴潜阳，镇肝息风。

代表方　镇肝熄风汤加减。

临床运用　①痰热较重，苔黄腻、泛恶，加胆星、竹沥、川贝母；②心中烦热，加栀子、黄芩。

考点：醒神开窍的中成药

中脏腑

（1）闭证：突然昏仆，不省人事，牙关紧闭，口噤不开，两手握固，大小便闭，肢体强痉。

1）阳闭证

证候　突然昏仆，不省人事，牙关紧闭，口噤不开，两手握固，大小便闭，肢体强痉，面赤身热，气粗口臭，躁扰不宁，苔黄腻，脉弦滑有力。

审证求机　本证的辨证要点为闭证兼见面赤身热、气粗口臭、躁扰不宁、苔黄腻、脉弦滑而数；基本病机为肝阳暴涨，阳亢风动，痰火壅盛，气血上逆，神窍闭阻。

治法　清肝息风，豁痰开窍。

代表方　羚羊钩藤汤合安宫牛黄丸加减。首当用安宫牛黄丸灌服或鼻饲以辛凉醒神、清心开窍醒神；再用羚羊钩藤汤加减以平肝息风、清热化痰。

临床运用　①若痰热阻于气道，喉间痰鸣辘辘，可服竹沥水、猴枣散；②有肝火旺盛，面红目赤、脉弦劲有力，宜酌加龙胆草、夏枯草、栀子、代赭石、磁石；③腑实热结，腹胀便秘、苔黄厚，宜加生大黄、玄明粉、枳实；④痰热伤津，舌质干红、苔黄糙者，宜加沙参、麦冬、石斛、生地黄。

2）阴闭证

证候　突然昏仆，不省人事，牙关紧闭，口噤不开，两手握固，大小便闭，肢体强痉，面白唇暗，静卧不烦，四肢不温，痰涎壅盛，苔白腻，脉沉滑缓。

审证求机　本证的辨证要点为闭证表现兼见面白唇暗、静卧不烦、四肢不温、痰涎壅盛、苔白腻、脉沉滑缓；基本病机为痰浊偏盛，上壅清窍，内蒙心神，神机闭塞。

治法　温阳化痰，醒神开窍。

代表方　涤痰汤合苏合香丸加减。急用苏合香丸灌服或鼻饲以辛温开窍醒神，继以涤痰汤煎服以化痰开窍。

临床运用　①兼有动风者，加天麻、钩藤；②有化热之象者，加黄芩、黄连；③见戴阳证者，属病情恶化，宜急进参附汤、白通加猪胆汁汤救治。

（2）脱证（阴竭阳亡证）

证候　突然昏仆，不省人事，目合口张，鼻鼾息微，手撒肢冷，汗多，大小便自遗，肢体软瘫，舌痿，脉细弱或微细欲绝。

审证求机　本证的辨证要点为突然昏仆、不省人事、目合口张、手撒遗尿、肢冷汗出；基本病机为正不胜邪，元气衰微，阴阳欲绝。

治法　回阳救阴，益气固脱。

代表方　参附汤合生脉散加味。

临床运用　①阴不敛阳，阳浮于外，津液不能内守，汗泄过多者，可加龙骨、牡蛎；②阴精耗伤，舌干、脉微者，加玉竹、黄精。

2. 恢复期和后遗症期

考点：重点掌握气虚络瘀证的证治、方药

（1）风痰瘀阻证

证候　口眼㖞斜，舌强语謇或失语，半身不遂，肢体麻木，苔滑腻，舌暗紫，脉弦滑。

审证求机　本证的辨证要点为口眼㖞斜、舌强语謇或失语；基本病机为风痰阻络，气血运行不利。

治法　搜风化痰，行瘀通络。

代表方　解语丹加减。

临床运用　①痰热偏盛者，加全瓜蒌、竹茹、川贝母；②兼有肝阳上亢，头晕头痛、面赤、苔黄舌红、脉弦劲有力，加钩藤、石决明、夏枯草；③咽干口燥，加天花粉、天冬。

（2）气虚络瘀证

证候　肢体偏枯不用，痿软无力，面色萎黄，气短乏力，口角流涎，自汗出，舌质淡紫或有瘀斑，苔薄白，脉细涩或细弱。

审证求机　本证的辨证要点为半身不遂、痿软无力；基本病机为气虚血瘀，脉阻络痹。

治法 益气活血。

代表方 补阳还五汤加减。

临床运用 ①血虚甚，加枸杞子、首乌藤；②肢冷，阳失温煦，加桂枝；③腰膝酸软，加续断、桑寄生、杜仲。

（3）肝肾亏虚证

证候 半身不遂，患肢僵硬，拘挛变形，舌强不语，或偏瘫，肢体肌肉萎缩，舌红脉细，或舌淡红，脉沉细。

审证求机 本证的辨证要点为半身不遂，患侧肢体僵硬、拘急变形，或软瘫而肌肉日渐萎缩伴阴虚征象；基本病机为肝肾亏虚，阴血不足，筋脉失养。

治法 滋养肝肾。

代表方 左归丸合地黄饮子加减。

临床运用 ①若腰酸腿软较甚，加杜仲、桑寄生、牛膝；②肾阳虚，加巴戟天、苁蓉、附子、肉桂；③夹有痰浊，加菖蒲、远志、茯苓。

（五）其他疗法

1. 针灸疗法 为中医治疗中风的重要疗法，可参考《针灸学》等教材。

2. 推拿疗法 为中风后遗症期的重要疗法，可参考《推拿学》等教材。

3. 外治法

（1）九藤饮加减：鸡血藤 15g，络石藤 10g，海风藤 10g，石楠藤 10g，三棱 10g，莪术 10g，防己 10g，透骨草 15g，桑枝 30g，草红花 10g。煎汤外洗患肢，每日 1 ～ 2 次。

（2）复元通络液：川乌 10g，当归 10g，川芎 10g，桑枝 30g。用水浸 30 分钟，煎煮 40 分钟，将患肢浸泡溶液中外洗，每日 1 ～ 2 次。

（3）手足挛缩外洗方：槐枝、柳枝、楮枝、茄枝、白艾各 50g，水煎，浸泡手足至腕踝以上，每次 10 ～ 20 分钟，每日 10 次。并应避风寒。

【预防与调护】

1. 生活调摄 中风的发生，多与饮食不节、劳逸过度、情志所伤等密切相关，故日常生活要有规律，要注意劳逸适度，加强锻炼，以使血脉流畅，可防止本病的发生。要经常保持心情舒畅、稳定，避免七情所伤。饮食宜少吃肥甘厚味，切忌酗酒，以免酿痰生热。

2. 疾病预防 要特别重视中风先兆症状的发现，早期诊断、早期治疗是预防中风发生的关键。

3. 病情观察 在中风急性期，应严密观察，精心护理。要求患者卧床休息，注意患者神志、眼神、气息、脉象的变化，并警惕抽搐、呃逆、呕血及虚脱等重症的发生。要注意保持呼吸道通畅，防止肺部感染。中风患者饮食以清淡为宜，切忌肥甘辛辣厚味。

4. 康复护理 恢复期要加强偏瘫肢体的被动活动，进行各种功能锻炼，并配合针灸、推拿、理疗、按摩等。偏瘫严重者，防止患肢受压而发生变形；语言不利者宜加强语言训练；长期卧床者，保护局部皮肤，防止发生褥疮。

【结语】

中风多见于中年以上患者，以发病突然昏倒、不省人事、口眼㖞斜、半身不遂，或仅有口歪、半身不遂，或语言不利为临床特征。其原始病因以内伤积损、情志不调、饮食不节为主。诱发因素主要为烦劳、恼怒、醉饱无常、气候变化等。病位在脑，涉及心、肝、肾、脾。病理基础为肝肾阴虚，病理因素为风、火、痰、气、瘀。病机主要为脏腑阴阳失调，气血逆乱，上冲于脑。轻者中经络，治疗一般宜平肝息风、化痰通络。重者中脏中腑。中腑宜通腑泄热。中脏又有闭脱之分，闭证邪势盛，多见痰火内闭，治宜息风清火、豁痰开窍；脱证正气虚，可致阴竭阳亡，治宜救阴回阳固脱。恢复阶段多为虚实兼夹，当扶正祛邪、标本兼顾，应配合针灸推拿治疗，使直接作用于经络，同时加强功能锻炼，促进恢复。

附：实践技能、医学综合相关考点模拟题

一、《中医内科学》中医执业助理医师资格考试实践技能相关考点模拟题

第一站 病案分析（总分 40 分。中医内科病案分值占 20 分）

李某，男，65 岁，退休。2003 年 1 月 28 日初诊。有饮酒、吸烟史 40 年。患者有高血压病史 10 年，服用珍菊降压片 1 片，每日两次，自诉血压控制良好。昨天下午回家突感视物不清，休息后无好转。第二天感症状加重，伴恶心欲呕，遂来就诊。患者神清，口眼㖞斜，舌强语謇，偏身乏力，手足麻木。平素头晕头痛，耳鸣目眩，面红目赤，急躁易怒。舌质红苔黄，脉弦。查体 BP 160/80 mmHg。视野右侧偏盲。头颅 CT：左枕叶低密度灶。

中医疾病诊断（4 分）：中风（中经络）。

中医证候诊断（4 分）：风阳上扰证。

辨病辨证依据（5 分）

1. 辨病 患者以口眼㖞斜，舌强语謇，偏身乏力，手足麻木为主症，故诊断为中风。

2. 辨证 素有高血压，头晕头痛，耳鸣目眩，面红目赤，急躁易怒。辨证为风阳上扰证。

3. 病因病机分析　因素食烟酒，患有高血压，肝阳上亢，阳亢化风，横窜络脉，而引发本病。

病证鉴别（中医执业助理医师考生不考）：略。

治法（2分）：平肝潜阳，息风通络。

代表方（2分）：天麻钩藤饮加减。

药物组成、剂量及煎服法（3分）：

天　麻 12g　　钩　藤 15g（后下）　杜　仲 12g　　黄　芩 12g　怀牛膝 18g
桑寄生 15g　　栀　子 9g　　石决明 30g（先煎）　地　龙 9g　　夜交藤 15g
益母草 15g　　威灵仙 12g　　丹　参 15g　　郁　金 15g　葛　根 15g
菊　花 12g　　甘　草 6g

煎服法：三剂，水煎服，日一剂，早晚分服。

第二站　中医临证（含中医技术操作、病史采集、中医临床答辩三部分。分值共35分，20分钟）

中风病史采集举例（现场口述）（10分）

根据试题提供的“患者主诉”，回答如何询问现病史及相关病史。

患者，男性，56岁。头晕反复发作3年，左侧肢体无力1天。

（一）现病史

1. 根据主诉及相关的鉴别诊断问诊

（1）发病的病因和诱因：有无情绪波动、外感受凉、嗜食肥甘厚味等。

（2）针对主症（头晕反复发作、左侧肢体无力）询问：头晕的原因、程度，与体位的关系等；肢体无力的发生、发展、程度等。

（3）相关鉴别诊断的问诊：有无头痛、呕吐、半身麻木、语言不利、心悸，有无角弓反张，有无晕厥，有无口吐涎沫、四肢抽搐等。

2. 诊疗经过

（1）是否到医院就诊，做过哪些检查，如血压、头颅CT、心电图、血生化等，结果如何。

（2）用过何种药物，做过何种治疗，疗效如何（好转，进展）。

3. 发病以来一般情况问诊，如精神、饮食、睡眠情况等。

（二）相关病史

1. 与该病有关的其他病史。既往有无类似发作史、手术史、外伤史，有无高血压、高血脂、糖尿病、脑卒中等病史，有无烟酒嗜好，有无“三高”家族史、婚育史等。

2. 个人史，药物、食物过敏史。

要求：问诊顺序合理，条理清晰，体现中医临床思维。

第三站　西医临床（含体格检查、西医操作、西医临床答辩三部分。分值占25分。20分钟。本教材略）

二、《中医内科学》中医执业助理医师资格考试医学综合考试模拟题

（一）A1 型题

1. 中风之中经络与中脏腑之分在于（　　）

A. 有无神志不清　　B. 有无后遗症　　C. 外风与内风

D. 夹痰与夹瘀　　E. 邪浅与邪深

2. 除下列哪一项外，均为中风中经络的常用治法（　　）

A. 息风化痰通络　　B. 平肝潜阳　　C. 化痰通腑泄热

D. 益气活血通络　　E. 化痰开窍

（二）A2 型题

1. 男，47 岁。因生气后猝然晕倒，苏醒后左半身麻木不仁，步履艰难，口眼㖞斜，面色萎黄，流涎，言语謇涩，不能起床已月余，舌有瘀斑，苔白，脉沉而细。其治则是（　　）

A. 平肝潜阳，息风通络　　B. 益气养血，化瘀通络　　C. 辛温开窍，豁痰息风

D. 辛凉开窍，清肝息风　　E. 祛风通络，养血和营

2. 某患者突然昏仆，不省人事，口噤不开，两手握固，肢体强痉而不温，面白唇暗，喉有痰声，脉沉滑。应首选灌服（　　）

A. 至宝丹　　B. 参附汤　　C. 苏合香丸

D. 安宫牛黄丸　　E. 紫雪丹

（三）A3 型题

吴某，男，58 岁。平素眩晕头痛，有高血压病史。睡眠醒来发现左半身活动不便，语言不利，口眼㖞斜，神志尚清，并病见面红目赤，口苦咽干，心烦身热，尿赤便干，舌质红绛，舌苔薄黄，脉弦有力。

1. 该患者的病机为（　　）

A. 脉络空虚，风邪夹痰窜犯经络

B. 肝阳暴亢，风火上扰，横窜犯经络

C. 痰热腑实，风痰上扰

D. 气虚血瘀，脉络瘀滞

E. 风阳痰火上扰，蒙蔽清窍

2. 其治法是（　　）

A. 祛风化痰通络　　B. 平肝息风通络　　C. 清热化痰通络

D. 益气养血通络　　E. 息风化痰开窍

3. 其治疗首选方是（　　）

A. 真方白丸子　　B. 化痰通络汤　　C. 桃红四物汤

D. 天麻钩藤饮　　E. 补阳还五汤

4. 针对患者的关键病机，可建议患者用以下药茶（　　）

A. 菊花　　B. 红花　　C. 陈皮

D. 葛根　　E. 丹参

（四）B 型题

A. 天麻钩藤饮　　B. 血府逐瘀汤　　C. 膈下逐瘀汤

D. 镇肝熄风汤　　E. 牵正散

1. 中风半身不遂证属风阳上扰型宜选方（　　）

2. 中风半身不遂证属阴虚风动型宜选方（　　）

【参考答案】

A1 型题：1.A　2.E

A2 型题：1.B　2.C

A3 型题：1.B　2.B　3.D　4.A

B 型题：1.A　2.D

项目四　癫　狂

（中医执业助理医师考试无考点）

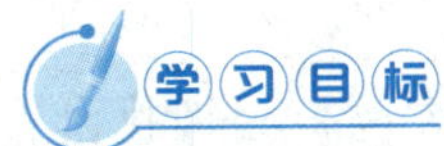

知识要求

1. 掌握癫狂的治则及各证型的辨证要点、治法、代表方剂。
2. 熟悉癫狂的定义、常见病因病机、病位及类证鉴别。
3. 了解癫狂的历史源流、其他疗法及预防调护。

技能要求

1. 能够对癫证和狂证患者的常见证型进行辨证论治。
2. 能够熟练地为癫狂患者开展预防与调护指导。

癫狂是指由于先天不足、七情内伤等因素，导致心窍被蒙或心神被扰，神机逆乱而形成以神志异常为主的病证。癫病以精神抑郁、表情淡漠、沉默痴呆、语无伦次、静而少动为特征；狂病以精神亢奋、狂躁不安、喧扰不宁、毁物打骂、动而多怒为特征。二者在临床上难以截然分开，又相互转化，故并称癫狂。

癫病名最早见于马王堆汉墓出土的《足臂十一脉灸经》记载："数瘨疾。"癫狂病名出自《黄帝内经》。该书对本病的症状、病因病机及治疗均有较详细的记载。在症状描述方面，《灵枢·癫狂》提出："癫疾始生，先不乐，头重痛，视举目赤，甚作极，已而烦心。""狂始发，少卧，不饥，自高贤也，自辩智也，自尊贵也，善骂詈，日夜不休。"病因病机方面，《素问·脉要精微论》曰："衣被不敛，言语善恶，不避亲疏者，此神明之乱也。"《素问·脉解》："阳尽在上，而阴气从下，下虚上实，故狂癫疾也。"《素问·至真要大论》关于"诸躁狂越，皆属于火"，指出了火邪扰心，阴阳失调，神明逆乱而发病。治疗方面，《黄帝内经》对于"病怒狂者"，以生铁落饮治疗。《难经》明确提出："重阳者狂，重阴者癫。"金元时期，癫狂的病因病机学说有了较大的发展。《河间六书·狂越》认为："心火旺，肾水衰，乃失志而狂越。"《丹溪心法·癫狂》曰："癫属阴，狂属阳……大率多因痰结于心胸间。"指出癫狂与"痰"的密切关系，并首先提出"痰迷心窍"之说，对于指导临床实践有重要意义，也为后世用吐法治疗本病建立了理论基础。明清医家多宗痰火之说，对癫狂二病的区别分辨甚详，明代张介宾《景岳全书·杂证谟》也认为狂病多因于火，主张以清火为主，方用抽薪饮、黄连解毒汤、三补丸。清代王清任认识到瘀血可致癫狂，认识到发病与脑有密切关系，创制癫狂梦醒汤治疗本病。

西医学中精神分裂症、躁狂症、抑郁症等，有癫狂临床特征者，可参照本病辨证论治。

【病因病机】

癫狂的发生与七情内伤、饮食失节、禀赋不足相关，损及心、肝、脾、肾，导致脏腑阴阳失调，进而产生气滞、痰结、郁火、瘀血等，蒙蔽心窍，神明逆乱，引起神志异常，精神错乱。

1. 常见病因

（1）七情内伤：①恼怒郁愤不解，肝失疏泄，胆气不平，心胆失调，心神扰乱；②肝郁不解，气郁痰结，蒙塞心窍；③暴怒不止，引动肝胆木火上升，冲心犯脑，神明无主；④肝气郁结，血行凝滞，气血不能上荣脑髓，神机失用而发病。

（2）饮食失节：①嗜食肥甘厚味，脾胃运化失职，聚湿生痰，郁而化火，上扰心神或痰气互结，阻蔽神明；②与瘀血互结，痹阻心窍，均致神志失常而发病。

（3）禀赋异常：因胎儿先天不足，脏气不平，生后一有所触，遭遇情志刺激，则气机逆乱，阴阳失调，神机失常而发病。癫狂病患者往往有类似的家族史。

2. 病机概要

（1）基本病机：脏腑阴阳失调，神机逆乱。癫病为痰气郁结，蒙蔽神机；狂病为痰火上扰，神明失主。

（2）病位：主要在心、脑，与肝、脾、肾关系密切。

（3）病理性质：初起多实，久则虚实夹杂。如癫病日久，可使心脾耗损，气血不足；狂病日久，则火盛伤阴，皆可由实转虚而成为虚实夹杂证候。

（4）病理因素：以气、痰、火、瘀为主，四者有因果兼杂的关系，多以气郁为先。

（5）病机转化：癫病多因痰气互结而成，若痰浊壅盛，郁久化热，则可转化为狂病；狂病多由痰火扰心而起，若治疗后郁火得以宣泄而痰气留滞，亦可转化为癫病。此外，痰热瘀结者多见狂病，如病久气虚而血瘀者，则可转为癫病。

【诊断与鉴别诊断】

（一）诊断依据

1. 临床表现

（1）癫病：以精神抑郁、表情淡漠、沉默痴呆，或喃喃独语、语无伦次、静而少动为特征。

（2）狂病：以精神亢奋、狂躁刚暴、喧扰不宁、毁物打骂、动而多怒为特征。

2. 病史

（1）病史特征：多有家族史、脑外伤史、情志内伤史。多发于青壮年女性，平素性格内向，近期情志不遂，或突遭变故，惊恐而心绪不宁。

（2）排除因素：排除药物、中毒、热病原因所致。

3. 相关检查

（1）头颅 CT：可排除颅脑器质性病变。

（2）核磁共振：一般无阳性发现，可排除其他相关疾病。

（二）病证鉴别

1. 癫病与郁证 两者均与五志过极，七情内伤有关。癫病与郁证的鉴别，见表 4–5。

表 4–5 癫病与郁证的鉴别

项目	癫病	郁证
病因病机	痰气郁结，神机逆乱	气机郁滞，脏腑气血阴阳失调
证候特征	精神抑郁，表情淡漠，沉默痴呆，语无伦次，静而少动，神明逆乱，神志不清	心情抑郁，情绪不宁，胸胁胀闷，急躁易怒，心悸失眠，喉中如有异物，或悲伤欲哭，数欠伸，神清
自制能力	失去自控能力	有自制能力

2. 癫病与痫病 痫病以突然昏仆，不省人事，两目上视，口吐涎沫，四肢抽搐为特征的发作性疾病，与本病不难区别。

【辨证论治】

（一）辨证要点

1. 辨癫与狂 癫病以精神抑郁、表情淡漠、沉默痴呆、语无伦次、静而少动，即抑郁性精神失常为临床特征；狂病以精神亢奋、狂躁刚暴、喧扰不宁、骂詈毁物、动而多怒，即兴奋性精神失常为临床特征。

2. 辨虚实 初起属实，久病则多虚实夹杂。癫病多为痰气郁结，久延则以心脾两虚，气血亏耗。狂病多为痰火壅盛，久延可致阴虚火旺。

（二）治疗原则

癫狂总因阴阳失调，治疗以调整阴阳为原则。癫病多责于气与痰，早期以解郁化痰、宁心安神为主，后期予以补气养血。狂病多责于痰火、瘀血，早期以降火、豁痰、化瘀为主，后期予以滋养心肝阴液，兼清虚火。

（三）分证论治

1. 癫病

（1）痰气郁结证

证候　精神抑郁，表情淡漠，沉默痴呆，时时太息，言语无序，或喃喃自语，多疑多虑，喜怒无常，烦而不眠，秽洁不分，不思饮食，大便溏软，舌淡红，苔白而腻，脉弦滑。

审证求机　本证的辨证要点为精神抑郁、表情淡漠及沉默痴呆、语无伦次；基本病机为肝气郁滞，脾失健运，痰郁气结，蒙蔽神窍。

治法　理气解郁，化痰醒神。

代表方　逍遥散合顺气导痰汤加减。

临床运用　①痰浊较甚者可予控涎丹；②神思迷惘、表情呆钝、言语错乱、目瞪不瞬、舌苔白腻，为痰迷心窍，先以苏合香丸芳香开窍，继以四七汤加胆南星、石菖蒲、郁金以行气化痰；③病久痰气郁结、面暗，舌紫，脉沉涩，配以桃仁、红花、赤芍、泽兰活血化瘀；④气虚痰结者，治以益气健脾，涤痰开窍，方选四君子汤合涤痰汤。

（2）心脾两虚证

证候　神思恍惚，善悲欲哭，面色苍白，心悸易惊，肢体困乏，食少，舌质淡，苔薄白，脉沉细无力。

审证求机　本证的辨证要点为神思恍惚，善悲欲哭及心脾气血两虚的表现；基本病机为癫病日久，脾失健运，生化乏源，气血俱衰，心神失养。

治法　健脾益气，养心安神。

代表方　养心汤合越鞠丸加减。

临床运用　①心气耗伤，营血内亏，悲伤欲哭，配以甘麦大枣汤；②气阴两虚加太子参、麦冬；③神思恍惚、心悸易惊加龙骨、磁石重镇安神；④病久脾肾阳虚，反应迟钝、嗜睡、四肢欠温、面色苍白、舌淡、脉沉细，加附子、肉桂、仙茅、淫羊藿以温补肾阳。

2. 狂病

（1）痰火扰神证

证候　起病先有性情急躁，头痛失眠，两目怒视，面红目赤，突然狂暴无知，骂詈号叫，言语杂乱，不避亲疏，或打人毁物，或哭笑无常，气力倍常，不食不眠，渴喜冷饮，便秘尿赤，舌质红绛，苔黄腻，脉弦滑数。

审证求机　本证的辨证要点为起病急骤，骂詈号叫、突然狂暴无知；基本病机为肝火夹痰扰乱心神，神机逆乱。

治法　清心泻火，涤痰醒神。

代表方　生铁落饮加减。

临床运用　①痰火壅盛，苔黄垢腻可用礞石滚痰丸，继用安宫牛黄丸；②阳明腑热，大便秘结、舌苔黄燥、脉实大，可暂用小承气汤以荡涤秽浊，清泻胃肠实火；③若神志渐清、痰热未尽、心烦不寐可用温胆汤合朱砂安神丸以化痰安神。

（2）痰热瘀结证

证候　狂病日久，情绪躁扰不安、恼怒多言，甚至登高而歌，弃衣而走，妄见妄闻，妄思离奇，头痛，心悸而烦，面色晦滞，胸胁满痛，舌质紫暗有瘀斑，舌苔黄，脉弦数。

审证求机　本证的辨证要点为狂病日久，情绪躁扰不安及瘀血征象；基本病机为气郁痰结，血气凝滞，瘀热互结，神窍被塞。

治法　豁痰化瘀，调畅气机。

代表方　癫狂梦醒汤加减。

临床运用　①痰涎壅盛加石菖蒲、胆南星、天竺黄；②痰郁化热者，加黄芩、黄连、大黄；③有蓄血内结加服大黄䗪虫丸（6g，日 3 次）；④瘀血征象明显，方选血府逐瘀汤。

（3）火盛伤阴证

证候　狂病久延，时而躁狂，其势较缓，呼之能自制，但有疲惫之象，多言善惊，烦躁，形瘦面红，舌红少苔或无苔，有剥裂，脉细数。

审证求机　本证的辨证要点为狂乱躁动日久，时而躁狂，其势较缓及虚火上炎表现；基本病机为心肝郁火，或阳明腑热久羁，耗津伤液，阴虚火旺，神明受扰。

治法　滋阴降火，安定神志。

代表方　二阴煎合琥珀养心丹加减。

临床运用　①痰火未清，口秽、焦躁便干、舌红苔黄腻，加全瓜蒌、胆南星、天竺黄；②心火亢盛加朱砂安神丸。

（四）其他疗法

1. 针灸疗法　①癫病主穴取百会、印堂、内关、太冲、神门、丰隆。若肝郁气滞配膻中、期门；痰气郁结配中脘、膻中；心脾两虚配心俞、脾俞。毫针刺，按虚补实泻操作，每日 1 次，每次 5 ～ 6 穴，留针 20 ～ 30 分钟。②狂病主穴取水沟、风府、神门、劳宫、大陵、丰隆。痰火扰神配中脘、内庭；火盛伤阴配行间、太溪；痰热瘀结配中脘、膈俞。毫针刺，按虚补实泻操作，每日 1 次，每次 5 ～ 6 穴，留针 20 ～ 30 分钟。水沟用重雀啄刺法，至眼球湿润为度。

2. 耳针法 选穴心、皮质下、神门、肝、肾。毫针浅刺，每日 1 次，每次留针 30 分钟，10 次为 1 个疗程。或用揿针埋藏或王不留行籽贴压，每 3 ～ 5 日更换 1 次。

3. 穴位注射 选穴心俞、膈俞、郄门、间使、足三里、三阴交。每次选 2 ～ 4 穴，取氯丙嗪注射液 25 ～ 50mg，每穴注射 0.5mL，每日或隔日 1 次。

【预防与调护】

1. 重视精神疗法 注意精神调护是预防癫狂的重要措施。要关心患者情绪、精神状态，对患者要关心爱护，对患者的各种病态绝不可讥笑，防止环境的恶性刺激；对尚有一定自知能力的患者，应进行合理的心理治疗；对打人骂人、伤人毁物和狂病患者，应采取防护措施，以防发生意外；移情易性，增加社会接触，多参加娱乐活动。

2. 加强生活护理 癫狂患者不宜从事高空作业及驾驶、操纵机械与危险大的工作；正确对待患者的各种表现，关心、体贴、照顾患者；对重症患者采取防护措施，注意安全，防止意外。

3. 妇幼保健工作 加强孕妇的孕期保健，避免精神刺激，对有阳性家族史者劝阻生育子女。注意幼儿的发育成长，发现精神异常及早诊治。

【结语】

癫狂是一种精神失常疾病，系由七情内伤，饮食失节，先天不足，致痰气郁结，气滞血瘀，痰气上扰，使脏气不平，阴阳失调，神机逆乱。其病位在心、脑，与肝、胆、脾、胃、肾关系密切。癫病以精神抑郁，表情淡漠，沉默呆钝，喃喃自语，语无伦次，静而多喜少动为特征，早期以解郁化痰、宁心安神为主，后期予以补气养血为法；狂病以精神亢奋，狂躁刚暴，喧扰不宁，骂詈毁物，动而多怒少静为其特征，早期治以降火、豁痰、化瘀为主，后期予以滋养心肝阴液，兼清虚火。癫狂患者除了药物治疗外，预防和护理也很重要，移情易性不但是防病治病的需要，也是防止病情反复或发生意外的措施。

项目五　痫　病

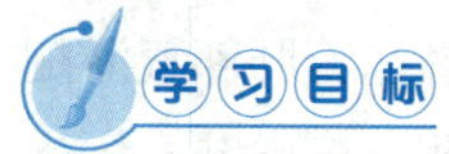

知识要求

1. 掌握痫病的定义、辨证要点和基本辨证分型及治疗。

2. 熟悉痫病常见病因病机、病位及涉及脏腑、病理性质。
3. 了解痫病的历史源流、其他疗法及预防调护。

技能要求

1. 能够对痫病患者的常见证型进行辨证论治。
2. 运用已有知识应答中医执业助理医师资格考试要点。

考点：痫病的定义

痫病是种发作性神志异常的病证，临床以突然意识丧失，甚则仆倒，不省人事，强直抽搐，口吐涎沫，两目上视或口中怪叫，移时苏醒，一如常人为特征。发作前可伴眩晕、胸闷等先兆，发作后常有疲软乏力等症状。本病亦称“癫痫”，俗称“羊痫风”。

痫病早在《黄帝内经》即有论述，称之为“胎病”“癫疾”，强调本病与先天因素有关。如《素问·奇病论》曰：“人生而有病癫疾者……病名为胎病，此得之在母腹中时，其母有所大惊，气上而不下，精气并居，故令子发为癫疾也。”《诸病源候论》对本病的临床表现有确切描述，认识到本病具有反复发作的特点。宋代陈无择《三因极一病证方论·癫痫叙论》指出：“夫癫痫病，皆由惊动，使脏气不平。”对其病因认识更加深入。元代朱丹溪《丹溪心法·痫》认为本病“无非痰涎壅塞，迷闷孔窍”而成，提出治疗以祛痰为主。明清医家将癫、狂、痫三证加以区别，分而论之。清代程国彭《医学心悟》创制定痫丸，至今仍为治疗痫病的代表方。李用粹在《证治汇补·痫病》提出阳痫、阴痫的分证方法及相应治则。王清任进一步认识到痫病与元气虚、脑髓瘀血有关，并创龙马自来丹、黄芪赤风汤治气虚血瘀之痫，为痫病治疗开辟了新的途径。

西医学原发性和继发性癫痫相当于本病的范畴，凡大发作、小发作、局限性发作、精神运动性发作等不同类型的癫痫，均可参照本病进行辨证论治。

【病因病机】

考点：病位、基本病机

痫病多是由于先天不足、情志失调、饮食失节、劳累过度、脑部外伤，或他病之后，导致脏腑功能失调，风、火、痰、瘀蒙蔽心窍，壅塞经络，气机逆乱，元神失控。

1. 常见病因

（1）禀赋不足：①孕妇惊恐，使母体气机及胎气逆乱，精伤肾亏，胎元受损，出生后易发生痫病；②妊娠期间母体多病、过度劳累、服药不当等原因，损及胎儿而成为发病的潜在因素。③父母体质虚弱致胎儿先天禀赋不足，或父母本患痫证而脏气不平，胎儿先天禀赋异常，后天亦容易发生痫证。

（2）七情失调：①突受大惊大恐，气机逆乱，肝肾受损，阴不敛阳而化热生风；肝气横逆，脾胃受损，精微不布，痰浊内聚，遇情志诱因，痰随气逆，蒙蔽心神清窍而发作；②小儿脏腑娇嫩，形气未充，神气怯弱，易于惊恐而发为痫病。

（3）脑窍损伤：跌仆撞击，出生时难产，患他病（温疫、中毒）等导致脑脉瘀阻或脑窍损伤，而致神志逆乱，昏不知人而发生痫病。

（4）饮食失节：①过食肥甘厚味，损伤脾胃，脾失健运，聚湿生痰，痰浊内盛，痰浊迷塞心窍；②气郁化火，火邪炼津成痰，积痰内伏，一遇诱因，痰浊蒙蔽元神清窍，发为本病。

2. 病机概要

（1）基本病机：脏腑失调，痰浊阻滞，气机逆乱，风痰内动，蒙蔽清窍。

（2）病位：在脑，涉及心、肝、脾、肾诸脏。

（3）病理性质：本虚标实。本虚为脏腑受损，标实为风、火、痰、瘀。痫病发作期多实或实中夹虚，休止期多虚或虚中夹实。

考点：病理因素

（4）病理因素：风、火、痰、瘀，以痰邪作祟为主。痫病之痰，痰聚气逆，闭阻清窍，则痫病发作；痰降气顺，则发作休止；若风阳痰火逆而不降，则见痫病大发作。痫病发作时间的久暂、间歇期的长短与气机顺逆、痰浊内聚程度密切相关。因痰顽固难化，故痫病久发难愈，反复不止。

（5）病机转化：取决于正气的盛衰及痰邪的深浅。发病初期，痰瘀阻窍，肝郁化火生风，风痰闭阻或痰火炽盛等，因正气尚足，痰邪尚浅，易于康复；若日久不愈，损伤正气，可转为虚实夹杂之证，痰邪深伏难去，治愈较难。本病常时发时止，且时有反复，若久治不愈，痰浊深陷形成顽痰；顽痰难除，痫病反复发作而成痼疾。

【诊断与鉴别诊断】

（一）诊断依据

1. 临床表现

（1）主症：典型发作者，突然昏倒，不省人事，两目上视，四肢抽搐，口吐涎沫，或二便失禁，或喉中怪叫等。不典型发作者，仅有突然呆木，两眼凝视，呼之不应；或突然动作中断；或头向前倾（下垂），肢软无力等。局限性发作，可有多种表现，如口、眼、手等局部抽搐，或做出无意识动作，或凝视，或语言障碍等。多数在数秒或数分钟即止。移时苏醒，醒后如常人，醒后对发作情况不知。呈反复发作性。

（2）先兆症状：发作前可有眩晕、胸闷、叹息等先兆症状。

2. 病史

（1）病史特征：多有家族史，或产伤史，或脑部外伤史，老年人可有中风史。

（2）诱发因素：常因惊恐、劳累、情志过极等诱发。

（3）发病年龄：任何年龄、性别均可发病，但多在儿童期、青春期或青年期发病。

3. 相关检查

（1）脑电图：是最有效、最主要的检查工具，可检测到发作间期较慢的不规则棘–

慢波或尖 – 慢波。

（2）CT、MRI 检查：有助于癫痫脑部病变的检出率，尤其继发性癫痫的诊断，也可排除中风、占位等病变。

（二）病证鉴别

1. 痫病、中风与厥证的鉴别　三者均有突然仆倒、昏不知人的症状。痫病、中风与厥证的鉴别，见表 4–5。

表 4–5　痫病、中风与厥证的鉴别

项目	痫病	中风	厥证
病因	脏腑失调，痰浊阻滞，气机逆乱，风痰内动，蒙蔽清窍	阴阳失调，气血逆乱，上泛于脑	气机逆乱，升降失常，气血阴阳不相顺接
证候特征	口吐涎沫、两目上视、四肢抽搐，或口中怪叫	半身不遂、口舌歪斜、言语不利	伴有面色苍白、四肢厥冷
苏醒情况	可自行苏醒，醒后如常	昏迷时间长，不能自行苏醒	病轻者可在短时间内苏醒；病重者昏厥时间长，甚至一厥不复而死亡

2. 痫病与痉证的鉴别　两者都具有时发时止、四肢抽搐拘急的症状，但痫病多兼有口吐涎沫、口中怪叫、醒后如常人，多无发热；痉证多见身体强直、角弓反张、不能自止，常伴发热，多有原发疾病的存在。

【辨证论治】

（一）辨证要点

1. 辨病情轻重　判断本病之轻重取决于两个方面：①病发持续时间的长短，长则病重，短则病轻；②发作间隔时间的久暂，间隔时间短则病重，长则病轻。其临床表现的轻重与痰浊之深浅和正气之盛衰密切相关。

2. 辨别病性虚实　①分清风、痰、热、瘀的不同。猝然昏仆，不省人事，牙关紧闭，四肢抽搐属风；发作时口吐涎沫，喉中痰鸣，呆木无知，不动不语，或伴恶心泛呕，胸闷咳痰，或情志错乱，幻听，错觉，或有梦游者属痰；面赤身热，口臭苔黄，便秘溲黄属热；发作时面色潮红、紫红，继而青紫，口唇发绀，或有颅脑外伤、跌仆撞击、产伤史者多瘀。②发作期多实，由风痰闭阻，痰火或瘀热扰动神明；间歇期多虚或虚中夹实，由心脾两虚，肝肾阴虚，夹风夹痰夹瘀所致，应分而治之。

3. 辨阳痫、阴痫　痫病发作时有阳痫、阴痫之分。发作时牙关紧闭，伴面红、痰鸣声粗、舌红、脉数有力者多为阳痫；面色晦暗或萎黄、肢冷、口无怪叫或叫声低微者多为阴痫。阳痫发作多属实，阴痫发作多属虚。

（二）治疗原则

考点：治疗原则

痫病治疗首当分清标本虚实，轻重缓急。发作期以治标为主，着重清泻肝火，豁痰息风，开窍定痫；间歇期补虚以治其本，治宜益气养血，健脾化痰，滋补肝肾，宁心安神。

（三）分证论治

1. 发作期

考点：阳痫与阴痫的区别、证候特点、基本病机、治法、方药

（1）阳痫

证候　突然昏倒，不省人事，牙关紧闭，面色潮红、紫红转为青紫或苍白，口唇发绀，两目上视，四肢抽搐，口吐涎沫，或喉中痰鸣，或怪叫，移时苏醒如常人。病发前多有眩晕、头痛而胀，胸闷乏力，喜欠伸等先兆症状。平素情绪急躁，心烦失眠，口苦咽干，便秘溲黄，舌红苔白腻或黄腻，脉弦数，或弦滑。

审证求机　本证的辨证要点为发作性神志异常及痰火内盛表现；基本病机为肝风内动，夹痰火横窜，气血逆乱，心神失守。

治法　急以开窍醒神，继以泻热涤痰息风。

代表方　针刺人中、十宣、合谷等穴醒神开窍，然后用黄连解毒汤合定痫丸加减。

临床运用　①热甚者，可灌服安宫牛黄丸以清热醒脑开窍；②兼大便秘结者，加生大黄、芒硝、枳实、厚朴等。

（2）阴痫

证候　发作时面色晦暗萎黄，手足清冷，双眼半开半阖而神志昏聩，僵卧拘急，或颤动，抽搐时发，口吐涎沫，一般口不啼叫，或声音微小；或仅表现呆木无知，不闻不见，不动不语，一日十数次或数十次频作，平素食欲不佳，神疲乏力，恶心泛呕，胸闷咳痰，大便溏薄，舌质淡，苔白而厚腻，脉沉细或沉迟。

审证求机　本证的辨证要点为发作性神志异常及阳虚痰盛表现；基本病机为脾肾亏虚，湿痰蒙蔽，神明失用。

治法　温阳除痰，顺气定痫。

代表方　急以针刺人中、十宣穴开窍醒神，然后用五生饮合二陈汤加减。

临床运用　①偏阳衰者，伴面色苍白，汗出肢冷，脉微欲绝者，予参附注射液静推或静脉滴注；②偏阴竭者，伴面红身热，躁动不安，息粗痰鸣，呕吐欲绝者，予清开灵或参脉注射液静脉滴注；③抽搐甚者，予紫雪丹；④喉中痰鸣者，灌服鲜竹沥。

2. 休止期

考点：休止期各证型的证候特点、基本病机、治法、方药

（1）风痰闭阻证

证候　发病前常有眩晕、头昏、胸闷、乏力、痰多，心情不悦。发作呈多样性，或见突然跌倒，神志不清，抽搐吐涎，或伴怪叫与二便失禁，或短暂神志不清，双目发

呆，茫然若失，谈话中断，持物落地，或精神恍惚而无抽搐，舌质红苔白腻，脉多弦滑有力。

审证求机 本证的辨证要点为胸闷、眩晕、舌质红苔白腻、脉弦滑；基本病机为痰浊素盛，肝阳化风，痰随风动，风痰闭阻，上扰清窍。

治法 涤痰息风，开窍定痫。

代表方 定痫丸加减。

临床运用 ①眩晕、目斜视者加生龙骨、生牡蛎、磁石、珍珠母；②肝火盛者加龙胆草、黄芩、木通；③便秘者加大黄；④胁胀嗳气者加柴胡、枳壳、青陈皮。

（2）痰火扰神证

证候 发作时昏仆抽搐，吐涎，或有吼叫；平时急躁易怒，心烦失眠，咳痰不爽，口苦咽干，便秘溲黄；病发后，症情加重，彻夜难眠，目赤；舌红苔黄腻，脉弦滑而数。

审证求机 本证的辨证要点为情绪急躁、心烦失眠、咳痰不爽、舌红苔黄腻、脉弦滑而数；基本病机为痰浊蕴结，气郁化火，痰火内盛，上扰脑神。

治法 清热泻火，化痰开窍。

代表方 龙胆泻肝汤合涤痰汤加减。

临床运用 ①痰火壅盛，大便秘结者，加大黄、芒硝以泻火通腑；②彻夜难寐者，加柏子仁、酸枣仁宁心定志；③有肝火动风之势者，加天麻、石决明、钩藤、地龙、全蝎以平肝息风。

（3）瘀阻脑络证

证候 平素头晕头痛，痛有定处，常伴单侧肢体抽搐，或一侧面部抽动，颜面口唇青紫；多继发于颅脑外伤、产伤、颅内感染性疾患后，或先天脑发育不全；舌质暗红或有瘀斑，舌苔薄白，脉弦或涩。

审证求机 本证的辨证要点为头晕头痛、痛有定处、颜面口唇青紫、有颅脑外伤史；基本病机为瘀血阻窍，脑络闭塞，脑神失养而风动。

治法 活血化瘀，息风通络。

代表方 通窍活血汤加减。

临床运用 ①痰涎偏盛者，加半夏、胆南星、竹茹；②气虚血瘀，可用黄芪赤风汤送服龙马自来丹。

（4）心脾两虚证

证候 反复发痫不愈，神疲乏力，心悸气短，失眠多梦，面色苍白，体瘦纳呆，大便溏薄，舌质淡，苔白腻，脉沉细而弱。

审证求机 本证的辨证要点为乏力、心悸气短、失眠多梦、面色苍白，体瘦纳呆、大便溏薄；基本病机为痫发日久，耗伤气血，心脾两虚，心神失养。

治法 补益气血，健脾宁心。

代表方　六君子汤合归脾汤加减。

临床运用　①痰浊盛而恶心呕吐者，加胆南星、姜竹茹、瓜蒌、石菖蒲、旋覆花化痰降浊；②便溏重者，加炒薏苡仁、炒扁豆、炮姜健脾止泻；③夜游者，加生龙骨、生牡蛎、生铁落镇心安神。

（5）心肾亏虚证

证候　痫病频发，日久不愈，神思恍惚，心悸，健忘失眠；头晕目眩，两目干涩，面色晦暗，耳轮焦枯不泽，腰膝酸软，大便干燥；舌质淡红，脉沉细而数。

审证求机　本证的辨证要点为痫病频发，日久不愈，神思恍惚及心肾阴虚的表现；基本病机为痫病日久，心肾精血亏虚，髓海不足，脑失所养。

治法　补益心肾，潜阳安神。

代表方　左归丸合天王补心丹加减。

临床运用　①神思恍惚，持续时间长者，加阿胶、柏子仁、磁石、朱砂；②心中烦热者加炒栀子、莲子心清心除烦；③大便干燥者，加玄参、天花粉、当归、火麻仁以养阴润肠通便。

（四）其他疗法

1. 中成药疗法　礞石滚痰丸适用于痰火扰神之痫病；白金丸可用于风痰闭阻之痫病；补心丹可用于心脾两虚之痫病；河车片可用于心肾亏虚之痫病；清开灵注射液、安宫牛黄丸适用于阳病发作者；参附针可用于阴痫发作者；紫雪丹可用于痫病发作有四肢抽搐者；苏合香丸可用于痫病发作神志昏迷者。

2. 针灸疗法　①发作期主穴取水沟、百会、内关、太冲、后溪。大发作配十宣、涌泉，小发作配神门、神庭；毫针刺，用泻法，水沟用重雀啄刺法，至眼球湿润为度。②间歇期主穴取印堂、鸠尾、间使、太冲、丰隆、腰奇。风痰闭阻配合谷、中脘、风池；痰火扰神配曲池、神门、内庭；瘀阻脑络配百会、膈俞、内关；心脾两虚配心俞、脾俞、足三里；心肾阴虚配心俞、肾属、三阴交。毫针刺，按虚补实泻操作。每日 1 次，每次 5 ～ 6 穴，留针 20 ～ 30 分钟。

3. 穴位埋线法　大椎、肝俞、腰奇、足三里、丰隆。每次选 2 ～ 4 穴，两周 1 次。

【预防与调护】

1. 加强孕妇保健，避免胎气受损　痫病发生多与母亲在孕期内外邪干忤及七情、饮食、劳倦等失调有关，尤其在出生过程中，胎儿头部外伤也能导致。因此，特别要注意母亲孕期卫生，加强孕妇自身保健，避免胎气受损。

2. 加强护理，预防意外　发作时注意观察神志的改变，抽搐的频率，脉搏的快慢与节律，舌之润燥，瞳孔之大小，有无发绀及呕吐，二便是否失禁等情况，并详加记录。

对昏仆抽搐的患者，凡有义齿者均应取下，并用裹纱布的压舌板放人患者口中，防止咬伤唇舌，同时加用床档，以免翻坠下床。休止期患者，不宜驾车、骑车，不宜高空、水上作业，避免脑外伤。

3. 加强休止期治疗，预防再发　应针对患者病后存在不同程度的正虚加以调补，如调脾胃、和气血、健脑髓、顺气涤痰、活血化瘀等，但不可不加辨证地一概投参、茸大补之品或其他温燥补品。

4. 注意调养　饮食宜清淡，多吃素菜，少食肥甘之品，切忌过冷过热、辛温刺激的食物，以减少痰涎及火热的滋生。注意排痰及口腔卫生。保持大便通畅，精神愉快，避免精神刺激，怡养性情，起居有常，劳逸适度。

【结语】

痫病是由于先天因素、脑部外伤、情志失调等因素，导致心、肝、脾、肾损伤，风、火、痰、瘀蒙蔽清窍，气机逆乱，元神失控而引起的一种发作性神志异常病证，临床以发作性神志恍惚，甚则突然昏倒、不省人事、口吐涎沫、两目上视、四肢抽搐，或口中作猪羊般叫声，移时苏醒，醒后如常人为特征。病理因素为风、火、痰、瘀，尤以痰为主邪。病位在脑，与心、肝、脾、肾密切相关。基本病机为脏腑失调，痰浊阻滞，气机逆乱，风痰内动，蒙蔽清窍。病理性质多为本虚标实，本虚为脏腑受损，标实为风、火、痰、瘀。痫病发作期多实或实中夹虚，休止期多虚或虚中夹实。治疗原则当分标本虚实，轻重缓急来制定。发作期以治标为主，着重清泻肝火，豁痰息风，开窍定痫；间歇期补虚以治其本，治宜益气养血，健脾化痰，滋补肝肾，宁心安神。突然发作以针刺等外治法开窍醒神以促进苏醒，再投以煎剂，平素当调脏腑阴阳。加强精神及饮食调养是促进康复的重要措施。

附：实践技能、医学综合相关考点模拟题

一、《中医内科学》中医执业助理医师资格考试实践技能相关考点模拟题

第一站　病案分析（总分 40 分。中医内科病案分值占 20 分）

钱某，女，18 岁，学生。2020 年 4 月 20 日初诊。患者自 2020 年 2 月 10 日于正常活动时突然抽搐倒地，口吐白沫，两目上视，伴小便失禁，约 1 分钟后自行缓解，醒后乏力欲睡。2 个月内发作 3 次，平时如常人。患者反复发痫不愈，现症见神疲乏力，心悸气短，失眠多梦。T 36.5℃，P 89 次 / 分，R 19 次 / 分，BP 115/70mmHg，面色苍白，体瘦纳呆，大便溏薄，舌质淡，苔白腻，脉沉细而弱。核磁共振示，左外侧网膜囊肿。

中医疾病诊断（4 分）：痫病。

中医证候诊断（4 分）：心脾两虚证。

辨病辨证依据（5 分）

1. 辨病 以突然抽搐倒地、口吐白沫、两目上视等为主症，诊断为痫病。

2. 辨证 反复发痫不愈，突然抽搐倒地，口吐白沫，两目上视，伴小便失禁，移时缓解，醒后乏力欲睡，神疲乏力，心悸气短，失眠多梦，面色苍白，体瘦纳呆，大便溏薄，舌质淡，苔白腻，脉沉细而弱。辨证为心脾两虚证。

3. 病因病机分析 因气虚脾运失健，血虚心神不守，加之痰湿内困，而引发本病。

病证鉴别（中医执业助理医师考生不考）：略。

治法（2 分）：补益气血，健脾宁心。

代表方（2 分）：六君子汤合归脾汤加减。

药物组成、剂量及煎服法（3 分）：

人　参 15g　　茯　苓 20g　　白　术 15g　　五味子 15g　　陈　皮 10g
姜半夏 10g　　当　归 15g　　丹　参 10g　　熟地黄 15g　　酸枣仁 20g
远　志 15g　　炙甘草 6g

煎服法：三剂，水煎服，每日一剂，早晚分服。

第二站 中医临证（含中医技术操作、病史采集、中医临床答辩三部分。共 35 分，20 分钟）

痫病病史采集举例（现场口述）（10 分）

根据试题提供的“患者主诉”，回答如何询问现病史及相关病史。

患者，女性，22 岁。发作性昏仆抽搐 2 月余。

（一）现病史

1. 根据主诉及相关的鉴别诊断问诊

（1）发病的病因和诱因：发作前有无先兆症状，有无情志刺激或脑部外伤等。

（2）针对主症（发作性昏仆抽搐）询问：昏仆抽搐持续时间，醒后对发作情况是否知晓。

（3）相关鉴别诊断的问诊：有言语不利、偏身麻木，有无肌肉痿软无力或肌肉萎缩。

2. 诊疗经过

（1）是否到医院就诊，做过哪些检查，如颅脑 CT、脑电图等，结果如何。

（2）用过何种药物，做过何种治疗，疗效如何。

3. 发病以来一般情况问诊，如精神、饮食、睡眠情况等。

（二）相关病史

1. 既往疾病史。有无类似发作史、手术史、外伤史，有无糖尿病、结核病、妇科病或服用免疫抑制剂等病史。

2. 个人史，药物、食物过敏史。

3. 家族史（有无遗传病病史），女性必要时询问月经史、婚育史等。

要求：问诊顺序合理，条理清晰，体现中医临床思维。

第三站　西医临床（含体格检查、西医操作、西医临床答辩三部分。分值占25分。20分钟。本教材略）

二、《中医内科学》中医执业助理医师资格考试医学综合考试模拟题

（一）A1型题

1. 痫病的主要临床表现不包括（　　）

A. 突然仆倒，昏不识人　　B. 口吐涎沫，两目上视　　C. 肢体抽搐，口中尖叫

D. 移时苏醒，醒后如常　　E. 狂叫詈骂，神识昏蒙

2. 痫病间歇期分型证治不包括（　　）

A. 心脾两虚用六君子汤　　B. 心肾亏虚用左归丸　　C. 风痰闭阻用定痫丸

D. 脏寒痰盛用五生丸　　E. 痰火扰神用龙胆泻肝汤

（二）A2型题

1. 某男48岁，突然昏仆，不省人事，胸闷乏力，抽搐尖叫，二便失禁，移时苏醒如常人。治宜选用（　　）

A. 苏合香丸　　B. 紫雪丹　　C. 龙胆泻肝汤

D. 涤痰汤　　E. 定痫丸

（三）A3型题

男性，16岁。煤气中毒后1个月，突发昏仆，肢体抽搐，口吐涎沫，约5分钟后神志转清，自述疲乏，舌苔白腻，脉象弦滑。

1. 该病例的中医诊断为（　　）

A. 厥证　　B. 痫病　　C. 中风

D. 痉证　　E. 郁证

2. 该病例的中医病机为（　　）

A. 痰气交阻　　B. 风痰扰动　　C. 风阳扰动

D. 痰火扰神　　E. 痰饮内停

3. 该病例的中医治法应为（　　）

A. 理气化痰　　B. 涤痰息风　　C. 平肝息风

D. 化痰开窍　　E. 化痰消饮

【参考答案】

A1型题：1.E　2.D

A2型题：1.E

A3型题：1.B　2.B　3.B

项目六 痴 呆

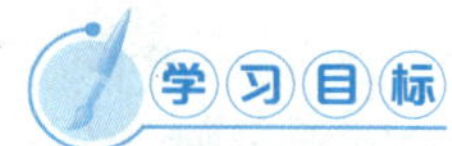

知识要求

1. 掌握痴呆的定义，痴呆的辨证要点、治疗要点和基本辨证分型及治疗。
2. 熟悉痴呆常见病因病机、病位及涉及脏腑、病理性质，痴呆的类证鉴别。
3. 了解痴呆的历史源流、其他疗法及预防调护。

技能要求

1. 能够对痴呆进行正确的诊断鉴别并具备辨证论治的能力。
2. 运用已有知识应答中医执业助理医师资格考试（综合考试）要点。

痴呆是由于久病年老，情志所伤等导致髓减脑消，或痰瘀痹阻于脑，神机失用而形成的一种神志异常疾病，临床以呆傻愚笨、智能低下、善忘等为主要表现。轻者可见神情淡漠，寡言少语，反应迟钝，善忘等症；重则表现为终日不语，或闭门独居，或口中喃喃，言辞颠倒，哭笑无常，分辨不清昼夜，外出不知归途，不欲食，不知饥，二便失禁等，生活不能自理。

中医古籍中关于痴呆的专论较少，与本病有关的症状、病因病机、治疗预后等认识散在于历代医籍的其他篇章中。如《灵枢·天年》曰："六十岁，心气始衰，苦忧悲，血气懈惰，故好卧……八十岁，肺气衰，魄离，故言善误。"明代以前，对痴呆的认识不甚明确，《景岳全书·杂证谟》首次立"癫狂痴呆"专论，指出本病是由郁结不遂、思虑、惊恐等多种病因渐致而成，临床表现具有"千奇百怪""变易不常"等特点，病位在心及肝、胆二经，预后"有可愈者，有不可愈者，都在乎胃气元气之强弱"，至今仍对临床有指导意义。清代陈士铎《辨证录》立有"呆病门"，认为其主要病机在于肝郁乘脾，胃衰痰生，积于胸中，弥漫心窍，使神明受累，髓减脑消而发病，并提出本病以开郁逐痰、健胃通气为主要治法，立有洗心汤、转呆丹、还神至圣汤等，至今仍常用。

本节所讨论的内容以成年人痴呆为主，小儿先天性痴呆不在讨论之列。西医学中的阿尔茨海默病、血管性痴呆及混合性痴呆、脑叶萎缩症、代谢性脑病、中毒性脑病等疾病出现类似本节的证候者，均可参照本病辨证论治。

【病因病机】

考点：病位、基本病机

痴呆的病因主要为内伤，常见七情内伤、久病不复、年迈体虚等导致气血不足，肾精亏虚，髓海不足，脑髓失养或气滞、痰阻、血瘀于脑，神机失用而成。

1. 常见病因

（1）年迈体虚：脑为髓海、元神之府，神机之源。①由于年老肾衰，脑髓空虚，则神机失用，使智能、思维活动减退，甚至失常而致痴呆。②年高气血运行迟缓，血脉瘀滞，痹阻脑络，亦可致神机失用而发为本病。

（2）情志所伤：①情志不畅，肝郁气滞，气机不畅则血涩不行，气滞血瘀，蒙蔽清窍；②木旺克土，肝气横逆犯脾，脾胃功能失调，不能运化水湿，酿生痰湿，痰蒙清窍；③气郁日久化火，扰动心神；④惊恐伤肾，“恐则精却”，亦可导致神明失用，性情烦乱，哭笑无常，发为痴呆。

（3）久病耗损：①久病或失治误治，积损正伤，心、肝、脾之阴、阳、精、气、血亏损不足，脑髓失养；②久病入络，脑脉痹阻而致痴呆。

2. 病机概要

（1）基本病机：髓海不足，神机失用。

（2）病位：在脑髓，与心、肝、脾、肾功能失调密切相关，其中以肾虚为本。

（3）病理性质：多属本虚标实。本虚多为阴精、气血亏虚；标实多为气、火、痰、瘀内阻于脑。

（4）病理因素：痰浊、瘀血、火热。

（5）病机转化：①气滞、痰浊、血瘀之间可以相互转化，或相兼为病，终至痰瘀交结，使病情缠绵难愈；②气滞、痰浊、血瘀可以化热，进一步耗伤肝肾之阴，肝肾阴虚，阴不制阳，肝阳上亢，化火生风，上扰清窍使痴呆加重；③虚实之间可以相互转化。

【诊断与鉴别诊断】

（一）诊断依据

1. 临床表现

（1）主症：痴呆的临床表现多样，以渐进加重的记忆力减退、呆傻愚笨、性情改变为主要特征。初期记忆近事能力减弱，平时经过的事情，似是而非，记忆不全，常不自觉地进行虚构，进而发展为近事及远事记忆能力均减退。对周围的事物漠不关心，反应迟钝，判断认知力、计算力、理解力、抽象思维能力减退。

（2）次症：性格孤僻，表情淡漠，语言啰嗦重复，自私狭隘，顽固固执，或无理由的欣快，易于激动或暴怒，或有道德伦理缺乏、不知羞耻等表现，重者生活难以自理。

2. 病史

（1）病史特征：起病隐匿，发展缓慢，渐进加重，病程一般较长，也有少数急性发病者。

（2）其他因素：可有中风、头晕、外伤史或其他全身疾病史。

3. 相关检查

（1）影像学检查：头颅CT及MRI，可发现引起痴呆的结构性损害的病变。单光子发射断层摄影术（SPET）及正电子发射断层摄影术（PET），对于测量痴呆患者的脑血流、氧、糖等能量代谢的变化，具有重要意义。

（2）神经心理学检查：用于评价定向力、记忆力、注意力和计算力、语言功能等和检查患者病情。

（二）病证鉴别

1. 痴呆与郁证 郁证以抑郁症状为主。如心境不佳、表情淡漠、少言寡语，也常主诉记忆减退、注意力不集中等类似痴呆的症状，临床上称之为假性痴呆。但仔细询问病史，会发现患者大多思路清晰、逻辑性强、无生活失能情况，抗抑郁治疗有明显效果。痴呆以智能症状为主，如善忘、智能缺损、生活失能，抑郁情绪或有或无，抗抑郁治疗无明显效果。

2. 痴呆与癫病 痴呆与癫病的鉴别见表4-6。

表4-6 痴呆与癫病的鉴别

项目	痴呆	癫病
病机	髓海不足，神机失用	痰气郁结，蒙蔽神机
临床特征	神情呆滞，愚笨迟钝（智能活动障碍）	沉默寡言，语无伦次，静而多喜（精神失常疾患）
缓解情况	部分症状可自制，治疗后有不同程度的恢复	症状不能自制

3. 痴呆与健忘 健忘不伴有智能减退、神情呆钝、性情改变，但健忘是痴呆的早期临床表现，要注意早期防治。痴呆与健忘的鉴别，见表4-7。

表4-7 痴呆与健忘的鉴别

项目	痴呆	健忘
临床特征	神情呆滞，愚笨迟钝	记忆力减退，遇事善忘
健忘特征	神志恍惚，告知不晓，记忆力减退或丧失为早期症状	神识如常，明晓事理，善忘告知可晓，却易忘事
预后	健忘呈进行性加重	经治疗可以恢复

【辨证论治】

1. 辨证要点

考点：首先辨先天与后天，再辨虚实

（1）辨先天性与后天性痴呆：先天性痴呆多于幼年起病，与禀赋不足有关，治疗大多困难。后天性痴呆与年老体衰、久病有关，或与中毒、外伤有关，起病多在成年后，早老期发病尤多。

（2）辨虚实：本虚标实、虚实夹杂者，应分清标本主次。见表4–8。

表4–8　痴呆的虚实辨别

项目	虚证	实证
病机	髓海不充，脾肾两虚，气虚血亏	痰浊、瘀血、火热、毒盛
舌脉	少苔，脉细无力	苔厚，脉弦滑
临床症状	腰膝酸软，少气无力，汗出心悸，面色不华等	头晕目眩，心烦易怒，目干口苦，大便秘结等

（3）辨病位：痴呆病位主要在脑，与心、肝、脾、肾功能失调密切相关，辨证时应辨其主病脏腑。若年老体衰，头晕目眩，记忆认知能力减退，神情呆滞，齿枯发焦，腰膝酸软，步履艰难，病位在脑与肾；若兼见双目无神，筋惕肉瞤，毛甲无华，病位在脑与肝肾；若兼见食少纳呆，气短懒言，口涎外溢，四肢不温，五更泄泻，病位在脑与脾肾；若兼见失眠多梦，五心烦热，病位在脑与心肾。

考点：治疗原则

2. 治疗原则　虚者补之，实者泻之。祛邪扶正、标本兼治是本病的基本治则。治疗以开郁豁痰化浊，化瘀通窍醒脑，理气通络清热治其标；补虚扶正，填精充髓养脑以治其本。对脾肾不足，髓海空虚之证，宜培补先天与后天，使脑髓得充，化源得滋。凡痰浊、瘀血阻滞者，当化痰活血，配以开窍通络，使气血流通，醒神开窍。

3. 分证论治

考点：各证型的证候特点、基本病机、治法、方药

（1）髓海不足证

证候　智能减退，记忆力、计算力、定向力、判断力明显减退，神情呆钝，词不达意，头晕耳鸣，腰酸骨软，齿枯发焦，步履艰难，懈惰思卧，舌瘦色淡，苔薄白，脉沉细弱。

审证求机　本证的辨证要点为智能减退，兼见头晕耳鸣、腰酸骨软、齿枯发焦、脉沉细弱；基本病机为肾精亏虚，髓海失养。

治法　补肾益髓，填精养神。

代表方　七福饮加减。

临床运用　①肝肾阴虚，年老智能减退、腰膝酸软、头晕耳鸣者，去人参、白术、紫河车、鹿角胶，加怀牛膝、生地黄、枸杞、制首乌；②肾阳亏虚者见面白无华、形寒肢冷、口中流涎，加附子、巴戟天、淫羊藿、肉苁蓉；③肾阴不足见言行不经、心烦溲赤、舌红少苔、脉细而弦数，予知柏地黄丸加丹参、石菖蒲。

（2）脾肾两虚证

证候　表情呆滞，沉默寡言，记忆力减退，失认失算，口齿含糊，词不达意；伴食少纳呆，气短懒言，口涎外溢，腰膝酸软，肌肉萎缩，四肢不温，腹痛喜按，鸡鸣泄泻；舌质淡白，舌体胖大，苔白，或舌红少苔或无苔，脉沉细弱，双尺尤甚。

审证求机　本证的辨证要点为智能低下如表情呆滞、沉默寡言、记忆力减退、失认失算等症，兼见脾肾两虚之征象；基本病机为脾肾两虚，气血亏虚，肾精不足，髓海失养。

治法　补肾健脾，益气生精。

代表方　还少丹加减。

临床运用　①肌肉萎缩、气短乏力者，加紫河车、阿胶、杜仲、鸡血藤、黄芪以益气养血；②肝肾阴虚见腰膝酸软、颧红盗汗、耳鸣如蝉、舌瘦质红，少苔，脉弦细数，加用知柏地黄丸滋阴清热；③脾肾阳虚偏于阳虚出现四肢不温，形寒肢冷，五更泄等症状，加用金匮肾气丸温补肾阳，再选加鹿角胶、紫河车等血肉有情之品填精补髓。

（3）痰浊蒙窍证

证候　表情呆钝，智力衰退，或哭笑无常，喃喃自语，或终日不语，呆若木鸡；伴不思饮食，脘腹胀痛，痞满不适，口多涎沫，头重如裹；舌质淡，苔白腻，脉滑。

审证求机　本证的辨证要点为智能低下，兼痰浊内阻之象；基本病机为痰浊上蒙，清窍被阻。

治法　健脾化浊，豁痰开窍。

代表方　涤痰汤加减。

临床运用　①头重如裹、哭笑无常、喃喃自语、口多涎沫者，痰浊较盛，重用陈皮、半夏、胆南星，配以莱菔子、佩兰、浙贝母理气豁痰；②眩晕或头痛，失眠或嗜睡，或肢体麻木阵作，肢体无力或僵直，脉弦滑，风痰瘀阻者，方选半夏白术天麻汤。

（4）瘀血内阻证

证候　表情迟钝，言语不利，善忘，易惊恐，或思维异常，行为古怪；伴肌肤甲错，面色黧黑，口干不欲饮，双目晦暗；舌质暗，或有瘀点瘀斑，脉细涩。

审证求机　本证的辨证要点为智能低下，兼瘀血内阻之象；基本病机为瘀血阻滞，脑脉痹阻。

治法　活血化瘀，开窍醒脑。

代表方　通窍活血汤加减。

临床运用　①久病气血不足，加熟地黄、党参、黄芪补益气血；②瘀血日久，瘀血不去，新血不生，血虚明显者，加鸡血藤、三七、当归、女贞子养血活血；③久病血瘀化热，见头痛、呕恶，舌红苔黄等，加丹参、夏枯草、牡丹皮、栀子、竹茹清热凉血，清肝和胃；④病久入络者，加全蝎、僵蚕、蜈蚣、地龙、水蛭等虫类药通经活络。

4. 其他疗法

（1）中成药疗法：抗脑衰胶囊具有补肾填精、益气养血、强身健脑之功，复方苁蓉益智胶囊具有健脑益智、镇静安神的作用，均适用于痴呆的治疗；健脑补肾丸适用于痴呆症健忘失眠、头晕、腰膝酸软者，参枝苓口服液适用于痴呆症心气不足者，牛黄清心丸适用于痴呆痰热风火盛者。

（2）针灸疗法：主穴取百会、神庭、印堂、太溪、悬钟、四神聪。痰浊蒙窍配丰隆、中脘；瘀血内阻配内关、膈俞；脾肾两虚配脾俞、肾俞。毫针刺，按虚补实泻操作。头部穴间歇捻转行针，或加用电针，每日 1 次，每次 5～6 穴，留针 20～30 分钟。

（3）头针法：顶中线、顶颞前斜线、顶颞后斜线。将 2 寸长毫针刺入帽状腱膜下，快速行针，使局部有热感，或用电针刺激，留针 20～30 分钟。

【预防与调护】

1. 饮食调摄　养成规律的生活习惯，饮食宜清淡，少食肥甘厚味，多食具有补益肾精作用的食疗之品，如核桃、黑芝麻、山药等，并戒烟。

2. 精神调摄　帮助患者正确认识和对待疾病，解除思想顾虑。解除情志刺激，避免情志内伤。

3. 智能训练及护理　对轻症患者，应耐心细致地进行智能训练，使之逐渐恢复或掌握一定的生活和工作技能，多参加社会活动，或练气功、太极拳等，劳逸结合；对重症患者，应进行生活照料，注意防止因大小便自遗及长期卧床引发褥疮、感染等。要防止患者自伤或伤人，防止跌倒而发生骨折，或外出走失等。

【结语】

痴呆是由于久病年老，情志所伤导致髓减脑消，或痰浊痹阻于脑，神机失用而形成的一种神志异常疾病，临床以呆傻愚笨、智能低下、善忘等为主要表现。病位在脑髓，与心、肝、脾、肾功能失调密切相关，其中以肾虚为本。基本病机为髓海不足，神机失用。其中虚证多为精、气、血亏虚，髓海失充，脑失所养；实证为气、火、痰、瘀内阻于脑，上扰清窍。病理性质多属本虚标实，临床多见虚实夹杂证。本虚多为阴精、气血亏虚；标实多为气、火、痰、瘀内阻于脑。痴呆的辨证应分清虚实和病位。治疗原则宜虚则补之、实者泻之。祛邪扶正、标本兼治是本病治疗大法。治本虚应补虚扶正，填精充髓养脑；治标实当开郁豁痰化浊，化瘀通窍醒脑，理气通络清热。对脾肾不足，髓海空虚之证，宜培补先天与后天，使脑髓得充，化源得滋。凡痰浊、瘀血阻滞者，当化痰活血，配以开窍通络，使气血流通，醒神开窍至于虚实夹杂证，当分清主次，或先祛邪后扶正，或标本同治，虚实兼顾。还应重视精神调摄与智能训练。

附：实践技能、医学综合相关考点模拟题

一、《中医内科学》中医执业助理医师资格考试实践技能相关考点模拟题

无考点，略。

二、《中医内科学》中医执业助理医师资格考试医学综合考试模拟题

（一）A1 型题

1. 下列选项中，不属于痴呆诊断依据的是（　　）

A. 无理由地欣快，易于激动或暴怒

B. 精神错乱，语无伦次，静而多喜

C. 记忆力减退，理解力下降

D. 性情孤僻，表情淡漠，语言重复

E. 抽象思维能力下降

2. 痴呆与健忘的鉴别关键是痴呆有（　　）

A. 善忘前事　　B. 善忘后事　　C. 神情呆滞

D. 记忆下降　　E. 沉默寡言

3. 痴呆的基本病机为（　　）

A. 肾气虚衰，心血不足　　B. 以虚为本，虚实夹杂　　C. 肝气不畅，血行瘀滞

D. 肾精亏损，痰蒙清窍　　E. 髓减脑消，神机失用

4. 痴呆的病位在（　　）

A. 脑　　B. 心　　C. 肝

D. 脾　　E. 肾

5. 痴呆属痰浊蒙窍证，应选用的最佳方剂是（　　）

A. 二陈汤　　B. 黄连温胆汤　　C. 半夏厚朴汤

D. 涤痰汤　　E. 天麻钩藤饮

6. 痴呆的辨证中，应首辨的要点是（　　）

A. 外感内伤　　B. 病情轻重　　C. 标本虚实

D. 先天与后天　　E. 病变脏腑

（二）A2 型题

1. 李某，女性，37 岁。症见表情呆钝，智力衰退，头晕耳鸣，懈怠思卧，齿枯发焦，腰膝酸软，步履艰难，舌瘦色淡，苔薄白，脉沉细。方药宜用（　　）

A. 四物汤　　B. 还少丹　　C. 七福饮

D. 通窍活血汤　　E. 涤痰汤

2. 张某，男性，46 岁。症见表情呆钝，智力衰退，或终日无语，不思饮食，脘腹胀满，口多涎沫，头重如裹，舌质淡，苔白腻，脉滑。治宜选用（　　）

A. 还少丹　　B. 归脾汤　　C. 七福饮

D. 天王补心丹　　E. 涤痰汤

（三）B 型题

A. 七福饮　　B. 还少丹　　C. 控涎丹

D. 知柏地黄丸　　　　　　E. 河车大造丸

1. 治疗痴呆髓海不足证，应首选（　　）

2. 治疗痴呆脾肾两虚证，应首选（　　）

【参考答案】

A1 型题：1.B　2.C　3.E　4.A　5.D　6.D

A2 型题：1.C　2.E

B 型题：1.A　2.B

模块五　脾胃系病证

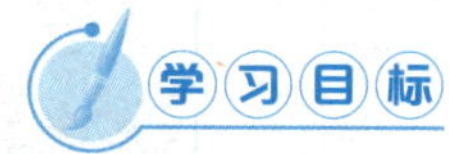

知识要求

1. 掌握胃痛、呕吐、腹痛、泄泻、痢疾、便秘等病证的诊断要点、辨证论治。

2. 熟悉常见脾胃系病证的病因病机、鉴别诊断、预防与调护。

3. 了解常见脾胃系病证的西医学范畴、相关检查、转归预后。

技能要求

1. 能够对胃痛、胃痞、呕吐、噎膈、呃逆、腹痛、泄泻、痢疾、便秘等脾胃系病证者进行辨治处置。

2. 根据中医执业助理医师资格考试大纲归纳各病证考试要点。

脾胃系病证是因感受外邪、饮食不节、情志不调、劳倦内伤等因素作用下，发生以脾胃功能失常为主的一类病证。临床常有胃痛、胃痞、噎膈、呕吐、呃逆、腹痛、泄泻、痢疾、便秘等病证，见表5–1。

表5–1　脾胃系病证助考纲要总目表

序号	项目序号	病证名	学习目标	中医助理医师考试		考试星级
				综合笔试	技能考试	
1	项目一	胃痛	重点掌握	√	√	★★★
2	项目二	胃痞	熟悉	√	无	★
3	项目三	呕吐	掌握	√	√	★★
4	项目四	噎膈	熟悉	√	无	★
5	项目五	呃逆	熟悉	√	无	★
6	项目六	腹痛	重点掌握	√	√	★★★
7	项目七	泄泻	重点掌握	√	√	★★★
8	项目八	痢疾	重点掌握	√	√	★★★
9	项目九	便秘	掌握	√	√	★★

一、脾胃的生理病理特点

1. 脾胃的生理功能与特点　脾主运化，主升清，主统血，主肌肉、四肢；脾喜燥而恶湿，为太阴湿土之脏。胃主受纳、腐熟水谷，主通降浊，胃喜润而恶燥，为多气多血之腑。胃与脾相表里，共有“后天之本”之称，五脏六腑，四肢百骸皆赖以所养。

2. 脾胃的病理特征　脾胃的病理主要表现在受纳、运化、升降、统摄等功能的异常。脾病多虚，胃病多实。脾运化水谷功能减退，导致机体运化吸收功能失常，引起便溏、腹胀、倦怠、消瘦；脾运化水湿功能减退，水湿内停，病理产物为湿、痰、饮，水湿下注引起泄泻。胃收纳、腐熟水谷及通降功能失常，可引起食欲不振；中气不能运行，则可引起胃痛、胃痞、便秘；胃失和降，胃气上逆，则可导致嗳气、恶心、呕吐、呃逆。

3. 脾胃与其他脏腑的关系　脾胃居于中焦，为升降枢纽，升则上输于心肺，降则下归于肝肾。脾胃与其他脏腑在生理上、病理上相互影响，而脾胃与肝、肾关系尤为密切。①脾胃与肝：生理上肝木疏土，助其运化；脾土营木，利其疏泄。病理上肝郁气滞，乘脾犯胃，引起胃痛、腹痛。②脾胃与肾：脾虚化源不足，五脏之精少而肾失滋养；肾阳虚衰，脾失温煦，运化失职，引起泄泻。

脾胃系病证的病因有外感、饮食、情志、病后、劳倦等，而以饮食为主。病理因素主要是湿邪，病理表现为脾胃运纳、升降功能失常。病位在脾、胃、肠，涉及肝、肾。

二、脾胃病证的辨治要点

1. 辨证要点

（1）脾胃病证的辨证以虚实为纲。脾病的证候有虚实之分。虚证多因饮食、劳倦、思虑过度所伤，或病后失调所致的脾气虚、脾阳虚、脾气下陷、脾不统血等证；实证多由饮食不节，或外感湿热或寒湿之邪内侵，或失治、误治所致的湿热蕴脾、寒湿困脾等证。

（2）胃病证候有虚实寒热之别。虚证多因饮食不节、饥饱失常、久病失养，或因吐泻太过，或温热病后期，耗伤阴津，或老年阴血亏少等原因所致的胃阴虚证；实证多由饮食损伤，或误食不洁之品，或寒邪、热邪犯胃而成的食滞胃脘证、寒滞胃脘证、胃热炽盛证、血瘀胃脘证。

学习时应重点掌握脾胃疾病虚寒证、气虚证、阴虚证、气滞证、湿困脾胃证、湿热中阻证、胃热证、食滞证等的证候特点。

2. 治疗要点

脾胃病证的治疗，当分别虚实主次，采用健脾或祛湿法，并遵循脾宜健运、胃宜濡润的原则。

（1）*从虚实辨治，尤其注重后天之本*：应根据脾胃的生理特点组方遣药：①胃为阳土，喜润恶燥，燥热易伤胃阴，常用甘凉滋润之剂，慎用辛香燥热之药；脾为阴土，喜燥恶湿，湿易伤脾，多用醒脾化湿之剂，少用甘润滋腻之品。②脾气主升，以升为健，临床常用健脾益气升提之品；胃气主降，以降为和，临床多用和中、益胃、降逆之药。③实则阳明，胃病多实、多热，临床多用消导、和胃、泄热之品；虚则太阴，脾病多虚、多寒，临床常用健脾、行气、温中之品。④六腑以通为用，传化物而不藏，治疗胃肠病证，常以通为主法。

（2）*从气血辨治*：早期重视调气行血，久病注意活血通络。久病入络，久痛入络。脘腹久痛、噎膈等病证，应注意活血通络、散结消瘀。

（3）*从脏腑辨治，尤其注重整体治疗*：由他脏病变引起的脾胃病证，注意整体治疗。如肝郁乘脾宜疏肝扶脾，脾肾阳虚宜温补脾肾，心脾两虚宜补益心脾。

项目一　胃　痛

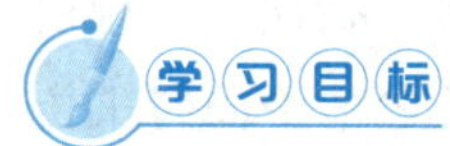

知识要求

1. 掌握胃痛的治则及各证型的辨证要点、治法、代表方剂。
2. 熟悉胃痛的定义、病因病机及鉴别诊断。
3. 了解胃痛的历史源流、其他疗法及预防调护。

技能要求

1. 能够对胃痛进行正确的诊断鉴别并具备辨证论治的能力。
2. 运用已有知识应答中医执业助理医师资格考试要点。

胃痛，又称胃脘痛，是指因饮食不节、情志内伤、劳累过度、感受外邪等病因，导致胃气失和，气机不利，不通则痛，临床以胃脘部近心窝处经常发生疼痛为主症的一种病证。

“胃脘痛”之名，最早见于《黄帝内经》，如《素问·六元正纪大论》曰：“木郁之发……民病胃脘当心而痛。”《灵枢·邪气脏腑病形》曰：“胃病者，腹䐜胀，胃脘当心而痛。”东汉张仲景创立了大建中汤、小建中汤、黄芪建中汤、芍药甘草汤、附子粳米汤、吴茱萸汤等方，均为后世治疗胃痛的常用方剂。明代王肯堂将胃痛与心痛区分，《证治准绳·心痛胃脘痛》曰：“或问丹溪言心痛即胃脘痛，然乎？曰：心与胃，各一脏，其病形不同，因胃脘痛处在心下，故有当心而痛之名。岂胃脘痛即心痛者哉？”张介宾《景岳全书》强调了胃痛“气滞”这一因素。清代叶天士则强调胃痛“久痛入络”，《医学真传·心腹痛》还指出了要从辨证去理解和运用“通则不痛”之法。

西医学中功能性消化不良、急慢性胃炎、胃痉挛、胃黏膜脱垂、胃下垂、消化性溃疡、上消化道出血等疾病以胃脘部经常性发生疼痛为主症者，均可参照本病辨证施治。

【病因病机】

胃痛的外因为感受寒、热、湿之邪，内因为饮食伤胃、情志不畅、脾胃素虚等，导致胃气郁滞，胃失和降，不通则痛。

（一）常见病因

考点：病因

1. 外邪犯胃 外感寒、热、湿之邪，内客于胃，致胃脘气机阻滞，不通则痛。其中尤以寒邪为多见，因寒性凝滞，主收引，气机凝滞，不通则痛。

2. 饮食伤胃 饮食不节，或饥饱无常，损伤脾胃，致胃气郁滞，胃失和降，不通则痛；过食辛辣刺激、肥甘厚味、恣饮酒浆，蕴湿生热，湿热中阻，气机壅滞，引起胃痛。

3. 情志不畅 情志不遂，忧思恼怒，肝失疏泄，肝气郁结，横逆犯胃，胃气郁滞；肝郁日久化火，郁火乘胃，肝胃郁热，胃络不畅，胃脘灼热而痛；气滞日久，或久病入络，血行不畅，血脉凝涩，瘀血内结，胃络瘀阻，不通则痛。

4. 脾胃素虚 素体脾胃虚弱，或他病、久病致脾胃虚弱，或劳倦过度损伤脾胃导致脾胃虚弱，皆可引起中焦气虚、阳虚、阴虚，而发胃痛。胃气亏虚，胃失和降，胃气郁滞（气虚气滞）而胃痛；中阳不足，中焦虚寒，胃失温养而发疼痛；胃阴亏虚，胃络失濡而拘急，不荣而痛。此外，若过服寒凉药物，伤及脾胃之阳，胃失温养，也可引起胃痛。

（二）病机概要

考点：胃痛的病位、基本病机

1. 基本病机 胃气郁滞，胃失和降，不通则痛。或胃失濡养、温煦，不荣则痛。

2. 病位 在胃，与肝、脾关系密切。

3. 病理性质 早期为外邪、饮食、情志所致者属实证；后期常为脾胃虚弱，往往虚实夹杂（如脾胃虚弱夹湿、夹瘀等）。

4. 病理因素 寒（寒邪）、热（热郁）、湿（湿阻）、食（食滞）、气（气滞）、血（血瘀）、虚（脾胃虚寒、胃阴亏虚）。

5. 病机转化 胃痛的病机转化，主要表现在以下三方面：

（1）可发生寒热转化：如寒凝、湿郁日久化热，形成热证，或寒热错杂之证。

（2）可发生气血转化：初病多在气分，日久深入血分而致血瘀，出现瘀阻胃络证。

（3）可发生虚实转化：胃痛初期多属实证，但日久不愈，邪滞日久，可损伤脾胃，其证可由实转虚（如外寒袭胃之胃痛，日久不愈，则因寒邪伤阳，致脾胃阳虚，可转为脾胃虚寒证；胃热疼痛，日久不愈，则因热邪伤阴，致胃阴亏虚，可转为阴虚胃痛）。

虚证又可转为虚实夹杂之证，如脾胃虚寒证者，易受寒邪；脾胃气虚证者，又易饮食停滞。

【诊断与鉴别诊断】

（一）诊断依据

1. 临床表现

（1）主症：上腹胃脘部近心窝处经常性发生疼痛，其疼痛有胀痛、刺痛、隐痛、剧痛等性质的不同。

（2）次症：常伴有纳差、胃脘痞闷、嗳气呃逆、恶心呕吐、吞酸嘈杂、大便不调等局部症状和神疲乏力、倦怠等全身性症状，病情严重者可见呕血、黑便等出血症状。

2. 病史 慢性胃痛多有反复发作病史。发病前多有明显的诱因，如天气变化、恼怒、劳累、暴饮暴食、饥饿、饮食生冷干硬、辛辣醇酒，或服用有损脾胃的药物。

3. 相关检查

（1）电子胃镜、上消化道钡餐造影：可做急性胃炎、慢性胃炎、胃及十二指肠溃疡病、胃黏膜脱垂等的诊断，并可与胃癌做鉴别诊断。内镜窥视结合活检可确定溃疡的部位、形态、大小、数目以及判定良、恶性。X 线直接征象是龛影，胃小弯溃疡常可显示腔外龛影，十二指肠溃疡则龛影不易显示，常表现为球部变形、激惹和压痛，但球部炎症及溃疡愈合也可有此征象。

（2）幽门螺杆菌（Hp）检测：慢性胃炎、消化性溃疡常为阳性。胃液分析、血清胃泌素含量测定、血清壁细胞抗体测定、胃蛋白酶测定及内因子等检查有利于慢性胃炎的诊断。

（二）病证鉴别

考点：胃痛与真心痛的鉴别

1. 胃痛与真心痛 部分真心痛患者表现心下胃脘部疼痛，真心痛发病多见于老年人，心电图检查可见 ST 段和 T 波改变，心肌坏死标志物增高，病情危重者可见心律失常、心衰、休克等并发症。胃痛与真心痛的类证鉴别，见表 5–2。

表 5–2 胃痛与真心痛的类证鉴别

项目	真心痛	胃痛
疼痛部位	左胸膺部	心下胃脘
疼痛程度	剧烈	多轻
疼痛时间	短，多为发作性	长，多呈持续性
疼痛性质	刺痛、绞痛	隐痛、胀痛
兼症	肢冷汗出，心悸气短	多伴胃肠道症状
预后	病情危急，预后较差	病情多缓，预后好

2. 胃痛（肝气犯胃）与胁痛 胁痛是以胁肋部疼痛为主症，可伴发热恶寒，或面目

肌肤发黄，或胸闷善太息，少有嘈杂泛酸、嗳气吐腐。胃痛（肝气犯胃）也可攻痛连胁，但以胃脘部疼痛为主症。

3. 胃痛与腹痛　腹痛是以胃脘以下、耻骨毛际以上整个部位疼痛为主症。胃痛以上腹胃脘近心窝处疼痛为主症，胃痛也可影响及腹。

【辨证论治】

1. 辨证要点

（1）应辨急缓、寒热、虚实：急性胃痛往往发病急骤，疼痛剧烈，变化迅速，病程较短；慢性胃痛则起病缓慢，疼痛隐隐或反复发作，病势较缓，病程较长。寒痛多胃痛暴作，疼痛剧烈而拒按，遇寒则痛甚，得温则痛减；热痛则多胃脘灼痛，痛势急迫，遇热则痛甚，得寒则痛减，烦渴喜饮，便秘尿赤。胃痛辨虚实见表5–3。

表5–3　胃痛的虚实辨证

项目	实证	虚证
疼痛性质	痛剧，固定不移，拒按	痛势徐缓，痛处不定，喜按
疼痛节律	食后痛甚	饥而痛甚
病程体质	新病体壮	久病体虚
舌象脉象	脉盛	脉虚

（2）辨在气在血：胃痛一般初病在气分，久病在血分。在气者，有气滞、气虚之分；在血者，有血瘀、血虚之别。气虚胃痛，多由中焦脾胃之气不足所致，故常伴见纳差、腹胀、便溏、面色无华、神疲乏力、舌淡脉弱等症。血虚胃痛，常伴见面色萎黄、唇甲色淡、头晕目眩、心悸怔忡、神倦脉细等症。辨胃痛气滞与血瘀证见表5–4。

表5–4　辨胃痛气滞与血瘀证

项目	气滞	血瘀
疼痛性质	胃胀且痛，以胀为主，时作时止	痛如针刺，呈持续性
疼痛部位	痛无定处，或涉及两胁	痛有定处
发作因素	与情志因素有关	食后或入夜痛甚
脾胃兼症	恶心呕吐，嗳气频频	呕血，便血
舌象脉象	舌淡，苔薄，脉弦	舌质紫暗或有瘀斑，脉涩

考点：治疗原则

2. 治疗原则　基本治则为理气和胃止痛，重在疏理气机，立足于“通”，使通则不痛。“通”需审证求因，根据不同病机而采取相应治法，才能善用“通”法。属于胃寒者，散寒即所谓通；属于食停（滞）者，消食即所谓通；属于气滞者，理气即所谓通；属于热郁者，泄热即所谓通；属于血瘀者，化瘀即所谓通；属于阴虚者，益胃养阴即所谓通；属于阳虚者，温运脾阳即所谓通。

3. 分证论治 考点：各证型的证候、基本病机、治法、方药

（1）寒邪客胃证

证候　胃痛暴作，恶寒喜暖，得温痛减，遇寒加重，口淡不渴，或喜热饮，舌淡苔薄白，脉弦紧。

审证求机　本证的辨证要点为胃痛暴作，得温则减，遇寒加剧；基本病机为寒邪客胃，阳气被遏，气机凝滞不通。

治法　温胃散寒，行气止痛。

代表方　香苏散合良附丸加减。

临床运用　①兼风寒表证者，加藿香；②寒夹食滞者加枳实、神曲、鸡内金、制半夏、生姜；③寒热错杂者可选用半夏泻心汤辛开苦降、寒热并调。

（2）饮食伤胃证

证候　胃脘疼痛，胀满拒按；嗳腐吞酸，或呕吐不消化食物，其味腐臭，吐后痛减，不思饮食，大便不爽，得矢气及便后稍舒，舌苔厚腻，脉滑。

审证求机　本证的辨证要点为胃脘疼痛、胀满拒按、嗳腐不食、苔厚腻；基本病机为饮食滞停，胃气阻塞。

治法　消食导滞，和胃止痛。

代表方　保和丸加减。

临床运用　①脘腹胀甚者，可加枳实、砂仁、槟榔等；②胃脘胀痛而便闭者，可合用小承气汤或改用枳实导滞丸；③胃痛急剧而拒按，伴见苔黄燥便秘者，则合用大承气汤。

（3）肝气犯胃证

证候　胃脘胀痛，痛连两胁，遇烦恼则痛作或痛甚，嗳气、矢气则痛舒，胸闷嗳气，喜长叹息，大便不畅，舌苔多薄白，脉弦。

审证求机　本证的辨证要点为胃脘胀痛，攻撑连胁，遇烦恼则痛作或痛甚；基本病机为肝气郁结，横逆犯胃，胃气郁滞不通。

治法　疏肝解郁，理气止痛。

代表方　柴胡疏肝散加减。

临床运用　①胃痛较甚者，可加川楝子、延胡索；②嗳气较频者，可加沉香、旋覆花；③泛酸者加乌贼骨、煅瓦楞子；④食滞纳呆者，可加神曲、麦芽。

（4）湿热中阻证

证候　胃脘疼痛，痛势急迫，脘闷灼热，口干口苦，口渴而不欲饮，身重疲倦，纳呆恶心，小便色黄，大便不畅，舌红苔黄腻，脉滑数。

审证求机　本证的辨证要点为胃脘疼痛、脘闷灼热、身重肢倦、纳呆恶心、舌质红苔黄腻；基本病机为湿热蕴结，胃气阻滞。

治法　清化湿热，理气和胃。

代表方　清中汤加减。

临床运用　①湿偏重者，加苍术、藿香；②热偏重者，加蒲公英、黄芩；③气滞腹胀者，加厚朴、枳实；④恶心呕吐者，加橘皮、竹茹；⑤大便秘结者，加生大黄（后下）；⑥纳呆少食者，加神曲、谷麦芽。

（5）瘀血停胃证

证候　胃脘疼痛，如针刺、似刀割，痛有定处，按之痛甚，痛时持久，食后加剧，入夜尤甚，或见吐血黑便，舌质紫暗或有瘀斑，脉涩。

审证求机　本证的辨证要点为胃痛如针刺，痛有定处，舌质紫暗或有瘀斑；基本病机为瘀停胃络，脉络壅滞。

治法　化瘀通络，和胃止痛。

代表方　失笑散合丹参饮加减。

临床运用　①胃痛甚者，加延胡索、木香、郁金、枳壳，或合用活络效灵丹；②气虚无以行血，有四肢不温、舌淡脉弱者，加党参、黄芪、仙鹤草；③有阴虚者，加生地黄、麦冬；④便黑者，加三七粉、白及粉。

（6）胃阴亏耗证

证候　胃脘隐隐灼痛，似饥而不欲食；口燥咽干，五心烦热，消瘦乏力，口渴思饮，大便干结，舌红少苔，脉细数。

审证求机　本证的辨证要点为胃脘隐隐灼痛，似饥而不饮食，咽干口燥，舌红少津；基本病机为胃阴不足，胃失濡养。

治法　养阴益胃，和中止痛。

代表方　一贯煎合芍药甘草汤加减。

临床运用　①胃脘灼痛、嘈杂泛酸者，可加珍珠粉、牡蛎、海螵蛸，或配用左金丸以制酸；②胃脘胀痛较剧，兼有气滞者，宜加厚朴花、玫瑰花、佛手；③大便干燥难解者，宜加火麻仁、瓜蒌仁；④阴虚胃热者，可加石斛、知母、黄连；⑤兼有瘀血者，可加丹参、桃仁。

（7）脾胃虚寒证

证候　胃痛隐隐，绵绵不休，喜温喜按，空腹痛甚，得食则缓，劳累或受凉后发作或加重，泛吐清水，神疲纳呆，四肢倦怠，手足不温，大便溏薄，舌淡苔白，脉虚弱或迟缓。

审证求机　本证的辨证要点为胃脘隐痛、绵绵不休、喜温喜按，伴脾阳虚表现；基本病机为脾胃虚寒，失于温养。

治法　温中健脾，和胃止痛。

代表方　黄芪建中汤加减。

临床运用　①泛吐清水较多者，宜加干姜、制半夏、陈皮、茯苓；②泛酸者，可去饴糖，加黄连、炒吴茱萸、乌贼骨、煅瓦楞子等；③胃脘冷痛，里寒较甚，呕吐肢冷者，可加理中丸；④兼有形寒肢冷、腰膝酸软者，可用附子理中汤；⑤痛止之后，可改用香砂六君子汤调理。

4. 其他疗法

（1）中成药疗法：寒邪犯胃者，可服用温胃舒冲剂；饮食伤胃者，服用枳实导滞丸；肝气犯胃者，服用气滞胃痛冲剂；湿热中阻者，服用三九胃泰冲剂；瘀阻胃络者，服用元胡止痛片等。

（2）按压止痛：按压第 2 ～ 4 胸椎棘突，有时可立即止痛。或按压至阳穴由轻而重，直至痛止后再持续 5 分钟。

（3）针灸疗法：取中脘、足三里穴，用泻法，体弱者，采用补法或平补平泻；属寒邪犯胃者，灸胃俞、足三里、中脘等穴 15 分钟。凡怀孕 12 周以上或有流产史者，不宜用针灸疗法，尤其忌用泻法。

（4）手术疗法：剧烈胃痛合并大量胃出血或穿孔，血压下降，病情危重者，应立即转外科手术治疗。

【预防与调护】

1. 饮食调摄 养成良好的饮食规律，宜定时定量，切忌暴饮暴食，偏嗜生冷、油腻及辛辣、炙煿等刺激性食物。胃痛发作时进流质或半流质饮食，少食多餐，清淡易消化食物为主，忌食粗糙多纤维食物，尽量避免进食浓茶、咖啡和辛辣食物，进食宜细嚼慢咽。

2. 精神调摄 情志失调是气滞胃痛的主要病因，要保持心情舒畅，避免精神紧张、恼怒。

3. 慎用对胃有刺激的药物 解热镇痛药物如水杨酸、肾上腺皮质激素等，尤其忌长期服用，以免刺激胃黏膜。

【结语】

胃痛是以上腹胃脘近心窝处疼痛为主症的病证，多因外感邪气、饮食所伤、情志不畅而引发。病位在胃，但与肝、脾关系最为密切，涉及胆与肾。病理因素有寒凝、食积、气滞、郁热、湿热、瘀血。基本病机为邪阻胃气，胃气失和，气机不利，不通则痛，或胃失温煦、濡养，“不荣则痛”。病理性质有虚实之别。实证多见于早期，多因外邪、饮食、情志所致，后期常为脾胃虚弱，虚实夹杂，多由于脾胃虚寒，或胃阴不足所致。胃痛的病机转化主要表现在以下三方面：即寒热转化、气血转化和虚实转化。胃痛治疗的基本治则以理气（即通气）和胃止痛为主。但要从根本上理气，使气机畅通，“通则不痛”，则须从广义的角度去理解和运用“通”法，而不能局限于狭义的“通”

法。这就需要审证求因，辨证施治。

附：实践技能、医学综合相关考点模拟题

一、《中医内科学》中医执业助理医师资格考试实践技能相关考点模拟题

第一站　病案分析（总分40分。中医内科病案分值占20分）

刘某，男，38岁，职员。患者2周前因与邻居争吵，出现胃脘部胀满疼痛，痛连两胁，嗳气、矢气则痛舒。2天前因遇烦恼事，疼痛加重，来诊时胃脘胀痛不适，痛势急迫，伴胁肋胀痛，不欲饮食，大便不畅，舌淡红苔薄白，脉弦。

中医疾病诊断（4分）：胃痛。

中医证候诊断（4分）：肝气犯胃证。

辨病辨证依据（5分）

1. 辨病　以胃脘胀满疼痛为主症，诊断为胃痛。

2. 辨证　胃脘胀痛，痛势急迫，伴胁肋胀痛，不欲饮食，大便不畅，舌淡红苔薄白，脉弦。辨证为肝气犯胃证。

3. 病因病机分析　因情志不畅，肝气郁结，横逆犯胃，胃气郁滞不通，而引发本病。

病证鉴别（中医执业助理医师考生不考）：略。

治法（2分）：疏肝解郁，理气止痛。

代表方（2分）：柴胡疏肝散加减。

药物组成、剂量及煎服法（3分）：

陈　皮12g　　柴　胡6g　　川　芎9g　　香　附9g　　枳　壳9g
芍　药9g　　炙甘草5g　　栀　子9g　　青　皮12g

煎服法：三剂，水煎服，日一剂，早晚分服。

第二站　中医临证（含中医技术操作、病史采集、中医临床答辩三部分。分值共35分，20分钟）

胃痛病史采集举例（现场口述）（10分）

根据试题提供的“患者主诉”，回答如何询问现病史及相关病史。

患者王某，女性，35岁，胃脘部疼痛5天。

（一）现病史

1. 根据主诉及相关的鉴别诊断问诊

（1）发病的病因和诱因：有无感寒、受风、劳累，有无情志不畅，有无饮食失宜，有无服用有损于脾胃的药物等。

（2）针对主症（胃脘疼痛）询问：疼痛的时间，疼痛的程度，疼痛的性质，疼痛与

饮食的关系，疼痛与睡眠的关系。

（3）相关鉴别诊断的问诊：有无放射痛、胸部憋闷疼痛症状，有无胁肋部疼痛、发热恶寒、面目肌肤发黄、胸闷善太息，有无胃脘以下部位疼痛，有无喜喝热饮还是凉饮，有无呕血、便血等。

2. 诊疗经过

（1）是否到医院就诊，做过哪些检查，如电子胃镜，上消化道钡餐造影，幽门螺杆菌（Hp）检测，血、粪常规，血压等，结果如何。

（2）用过何种药物，做过何种治疗，疗效如何。

3. 发病以来一般情况问诊，如精神、睡眠、大小便情况等。

（二）相关病史

1. 既往疾病史。有无手术史、外伤史，有无糖尿病、结核病、妇科病或服用免疫抑制剂病史，有无肿瘤家族史、月经史、婚育史及不洁性交史。

2. 个人史，药物、食物过敏史。

3. 家族史（有无遗传病病史），女性必要时询问月经、婚育史等。

要求：问诊顺序合理，条理清晰，体现中医临床思维。

第三站　西医临床（含体格检查、西医操作、西医临床答辩三部分。分值占 25 分。20 分钟。本教材略）

二、《中医内科学》中医执业助理医师资格考试医学综合考试模拟题

（一）A1 型题

1. 胃痛是由于哪些脏腑功能失调造成的（　　）

A. 肺肝肾　　B. 心肝肾　　C. 胃肝脾

D. 脾肝肾　　E. 肺脾肝

2. 下列哪项不是胃痛的病因（　　）

A. 感受外邪　　B. 饮食所伤　　C. 情志抑郁

D. 脾胃虚弱　　E. 房劳过度

（二）A2 型题

1. 李某，男，25 岁。胃脘灼痛，痛连两胁，攻撑走窜，遇烦恼则痛作或痛甚，喜太息，胸闷嗳气，大便不爽，舌苔多薄白，脉弦。其治疗宜首选的方剂是（　　）

A. 良附丸　　B. 保和丸　　C. 柴胡疏肝散

D. 丹栀逍遥散或化肝煎　　E. 失笑散合丹参饮

2. 患者胃脘疼痛，胀满拒按嗳腐吞酸，或呕吐不消化食物，其味酸腐，吐后痛减，不思饮食，大便不爽，得矢气或便后稍舒，舌苔厚腻，脉滑。其治法是（　　）

A. 温胃散寒，行气止痛　　B. 消食导滞，和胃止痛　　C. 疏肝解郁，理气止痛

D. 疏肝泄热，和胃止痛　　E. 化瘀通络，和胃止痛

（三）A3 型题

李某，男，28 岁。患者饮食稍有不慎即易胃脘不适，时作时止，纳呆，面色无华，倦怠乏力，喜暖畏寒，四肢不温，口干而不欲饮，大便溏薄，舌质淡，苔薄白，脉濡弱。

1. 该患者的证候属于（　　）

A. 脾胃虚寒　　B. 肝气犯胃　　C. 痰饮内阻
D. 胃阴不足　　E. 外邪犯胃

2. 其治法是（　　）

A. 疏肝解郁，理气止痛　　B. 温中健脾，和胃止痛　　C. 化瘀通络，和胃止痛
D. 清化湿热，理气和胃　　E. 消食导滞，和胃止痛

3. 其治疗首选方是（　　）

A. 保和丸　　B. 黄芪建中汤　　C. 良附丸
D. 柴胡疏肝散　　E. 失笑散合丹参饮

（四）B 型题

A. 香苏散合良附丸　　B. 保和丸　　C. 柴胡疏肝散
D. 黄芪建中汤　　E. 一贯煎合芍药甘草汤

1. 胃痛寒邪客胃证的首选方是（　　）
2. 胃痛饮食伤胃证的首选方是（　　）
3. 胃痛胃阴亏耗证的首选方是（　　）

【参考答案】

A1 型题：1.C　2.E
A2 型题：1.C　2.B
A3 型题：1.A　2.B　3.B
B 型题：1.A　2.B　3.E

项目二　胃　痞

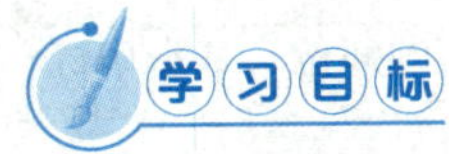

知识要求

1. 掌握胃痞的辨证要点、治疗要点和基本辨证分型及治疗。
2. 熟悉胃痞的定义、病因病机及鉴别诊断。
3. 了解胃痞的源流、预防调护方法，西医相关联的病名。

技能要求

1. 能够对胃痞进行正确的诊断鉴别并具备辨证论治的能力。
2. 运用已有知识应答中医执业助理医师资格考试（综合考试）要点。

胃痞是因外邪、饮食、情志等因素，导致中焦气机不利，脾胃升降失职，临床出现以自觉心下痞塞、胸膈胀满，触之无形，按之柔软，压之无痛为主要症状的病证。按部位胃痞可分为胸痞、心下痞等。心下是指胃脘部，以胃脘部出现上述症状的痞满，称为心下痞，又称胃痞。本项目主要讨论胃痞。

《黄帝内经》最早对胃痞有记载，称之为“痞”“痞塞”“痞膈”等，认为其病因以饮食不节、起居不适和寒气为患等为主。胃痞病名首见于《伤寒论》，张仲景在《伤寒论》中明确指出“满而不痛者，此为痞”，又创诸泻心汤治疗，一直为后世医家所效法。隋代巢元方《诸病源候论·诸痞候》指出：“其病之候，但腹内气结胀满，闭塞不通。”元代朱震亨《丹溪心法·痞》将其与胀满作鉴别，指出：“胀满内胀而外亦有形；痞者内觉痞闷，而外无胀急之形也。”明代张介宾《景岳全书·痞满》将胃痞分为虚实论治，对后世胃痞诊治颇有指导意义。

胃痞的临床表现与西医学的慢性胃炎（包括浅表性胃炎和萎缩性胃炎）、功能性消化不良、胃下垂等疾病相似，这些疾病若以上腹胀满不舒为主症时，可参照本病内容辨证论治。

【病因病机】

胃痞的外因为感受外邪，内因为内伤饮食、情志失调等，导致中焦气机不利，脾胃升降失职而发病。

1. 常见病因 考点：病因

（1）感受外邪：外感六淫，表邪入里，或误下伤中，邪气乘虚内陷，结于胃脘，阻塞中焦气机，升降失司，遂成胃痞。

（2）内伤饮食：暴饮暴食，或恣食生冷，或过食肥甘，或嗜酒无度，损伤脾胃，纳运无力，食滞内停，痰湿阻中，气机被阻，而生胃痞。

（3）情志失调：抑郁恼怒，情志不遂，肝气郁滞，失于疏泄，横逆乘脾犯胃，脾胃升降失常，引起胃痞；或忧思伤脾，脾气受损，运化不力，胃腑失和，气机不畅，而生胃痞。

2. 病机概要 考点：胃痞的病位、基本病机

（1）基本病机：中焦气机不利，脾胃升降失职。

（2）病位：在胃，与肝、脾密切相关。

（3）病理性质：有寒、热、虚、实之分，临床常虚实夹杂，寒热错杂，或痰瘀兼见。

（4）病机转化：初病多实，久病则多由实转虚，形成虚证或虚实夹杂，还可导致脉络瘀滞，血络损伤。

【诊断与鉴别诊断】

（一）诊断依据

1. 临床表现

（1）主症：胃脘痞塞，满闷不适，触之无形，按之柔软，压之不痛，望无胀形。

（2）次症：可伴有嗳气、纳呆、早饱等症状。

2. 病史

（1）病史特征：发病缓慢，时轻时重，反复发作，病程漫长。

（2）诱发因素：多由饮食、情志、起居、寒温等因素诱发。

3. 相关检查

（1）电子胃镜、上消化道钡餐造影：可诊断慢性胃炎，并排除溃疡病、胃肿瘤等，病理组织活检可确定慢性胃炎的类型以及是否有肠上皮化生、异型增生。上消化道钡餐可以协助诊断慢性胃炎、胃下垂等。

（2）胃肠动力检测：如胃肠测压、胃排空试验、胃电图等可协助诊断胃动力障碍、紊乱等。

（3）幽门螺杆菌（Hp）检测：可查是否为 Hp 感染，慢性胃炎常为阳性。

（4）B 超、CT 检查：可鉴别诊断肝胆疾病及腹水等。

（二）病证鉴别

1. 胃痞与胃痛　胃痞与胃痛病位同在胃脘部，且常相兼出现，其鉴别见表 5–5。

表 5–5　胃痞与胃痛的类证鉴别

项目	胃痛	胃痞
主症	以疼痛为主	以满闷不适为主
病势	痛势多急	起病较缓
有无疼痛	压之可痛	压无痛感

2. 胃痞与鼓胀　胃痞与鼓胀均为自觉腹部胀满的病证，其鉴别见表 5–6。

表 5–6　胃痞与鼓胀的类证鉴别

项目	鼓胀	胃痞
主症	腹部胀大如鼓，皮色苍黄，脉络暴露	自觉满闷不适，外无胀形
病位	在大腹	在胃脘
触诊	按之腹皮绷急	按之柔软

3. 胃痞与胸痹　均可有脘腹不适。胸痹以胸闷、胸痛、短气为主症，偶兼脘腹不

舒。胃痞则以脘腹满闷不舒为主症，多兼饮食纳运无力之症，偶有胸膈不适，并无胸痛等表现。

4. 胃痞与结胸 胃痞与结胸病位皆在腹部，然结胸以心下至小腹硬满而痛、拒按为特征；胃痞则以满而不痛、手可按压、触之无形为特点。

【辨证论治】

1. 辨证要点

（1）首辨虚实：实痞与虚痞的鉴别见表 5–7。

表 5–7 胃痞的虚实辨证

项目	实痞	虚痞
临床表现	痞满能食，食后尤甚，饥时可缓，伴便秘，舌苔厚腻，脉实有力	饥饱均满，食少纳呆，大便清利，舌淡苔白，脉虚无力
病因病机	外邪犯胃，痰湿中阻，湿热内蕴，气机失调	脾胃气虚，无力运化；胃阴不足，失于濡养

（2）次辨寒热：胃痞绵绵，得热则减，口淡不渴，或渴不欲饮，舌淡苔白，脉沉迟或沉涩者属寒。胃痞势急，口渴喜冷，舌红苔黄，脉数者为热。

考点：治疗原则

2. 治疗原则 基本治则为调理脾胃升降、行气除痞消满。根据其虚、实及虚实夹杂之证，分证治之，实者泻之，虚者补之，虚实夹杂者补消并用。祛邪则视其具体证候，分别施以消食导滞、除湿化痰、理气解郁、清热祛湿等法；扶正重在健脾益胃、补中益气，或养阴益胃。

3. 分证论治

考点：各证型的证候、基本病机、治法、方药

（1）饮食内停证

证候 脘腹痞闷而胀，进食尤甚，拒按，嗳腐吞酸，恶食呕吐，或大便不调，矢气频作，臭如败卵，舌苔厚腻，脉滑。

审证求机 本证的辨证要点为脘腹痞闷而胀，进食尤甚，拒按，嗳腐吞酸；基本病机为饮食停滞，胃腑失和，气机壅塞。

治法 消食导滞，行气消痞。

代表方 保和丸加减。

临床运用 ①食积较重者，可加鸡内金、谷芽、麦芽；②脘腹胀满者，可加枳实、厚朴、槟榔；③食积化热，大便秘结者，加大黄、枳实，或用枳实导滞丸；④兼脾虚便溏者，加白术、扁豆等或用枳实消痞丸消痞除满、健脾和胃。

（2）痰湿中阻证

证候 脘腹痞塞不舒，胸膈满闷，头晕目眩，身重困倦，呕恶纳呆，口淡不渴，大便不爽，小便不利，舌苔白厚腻，脉沉滑。

审证求机 本证的辨证要点为脘腹痞塞、胸膈满闷、眩晕呕恶、身重困倦；基本病

机为痰浊阻滞，脾失健运，气机不和。

治法　除湿化痰，理气和中。

代表方　二陈平胃汤加减。

临床运用　①痰湿盛而胀满甚者，可加枳实、紫苏梗、桔梗等，或合用半夏厚朴汤；②气逆不降，嗳气不止者，加旋覆花、代赭石、枳实、沉香等；③痰湿郁久化热而口苦、舌苔黄者，改用黄连温胆汤；④兼脾胃虚弱者加用党参、白术、砂仁健脾和中。

（3）湿热阻胃证

证候　脘腹痞闷，或嘈杂不舒，恶心呕吐，口干不欲饮，口苦，纳少，舌红苔黄腻，脉滑数。

审证求机　本证的辨证要点为脘腹痞闷、舌质红苔黄腻；基本病机为湿热内蕴，困阻脾胃，气机不利。

治法　清热化湿，和胃消痞。

代表方　连朴饮加减。

临床运用　①恶心呕吐明显者，加竹茹、生姜、旋覆花；②纳呆不食者，加鸡内金、谷芽、麦芽；③嘈杂不舒者，可合用左金丸；④便溏者，去大黄，加扁豆、陈皮等。

（4）肝胃不和证

证候　脘腹痞闷，胸胁胀满，心烦易怒，善太息，呕恶嗳气，或吐苦水，大便不爽，舌质淡红，苔薄白，脉弦。

审证求机　本证的辨证要点为脘腹痞闷、胸胁胀满、心烦易怒、善太息；基本病机为肝气犯胃，胃气郁滞，胃失和降。

治法　疏肝解郁，和胃消痞。

代表方　越鞠丸合枳术丸加减。

临床运用　①气郁明显，胀满较甚者，酌加柴胡、郁金、厚朴等，或用五磨饮子加减；②郁而化火，口苦而干者，可加黄连、黄芩等；③呕恶明显者，加制半夏、生姜等；④嗳气甚者，加竹茹、沉香等。

（5）脾胃虚弱证

证候　脘腹满闷，时轻时重，喜温喜按，纳呆便溏，神疲乏力，少气懒言，语声低微，舌质淡，苔薄白，脉细弱。

审证求机　本证的辨证要点为脘腹满闷、喜温喜按、纳呆便溏、神疲乏力；基本病机为脾胃虚弱，健运失职，升降失司。

治法　补气健脾，升清降浊。

代表方　补中益气汤加减。

临床运用　①胀闷较重者，可加枳壳、木香、厚朴；②四肢不温，阳虚明显者，加制附子、干姜，或合用理中丸；③纳呆厌食者，加砂仁、神曲；④舌苔厚腻，湿浊内蕴者，加制半夏、茯苓，或改用香砂六君子汤。

（6）胃阴不足证

证候　脘腹痞闷，嘈杂，饥不欲食，恶心嗳气，口燥咽干，大便秘结，舌红少苔，脉细数。

审证求机　本证的辨证要点为脘腹痞闷、饥不欲食、口燥咽干、舌红少苔；基本病机为胃阴亏虚，胃失濡养，胃失和降。

治法　养阴益胃，调中消痞。

代表方　益胃汤加减。

临床运用　①津伤较重者，可加石斛、天花粉；②腹胀较著者，加枳壳、厚朴花；③食滞者，加谷芽、麦芽；④便秘者，加火麻仁、玄参等。

【预防与调护】

1. 饮食调摄　应节制饮食，注意饮食卫生，饮食宜清淡，勿暴饮暴食，忌肥甘厚味、辛辣醇酒及生冷之品。

2. 精神调摄　应保持乐观开朗、心情舒畅。

3. 起居调摄　慎起居，适寒温，防六淫，并注意腹部保暖。

4. 运动调摄　应适当参加体育锻炼，增强体质。

【结语】

胃痞是临床上常见的病症，以胃脘痞塞、满闷不痛，按之软而无物，外无胀形为主要表现。病发于胃脘，责之于肝脾，形成原因有食、气、痰、湿、热、虚等方面，病理改变以中焦气机不利，脾胃升降失宜为主。初病多为实证，久病不愈则耗气伤阴而为虚证，但临床上常表现为本虚标实、虚实寒热夹杂之证。临证治疗以调和脾胃、行气消痞为基本治则。本病病情多迁延反复，只要坚持治疗，注意饮食、情志的调摄以及体育锻炼，一般预后较好。

附：实践技能、医学综合相关考点模拟题

一、《中医内科学》中医执业助理医师资格考试实践技能考试

无考点，略。

二、《中医内科学》中医执业助理医师资格考试医学综合考试模拟题

（一）A1 型题

1. 胃痞的基本病位在（　　）

A. 肝脾　　B. 脾胃　　C. 胃
D. 脾　　E. 肝胆

2. 下列不属于痰湿中阻证胃痞的表现是（　　）
A. 脘腹痞闷　　B. 呕恶纳呆　　C. 吐酸苦水
D. 舌苔白厚腻　　E. 脉沉滑

（二）A2 型题

1. 李某，女，23 岁。平素食少，形体消瘦，近期感脘腹痞闷，饥不欲食，嗳气，口燥咽干，大便干结，舌红少苔，脉细数。其治疗宜首选的方剂是（　　）
A. 二陈平胃散　　B. 泻心汤合连朴饮　　C. 越鞠丸合枳术丸
D. 补中益气汤　　E. 益胃汤

2. 患者因工作压力较大，逐渐出现脘腹痞闷，伴胸胁胀闷，善太息，心烦易怒，嗳气，时吐酸水，大便不爽，舌质淡红，苔薄白，脉弦。其治法是（　　）
A. 养阴益胃，调中消痞　　B. 消食导滞，行气消痞　　C. 除湿化痰，理气和中
D. 清热化湿，和胃消痞　　E. 疏肝解郁，和胃消痞

（三）A3 型题

刘某，男，18 岁。2 天前饱餐后立即睡觉，醒来呕吐 3 次，觉脘腹痞闷胀满，嗳腐吞酸，大便不调，矢气频频，味臭如败卵，舌苔厚腻，脉滑。

1. 该患者的证候属于（　　）
A. 胃阴不足　　B. 肝胃不和　　C. 脾胃虚弱
D. 饮食内停　　E. 痰湿中阻

2. 其治法是（　　）
A. 补气健脾，升清降浊　　B. 除湿化痰，理气和中　　C. 疏肝解郁，和胃消痞
D. 清热化湿，和胃消痞　　E. 消食导滞，行气消痞

3. 其治疗首选方是（　　）
A. 益胃汤　　B. 泻心汤合连朴饮　　C. 保和丸
D. 二陈平胃散　　E. 越鞠丸合枳术丸

（四）B 型题

A. 枳实消痞丸　　B. 木香顺气丸　　C. 泻心汤合连朴饮
D. 越鞠丸合枳术丸　　E. 二陈平胃汤

1. 胃痞痰湿中阻证首选方是（　　）
2. 胃痞湿热阻胃证首选方是（　　）
3. 胃痞肝胃不和证首选方是（　　）

【参考答案】

A1 型题：1.C　2.C

A2 型题：1.E　2.E

A3 型题：1.D　2.E　3.C

B 型题：1.E　2.C　3.D

项目三　呕　吐

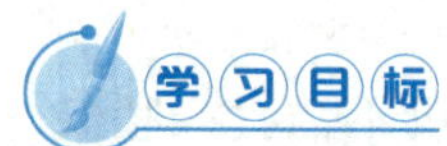

知识要求

1. 掌握呕吐的辨证要点、治疗要点和基本辨证分型及治疗。

2. 熟悉呕吐的定义、病因病机及鉴别诊断。

3. 了解呕吐的源流，呕吐的演变与预后，预防调护方法，西医相关联的病名。

技能要求

1. 能够对呕吐进行正确的诊断鉴别并具备辨证论治的能力。

2. 运用已有知识应答中医执业助理医师资格考试要点。

呕吐是指因外邪犯胃、饮食不节、情志失调，或脾胃虚弱等病因，导致胃失和降、胃气上逆，迫使胃内容物从口中吐出的一种病证。临床以有物有声谓之呕，有物无声谓之吐，无物有声谓之干呕，临床呕与吐常同时发生，故合称为呕吐。

呕吐的病名首见于《黄帝内经》，书中对其病因论述甚详，《素问·举痛论》曰："寒气客于肠胃，厥逆上出，故痛而呕也。"《素问·至真要大论》曰："诸呕吐酸……皆属于热。""少阳之胜，热客于胃，呕酸善饥。""燥湿所胜，民病喜呕，呕有苦。"东汉张仲景在《金匮要略》中，对呕吐的脉证治疗阐述详尽，认识到呕吐有时是人体排出胃中有害物质的保护性反应。如《金匮要略·呕吐哕下利病脉证治》曰："夫呕家有痈脓，不可治呕，脓尽自愈。"隋代巢元方《诸病源候论》指出呕吐的发生是由于胃气上逆所致。明代《景岳全书·呕吐》强调虚实辨证，指出："呕吐一证，最当详辨虚实。实者有邪，去其邪则愈，虚者无邪，则全由胃气之虚也。"《寿世保元》则认为在治疗呕吐时，应根据不同的病因及证型，使用不同方药。

西医学中的神经性呕吐、急性胃炎、心源性呕吐、胃黏膜脱垂症、幽门痉挛、幽门梗阻、贲门痉挛、十二指肠壅积症、肠梗阻、急性胰腺炎、急性胆囊炎等疾病，以呕吐为主症者可参照本病辨证论治。对颅脑病变引起颅内压增高所致的呕吐，常以高热、头痛、昏迷为主症，不属本篇讨论范围。

【病因病机】

呕吐的外因为外邪犯胃，内因为饮食不节、情志失调、病后体虚等，导致胃失和降，胃气上逆。

1. 常见病因 考点：病因

（1）外邪犯胃：感受六淫之邪，或秽浊之气，侵犯胃腑，胃失和降，气逆于上，发生呕吐。由于感邪之不同，又有寒呕与热呕之分，一般以受寒者居多。

（2）饮食不节：暴饮暴食，过食生冷、醇酒辛辣、甘肥或不洁食物，可伤胃滞脾，引起食滞不化，胃气不降，上逆而为呕吐。

（3）情志失调：恼怒伤肝，肝失条达，横逆犯胃，胃气上逆；忧思伤脾，脾失健运，食停难化，胃失和降，胃气上逆而呕吐。亦可因脾胃素虚，运化无力，饮食易于停留，偶因气恼，食随气逆，导致呕吐。

（4）病后体虚：脾胃素虚，或病后虚弱，耗伤中气，胃虚不能受纳水谷，脾虚不能化生精微，食滞胃中，胃失和降，上逆成呕。

2. 病机概要 考点：呕吐的病位、基本病机

（1）基本病机：胃失和降，胃气上逆。

（2）病位：在胃，与肝脾关系密切。

（3）病理性质：有虚实之分。实证因外邪、食滞、痰饮、肝气等邪气犯胃，以致胃气痞塞，升降失调，气逆作呕；虚证为脾胃阳虚，胃失温养，或胃阴不足，胃失濡养，胃失和降，胃气上逆而呕吐。

（4）病机转化：初病多实，呕吐日久，损伤脾胃，脾胃虚弱，由实转虚；脾胃素虚，复因饮食、外感所伤，可呈急性发作，出现虚实夹杂之证。

【诊断与鉴别诊断】

（一）诊断依据

1. 临床表现

（1）主症：临床出现以呕吐饮食、痰涎、水液等胃内容物为主症时，即可诊断。初起呕吐量多，吐出物多有酸腐气味；久病呕吐，时作时止，吐出物不多，酸臭味不甚。

（2）次症：常伴脘腹满闷不舒、厌食、反酸、嘈杂等症。

2. 病史

（1）病史特征：常有饮食不节、过食生冷、恼怒气郁，或久病不愈等病史。

（2）诱发因素：因闻及特殊气味、饮食不节、情志不遂、寒暖失宜等诱发。

3. 相关检查

（1）电子胃镜、上消化道钡餐造影：可了解胃黏膜情况，贲门、幽门及十二指肠黏膜的改变。

（2）腹部透视及腹部B超：在呕吐不止，伴有腹胀、矢气减少或无大便时，以了

解有无肠梗阻。腹部B超还可了解胰腺和胆囊的情况。

（3）CT及MRI：患者暴吐，呈喷射状，应做头部CT或MRI，以排除颅脑占位性病变。

（4）实验室检查：肾功能检查以排除肾衰竭和尿毒症所致呕吐；尿淀粉酶、血清淀粉酶检查可排除胰腺炎；血常规、电解质检查可了解有无贫血及电解质紊乱；育龄妇女应化验小便，查妊娠实验。

（二）病证鉴别

1. 呕吐与反胃 二者同属胃部的病变，其病机都是胃失和降，胃气上逆，而且都有呕吐的临床表现。其鉴别见表5–8。

表5–8 呕吐与反胃的类证鉴别

项目	反胃	呕吐
主症	朝食暮吐，暮食朝吐，终至完谷尽吐出而始感舒畅	有声有物，吐出当餐、当日之食物，吐无定时
病因病机	脾胃虚寒，胃中无火，难以腐熟食入之谷物，胃失和降，胃气上逆	感受外邪、饮食不节、情志失调和胃虚失和，致胃失和降，胃气上逆

2. 呕吐与噎膈 呕吐进食顺畅，吐无定时，大多病情较轻，病程较短，预后尚好。噎膈进食梗噎不顺，或食不得入，或食入即吐，甚则因噎废食，大多病情深重，病程较长，预后欠佳。

3. 呕吐物的鉴别 呕吐物酸腐量多，气味难闻，为饮食停滞，食积内腐；呕吐苦水、黄水者，为胆热犯胃，胃失和降；呕吐酸水、绿水者，为肝热犯胃，胃气上逆；呕吐浊痰涎沫者，为痰饮中阻，气逆犯胃；呕吐清水，量少者，为胃气亏虚，运化失职。

【辨证论治】

1. 辨证要点

（1）首辨虚实：如《景岳全书·呕吐》曰："呕吐一证，最当详辨虚实。"呕吐实证与虚证的鉴别，见表5–9。

表5–9 呕吐的虚实辨证

项目	实证	虚证
病因	外邪、饮食、情志失调	内伤（脾胃虚寒，胃阴不足）
起病	急	缓
病程	短	长
呕吐物	量多，多酸臭	吐出物少，酸臭不甚
兼症	伴寒热，脉实有力	兼虚象，精神萎靡，倦怠乏力，脉弱无力

（2）辨外感内伤：发病急，伴有表证者，属于外邪犯胃；无表证者，属内伤呕吐。

（3）辨病位：病位主要在胃、脾、肝，鉴别见表 5–10。

表 5–10　辨呕吐病位

病位	病理因素	主症
胃	食积	呕吐酸腐，大便秽臭，脘腹胀满疼痛，嗳气厌食，苔黄腻，脉滑
脾	痰浊	呕吐痰涎，脘腹痞满，食欲不振，大便溏薄，舌淡苔白腻，脉滑或细弱
肝	气郁	呕吐吞酸，嗳气频作，胸胁攻窜胀痛，口苦，脉弦或弦细，多由情志失调触发

2. 治疗原则　以和胃、降逆、止呕为基本原则。结合具体症状辨证论治，偏于邪实者，治宜祛邪为主，邪去则呕吐自止，分别采用解表、消食、化痰、解郁等法；偏于正虚者，治宜扶正为主，正复则呕吐自愈，分别采用温阳、益气、养阴等法；虚实兼夹者当审其标本缓急之主次而治之。

考点：治疗原则

3. 应急措施　在暴吐确诊后，应视病情及时采取止吐或催吐等应急措施，切忌在不明病因情况下滥用止吐方法治疗。

（1）液体疗法：对剧烈呕吐，耗伤阴液严重者，应采取液体疗法，以纠正水、电解质及酸碱平衡紊乱。

（2）止吐法：用制半夏 15g，生姜 3g，水煎服以止呕吐。

（3）催吐法：对暴饮暴食或误食毒物、药品等引起呕吐者，应采用催吐法，以因势利导。可用鹅毛、压舌板或手指刺激咽部以引起反射性呕吐，也可用瓜蒌 0.5g，藜芦 0.5g 研细末吞服。

（4）攻下法：对大便不通者，还应攻下，以排除余毒或积滞。用生大黄粉 3 ～ 6g 吞服，也可用大承气汤水煎服。

4. 分证论治

考点：各证型的证候、基本病机、治法、方药

（1）外邪犯胃证

证候　突然呕吐，胸脘满闷，发热恶寒，头身疼痛，舌苔白腻，脉濡缓。

审证求机　本证的辨证要点为突然呕吐，胸脘满闷，兼有发热恶寒等表证；基本病机为外邪犯胃，胃气上逆。

治法　疏邪解表，化浊和中。

代表方　藿香正气散加减。

临床运用　①风寒偏重，症见寒热无汗、头痛身楚，加荆芥、防风、羌活；②伴见脘痞嗳腐、饮食停滞者，可去白术、甘草、大枣，加鸡内金、神曲；③兼气机阻滞，脘闷腹胀者，可酌加木香、枳壳。

（2）食滞内停证

证候　呕吐酸腐，脘腹胀满，嗳气厌食，大便或溏或结，舌苔厚腻，脉滑实。

审证求机　本证的辨证要点为呕吐酸腐、脘腹胀满、嗳气厌食；基本病机为食积内

停，气机受阻，浊气上逆。

治法　消食化滞，和胃降逆。

代表方　保和丸加减。

临床运用　①因肉食而吐者，重用山楂；②因米食而吐者，加谷芽；③因面食而吐者，重用莱菔子，加麦芽；④因酒食而吐者，加蔻仁、葛花，重用神曲；⑤因鱼、蟹食而吐者，加苏叶、生姜；⑥因食豆制品而吐者，加生萝卜汁；⑦食物中毒呕吐者，用盐水探吐，防止腐败毒物被吸收。

（3）痰饮中阻证

证候　呕吐清水痰涎，脘闷不食，头眩心悸，舌苔白腻，脉滑。

审证求机　本证的辨证要点为呕吐清水痰涎、头眩心悸、舌苔白腻；基本病机为脾阳不运，痰饮内停，中阳不振，胃气上逆。

治法　温中化饮，和胃降逆。

代表方　小半夏汤合苓桂术甘汤加减。

临床运用　①脘腹胀满、舌苔厚腻者，可去白术，加苍术、厚朴；②脘闷不食者，加白蔻仁、砂仁；③胸膈烦闷、口苦、失眠、恶心呕吐者，可去桂枝，加黄连、陈皮、胆南星等。

（4）肝气犯胃证

证候　呕吐吞酸，嗳气频繁，胸胁胀痛，每因情志不遂发作或加重，舌质红，苔薄腻，脉弦。

审证求机　本证的辨证要点为呕吐吞酸、嗳气频作、胸胁胀痛，随着情志变化而增减；基本病机为肝气不舒，横逆犯胃，胃失和降。

治法　疏肝理气，和胃降逆。

代表方　四七汤加减。

临床运用　①胸胁胀满疼痛较甚，加川楝子、郁金、香附、柴胡；②呕吐酸水、心烦口渴者，可酌加左金丸及栀子、黄芩等；③兼见胸胁刺痛，或呕吐不止，舌有瘀斑者，可酌加桃仁、红花等。

（5）脾胃气虚证

证候　恶心呕吐，食入难化，食欲不振，脘部痞闷，大便不畅，舌苔白滑，脉象虚弦。

审证求机　本证的辨证要点为恶心呕吐、食入难化、食欲不振；基本病机为脾胃气虚，纳运无力，胃虚气逆。

治法　健脾益气，和胃降逆。

代表方　香砂六君子汤加减。

临床运用　①呕吐频作、噫气脘痞，可酌加旋覆花、代赭石；②呕吐清水较多、脘冷肢凉者，可加附子、肉桂、吴茱萸；③呕吐伴气短懒言、倦怠乏力，可选用补中益气汤加减。

（6）脾胃阳虚证

证候　饮食稍多即吐，时作时止，面色㿠白，倦怠乏力，喜暖恶寒，四肢不温，口干而不欲饮，大便溏薄，舌质淡，苔薄白，脉濡弱。

审证求机　本证的辨证要点为饮食稍多即吐、四肢不温、喜暖恶寒；基本病机为脾胃虚寒，失于温煦，运化失职，胃失和降。

治法　温中健脾，和胃降逆。

代表方　理中汤加减。

临床运用　①呕吐甚者，加砂仁、半夏等；②呕吐清水不止，加吴茱萸、生姜；③久呕不止，呕吐之物完谷不化，汗出肢冷，腰膝酸软，舌质淡胖，脉沉细，可加制附子、肉桂等。

（7）胃阴不足证

证候　呕吐反复发作，或时作干呕，似饥而不欲食，口燥咽干，舌红少苔，脉细数。

审证求机　本证的辨证要点为呕吐反复发作，或时作干呕，似饥而不欲食，口燥咽干；基本病机为胃阴不足，胃失濡润，和降失司。

治法　滋养胃阴，降逆止呕。

代表方　麦门冬汤加减。

临床运用　①呕吐较剧者，加竹茹、枇杷叶；②口干舌红热甚者，加黄连、连翘；③大便干结者，加瓜蒌仁、火麻仁、白蜜；④倦怠乏力、纳差舌淡者，加党参、山药。

5. 其他疗法

（1）中成药疗法：寒邪犯胃，可选藿香正气片或藿香正气软胶囊；饮食停积，可选保和丸或枳实导滞丸；肝气犯胃，可选左金丸或香砂养胃丸；脾胃虚寒，可选附子理中丸；胃阴不足，选阴虚胃痛冲剂。

（2）推拿疗法：指压内关穴。

（3）针灸疗法：主方穴位可取中脘、内关、足三里、公孙。食滞胃脘者，配下脘、璇玑、天枢；肝气犯胃者，配上脘、太冲、阳陵泉；外邪犯胃者，配外关、合谷、大椎；痰饮停胃者，配膻中、丰隆、三阴交；脾胃虚弱者，配脾俞、胃俞、章门；胃阴不足者，配三阴交、内庭。实证用泻法，虚证用补法或加灸。脾胃虚寒者宜灸隐白、脾俞。

（4）单验方：取生姜适量嚼服，可治疗干呕不止或胃寒呕吐；取鲜芦根250g熬水代茶饮，治胃热呕吐；取饭锅巴如掌大一块，焙焦研细末，用生姜汤送服，治疗食滞呕吐；灶心土（包）50g，水煎15分钟，取汤加生姜汁1匙，一次服下，治虚寒呕吐。

【预防与调护】

1. 起居饮食调摄 起居有常，生活有节，注意冷暖，避免风寒暑湿秽浊之邪的侵入。饮食宜少食多餐，注意饮食卫生，不食腥秽之物，不暴饮暴食，少食生冷、寒凉及辛辣、香燥之品。发病期间以流食为主，病情稳定后，宜食新鲜、易消化、富含营养和充足的热量、蛋白质、维生素的食物，如鸡蛋、牛奶等，忌食葱、蒜、辣椒、萝卜和酒、咖啡等刺激性食物。属饮食所伤者，应暂时禁食；属脾胃虚寒者，忌食生冷之物；属胃阴不足者，忌辛辣刺激之品。

2. 精神调摄 保持心情舒畅，避免精神刺激，对肝气犯胃者，尤当注意。

3. 服药注意事项 剧烈呕吐者，应卧床休息，给予一级护理，密切观察病情变化。服药时尽量选择刺激性气味小的，避免随服随吐，更伤胃气。服药方法以少量频服为佳。根据患者的情况，一般以热饮为宜，并可加入少量生姜或姜汁，以免格拒难下。

【结语】

呕吐是由于胃失和降，气逆于上，以呕吐为主症的一种病证，可出现在许多疾病的过程中。常见病因为外邪犯胃、饮食不节、情志失调和脾胃虚弱，基本病机为胃失和降、胃气上逆。临床辨证以虚实为纲，实证外邪犯胃，饮食停滞者，一般暴病呕吐；肝气犯胃，痰饮内阻者，则可能反复发作。虚证多见于呕吐时作时止，脾胃气虚者，多伴倦怠乏力；脾胃阳虚者，常有恶寒怕冷；胃阴不足者，多有口舌干燥。虚实之间常可互相转化，或相互兼夹。治疗呕吐，当以和胃降逆为原则，需根据虚实不同情况分别处理：邪实者，治宜祛邪为主，正虚者，治宜扶正为主。实证多易治，虚证及虚实夹杂者，病程长，且易反复发作，较为难治。

附：实践技能、医学综合相关考点模拟题

一、《中医内科学》中医执业助理医师资格考试实践技能相关考点模拟题

第一站 病案分析（总分 40 分。中医内科病案分值占 20 分）

王某，男，40 岁，职员。患者 2 个月前开始饮食稍有不慎即出现呕吐，时作时止，纳呆，面白无华，倦怠乏力，喜暖畏寒，四肢不温，口干不欲饮，大便溏薄，舌质淡，苔薄白，脉濡弱。

中医疾病诊断（4 分）：呕吐。

中医证候诊断（4 分）：脾胃阳虚证。

辨病辨证依据（5 分）

1. 辨病 以呕吐为主症，诊断为呕吐。

2. 辨证 患者呕吐，时作时止，纳呆，面白无华，倦怠乏力，喜暖畏寒，四肢不温，口干不欲饮，大便溏薄，舌质淡，苔薄白，脉濡弱。辨证为风热犯表证。

3. 病因病机分析 因脾胃虚寒，中阳不振，失于温煦，运化失职，胃失和降，而引发本病。

病证鉴别（中医执业助理医师考生不考）：略。

治法（2分）：温中健脾，和胃降逆。

代表方（2分）：理中汤加减。

药物组成、剂量及煎服法（3分）：

党　参 15g　　白　术 15g　　干　姜 10g　　砂　仁 8g　　姜半夏 10g

甘　草 6g

煎服法：三剂，水煎服，日一剂，早晚分服。

第二站 中医临证（含中医技术操作、病史采集、中医临床答辩三部分。分值共35分，20分钟）

呕吐病史采集举例（现场口述）（10分）

根据试题提供的“患者主诉”，回答如何询问现病史及相关病史。

患者张某，女性，30岁。呕吐3天。

（一）现病史

1. 根据主诉及相关的鉴别诊断问诊

（1）发病的病因和诱因：有无感寒、受风，有无饮食不慎或暴饮暴食，有无情志不畅，有无闻及不良气味诱发，有无服用药物、误食毒物等。

（2）针对主症（呕吐）询问：呕吐是否有物，呕吐物的量、颜色、性状、气味，呕吐次数。

（3）相关鉴别诊断的问诊：有无恶寒发热，呕吐有无定时，有无进食不畅情况。

2. 诊疗经过

（1）是否到医院就诊，做过哪些检查，如电子胃镜、上消化道钡餐造影、腹部透视及腹部B超、CT及MRI、肾功能、尿淀粉酶、血清淀粉酶、血常规、电解质检查，育龄妇女应化验小便，查妊娠试验等，结果如何。

（2）用药及治疗情况。用过何种药物（名称、剂量），做过何种治疗，疗效如何。

3. 发病以来一般情况问诊，如精神、饮食、睡眠情况等。

（二）相关病史

1. 既往病史：有无手术、外伤史，有无糖尿病、结核病、妇科病或服用免疫抑制剂病史，有无肿瘤家族史、月经史、婚育史及不洁性交史。

2. 个人史、药物、食物过敏史。

3. 家族史（有无遗传病病史），女性必要时询问月经、婚育史等。

要求：问诊顺序合理，条理清晰，体现中医临床思维。

第三站 西医临床（含体格检查、西医操作、西医临床答辩三部分。分值占 25 分。20 分钟。本教材略）

二、《中医内科学》执业助理医师资格考试医学综合考试模拟题

（一）A1 型题

1. 下列哪项不是呕吐的病因（ ）

A. 外邪犯胃 B. 饮食不节 C. 情志失调
D. 体虚病后 E. 房劳过度

2. 下列除哪项外均为呕吐的治法（ ）

A. 温中化饮，和胃降逆 B. 消食化滞，和胃降逆 C. 疏邪解表，化浊和中
D. 疏肝理气，和胃降逆 E. 温中健脾，和胃止痛

（二）A2 型题

1. 刘某，女，37 岁。昨晚洗凉水澡后，出现呕吐胃内容物及清水，伴有恶寒发热，头身疼痛，胸脘满闷，舌苔白腻，脉濡缓。最佳选方为（ ）

A. 藿香正气散 B. 小半夏汤合苓桂术甘汤 C. 四七汤
D. 理中汤 E. 香砂六君子汤

2. 一农妇患胃疾多年，呕吐反复发作，时作干呕，口燥咽干，似饥而不欲食，舌红苔少，脉细数。此时辨证属于（ ）

A. 脾胃阳虚证 B. 食滞内停证 C. 痰饮中阻证
D. 胃阴不足证 E. 肝气犯胃证

（三）A3 型题

李某，男，25 岁。呕吐吞酸，嗳气频作，胸胁胀痛，每因情志不遂发作或加重，舌质红，苔薄腻，脉弦。

1. 该患者的证候属于（ ）

A. 外邪犯胃证 B. 痰饮中阻证 C. 脾胃阳虚证
D. 胃阴不足证 E. 肝气犯胃证

2. 其治法是（ ）

A. 温中化饮，和胃降逆 B. 消食化滞，和胃降逆 C. 疏邪解表，化浊和中
D. 疏肝理气，和胃降逆 E. 温中健脾，和胃降逆

3. 其治疗首选方是（ ）

A. 藿香正气散 B. 保和丸 C. 四七汤
D. 理中汤 E. 香砂六君子汤

（四）B 型题

A. 藿香正气散 B. 保和丸 C. 四七汤

D. 麦门冬汤　　　　　　E. 香砂六君子汤

1. 呕吐胃阴不足证的首选方是（　　）

2. 呕吐饮食内停证的首选方是（　　）

3. 呕吐脾胃气虚证的首选方是（　　）

【参考答案】

A1 型题：1.E　2.E

A2 型题：1.A　2.D

A3 型题：1.E　2.D　3.C

B 型题：1.D　2.B　3.E

项目四　噎　膈

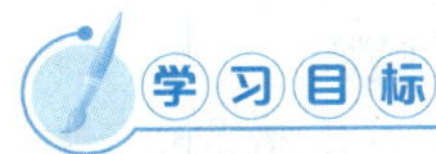

知识要求

1. 掌握噎膈的辨证要点、治法和代表方药。

2. 熟悉噎膈的定义、病因病机及鉴别诊断。

3. 了解噎膈的历史源流、其他疗法及预防调护。

技能要求

1. 能够对噎膈进行正确的诊断鉴别并具备辨证论治的能力。

2. 运用已有知识应答中医执业助理医师资格考试（综合考试）要点。

噎膈是指因七情内伤、饮食不节、久病年老等病因，导致气、痰、瘀交结，阻隔于食道胃脘，临床以吞咽食物梗噎不顺，或饮食难下，或食入即吐为主症的一种病证。噎即噎塞，指吞咽之时梗噎不顺；膈为格拒，指饮食不下。噎虽可单独出现，而又可为膈的前驱表现，故临床往往以噎膈并称。

噎膈之病名，首见于《黄帝内经》。如《素问·阴阳别论》曰："三阳结，谓之膈。"《素问·通评虚实论》曰："膈塞闭绝，上下不通，则暴忧之病也。"并指出了发病脏腑与大肠、小肠、膀胱有关，精神因素对本病的影响较大。隋唐医家多将噎膈病分而论之，隋代巢元方《诸病源候论》将噎膈分为气、忧、食、劳、思五噎；忧、恚、气、寒、热五膈。唐宋以后始将"噎膈"并称。宋代严用和在《济生方》中指出饮食、酒色、年龄均与本病有关。明代张介宾在《景岳全书·噎膈》中对噎膈病注重从脾肾进行治疗，指出："凡治噎膈大法，当以脾肾为主……治脾者，宜以温养，治肾者宜从滋润，舍此二法，他无捷径也。"清代叶天士《临证指南医案·噎膈反胃》指出噎膈的病机为"脘管窄隘"。清代李用粹《证治汇补·噎膈》认为噎有气滞者，有血瘀者，有火炎者，有痰凝者，有食积者，虽有五种，总归七情之变。

西医学中的食道癌、贲门癌、贲门痉挛、食管憩室、食道炎、食道狭窄等疾病，有噎膈的临床表现者，可参照本病内容辨证论治，同时结合辨病处理。

【病因病机】

考点：病因

噎膈的病因复杂，主因七情内伤、饮食不节、久病年老等因素，致使气、痰、瘀交结，阻隔于食道胃脘而致。

1. 常见病因

（1）七情内伤：忧思则伤脾，脾伤则气结，水湿失运，滋生痰浊，阻碍食道；恼怒则伤肝，肝伤则气郁，气郁血停，瘀血阻滞，痰、气、瘀互结于食道而成噎膈。

（2）饮食不节：长期食发霉之物，常进食腌制熏烤之物，毒邪伏于体内，刺激食管脉络；嗜酒无度，过食肥甘辛香燥热之品，助湿生痰，痰热内结；或进食过热、过快，食物粗糙、过硬可直接刺激食管，损伤络脉。终致痰热瘀阻于食道而发噎膈。

（3）久病年老：胃痛、呕吐等病证日久，损伤脾胃，饮食减少，气血化源不足，津竭胃脘枯槁；或年高体衰，精血亏损，气阴渐伤，津液失布，痰生气阻，气滞血瘀，痰瘀互阻，阻塞食道或胃口，发为噎膈。

2. 病机概要

考点：噎膈病位、基本病机

（1）基本病机：气、痰、瘀互结，阻于食道，致使食管狭窄，胃失通降。

（2）病位：在食道，属胃所主，涉及肝、脾、肾。

（3）病理性质：本虚标实。标实乃为气滞、痰阻、瘀血，本虚系指津枯血燥，气虚阳微。初病多属邪实，久则由实转虚，每见虚实夹杂。

（4）病机转化与预后：本病的预后与病情的发展有关。如病情始终停留在噎证的阶段，只表现为吞咽之时梗噎不顺的痰气交阻证，不向膈证发展，一般预后尚好。由噎转膈者，发展快慢不同，治疗效果也有差异。其发展快而治疗效果较差，可在短时间危及生命。如病情发展慢而治疗见效者，可延缓生命，少数患者可达到临床治愈。

【诊断与鉴别诊断】

（一）诊断依据

1. 临床表现

（1）主症：轻症患者主要为胸骨后不适，烧灼感或疼痛，食物通过有滞留感或轻度梗阻感，咽部干燥或紧缩感。重症患者见持续性、进行性吞咽困难，咽下梗阻即吐。

（2）次症：常伴有胃脘不适、胸膈疼痛，甚则形体消瘦、肌肤甲错、精神疲惫等。

2. 病史　常有情志不畅、酒食不节、年老肾虚等病史。多发于中老年人。

3. 相关检查

（1）电子胃镜：可在直视下观察食道、幽门、胃体的情况，以了解有无肿瘤及炎症、溃疡、狭窄等，若有肿瘤可进行组织活检，以确定病性。

（2）上消化道钡餐造影：上消化道钡餐检查可直接观察食管的蠕动情况、管壁舒张度、食管黏膜改变、充盈缺损及梗阻程度等。

（3）CT 检查：可了解全食管壁的结构情况与周围脏器的关系，以帮助诊断。

（二）病证鉴别

1. 噎膈与反胃　两者皆有食入即吐的症状，噎膈与反胃的鉴别见表 5–11。

表 5–11　噎膈与反胃的鉴别

项目	反胃	噎膈
主症	食尚能入，但经久复出，朝食暮吐，暮食朝吐	吞咽困难，初无呕吐，后期格拒阻塞不下，食入即吐，或徐徐吐出
病机	阳虚有寒，难于腐熟	痰、气、瘀互结于食道，阻塞食道、胃脘
病情	轻	重
预后	良	不良

2. 噎膈与梅核气　二者均见咽中梗塞不舒的症状。噎膈系有形之物瘀阻于食道，吞咽困难。梅核气则系气逆痰阻于咽喉，为无形之气，无吞咽困难及饮食不下的症状。

【辨证论治】

1. 辨证要点

（1）辨本虚标实：一般初起多为标实之证，继则本虚与标实夹杂，最终导致阳气衰微，正气大伤。标实者当辨气结、血瘀、痰阻三者之不同。气结者，病程短，咽中不适，略有噎塞，重者吞咽欠利，饮食不减，症状随情绪的变化而加重或减轻。血瘀者，病程较长，胸骨后疼痛，固定不移，饮食难下，或呕吐紫红色血液，舌紫，脉细或涩。痰阻者，吞咽不利或困难，呕吐痰涎，胸闷，苔腻，脉滑。本虚多责之于阴津枯槁，发展至后期可见气虚阳微之证。阴津枯槁者，食入不下，口燥咽干，形体消瘦，大便秘结，舌红少津，脉细数；气虚阳微者，水饮不下，呕吐黏液，肢冷畏寒，面浮肢肿，舌质淡胖，苔白滑，脉沉弱。

（2）辨轻重：吞咽受阻，但食物尚可咽下者，属噎，一般病情较轻；进食格拒，固体及流质食物均不能咽下，伴胸骨后疼痛、大便不通、形瘦神衰者，属膈，病情较重。

（3）辨病位：本病病位在食道，主要与脾、胃、肝、肾等脏腑有关。具备本病主症，伴胸膈痞闷，与情志密切相关者，主要关系肝、胃；伴形体消瘦、口燥咽干、舌红少津者，主要关系肝、肾；病变日久，呕吐清水，面浮肢肿者，主要关系脾、肾。

2. 治疗原则 理气开郁、化痰消瘀、养阴润燥为总的治疗原则。初期重在治标，祛邪为主，宜理气、消瘀、化痰，治疗应顾护津液，其辛散香燥之药不可多用，以免变生他证。后期重在治本，则应以补虚扶正为治疗大法，宜滋阴润燥，或补气温阳为主，但滋腻之品亦不可过用，当顾护胃气。

考点：治疗原则

3. 分证论治

考点：各证型的证候、基本病机、治法、方药

（1）痰气交阻证

证候 吞咽梗阻，胸膈痞满，甚则疼痛，情志舒畅时稍可减轻，情志抑郁时则加重，嗳气呃逆，呕吐痰涎，口干咽燥，大便艰涩，舌质红，苔薄腻，脉弦滑。

审证求机 本证的辨证要点为吞咽梗阻、胸膈痞满、情志舒畅时稍可减轻，情志抑郁时则加重；基本病机为忧思伤脾，脾伤气结，痰气交阻，食道不利。

治法 开郁化痰，润燥降气。

代表方 启膈散加减。

临床运用 ①嗳气呕吐明显者，酌加旋覆花、代赭石；②泛吐痰涎甚多者，加半夏、陈皮；③心烦口干，气郁化火者，加山豆根、栀子、金果榄等；④津伤较甚，大便艰涩、舌红少津者，可加生地黄、玄参、白蜜等。

（2）津亏热结证

证候 吞咽梗涩而痛，入而复出，甚则水饮难进，心烦口干，胃脘灼热，大便干结如羊屎，形体消瘦，皮肤干枯，小便短赤，舌质光红，干裂少津，脉细数。

审证求机 本证的辨证要点为吞咽梗涩而痛、心烦口干、胃脘灼热、大便干结如羊屎、舌质光红、干裂少津；基本病机为气郁化火，阴津枯竭，虚火上逆，胃失润降。

治法 滋阴养血，润燥生津。

代表方 沙参麦冬汤加减。

临床运用 ①口干舌燥、恶心呕吐，可加竹茹、芦根；②胃火偏盛者，加栀子、黄连；③肠腑失润，大便干结，坚如羊屎者，宜加火麻仁、全瓜蒌；④烦渴咽燥，噎食不下，或食入即吐，吐物酸热者，改用竹叶石膏汤加大黄泻热存阴。

（3）瘀血内结证

证候 饮食难下，或虽下而复吐出，甚或呕出物如赤豆汁，胸膈疼痛，固着不移，肌肤枯燥，面色晦滞，形体消瘦，舌质紫暗，脉细涩。

审证求机 本证的辨证要点为胸膈疼痛、食入即吐、舌质紫暗、脉细涩；基本病机为蓄瘀留着，阻滞食道，通降失司，肌肤失养。

治法 滋阴养血，破血行瘀。

代表方 通幽汤加减。

临床运用 ①瘀阻显著者，酌加三棱、莪术、䗪虫、水蛭等；②呕吐较甚，痰涎较多者，加海蛤粉、法半夏、瓜蒌等；③服药即吐，难于下咽，可含化玉枢丹以开膈降逆，随后再服汤药。

（4）气虚阳微证

证候　水饮不下，泛吐大量黏液白沫，面浮足肿，面色㿠白，形寒气短，精神疲惫，腹胀，舌质淡，苔白，脉细弱。

审证求机　本证的辨证要点为水饮不下、泛吐大量黏液白沫、形寒气短、精神疲惫；基本病机为脾肾阳虚，中阳衰微，温煦失职。

治法　温补脾肾。

代表方　补气运脾汤加减。

临床运用　①胃虚气逆，呕吐不止者，可加旋覆花、代赭石；②口干咽燥、形体消瘦、大便干燥者，可加石斛、麦冬、沙参；③噎食不下、肢体倦怠、动则气喘、脉大无力者，可合用补中益气汤加减；④肾阳虚明显者加附子、肉桂、鹿角胶、苁蓉温补肾阳，或右归丸加减。

4. 其他疗法

（1）针灸疗法：痰气阻膈者，以毫针刺中脘、期门、太冲、足三里、阳陵泉等穴，每日 1 次；脾胃阳虚者，取胃俞、脾俞、中脘、足三里等穴，补法，可针、灸并用，每日 1 次；吞咽梗阻，进食困难者，可酌取膈俞、启膈、内关、中脘、足三里等穴，平补平泻，留针 15 ～ 20 分钟；噎膈中晚期，可酌取天鼎、天枢、合谷、足三里、膻中、中脘、内关、膈俞、脾俞等穴，平补平泻，每日 1 次。

（2）单验方：①山慈菇 120g 浓煎加蜂蜜 120g，熬成膏状，每次服用 15mL，每日 3 次。②守宫酒：活守宫（壁虎）5 条，浸白酒 500mL，7 日后服用，每次 10mL，每日 2 次，对于缓解早、中期食管癌患者吞咽困难有一定作用。

【预防与调护】

1. 饮食调摄　平素多食新鲜水果、蔬菜，多吃大蒜、猕猴桃等防癌食品，不吃太烫的食物，进食不宜过快，应细嚼慢咽，少吃富含亚硝酸盐的食物，如熏肉、腌肉、腌鱼、酸菜、泡菜等。加强对患者的护理，每餐进食后，可喝少量的温开水或淡盐水，以冲淡食管内积存的食物和黏液，预防食管黏膜损伤和水肿，并注意保持大便通畅。患者饮食宜进清淡、细软、多汤汁、易消化食物，如牛奶、豆浆、鸡蛋、豆腐、甲鱼、肉糜等，忌辛辣刺激食物。汤药宜浓煎，少量频服，服药呕吐者，可在服药后用生姜擦舌面以止呕。

2. 精神调摄　精神护理尤为重要。应鼓励患者调节情志，舒畅心情，树立战胜病魔的信心。

3. 及时诊疗，定期复查　及时治疗食管慢性疾病如食管炎、食管白斑、贲门失弛缓症、食管疤痕性狭窄、憩室和食管溃疡等，防止癌变。中年以上患者出现吞咽梗噎、胸骨后疼痛者，应及时就医，定期检查。

【结语】

噎膈之病以吞咽食物梗噎不顺，饮食难下，或食入即吐为主要表现。病因虽有多端，但主要责之于情志不遂、酒食所伤等因素，致使痰、气、瘀结于食道，食管狭窄，胃失和降。辨证时当分本虚与标实之别。初期属标实，证见痰气交阻、瘀血内停、火郁热结，久则以本虚为主，见阴亏、气虚、阳微。若病情只停留在噎证阶段，其病轻，预后良好。若由噎致膈，其病重，预后多为不良。在治疗方面，应根据具体病情立法遣方，并注意精神调摄，保持乐观情绪，少思静养，避免不良刺激，禁食辛辣刺激食品等。

附：实践技能、医学综合相关考点模拟题

一、《中医内科学》中医执业助理医师资格考试实践技能考试

无考点，略。

二、《中医内科学》中医执业助理医师资格考试医学综合考试模拟题

（一）A1 型题

1. 噎膈的主要病机是（　　）

A. 脾胃俱伤　　B. 肺胃两伤　　C. 气血郁结

D. 本虚标实　　E. 气痰瘀交结，阻于食管、胃脘

2. 噎膈的后期治疗原则主要是（　　）

A. 补气温阳　　B. 理气　　C. 化痰

D. 降火　　E. 健脾

（二）A2 型题

1. 患者女，55 岁。胸膈疼痛，固定不移，饮食梗阻难下，或虽下而复吐出，或吐出物如赤豆汁，形体消瘦，肌肤枯燥，舌质紫暗，脉细涩。其治法为（　　）

A. 开郁化痰，润燥降气　　B. 滋养津液，泻热散结　　C. 滋阴养血，破血行瘀

D. 温补脾肾　　E. 养阴生津，和胃降逆

2. 刘某，女，48 岁。近日吞咽梗阻，胸膈痞闷，情志舒畅时可稍减轻，口干咽燥，舌质偏红，苔薄腻，脉弦滑。其治疗首选方是（　　）

A. 通幽汤　　B. 启膈散　　C. 沙参麦冬汤

D. 补气运脾汤　　E. 右归丸

（三）A3 型题

王某，男，55 岁。患者吞咽梗塞而痛，固体食物难入，汤水可下，形体逐渐消瘦，

口干咽燥，大便干结，五心烦热，舌质红干，或带裂纹，脉细数。

1. 该患者的证候属于（　　）

A. 痰气交阻　　B. 饮食积滞　　C. 津亏热结

D. 瘀血内阻　　E. 气虚阳微

2. 其治法是（　　）

A. 开郁化痰，润燥降气　　B. 滋阴养血，润燥生津　　C. 滋阴养血，破血行瘀

D. 温补脾肾　　E. 养阴生津，和胃降逆

3. 其治疗首选方是（　　）

A. 通幽汤　　B. 启膈散　　C. 沙参麦冬汤

D. 补气运脾汤　　E. 右归丸

（四）B 型题

A. 通幽汤　　B. 启膈散　　C. 沙参麦冬汤

D. 补气运脾汤　　E. 右归丸

1. 噎膈痰气交阻证的首选方是（　　）

2. 噎膈津亏热结证的首选方是（　　）

3. 噎膈气虚阳微证的首选方是（　　）

【参考答案】

A1 型题：1.E　2.A

A2 型题：1.C　2.B

A3 型题：1.B　2.B　3.C

B 型题：1.A　2.C　3.D

项目五　呃　逆

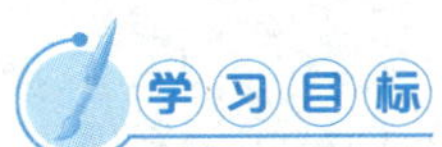

知识要求

1. 掌握呃逆的治则及各证型的辨证要点、治法、代表方剂。

2. 熟悉呃逆的定义、病因病机及鉴别诊断。

3. 了解呃逆的历史源流、其他疗法及预防调护。

技能要求

1. 能够对呃逆进行正确的诊断鉴别并具备辨证论治的能力。

2. 运用已有知识应答中医执业助理医师资格考试（综合考试）要点。

呃逆是指因饮食不当、情志不遂、体虚病后等病因，导致胃失和降，胃气上逆，膈

间之气不利，临床以气逆上冲，喉间呃呃连声，声短而频，难以自制为主症的一种病证。

《黄帝内经》无呃逆之名，其记载的“哕”即包含本病，认为病机是胃气上逆，发病与寒气及胃、肺有关，且认识到呃逆是病危的一种征兆，如《素问·宝命全形论》曰：“病深者，其声哕。”东汉张仲景在《金匮要略·呕吐哕下利病脉证治》中将呃逆分为三种：一为实证，二为寒证，三为虚热证。元代朱丹溪始称之为“呃”，《格致余论·呃逆论》曰：“呃，病气逆也，气自脐下直冲，上出于口，而作声之名也。”明代张介宾进一步确定呃逆病名，如《景岳全书·呃逆》曰：“哕者，呃逆也，非咳逆也；咳逆者，咳嗽之甚者也，非呃逆也；干呕者，无物之吐，即呕也，非哕也；噫者，饱食之息，即嗳气也，非咳逆也。”并指出大病时“虚脱之呃，则诚危之证”。明代秦景明《症因脉治·呃逆论》把本病分外感、内伤两类。清代李中梓《证治汇补·呃逆》对本病系统地提出治疗法则。

西医学中的单纯性膈肌痉挛即属呃逆。而其他疾病如胃肠神经官能症、胃炎、胃扩张、胸腹腔肿瘤、肝硬化晚期、脑血管病、尿毒症，以及胸腹手术后等所引起的膈肌痉挛之呃逆，均可参考本病辨证论治。

【病因病机】

考点：病因

呃逆多为饮食不节、情志不遂、体虚病后等因素，引起胃失和降，膈间气机不利，胃气上逆动膈。

1. 常见病因

（1）饮食不节：进食太饱、太快、过食生冷、过服寒凉药物，寒气蕴蓄于胃，上动于膈而生呃逆；过食辛辣煎炒、醇酒厚味，或过服温补药物，燥热内生，腑气不行，气逆动膈而发呃逆。《景岳全书·呃逆》曰：“皆其胃中有火，所以上冲为呃。”

（2）情志不遂：恼怒伤肝，肝郁气滞，横逆犯胃，逆气动膈；或肝郁乘脾，或忧思伤脾，运化失职，滋生痰浊；或素有痰饮内停，复因恼怒气逆，逆气夹痰浊上逆动膈，发生呃逆。

（3）体虚病后：素体虚弱，年高体弱或大病久病，正气未复，或吐下太过，虚损误攻，均可损伤中气，或伤胃阴，胃失和降则发呃逆，甚则病深及肾，肾气失于摄纳，浊气上乘，上逆动膈则发呃逆。

2. 病机概要

考点：呃逆的病位、基本病机

（1）基本病机：胃失和降，膈间气机不利，胃气上逆动膈。

（2）病位：在膈，病变的关键脏腑在胃，还与肝、脾、肺、肾诸脏有关。

（3）病理性质：本病有虚实之分，病初以实证为主，日久则为虚实夹杂证或纯为虚证。实证因寒凝、热（火）郁、气滞、痰阻、食停等病理因素导致胃失和降，虚证因脾肾阳虚或胃阴亏损而正虚气逆。

（4）病机转化：病机转化决定于病邪性质和正气强弱。急危重症及年老正虚患者可致元气衰败的危候。急危重症及年老正虚患者可致脾胃阳虚与胃阴亏虚，后期可致元气衰败，出现呃逆持续、呃声低微、气不得续的危候。

【诊断与鉴别诊断】

（一）诊断依据

1. 临床表现

（1）主症：气逆上冲，喉间呃呃连声，声短而频，不能自止，呃声或高或低，或疏或密，间歇时间不定。

（2）次症：常伴有胸膈痞闷、脘中不适、嘈杂灼热、腹胀嗳气、口中有异样感觉、情绪不安等症状。

2. 病史　多有受凉、饮食、情志等诱发因素。

3. 相关检查

（1）电子胃镜、上消化道钡餐造影：可诊断与鉴别诊断胃肠神经官能症、胃炎、胃扩张、胃癌等。单纯性膈肌痉挛无须做理化检查。

（2）肝、肾功能及 B 超、CT 等检查：可诊断与鉴别诊断肝硬化、尿毒症、脑血管病以及胸、腹腔肿瘤等。

（二）病证鉴别

呃逆与干呕、嗳气：三者同属胃气上逆的表现。嗳气食后多发，故张介宾称之为“饱食之息”，与喉间气逆而发出的呃呃之声不难区分。在预后方面，干呕与嗳气只是胃肠疾病的症状，与疾病预后无明显关系，而呃逆若出现在危重患者，往往为临终先兆，应予警惕。呃逆与干呕、嗳气的类证鉴别，见表 5–12。

表 5–12　呃逆与干呕、嗳气的类证鉴别

项目	呃逆	干呕	嗳气
主症	呃呃连声，声短而频，不能自止	有声无物的呕吐	嗳气声沉缓，食后多发
有无酸腐味	无	无	多伴有
病位	在膈，关键在胃	在胃	在胃
病机	胃气上逆动膈	胃气上逆	胃气上逆

【辨证论治】

1. 辨证要点

（1）辨生理、病理：一时性气逆而作，无反复发作史，且无明显兼证，属生理现象，无须治疗。若反复发作，兼证明显，或出现在其他急、慢性疾病过程中为病理反应，可视为呃逆病证。

（2）辨虚实寒热：呃逆初期，呃声响亮有力，持续发作，脉弦滑者，属实；呃声断续、低长，气怯乏力，脉弱者，属虚；呃声沉缓有力，胃脘不适，遇寒呃重，得热呃轻，苔白滑者，属寒；呃声高亢有力，胃脘灼热，口臭烦渴，便秘溲赤，苔黄者，属热。

（3）辨危候：老年正虚、重证后期、急危患者之呃逆持续不断，呃声低微，气不得续，饮食难进，脉细沉伏，多为病情恶化，胃气将绝，元气欲脱的危候，应高度重视。

2. 治疗原则 理气和胃、降逆止呃为基本治疗原则。要分清寒热虚实，分别施以祛寒、清热、补虚、泻实之法。如属胃寒者，温中祛寒；胃火上逆者，清降泄热；脾胃虚寒者，温补脾胃；胃阴不足者，养胃生津；因于情志者，疏肝解郁；因于痰饮者，降逆化痰；瘀血阻滞者，活血化瘀；饮食停滞者，消食导滞。对于重危病证中出现的呃逆，治当大补元气、急救胃气。

考点：治疗原则

3. 分证论治

考点：各证型的证候、基本病机、治法、方药

（1）胃寒气逆证

证候　呃声沉缓有力，胸膈及胃脘不舒，得热则减，遇寒更甚，进食减少，喜热饮，口淡不渴，舌苔白润，脉迟缓。

审证求机　本证的辨证要点为呃声沉缓有力，得热则减，遇寒更甚；基本病机为寒蓄中焦，气机不利，胃失和降，胃气上逆动膈。

治法　温中散寒，降逆止呃。

代表方　丁香散加减。

临床运用　①寒气较重，脘腹胀痛者，加吴茱萸、肉桂、乌药；②寒凝气滞，脘腹痞满者，加枳壳、厚朴、陈皮；③寒凝食滞，脘闷嗳腐者，加莱菔子、制半夏、槟榔；④气逆较甚，呃逆频作者，加刀豆子、旋覆花、代赭石。临证还可辨证选用丁香柿蒂散、橘皮汤等。

（2）胃火上逆证

证候　呃声洪亮有力，冲逆而出，口臭烦渴，多喜冷饮，脘腹满闷，大便秘结，小便短赤，苔黄燥，脉滑数。

审证求机　本证的辨证要点为呃声有力、口臭烦渴、多喜冷饮；基本病机为热积胃肠，腑气不畅，胃火上冲动膈。

治法　清胃泄热，降逆止呃。

代表方　竹叶石膏汤加减。

临床运用　①腑气不通，痞满便秘者，合用小承气汤通腑泄热；②胸膈烦热、大便秘结者，可用凉膈散以攻下泻热。

（3）气机郁滞证

证候　呃逆连声，常因情志不畅而诱发或加重，胸胁满闷，脘腹胀满，嗳气纳减，

肠鸣矢气；苔薄白，脉弦。

审证求机 本证的辨证要点为呃逆连声、胸胁满闷，常因情志不畅而诱发或加重；基本病机为肝气郁滞，横逆犯胃，胃气上逆。

治法 顺气解郁，和胃降逆。

代表方 五磨饮子加减。

临床运用 ①肝郁明显者，加川楝子、郁金；②心烦口苦，气郁化热者，加栀子、黄连；③气逆痰阻，昏眩恶心者，可用旋覆代赭汤合二陈汤化裁；④气滞日久夹瘀者，胸胁刺痛、久呃不止，可用血府逐瘀汤加减。

（4）脾胃阳虚证

证候 呃声低长无力，气不得续，泛吐清水，脘腹不舒，喜温喜按，面色㿠白，手足不温，食少乏力，大便溏薄，舌质淡，苔薄白，脉细弱。

审证求机 本证的辨证要点为呃声无力，气不得续，泛吐清水，喜温喜按，手足不温；基本病机为中阳不足，胃失和降，虚气上逆。

治法 温补脾胃，和中降逆。

代表方 理中丸加减。

临床运用 ①嗳腐吞酸，夹有食滞者，加神曲、麦芽；②脘腹胀满，脾虚气滞者，加法夏、陈皮；③呃声难续，气短乏力，中气大亏者，可用补中益气汤；④病久肾阳亏虚，肾失摄纳者，可用肾气丸。还可辨证选用附子理中丸、香砂六君子汤等。

（5）胃阴不足证

证候 呃声短促而不得续，口干咽燥，烦躁不安，不思饮食，或食后饱胀，大便干结，舌质红，苔少而干，脉细数。

审证求机 本证的辨证要点为呃声短促，口干咽燥，大便干结，舌质红，苔少而干，脉细数；基本病机为胃阴不足，胃失濡养，胃气上逆。

治法 养胃生津，降逆止呃。

代表方 益胃汤加减。

临床运用 ①咽喉干燥者，加竹茹、石斛；②神疲乏力者，加党参、西洋参、山药；③日久及肾者，可用大补阴丸加减；④若胃气大虚，不思饮食，则合用橘皮竹茹汤。

4. 其他疗法

（1）针灸疗法：实证取膈俞、内关为主穴。寒证隔姜灸中脘穴；热证泻内庭穴；痰证泻行间、丰隆穴；瘀证泻期门穴。虚证取胃俞、足三里（用补法），膻中（艾卷雀啄灸）、内关（平补平泻）为主穴；阴虚者，加三阴交（补法）；虚寒者，加关元穴（隔姜灸）。

（2）穴位按压法：指压内关穴或睛明穴约 10 分钟，呃逆可止。

（3）拔罐疗法：主穴取膈俞、脾俞、肝俞、胆俞、中脘、膻中等穴。先在背部俞穴拔罐 4 ～ 6 个，然后再在腹部腧穴拔罐，留罐 15 ～ 20 分钟。

（4）外治法：胃寒证，取吴茱萸、丁香、沉香各 20g，研末，加蜂蜜、姜汁各 20mL，调匀后备用，取药膏适量，敷神厥穴，每日 1 次；胃热证，以朱砂、芒硝适量研末，用醋或清水调成糊状，敷神厥穴，每日 1 次；虚寒证，取艾叶、硫黄、乳香各等分研末，加白酒适量，煮沸，吸热气，并以生姜擦胸；久病呃逆，取蜂蜜、姜汁适量和匀，擦背。

【预防与调护】

1. 饮食调摄　注意饮食规律，饮食上宜清淡，忌吃生冷、辛辣、肥腻之食，避免饥饱无常。发作时应进食高蛋白、低脂肪的流质或半流质易消化食物。呃逆属胃寒证者，可缓缓饮用温开水；胃热证者，可缓缓饮用冰开水或冷饮。

2. 精神调摄　注意调节情志，保持心情舒畅，避免暴怒、过喜等不良情志刺激。

3. 起居调摄　起居注意寒温适宜，避免外邪侵袭。

【结语】

呃逆是指胃气上逆动膈，以气逆上冲、喉间呃呃连声、声短而频、令人不能自制为主要表现的病证。呃逆是以饮食、情志、受凉、病后体虚及痰饮、瘀血等为病因，以胃失和降，胃气上逆动膈，膈间之气不利为基本病机。治疗以理气和胃、降逆平呃为基本原则，应分清寒热虚实，在辨证论治的同时，适加降逆止呃之品，以标本兼治。若在一些急、慢性疾病的严重阶段出现呃逆不止，往往是胃气衰败的危象，预后不佳，应予警惕。

附：实践技能、医学综合相关考点模拟题

一、《中医内科学》中医执业助理医师资格考试实践技能考试

无考点，略。

二、《中医内科学》中医执业助理医师资格考试医学综合考试模拟题

（一）A1 型题

1. 呃逆的主要病机是（　　）

A. 胃失和降，气逆于下　　B. 胃失和降，胃气上逆动膈　　C. 阳明腑实，气不顺行

D. 肝气逆乘犯胃　　E. 耗伤中气，胃失和降

2. 呃声沉缓，膈间及胃脘不舒，遇寒加剧，得热则减，舌质白润，脉沉缓，证属

（ ）

A. 胃寒气逆证　B. 胃火上逆证　C. 气机郁滞证

D. 脾胃阳虚证　E. 胃阴不足证

（二）A2 型题

1. 李某，男，32 岁。呃声洪亮有力，冲逆而出，口臭烦渴，多喜冷饮，大便秘结，小便短赤，苔黄燥，脉滑数。其治法是（ ）

A. 顺气解郁，和胃降逆　B. 清胃泄热，降逆止呃　C. 温中散寒，降逆止呃

D. 温补脾胃，降逆止呃　E. 养胃生津，降逆止呃

2. 患者女性，40 岁。呃逆连声，常因情志不畅而诱发或加重，胸胁满闷，脘腹胀满，嗳气纳减，肠鸣矢气，苔薄白，脉弦。其治疗首选方为（ ）

A. 四七汤　B. 五磨饮子　C. 柴胡疏肝散

D. 竹叶石膏汤　E. 理中丸

（三）A3 型题

王某，男，57 岁。呃声低弱无力，气不得续，泛吐清水，脘腹不舒，喜温喜按，面色苍白，手足不温，食少乏力，大便溏薄，舌质淡，苔薄白，脉细弱。

1. 该患者的证候属于（ ）

A. 胃寒气逆证　B. 胃火上逆证　C. 气机郁滞证

D. 脾胃阳虚证　E. 胃阴不足证

2. 其病机是（ ）

A. 寒邪阻遏，肺胃之气失降　B. 胃肠蕴积实热

C. 情志抑郁，肝气犯胃，胃气上冲　D. 中阳不足，胃失和降

E. 耗伤胃阴，胃失濡润，难以和降

3. 其治法是（ ）

A. 顺气解郁，和胃降逆　B. 清胃泄热，降逆止呃　C. 温补脾胃，降逆止呃

D. 温中散寒，降逆止呃　E. 养胃生津，降逆止呃

4. 其治疗首选方是（ ）

A. 四七汤　B. 五磨饮子　C. 柴胡疏肝散

D. 竹叶石膏汤　E. 理中丸

（四）B 型题

A. 丁香散　B. 五磨饮子　C. 保和丸

D. 竹叶石膏汤　E. 理中丸

1. 呃逆胃火上逆证的首选方是（ ）

2. 呃逆气机郁滞证的首选方是（ ）

3. 呃逆胃寒气逆证的首选方是（ ）

【参考答案】

A1 型题：1.B　2.D

A2 型题：1.B　2.B

A3 型题：1.D　2.D　3.C　4.E

B 型题：1.D　2.B　3.A

项目六　腹　痛

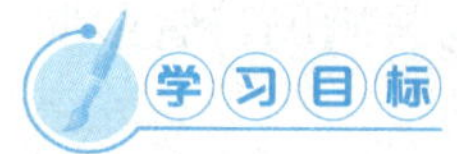

知识要求

1. 掌握腹痛的辨证要点、常见辨证分型及治疗。
2. 熟悉腹痛的常见病因病机、类证鉴别、预防调护方法。
3. 了解腹痛的源流、演变与预后。

技能要求

1. 能够对腹痛患者的常见证型进行辨证论治。
2. 运用已有知识应答中医执业助理医师资格考试要点。

腹痛是指因外感时邪、饮食不节、情志失调、素体阳虚等病因，导致气血运行不畅，不通则痛，或经脉失于温煦濡养，不荣则痛，临床出现胃脘以下、耻骨毛际以上部位发生疼痛为主症的一种常见病症。

《黄帝内经》最早提出腹痛的病名，并认为腹痛由寒、热邪气客于胃肠引起。东汉张仲景《金匮要略·腹满寒疝宿食病脉证治》对腹痛的辨证论治做了较为全面的论述，指出："病者腹满，按之不痛为虚，痛者为实，可下之。舌黄未下者，下之黄自去。"隋代巢元方《诸病源候论》始将腹痛独立辨证，对其病因、证候进行详细表述，指出："凡腹急痛，此里之有病。""由腑藏虚，寒冷之气客于肠胃膜原之间，结聚不散，正气与邪气交争，相击故痛。"金元时期李东垣将腹痛按三阴经及杂病进行辨证论治，并在治疗原则上提出"痛随利减，当通其经络，则疼痛去矣"。清代王清任指出对瘀血在中焦，可用血府逐瘀汤；瘀血在下焦，应以膈下逐瘀汤治疗。

西医学中的肠易激综合征、消化不良、胃肠痉挛、不完全性肠梗阻、肠粘连、肠系膜血管病变、腹型癫痫、腹型过敏性紫癜、血紫质病、泌尿系结石、内疝、急慢性胰腺炎、肠道寄生虫等内科疾病以腹痛为主症者，可参考本病辨治。凡外科、妇科疾病及内科疾病中的痢疾、积聚等出现的腹痛应参考相关科目及本书有关章节辨治。

【病因病机】

考点：病因

腹痛的外因为外感时邪，内因为饮食不节、情志失调、素体阳虚等，均可导致气机阻滞，脉络痹阻或经脉失养而发生腹痛。

1. 常见病因

（1）外感时邪：外感风、寒、暑、热、湿之邪，侵入腹中，均可引起腹痛。伤于风寒则寒凝气滞，经脉受阻，不通则痛；若伤于暑热，或寒邪不解，郁而化热，或湿热壅滞，以致气机阻滞，腑气不通而见腹痛。

（2）饮食不节：暴饮暴食，食积不化，损伤脾胃；过食肥甘厚腻，或辛辣之品，酿生湿热，蕴蓄胃肠；或恣食生冷，寒湿内停，中阳受损，均可损伤脾胃，腑气通降不利而发生腹痛。

（3）情志失调：情志怫郁，恼怒伤肝，则肝失条达，气机不畅，气机阻滞而痛作。《证治汇补·腹痛》谓："暴触怒气，则两胁先痛而后入腹。"若气滞日久，血行不畅，瘀血内生。

（4）阳气素虚：素体脾阳亏虚，健运失职，寒湿内生；或因脾运失职，气血化源不足，导致气血亏虚，脏腑失于温养；或老年病久等导致肾阳虚衰，脏腑失于温煦，脏腑虚寒，阴寒内生，脏腑气机不利而至腹痛。

此外，跌仆损伤，或腹部手术后，血络受损，也可形成腹中瘀血，气机升降不利，"不通则痛"。

2. 病机概要

考点：腹痛的病位、基本病机

（1）基本病机：腹中脏腑气机阻滞，气血运行不畅，"不通则痛"，或脏腑经脉失养，不荣而痛。

（2）病位：涉及肝、胆、脾、肾、大小肠、膀胱等脏腑，包括了足三阴、足少阳、手足阳明、冲、任、带等经脉，尤与六腑关系密切。

（3）病理性质：腹痛的病理性质不外寒热虚实四端，四者往往相互错杂，或寒热交错，或虚实夹杂；亦可互为因果，互相转化。

（4）病理因素：主要有寒凝、火郁、食积、气滞、血瘀。

（5）病机转化：急性暴痛，治不及时，或治不得当，引起气血逆乱可发生厥脱证。湿热蕴结于肠胃，蛔虫内扰，或术后气滞血瘀，则腑气不通，气滞血瘀日久，可引起积聚。

【诊断与鉴别诊断】

（一）诊断依据

1. 临床表现

（1）主症：凡是以胃脘以下、耻骨毛际以上部位疼痛为主要表现者，即为腹痛。其疼痛性质虽各异，但一般不甚剧烈，按之柔软，压痛较轻，无拒按。

（2）次症：根据腹痛的部位、性质、强度、范围、过程、诱因、病史以及其他伴随症状间的相互关系进行确诊。腹痛时还要注意与脏腑经络相关的症状，如涉及肠腑，可伴有腹泻或便秘；疝气之少腹痛可引及睾丸；膀胱湿热可见腹痛牵引前阴、小便淋沥、尿道灼痛；蛔虫作痛多伴嘈杂吐涎，时作时止；瘀血腹痛常有外伤或手术史。

2. 病史

（1）病史特征：可突然腹痛呈急性发作，也可起病缓慢。

（2）其他因素：发病与饮食、情志、受凉及体质等因素有关。

3. 相关检查

（1）实验室检查：血常规白细胞总数增高，分类中性粒细胞比例增高提示有感染存在。尿常规红细胞增多提示是否有结石、炎症、结核、肿瘤。便常规及隐血检查提示有无消化道炎症、出血。血、尿淀粉酶升高多提示急、慢性胰腺炎存在。

（2）X线腹部平片：膈下游离气体提示脏器穿孔；肠管扩张和液平提示有肠梗阻；钙化点和结石影提示尿路结石；腰大肌影模糊或消失提示腹膜炎症、出血。胃肠钡餐造影、下消化道钡灌肠了解有无胃肠道器质性病变。

（3）腹部B超、CT、MRI：有助于肝、脾、泌尿系统疾患和腹腔脓肿等疾病的诊断，有无占位性病变，胆道有无结石、扩张。

（4）内镜检查：胃肠内镜、腹腔镜检查有助于进一步明确腹痛的病因。

（5）胃肠道压力测定：有助于胃肠功能紊乱性疾病的诊断。

（二）病证鉴别

1. 腹痛与胃痛的鉴别 胃处腹中，与肠相连，腹痛常伴有胃痛的症状，胃痛亦时有腹痛的表现，常需鉴别。胃痛部位在心下胃脘之处，常伴有恶心、嗳气等胃病见症，腹痛部位在胃脘以下，上述症状在腹痛中较少见。

2. 与内科其他病证中的腹痛症状鉴别 许多内科疾病常见腹痛的表现，均以其本病特征为主，此时的腹痛只是该病的症状。如痢疾之腹痛，以里急后重、下痢赤白脓血为主症；积聚之腹痛，以腹中包块为特征。而腹痛病证，当以腹部疼痛为主要表现。而有些心痛证常以腹痛为初起见症，应特别注意。

3. 与外科腹痛、妇科腹痛相鉴别 内科腹痛常先发热后腹痛，疼痛不剧，痛不明显，腹部柔软，痛无定处；外科腹痛多先腹痛后发热，疼痛剧烈，痛有定处，多见右下腹痛，压痛明显；腹痛拒按、呕吐、大便不通等多属阳明腑实证；妇科腹痛多在小腹，与经、带、胎、产有关，如痛经、先兆流产、宫外孕、输卵管破裂等，应及时进行妇科检查，以明确诊断。

【辨证论治】

1. 辨证要点

（1）辨腹痛性质：腹痛当辨寒热虚实、在气在血及伤食痛。腹痛拘急，疼痛暴作，痛无间断，坚满急痛，遇冷痛剧，得热则减者，为寒痛；痛在脐腹，痛处有热感，时轻时重，或伴有便秘，得寒痛减者，为热痛。暴痛多实，伴腹胀、呕逆、拒按等；虚痛病程较久，痛势绵绵，喜揉喜按。腹痛时轻时重，痛处不定，攻冲作痛，伴胸胁不舒、腹胀、嗳气或矢气则胀痛减轻者，属气滞；少腹刺痛，痛无休止，痛处不移，痛处拒按，经常夜间加剧者，伴面色晦暗，为血瘀；因饮食不慎，脘腹胀痛，嗳气频作，嗳后稍舒，痛甚欲便，便后痛减者，为伤食。

（2）辨部位：腹痛在少腹多属肝经病证；脐以上大腹疼痛，多为脾胃病证；脐腹疼痛，多为大小肠病证获虫积。

考点：治疗原则

2. 治疗原则　腹痛多以“通”字立法，根据辨证的虚实寒热、在气在血，确立治法。实者，急则治其标，宜“通”，即调血以和气，调气以和血；虚者助之使通，寒者温之使通，下者使之上行，中结者使之旁达，均属“通”的范畴。对虚痛应温中补虚、益气养血，不可滥施攻下。对于久痛入络，绵绵不愈之腹痛，可采取活血通络之法。

3. 分证论治

考点：各证型的证候、基本病机、治法、方药

（1）寒邪内阻证

证候　腹痛拘急，遇寒痛甚，得温痛减，口淡不渴，形寒肢冷，小便清长，大便清稀或秘结，舌质淡，苔白腻，脉沉紧。

审证求机　本证的辨证要点为腹痛拘急，遇寒痛甚，得温痛减，口淡不渴，形寒肢冷；基本病机为寒邪凝滞，中阳被遏，脉络痹阻。

治法　散寒温里，理气止痛。

代表方　良附丸合正气天香散加减。

临床运用　①脐中痛不可忍、喜按喜温、手足厥逆、脉微欲绝者，为肾阳不足，寒邪内侵，宜通脉四逆汤以温通肾阳。②少腹拘急冷痛、苔白、脉沉紧，为下焦受寒，厥阴之气失于疏泄，宜暖肝煎以温肝散寒。③腹中冷痛、手足逆冷，而且又身体疼痛，为内外皆寒，宜乌头桂枝汤以散内外之寒。④腹中雷鸣切痛、胸胁逆满、呕吐，为寒气上逆者，用附子粳米汤温中降逆。

（2）湿热壅滞证

证候　腹痛拒按，烦渴引饮，大便秘结，或溏滞不爽，潮热汗出，小便短黄，舌质红，苔黄燥或黄腻，脉滑数。

审证求机　本证的辨证要点为腹痛拒按、大便秘结、舌质红、苔黄燥或黄腻；基本病机为阳明热结，气机壅滞，腑气不通。

治法　泄热通腑，行气导滞。

代表方　大承气汤加减。

临床运用　①燥热不甚，湿热偏重，大便不爽者，可去芒硝，加栀子、黄芩等；②痛引两胁者，可加郁金、柴胡；③腹痛剧烈、寒热往来、恶心呕吐、大便秘结者改用大柴胡汤表里双解。

（3）饮食积滞证

证候　脘腹胀满，疼痛拒按，嗳腐吞酸，恶食呕恶，痛而欲泻，泻后痛减，或大便秘结，舌苔厚腻，脉滑实。

审证求机　本证的辨证要点为脘腹胀痛，嗳腐吞酸，恶食呕恶；基本病机为食滞内停，气机失调。

治法　消食导滞，理气止痛。

代表方　枳实导滞丸加减。

临床运用　①腹痛胀满者，加厚朴、木香；②大便自利、恶心呕吐者，去大黄，加陈皮、半夏、苍术；③食滞不重，腹痛较轻者，用保和丸。

（4）肝郁气滞证

证候　腹痛胀闷，痛无定处，痛引少腹，或兼痛窜两胁，时作时止，得嗳气、矢气，疼痛则舒，遇忧思恼怒则剧，情绪急躁易怒，舌质红，苔薄白，脉弦。

审证求机　本证的辨证要点为腹痛胀闷，痛无定处，遇忧思恼怒则剧；基本病机为肝气郁结，气机不畅。

治法　疏肝解郁，理气止痛。

代表方　柴胡疏肝散加减。

临床运用　①气滞较重，胸肋胀痛者，加川楝子、郁金；②痛引少腹睾丸者，加橘核、荔枝核、川楝子；③腹痛肠鸣、气滞腹泻者，可用痛泻要方；④少腹绞痛、阴囊寒疝者，可用天台乌药散；⑤肝郁日久化热者，加丹皮、山栀子、川楝子等。

（5）瘀血内停证

证候　腹痛较剧，痛如针刺，痛处固定，经久不愈，或大便色黑，舌质紫暗，脉细涩。

审证求机　本证的辨证要点为腹痛较剧，痛如针刺，痛处固定，舌质紫暗；基本病机为瘀血内停，气机阻滞，脉络不通。

治法　活血化瘀，和络止痛。

代表方　少腹逐瘀汤加减。

临床运用　①腹部术后作痛者，加泽兰、红花；②跌仆损伤作痛者，加丹参、王不留行、三七；③瘀血日久发热者，加丹参、牡丹皮、王不留行；④下焦蓄血，大便色黑者，选用桃核承气汤加减。

（6）中虚脏寒证

证候　腹痛绵绵，时作时止，喜温喜按，形寒肢冷，神疲乏力，气短懒言，胃纳不佳，面色无华，大便溏薄，舌质淡，苔薄白，脉沉细。

审证求机　本证的辨证要点为腹痛绵绵，时作时止，喜温喜按，形寒肢冷；基本病机为中阳不振，气血不足，失于温养。

治法　温中补虚，缓急止痛。

代表方　小建中汤加减。

临床运用　①腹中大寒，呕吐肢冷者，可用大建中汤温中散寒；②腹痛下痢，脉微肢冷，脾肾阳虚者，可用附子理中汤；③大肠虚寒，积冷便秘者，可用温脾汤；④中气大虚，少气懒言，可用补中益气汤。临床还可辨证选用当归四逆汤、黄芪建中汤等。

4. 其他疗法

（1）针灸疗法：寒痛取足三里先泻后补，隔姜灸关元穴，泻下巨虚等穴；热痛取足三里、内关、气海、建里等穴，采用凉泻法至疼痛缓解；气滞、血瘀、食积痛取足三里为主穴，先泻后补，重泻轻补；气滞痛，加泻期门穴，血瘀痛加泻地机穴，食积痛加泻天枢穴。

（2）中成药疗法：寒凝腹痛，可选用苏合香丸；热结腹痛，可选用牛黄解毒丸；虚寒腹痛，选附子理中丸或附桂理中丸；食积腹痛，可根据病情酌选保和丸或枳实导滞丸；气滞腹痛，可酌选木香顺气丸、逍遥丸、越鞠丸；血瘀腹痛，可选失笑散；病情严重，腹部有肿块者，可用大黄䗪虫丸。

【预防与调护】

1. 生活调摄　注意个人卫生，饭前便后洗手，注意饮食规律，宜进食易消化、富有营养的饮食；虚寒者宜进热食；热证宜进温食；切忌暴饮暴食，饮酒过度，不吃生冷食物；注意冷暖变化，以防外邪入侵；保持心情舒畅，避免情志刺激；坚持体育锻炼，增强抗病能力。

2. 病情观察护理　注意腹痛与情绪、饮食寒温等因素的关系。腹痛患者宜解除思想顾虑，疼痛剧烈者宜卧床休息，食积腹痛者宜暂禁食或少食。医生须密切注意患者的面色及腹痛部位、性质、程度、时间，观测腹部体征，以及大小便情况，及其伴随症状，并严密观察病情变化。

3. 特别护理　诊断未明者，不可使用麻醉性止痛剂，以免延误病情。剧烈腹痛者应禁食，疼痛缓解后可进食清淡、易消化、营养丰富的流质、半流质或软食，忌油腻、辛辣食品。无明显热象者，可用热水袋熨腹部，或用艾炷灸关元、气海、神厥以止痛。疼痛剧烈，腹膜刺激征明显，并具备外科急腹症特征者，按外科急腹症护理常规护理。

【结语】

腹痛是以胃脘以下，耻骨毛际以上发生疼痛为主症的病证。主要病因有外邪、饮食、情志、阳虚脏寒等因素，且相互兼夹，相互转化，互为因果共同致病。以脏腑气机不利，经脉气血阻滞，“不通则痛”和脏腑经脉失养，“不荣亦痛”为基本病机。腹痛部位在腹，有脐腹、胁腹、小腹、少腹之分，病变脏腑涉及肝、胆、脾、肾、膀胱、大肠、小肠等。以寒、热、虚、实为辨证纲领，辨证时应分清寒热的轻重、虚实的主次、气血的深浅。在辨证时，应全面考虑病位、脏腑、经络、病因、病机等。腹痛的治疗以“通”为基本治则，实则攻之，虚则补之，热者寒之，寒者热之，滞者通之，瘀者散之。随病机兼夹变化，或寒热并用，或攻补兼施，灵活遣方用药。

附：实践技能、医学综合相关考点模拟题

一、《中医内科学》中医执业助理医师资格考试实践技能相关考点模拟题

第一站　病案分析（总分 40 分。中医内科病案分值占 20 分）

王某，男，35 岁，农民。患者 1 天前因淋雨受凉而出现腹部疼痛。现症：腹部拘急疼痛，遇寒痛甚，得温痛减，口淡不渴，形寒肢冷，小便清长，大便清稀，舌质淡，苔白腻，脉沉紧。

中医疾病诊断（4 分）：腹痛。

中医证候诊断（4 分）：寒邪内阻证。

辨病辨证依据（5 分）

1. 辨病　患者以腹部疼痛为主症，可诊断为腹痛。

2. 辨证　腹部拘急疼痛，遇寒痛甚，得温痛减，口淡不渴，形寒肢冷，小便清长，大便清稀，舌质淡，苔白腻，脉沉紧。辨证为寒邪内阻证。

3. 病因病机分析　淋雨受凉，寒邪凝滞，中阳被遏，脉络痹阻，而引发本病。

病证鉴别（中医执业助理医师考生不考）：略。

治法（2 分）：散寒温里，理气止痛。

代表方（2 分）：良附丸合正气天香散加减。

药物组成、剂量及煎服法（3 分）：

高良姜 6g　干　姜 6g　苏　叶 10g　乌　药 12g　小茴香 6g
香　附 6g　陈　皮 10g　半　夏 10g

煎服法：三剂，水煎服，日一剂，早晚分服。

第二站　中医临证（含中医技术操作、病史采集、中医临床答辩三部分。共 35 分，20 分钟）

腹痛病史采集举例（现场口述）（10 分）

根据试题提供的“患者主诉”，回答如何询问现病史及相关病史。

患者，女性，30 岁。腹痛 2 天。

（一）现病史

1. 根据主诉及相关的鉴别诊断问诊

（1）发病的病因和诱因：有无进食不洁食品，有无受凉，有无情志刺激。

（2）针对主症（腹痛）询问：腹部疼痛的部位、性质、强度、范围、持续时间；影响疼痛的因素（体力活动、精神紧张）；腹痛与呼吸、吞咽、体位的关系。

（3）相关鉴别诊断的问诊：有无腹泻、便秘、恶心呕吐、反酸、血尿，皮肤、巩膜有无黄染。

2. 诊疗经过

（1）是否到医院就诊，做过哪些检查，如腹部B超、腹部CT、血常规、血淀粉酶等，结果如何。

（2）用药及治疗情况。用过何种药物，做过何种治疗，疗效如何。

3. 发病以来一般情况问诊，如精神、饮食、睡眠情况等。

（二）相关病史

1. 与该病有关的其他病史。既往是否有类似发作史、手术史、外伤史，有无暴饮暴食史、结石史、妇科病史，有无烟酒嗜好，有无肿瘤病家族史，月经史、婚育史及不洁性交史等。

2. 有无药物、食物过敏史。

要求：问诊顺序合理，条理清晰，体现中医临床思维。

第三站　西医临床（含体格检查、西医操作、西医临床答辩三部分。分值占25分。20分钟。本教材略）

二、《中医内科学》中医执业助理医师资格考试医学综合考试模拟题

（一）A1型题

1. 下列哪项不能作为内外科腹痛的鉴别要点（　　）

A. 是否先热后痛　　B. 压痛明显与否　　C. 定位明确与否
D. 肌紧张明显与否　　E. 发作急骤与否

2. 治疗"腹痛急暴、得温则减、遇冷加重，口不渴或喜热饮，尿清便溏或大便不通，手足厥冷，苔薄白，脉沉紧或弦紧"。应选（　　）

A. 良附丸合正气天香散　　B. 通脉四逆汤合小建中汤　　C. 小建中汤合乌头桂枝汤
D. 木香顺气散　　E. 少腹逐瘀汤合四逆汤

（二）A2型题

1. 腹痛胀满，拒按，烦渴，大便不通，舌红，苔黄厚，脉滑实有力。选方为（　　）

A. 大承气汤　　B. 柴胡疏肝散　　C. 六磨汤
D. 大黄黄连泻心汤　　E. 木香顺气散

2. 某女，40岁。近半年来腹痛绵绵，时作时止，喜热恶冷，痛时喜按，饥饿及劳

累后更甚，舌淡苔白，脉沉细，伴有神疲气短，怯寒，便溏。应用方为（　　）

A. 大承气汤　　B. 小建中汤　　C. 木香顺气散
D. 少腹逐瘀汤　　E. 保和丸

（三）A3 型题

刘某，女，34 岁。患者昨日中午外出就餐，当晚即出现腹部疼痛。现症：脘腹胀满，疼痛拒按，嗳腐吞酸，厌食泛呕，腹痛欲泻，泻后痛减，舌苔厚腻，脉滑。

1. 该病例的证型属于（　　）

A. 寒邪内阻　　B. 中虚脏寒　　C. 肝郁气滞
D. 饮食积滞　　E. 瘀血内停

2. 其治法是（　　）

A. 泄热通腑，理气导滞　　B. 活血化瘀，和络止痛　　C. 消食导滞，理气止痛
D. 散寒温里，理气止痛　　E. 温中补虚，缓急止痛

3. 其治疗首选方是（　　）

A. 枳实导滞丸　　B. 小建中汤　　C. 少腹逐瘀汤
D. 大承气汤　　E. 柴胡疏肝散

（四）B 型题

A. 大承气汤　　B. 痛泻要方　　C. 柴胡疏肝散
D. 小建中汤　　E. 良附丸合正气天香散

1. 腹痛中虚脏寒治宜首选方是（　　）
2. 腹痛寒邪内阻治宜首选方是（　　）
3. 腹痛湿热壅滞治宜首选方是（　　）
4. 腹痛肝郁气滞治宜首选方是（　　）

【参考答案】

A1 型题：1.E　2.A
A2 型题：1.A　2.B
A3 型题：1.D　2.C　3.A
B 型题：1.D　2.E　3.A　4.C

项目七　泄　泻

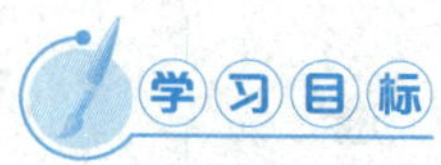

知识要求

1. 掌握泄泻的辨证要点、常见辨证分型及治疗。
2. 熟悉泄泻常见病因病机、类证鉴别、预防调护方法。

3. 了解泄泻的源流、演变与预后。

技能要求

1. 能够对泄泻患者的常见证型进行辨证论治。

2. 运用已有知识应答中医执业助理医师资格考试要点。

泄泻是指因感受外邪、饮食所伤、情志失调、体虚久病等原因，导致脾失健运，大肠传导失司，临床出现以大便次数增多，粪质稀薄，甚至泻出如水样为主症的病证。

《黄帝内经》就有泄泻的相关记载，《素问·气交变大论》中有“鹜溏”“飧泄”“注下”等病名，对其病因病机等有较全面论述，如《素问·举痛论》曰：“寒气客于小肠，小肠不得成聚，故后泄腹痛矣。”《素问·至真要大论》曰：“暴注下迫，皆属于热。”《素问·阴阳应象大论》有“湿盛则濡泄”“春伤于风，夏生飧泄”，指出风、寒、湿、热皆可致泻，并有长夏多发的特点。同时指出泄泻的病变部位，如《素问·脉要精微论》曰：“胃脉实则胀，虚则泄。”为后世认识本病奠定了基础。《难经·五十七难》提出了五泄的病名，指出：“泄凡有五，其名不同：有胃泄，有脾泄，有大肠泄，有小肠泄，有大瘕泄。”东汉张仲景在《金匮要略·呕吐哕下利病脉证治》中将泄泻与痢疾统称为“下利”。宋代以后才统称为泄泻。明代张介宾《景岳全书》提出分利之法治疗泄泻的原则。李中梓在《医宗必读·泄泻》中提出了著名的治泻九法（淡渗、升提、清凉、疏利、甘缓、酸收、燥脾、温肾、固涩），全面系统地论述了泄泻的治法。清代医家对泄泻的认识，在病因上强调湿邪致泻的基本机制，病机上重视肝、脾、肾的重要作用。

西医学中的急慢性肠炎、胃肠功能紊乱、肠结核等肠道疾病以泄泻为主要表现者，可按本病辨证治疗，其他疾病过程中伴见泄泻者，可参考本病辨治。

【病因病机】

考点：泄泻的病位、基本病机

泄泻的外因为感受外邪，内因为饮食所伤、情志失调、体虚久病等，主要病机是脾胃受损，湿困脾土，脾胃运化功能失调，肠道分清别浊、传导功能失司。

1. 常见病因

考点：病因

（1）感受外邪：外感寒湿暑热之邪常可引起泄泻，其中以湿邪最为多见。外感湿邪，易困脾土，运化失职，清浊不分，引起泄泻。寒邪和暑热之邪，也多夹湿邪为患。感受寒湿之邪，困遏脾阳，发为寒湿泄泻；或感受暑湿、湿热之邪，壅遏脾胃，而成暑湿泄泻、湿热泄泻。故有“无湿不成泄”“湿多成五泄”之说。

（2）饮食所伤：误食馊腐不洁之物，使脾胃受伤，或饮食过量，食滞不化，损伤脾气，或恣食肥厚、甘、辛辣之品，致湿热内蕴，或恣啖生冷，寒气伤中，均能化生寒湿、湿热、食滞之邪，升降失调，清浊不分，发生泄泻。如《景岳全书·泄泻》曰：

“若饮食失节，起居不时，以致脾胃受伤，则水反为湿，谷反为滞，精华之气不能输化，乃致合污下降而泻痢作矣。”

（3）情志失调：忧郁恼怒，肝气郁结，横逆乘脾；忧思伤脾，土虚木乘；素体脾虚湿盛，逢怒时进食，脾伤失运，均致脾失健运，气机升降失常，肠道功能失司，遂成泄泻。故《景岳全书·泄泻》曰：“凡遇怒气便作泄泻者，必先以怒时夹食，致伤脾胃。”

（4）体虚久病：久病失治，正气亏虚，脾胃虚弱（气虚或阳虚），运化失职，清浊不分，水湿下趋，遂成泄泻。或由于先天禀赋不足，或久病伤肾，或年老肾亏等原因，引起肾阳亏虚，釜底无薪，不能温煦脾土，均可致肾脾阳虚，脾的运化失职，升降失常而泄泻。

2. 病机概要

考点：泄泻的病位、基本病机

（1）基本病机：病机关键在于脾虚湿盛。急性泄泻（暴泻）多因湿盛而致脾虚，脾失健运，小肠分清泌浊和大肠传导功能失司，水谷清浊不分而泻；慢性泄泻（久泻）多因脾虚运化无力，湿浊内生，清浊混杂而下而成泄。

（2）病位：在脾胃、大小肠，与肝、肾密切相关。

（3）病理性质：有虚实之分。暴泻多属实，多由寒湿、湿热阻滞胃肠，困遏脾气，或宿食停滞中焦所致。久泻多属虚，多由脾胃虚弱（气虚、阳虚），或肾阳不足，命门火衰，火不暖土所致。若因他脏病及于脾，如肝气乘脾导致泄泻，一般属本虚标实之证。

（4）病理因素：主要是湿邪。

（5）病机转化：如急性泄泻多属实证，若失治、误治，迁延日久，发为久泻之时，则证由实转虚。久泻多属虚证，若复受湿、食所伤，亦可急性发作，表现为虚中夹实病候。另外，泄泻日久，可由脾及肾，导致脾肾阳虚等。

【诊断与鉴别诊断】

（一）诊断依据

1. 临床表现

（1）主症：大便粪质溏稀，或完谷不化，或粪如水样，大便次数增多，每日3～5次以至十几次。

（2）次症：常兼有腹胀、腹痛、肠鸣、纳呆，急性暴泻可伴有恶寒、发热等外感症状。

2. 病史

（1）病史特征：好发于夏秋季节。起病或急或缓，暴泻者多有暴饮暴食，或误食不洁之物的病史。久泻者，常迁延不愈，时发时止。

（2）诱发因素：饮食不当、外受寒凉或情绪变化均可诱发本病。

3. 相关检查

（1）粪便检查：观察患者新鲜粪便的量、质及颜色；显微镜下粪检包括观察血细胞数及病原体；粪便培养可找出致病菌等。

（2）肠镜检查及组织活检：慢性泄泻可行结肠内窥镜、小肠镜检查，可直接观察，同时可采取渗出物做镜检或培养，以及取活体组织以协助诊断。

（3）影像学检查：关于X线检查，慢性腹泻可考虑做结肠钡剂灌肠及全消化道钡餐检查，以明确病变部位；腹部B超或CT检查有助于胰腺病变、腹腔淋巴瘤等疾病的诊断。

此外，一些全身性疾病如甲亢、糖尿病、慢性肾功能不全等也可引起腹泻，可进行相关检查有助于明确诊断。

（二）病证鉴别

1. 泄泻与痢疾的鉴别 两者共同点：①好发于夏秋季节；②病在肠胃；③起于外邪侵袭和饮食所伤；④大便次数增多、粪质稀薄。鉴别要点见表5–13。

表5–13 泄泻与痢疾的鉴别

项目	主症	腹痛	病机
泄泻	大便次数增多，粪质稀薄，甚至如水样，或完谷不化	腹痛可与肠鸣脘胀同时出现，便后痛减	脾虚湿盛
痢疾	腹痛、里急后重、痢下脓血（赤白脓血便，或纯下鲜血，或纯为白冻）	腹痛与里急后重同时出现，便后痛不减	时邪疫毒结于肠腑，脂膜血络受损，大肠传化失司

2. 泄泻与霍乱的鉴别 霍乱是一种上吐下泻同时出现的病证，发病特点是来势急骤，变化迅速，病情凶险，起病时先突然腹痛，继则吐泻交作，所吐之物均为未消化之食物，气味酸腐热臭；所泻之物多为黄色粪水，如米泔，常伴恶寒、发热，部分患者在吐泻之后，津液耗伤，迅速消瘦，或发生转筋，腹中绞痛。若吐泻剧烈，可致面色苍白、目眶凹陷、汗出肢冷等津竭阳衰之危候。而泄泻以大便稀溏、次数增多为特征，一般预后良好。

【辨证论治】

1. 辨证要点

（1）辨暴泻与久泻：暴泻多起病急，病程短，便次频，便量多，多因寒湿、湿热或食滞所致；久泻多起病缓，病程长，常时作时止，或反复发作，多伴虚证表现。多由脾胃虚弱、命门火衰或肝郁脾虚所为。

（2）辨虚实寒热：凡病势急骤，脘腹胀满，腹痛拒按，泻后痛减，小便不利者，多属实证；凡病程较长，腹痛不甚且喜按，小便利，口不渴，多属虚证。粪质清稀如水，腹痛喜温，完谷不化，多属寒湿之证；粪便黄褐，臭味较重，泻下急迫，肛门灼热，多属湿热证。

（3）辨泻下物：大便清稀，甚至如水样，腥秽者，多为寒湿证；大便溏薄，黄褐而秽臭，肛门灼热者，多为湿热证；大便溏垢，夹不消化食物残渣，臭如败卵者，多为食滞证。

（4）辨证候特点：久泻迁延不愈，倦怠乏力，稍有饮食不当，或劳倦过度即复发，多以脾虚为主；泄泻反复不愈，每因情志不遂而复发，多为肝郁乘脾之证；五更泄泻，完谷不化，腰酸肢冷，多为肾阳不足证。

（5）辨泄泻预后：泄泻而饮食如常，说明脾胃未败，多为轻证，预后良好；泻而不能食，形体消瘦，或暑湿化火，暴泄无度，或久泄滑脱不禁，均属重证。

2. 治疗原则 以运脾化湿为基本原则。暴泻多以湿盛为主，重用化湿，佐以分利；久泻重在扶正，以健运脾气为先，佐以化湿利湿；夹有肝郁宜抑肝扶脾，夹有肾虚应补火暖土。

考点：治疗原则

3. 分证论治

考点：各证型的证候、基本病机、治法、方药

（1）寒湿内盛证

证候 泄泻清稀，甚则如水样，脘闷食少，腹痛肠鸣，或兼恶寒发热头痛，肢体酸痛，舌质淡，苔白腻，脉濡缓，或苔薄白，脉浮。

审证求机 本证的辨证要点为腹痛肠鸣，泄泻清稀，甚则如水样，舌质淡，苔白腻，脉濡缓；基本病机为寒湿内盛，脾失健运，清浊不分。

治法 芳香化湿，解表散寒。

代表方 藿香正气散加减。

临床运用 ①表寒重者，加荆芥、防风；②湿邪偏重，腹满肠鸣，小便不利者，用胃苓汤健脾行气祛湿；③寒邪偏甚，腹痛食少者，用理中丸以温中祛寒、补益脾胃。

（2）湿热伤中证

证候 泄泻腹痛，泻下急迫，或泻而不爽，粪色黄褐，气味臭秽，肛门灼热，烦热口渴，小便短黄，舌质红，苔黄腻，脉滑数或濡数。

审证求机 本证的辨证要点为泻下急迫、粪色黄褐、气味臭秽、肛门灼热；基本病机为湿热互结，损伤脾胃，传化失常。

治法 清热利湿，分利止泻。

代表方 葛根芩连汤加减。

临床运用 ①有发热、头痛、脉浮等表证者，加金银花、连翘、薄荷；②夹食滞者，加神曲、山楂、麦芽；③湿邪偏重者，加茯苓、猪苓、泽泻；④夏暑之间，症见发热头重、烦渴自汗、小便短赤、脉濡数，可用新加香薷饮合六一散。

（3）食滞肠胃证

证候　腹痛肠鸣，泻下粪便，臭如败卵，泻后痛减，脘腹胀满，嗳腐酸臭，不思饮食，舌苔垢浊或厚腻，脉滑。

审证求机　本证的辨证要点为泻下粪便，臭如败卵，泻后痛减，嗳腐酸臭；基本病机为宿食内停，阻滞肠胃，传化失司。

治法　消食导滞，和中止泻。

代表方　保和丸加减。

临床运用　①食积较重，脘腹胀满者，可因势利导，根据“通因通用”的原则，用枳实导滞丸；②食积化热者，可加黄连等；③兼有脾虚者可加白术、扁豆。

（4）肝气乘脾证

证候　素有胸胁胀闷，嗳气食少，每因抑郁恼怒，或情绪紧张之时，发生腹痛泄泻，腹中雷鸣，攻窜作痛，矢气频作，舌淡红，脉弦。

审证求机　本证的辨证要点为腹痛泄泻每于抑郁恼怒，或情绪紧张之时发生；基本病机为肝气乘脾，肝旺脾虚，脾失健运。

治法　抑肝扶脾。

代表方　痛泻要方加减。

临床运用　①胸胁脘腹胀满疼痛、嗳气者，加柴胡、木香、郁金、香附；②兼神疲乏力、纳呆，脾虚甚者，加党参、茯苓、扁豆、鸡内金等；③久泻反复发作者，加乌梅、焦山楂、甘草。

（5）脾胃虚弱证

证候　大便时溏时泻，迁延反复，食少，食后脘闷不舒，稍进油腻食物则大便次数明显增加，面色萎黄，神疲倦怠，舌质淡，苔白，脉细弱。

审证求机　本证的辨证要点为久泻不愈，稍进油腻食物则大便次数明显增加；基本病机为脾虚失运，清浊不分。

治法　健脾益气，化湿止泻。

代表方　参苓白术散加减。

临床运用　①脾阳虚衰，阴寒内盛者，可用附子理中丸以温中散寒；②久泻不止，中气下陷，或兼有脱肛者，可用补中益气汤以健脾止泻、升阳举陷。

（6）肾阳虚衰证

证候　黎明之前脐腹作痛，肠鸣即泻，泻下完谷，泻后则安，形寒肢冷，腰膝酸软，舌淡苔白，脉沉细。

审证求机　本证的辨证要点为黎明之前脐腹作痛，肠鸣即泻，泻下完谷，形寒肢冷，腰膝酸软；基本病机为命门火衰，脾失温煦。

治法　温肾健脾，固涩止泻。

代表方　四神丸加减。

临床运用　①脐腹冷痛者，可加理中丸温中健脾；②年老体衰，久泻不止，脱肛者，为中气下陷，可加黄芪、党参、白术、升麻益气升阳，亦可合桃花汤收涩止泻。

4. 其他疗法

（1）针灸疗法：主穴取天枢、足三里、中脘。寒湿者，加神厥，配合艾灸；湿热者，加内庭、曲池；伤食者，加泻胃俞、大肠俞，补脾俞；肝郁者，加泻肝俞、阳陵泉；脾虚者，加补脾俞；肾虚者，加补关元、肾俞。特效穴：以艾条灸两侧外踝高点下赤白肉际处，各 15 ～ 20 分钟，每日 1 ～ 2 次。

（2）推拿疗法：可根据辨证，酌取脾俞、肝俞、肾俞、气海、关元、足三里、天枢、神厥、中脘等穴，施以推、按、揉、擦、滚法。

（3）外治法：①大蒜、胡椒、艾叶各适量，捣碎，加烧酒适量，敷脐，每日一贴，治疗寒湿泻。②五倍子 30 g，焙焦，研末备用。取适量，以醋调敷脐部，每日 2 ～ 3 次，治疗久泻不止者。

【预防与调护】

1. 饮食调摄　饮食宜以清淡、富营养、易消化食物为主，可食用一些对消化吸收有帮助的食物，如山楂、山药、莲子、扁豆、芡实等。注意饮食卫生，不食生冷、变质食物；避免饮食偏嗜，少吃肥甘厚味、辛辣炙煿食物；忌食难消化之品，或清肠润滑食物。

2. 生活及精神调摄　慎防风、寒、湿之邪侵袭，不可贪凉露宿，严防腹部受凉；注意情志变化，保持乐观心态，防止精神刺激。

3. 患者饮食特别护理　急性泄泻患者要给予流质或半流质饮食，忌食辛热炙煿、肥甘厚味、荤腥油腻食物。某些对牛奶、面筋等不耐受者，禁食牛奶或面筋。若泄泻而耗伤胃气者，可给予淡盐汤、饭汤、米粥以养胃气。若虚寒腹泻，可予淡姜汤饮用，以振奋脾阳、调和胃气。暴泻康复期，饮食宜清淡、易消化，少食多餐，促进脾胃功能恢复；久泻常反复发作，多由正虚所致，故宜服用补虚扶正药物，并节饮食，调情志，多锻炼。

【结语】

泄泻是以排便次数增加，粪质稀薄，甚至泻出如水样为主症的病证，其病因较多，外感寒热湿邪、内伤饮食及情志、体虚久病，均可导致泄泻，且病机复杂多变，常有兼夹或转化，但泄泻发生的关键病机是脾虚湿盛，治疗上总以运脾祛湿为主。暴泻应以祛邪为主，风寒外束宜疏解，暑热侵袭宜清化，饮食积滞宜消导，水湿内盛宜分利。久泻当以扶正为主，脾虚者宜健脾益气，肾虚者宜温肾固涩，肝旺脾弱者宜抑肝扶脾，虚实相兼者以补脾祛邪并施。暴泻切忌骤用补涩，清热不可过用苦寒；久泻不宜分利太过，补虚不可纯用甘温。急性暴泻，应卧床休息。重度泄泻，见目眶凹陷、形体消瘦、皮肤干燥而松弛等津液脱失症状者，应补充液体。若出现呼吸微弱、四肢厥冷、尿闭、脉微细弱者，应及时抢救。

附：实践技能、医学综合相关考点模拟题

一、《中医内科学》中医执业助理医师资格考试实践技能相关考点模拟题

第一站　病案分析（总分 40 分。中医内科病案分值占 20 分）

齐某，男，45 岁，干部。患者大便稀溏 1 年余，病情时轻时重，每因抑郁恼怒而加重。现症：泄泻，腹部攻窜作痛，大便稀溏，每日 3 次，伴见体倦乏力，胸胁胀闷，嗳气食少，脘腹胀满，舌淡红，苔薄白，脉弦。

中医疾病诊断（4 分）：泄泻。

中医证候诊断（4 分）：肝气乘脾证。

辨病辨证依据（5 分）

1. 辨病　以便次增多，大便稀溏为主症，诊断为泄泻。

2. 辨证　泄泻，腹部攻窜作痛，大便稀溏，每日 3 次，伴见体倦乏力，胸胁胀闷，嗳气食少，脘腹胀满，舌淡红，苔薄白，脉弦。辨证为肝气乘脾证。

3. 病因病机分析　肝气不舒，横逆犯脾，脾失健运，而引发本病。

治法（2 分）：抑肝扶脾。

代表方（2 分）：痛泻要方加减。

药物组成、剂量及煎服法（3 分）：

陈　皮 9g　　白　芍 9g　　白　术 12g　　防　风 9g　　柴　胡 9g
木　香 6g　　香　附 9g　　茯　苓 12g　　鸡内金 9g　　焦山楂 9g
白扁豆 12g

煎服法：三剂，水煎服，日一剂，早晚分服。

第二站　中医临证（含中医技术操作、病史采集、中医临床答辩三部分。共 35 分，20 分钟）

泄泻病史采集举例（现场口述）（10 分）

根据试题提供的“患者主诉”，回答如何询问现病史及相关病史。

患者，女性，26 岁。大便稀溏 1 周。

（一）现病史

1. 根据主诉及相关的鉴别诊断问诊

（1）发病的病因和诱因：有无进食不洁食品，有无受凉，有无情志刺激。

（2）针对主症（大便稀溏）询问：腹泻持续时间，大便次数与每次大便量，粪便性状为松散不成形、蛋花样、水样、米汤样、果酱样、糊状、脓血便、血便、漂浮油滴、

含不消化食物等。

（3）相关鉴别诊断的问诊：有无恶寒、发热，有无腹痛、腹胀、恶心、呕吐、厌食，有无消瘦、脱水貌。

2. 诊疗经过

（1）是否到医院就诊，做过哪些检查，如粪便检查、肠镜检查、腹部B超、腹部CT等，结果如何。

（2）用药及治疗情况。用过何种药物，做过何种治疗，疗效如何。

3. 发病以来一般情况问诊，如精神、饮食、睡眠情况等。

（二）相关病史

1. 与该病有关的其他病史，既往类似发作史，有无暴饮暴食史，有无烟酒嗜好，有无肿瘤病家族史、月经史、婚育史及居住环境等。

2. 有无药物、食物过敏史。

要求：问诊顺序合理，条理清晰，体现中医临床思维。

第三站　西医临床（含体格检查、西医操作、西医临床答辩三部分。分值占25分。20分钟。本教材略）

二、《中医内科学》中医执业助理医师资格考试医学综合考试模拟题

（一）A1型题

1. 下述泄泻病因论述不正确的是（　　）

A. 感受外邪　　B. 肺脾不和　　C. 饮食所伤

D. 情志失调　　E. 肾阳虚弱

2. 泄泻的辨证要点不包括（　　）

A. 辨轻重缓急　　B. 辨寒热虚实　　C. 辨肠鸣脘胀

D. 辨泻下之物　　E. 辨久泻特点

（二）A2型题

1. 患者腹痛即泻，泻下急迫，或泻而不爽，粪色黄褐，质地稠黏，气味臭秽，肛门灼热，心烦口渴，小便短赤，舌质红，苔黄腻，脉滑数或濡数。应为（　　）

A. 泄泻（湿热伤中）：葛根芩连汤

B. 泄泻（寒湿内盛）：藿香正气散

C. 痢疾（湿热痢）：白头翁汤

D. 痢疾（寒湿痢）：胃苓汤加味

E. 霍乱（中阳不运）：附子理中汤

（三）A3型题

汪某，女，74岁。患者2年前因进食隔夜冷盘食物后，出现大便稀溏，日解4～5次，无脓液、黏血便，经住院治疗后症状好转，但未能根治，此后稍进油腻饮食则反复

出现上症。半月前因进食肉饼后出现解稀烂便，日解 3 ～ 4 次。现症：大便稀溏，夹有不消化食物，食少腹胀，乏力气短，面色萎黄，舌淡苔白，脉细弱。

1. 该患者的证候属于（　　）

A. 寒湿内盛　　B. 湿热伤中　　C. 脾胃虚弱

D. 食滞肠胃　　E. 肝气乘脾

2. 其治法是（　　）

A. 芳香化湿，解表散寒　　B. 清热利湿，分利止泻　　C. 消食导滞，和中止泻

D. 健脾益气，化湿止泻　　E. 抑肝扶脾

3. 其治疗首选方是（　　）

A. 藿香正气散　　B. 参苓白术散　　C. 葛根芩连汤

D. 保和丸　　E. 痛泻要方

（四）B 型题

A. 藿香正气散　　B. 痛泻要方　　C. 保和丸

D. 参苓白术散　　E. 四神丸

1. 寒湿内盛型泄泻宜选用（　　）

2. 食滞肠胃型泄泻宜选用（　　）

3. 肝气乘脾型泄泻宜选用（　　）

4. 脾胃虚弱型泄泻宜选用（　　）

【参考答案】

A1 型题：1.B　2.C

A2 型题：1.A

A3 型题：1.C　2.D　3.B

B 型题：1.A　2.C　3.B　4.D

项目八　痢　疾

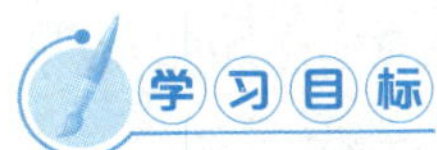

知识要求

1. 掌握痢疾的辨证要点、常见辨证分型及治疗。

2. 熟悉痢疾常见病因病机、类证鉴别、预防调护方法。

3. 了解痢疾的源流、演变与预后。

技能要求

1. 能够对痢疾患者的常见证型进行辨证论治。

2. 运用已有知识应答中医执业助理医师资格考试要点。

痢疾是指因外感寒湿、湿热或疫毒，内伤饮食，导致邪滞肠道，气血壅阻，脂膜血络受损，出现以腹痛、里急后重、便次增多、便质赤白黏冻或脓血为临床特征的一种常见疾病。

痢疾，古代亦称“肠游”“滞下”等，含有肠腑“闭滞不利”之意。《黄帝内经》称本病为“肠澼”“赤沃”。张仲景《伤寒论》《金匮要略》将痢疾和泄泻统称为“下利”，对痢疾分为赤白痢、赤痢、血痢、脓血痢、冷痢、热痢、休息痢等，并创白头翁汤、葛根芩连汤、桃花汤、黄芩汤、禹余粮汤、乌梅丸、理中汤等治痢名方。唐代《备急千金要方》称本病为“滞下”，宋代《严氏济生方》正式启用“痢疾”之病名。金元时期，《丹溪心法》明确指出本病具有流行性、传染性，并论述痢疾的病因以“湿热为本”，提出通因通用的治痢原则。清代有痢疾专著，如吴道琼的《痢症参汇》、孔毓礼的《痢疾论》。

本节所讨论的主要为西医学的急慢性细菌性痢疾、阿米巴痢疾，对急性血吸虫感染、血吸虫肉芽肿、肠结核、慢性非特异性溃疡性结肠炎、克罗恩病、过敏性结肠炎、肠癌等表现为本病特征者，可参考本节内容辨治。

【病因病机】

考点：病因

痢疾的外因主要为感受湿热、疫毒之邪，内因主要为饮食不节（洁），发病因邪蕴肠腑，气血壅滞，传导失司，脂络受伤而成痢。

1. 常见病因

（1）感受时邪疫毒：主因外感湿热、疫毒之邪。感受湿热之邪，湿热郁蒸，内侵肠胃，气血阻滞，脂络受损，化为脓血，发生湿热痢；若感受疫毒，疫毒弥漫，蕴结肠腑，发为疫毒痢。夏暑感寒伤湿伤及肠胃，大肠气血壅滞，发为寒湿痢。

（2）饮食内伤：平素饮食过于肥甘厚味，酿湿生热，湿热内蕴；或食用酸馊不洁食物，湿热毒邪从口而入；或夏月恣食生冷瓜果，损伤脾胃，寒湿内生。如此，则湿热、寒湿、积滞等邪气内蕴胃肠，肠中气机壅阻，气滞血瘀，邪与气血搏结，肠道脂膜血络受伤，腐败化为脓血，发为痢疾。

（3）七情内伤：郁怒所伤，肝气犯脾，气滞血涩，饮食难化，日久胶结，可渐成下痢赤白黏冻。或因忧思伤脾，运化失职，饮食停积，与气血胶结，而成痢疾。

（4）脾肾虚弱：平时劳役过度，或禀赋不足，脾肾虚弱者，有感寒湿之气，或因痢过服寒凉、通下之剂，每致阳气更弱，而致虚寒之痢。久痢不愈，必使脾胃受损，脾肾虚弱常与久痢的形成有密切关系。

2. 病机概要

考点：痢疾的病位、基本病机

（1）基本病机：邪蕴肠腑，气血壅滞，传导失司，脂络受伤，腐败化为脓血而成痢。

（2）病位：在大肠，与脾、胃相关，可涉及肾。

（3）病理性质：初期多为实证，因湿热或寒湿所致。下痢日久，可由实转虚或虚实夹杂。

（4）病机转化：本病初期多为暴痢，属湿热或寒湿壅滞，表现为湿热痢或寒湿痢；疫毒内侵，毒盛于里，熏灼肠道，耗伤气血，为疫毒痢。日久，湿热伤阴，形成阴虚痢；脾胃素虚，寒湿留滞肠中，则为虚寒痢。如痢疾失治，迁延日久，或收涩太早，关门留寇，正虚邪恋，可发展为下痢时发时止，日久难愈的休息痢。

【诊断与鉴别诊断】

（一）诊断依据

1. 临床表现

（1）主症：腹痛，里急后重，大便常呈脓血黏液，大便次数增多。

疫毒痢以儿童为多见，表现为起病急骤，在腹痛、腹泻尚未出现之时，即有高热神疲、四肢厥冷、面色青灰、呼吸浅表、神昏惊厥，而痢下、呕吐并不一定严重。

（2）次症：精神疲惫，食欲不振，小便短少，口干口渴，肛门不适等。

2. 病史 多有饮食不洁史，或有痢疾患者接触史。多发于夏秋之季，具有传染性。

3. 相关检查

（1）血常规检查：急性细菌性痢疾可示白细胞及中性粒细胞增多，慢性细菌性痢疾患者血常规可示轻度贫血。

（2）大便常规检查：可见大量脓细胞和红细胞，并有巨噬细胞，培养出致病菌是确诊的关键；肠阿米巴病的新鲜大便可有阿米巴滋养体或包囊。荧光抗体染色法可提供快速诊断。

（3）X线钡剂造影、直肠镜、结肠镜及病理检查：有助于溃疡性结肠炎、放射性肠炎及其肿瘤的诊断及鉴别诊断。

（二）病证鉴别

考点：痢疾与泄泻的鉴别

痢疾与泄泻：痢疾与泄泻均好发于夏秋季节，主要病位都在肠胃，皆因外感时邪、内伤饮食而发病，但二者有别。痢疾以腹痛、下痢赤白脓血、里急后重为主症；而泄泻以排便次数增多，粪质稀溏，甚则如水，或完谷不化为主症，无里急后重与赤白脓血便。泄泻多与腹痛肠鸣并见，泻后痛减；而痢疾腹痛多与里急后重并见，痢后腹痛不减。从病机来看，痢疾为湿热、疫毒、饮食等壅滞于肠中，与气血搏结，病位在肠；泄泻的病机关键在脾虚湿盛，病位主要在脾胃。

【辨证论治】

1. 辨证要点

（1）辨实痢、虚痢：痢疾者，最当察虚实。其临床鉴别见表 5-13。

表 5-13　痢疾虚实的鉴别

项目	主症	腹痛特征	年龄	发病
实痢	痛时窘迫欲便，便后里急后重暂减	腹痛胀满，痛而拒按	年轻体壮者	初痢，发病急，病程短
虚痢	便后里急后重不减，坠胀甚	腹痛喜按，痛势绵绵	年高体弱者	久痢，发病慢，病程长

（2）辨寒痢、热痢：大便排出脓血，色鲜红，甚至紫黑，浓厚黏稠腥臭，腹痛，里急后重感明显，口渴喜冷，口臭，小便黄或短赤，舌红苔黄腻，脉滑数者属热；大便排出赤白清稀，白多赤少，清淡无臭，腹痛喜按，里急后重感不明显，面白肢冷形寒，舌淡苔白，脉沉细者属寒。

（3）辨伤气、伤血：下痢白多赤少，邪伤气分；赤多白少，或以血为主者，邪伤血分。

2. 治疗原则　痢疾的治疗，应根据其病证的寒热虚实，而确定治疗原则。热痢清之，寒痢温之，初痢实则通之，久痢虚则补之，寒热交错者清温并用，虚实夹杂者攻补兼施。痢疾初起之时，以实证、热证多见，宜清热化湿解毒、调气行血导滞；久痢虚证、寒证，应予补虚温中、调理脾胃、收涩固脱。如下痢兼有表证者，宜合解表剂，外疏内通，夹食滞可配合消导药消除积滞。刘河间提出的“调气则后重自除，行血则便脓自愈”的调气和血之法，可用于痢疾的多个证型，赤多重用血药，白多重用气药。而在掌握扶正祛邪的辨证治疗过程中，始终应顾护胃气。

此外，对于古今医家提出的有关治疗痢疾之顾忌，如忌过早补涩，忌峻下攻伐，忌分利小便等，均可供临床用药之时，结合具体病情，参考借鉴。

3. 分证论治　考点：各证型的证候、基本病机、治法、方药

（1）湿热痢

证候　腹部疼痛，里急后重，痢下赤白脓血，黏稠如胶冻，腥臭，肛门灼热，小便短赤，舌苔黄腻，脉滑数。

审证求机　本证的辨证要点为痢下赤白脓血，黏稠如胶冻，腥臭，肛门灼热；基本病机为湿热蕴结，熏灼肠道，气血瘀滞，脂络受损。

治法　清热燥湿，调气行血。

代表方　芍药汤加减。

临床运用　①若痢下白多赤少、舌苔白腻，属湿重于热者，可去当归，加茯苓、苍术、厚朴、陈皮等；②痢下赤多白少、口渴喜冷饮，属热重于湿者，则宜以白头翁汤

清热解毒；③瘀热较重，痢下鲜红者，加地榆、牡丹皮、苦参；④兼饮食积滞，嗳腐吞酸、腹部胀满者，加莱菔子、神曲、山楂等；⑤食积化热，痢下不爽、腹痛拒按者，加用枳实导滞丸。

痢疾初起，若兼见表证，恶寒发热、头身痛者，可用逆流挽舟法，方用荆防败毒散，疏表除湿，寓散于通，使表解里滞亦除；表邪未解，里热已盛，症见身热汗出、脉象急促者，则用葛根芩连汤表里双解。

（2）疫毒痢

证候　起病急骤，大便频频，痢下鲜紫脓血，腹痛剧烈，后重感特著，壮热口渴，头痛烦躁，恶心呕吐，甚者神昏惊厥，舌质红绛，舌苔黄燥，脉滑数或微欲绝。

审证求机　本证的辨证要点为痢下鲜紫脓血、高热、神昏、惊厥、舌质红绛；基本病机为疫邪热毒，壅盛肠道，燔灼气血。

治法　清热解毒，凉血除积。

代表方　白头翁汤加减。

临床运用　①见神昏谵语，甚则痉厥，舌质红苔黄糙，脉细数，属热毒深入营血，神昏高热者，用犀角地黄汤、紫雪丹以清营凉血开窍；②热极风动，痉厥抽搐者，加羚羊角、钩藤、石决明；③暴痢致脱，症见面色苍白、汗出肢冷、唇舌紫暗、尿少、脉微欲绝者，应急服独参汤或参附汤，可加用参麦注射液、参附芪注射液等以益气固脱。

（3）寒湿痢

证候　腹痛拘急，痢下赤白黏冻，白多赤少，或为纯白冻，里急后重，口淡乏味，脘胀腹满，头身困重，舌质或淡，舌苔白腻，脉濡缓。

审证求机　本证的辨证要点为痢下赤白黏冻，白多赤少，或为纯白冻，头身困重；基本病机为寒湿客肠，气血凝滞，传导失司。

治法　温中燥湿，调气和血。

代表方　不换金正气散加减。

临床运用　①痢下白中兼赤者，加当归、芍药；②脾虚纳呆者，加白术、神曲；③暑天感寒湿而痢者，可用藿香正气散加减，以祛暑散寒、化湿止痢。

（4）阴虚痢

证候　痢下赤白，日久不愈，脓血黏稠，或下鲜血，脐下灼痛，虚坐努责，食少，心烦口干，至夜转剧，舌红绛少津，苔腻或花剥，脉细数。

审证求机　本证的辨证要点为痢下赤白脓血，虚坐努责，心烦口干，舌红绛少津，苔腻或花剥；基本病机为湿热稽留，阴虚火旺，脉络受损，大肠失职。

治法　养阴和营，清肠化湿。

代表方　驻车丸加减。

临床运用　①虚热灼津而见口渴、尿少、舌干者，可加沙参、石斛；②痢下血多者，可加丹皮、墨旱莲、地榆炭；③湿热未清，有口苦、肛门灼热者，可加白头翁、秦皮清解湿热。

（5）虚寒痢

证候　痢下赤白清稀，或为白冻，无腥臭，甚则滑脱不禁，肛门坠胀，便后更甚，腹部隐痛，缠绵不已，喜按喜温，形寒畏冷，四肢不温，食少神疲，腰膝酸软，舌淡苔薄白，脉沉细而弱。

审证求机　本证的辨证要点为痢下赤白清稀，形寒畏冷，四肢不温，食少神疲，腰膝酸软；基本病机为脾肾阳虚，寒湿内生，阻滞肠腑。

治法　温补脾肾，收涩固脱。

代表方　桃花汤合真人养脏汤加减。

临床运用　①阳虚较甚者，可加附子；②痢久脾虚气陷，导致少气脱肛者，可加黄芪、柴胡、升麻、党参；③脱肛严重者可加葛根、羌活、枳壳；④滑脱不禁者，可加白矾、乌梅、五味子。

（6）休息痢

证候　下痢时发时止，迁延不愈，常因饮食不当、受凉、劳累而发，发时大便次数增多，夹有赤白黏冻，腹胀食少，倦怠嗜卧，舌质淡苔腻，脉濡软或虚数。

审证求机　本证的辨证要点为下痢时发时止，迁延不愈，常因饮食不当、受凉、劳累而发；基本病机为病久正伤，邪恋肠腑，传导不利。

治法　温中清肠，调气行滞。

代表方　连理汤加减。

临床运用　①久痢兼见肾阳虚衰，关门不固者，宜加肉桂、熟附子、吴茱萸、五味子、肉豆蔻；②阳虚极，肠中寒积不化，遇寒即发，症见下痢白冻、倦怠少食、舌淡苔白脉沉者，用温脾汤加减以温中散寒、消积导滞；③休息痢积年累月不愈，见寒热错杂，虚实兼见，证情复杂者，可将乌梅丸改为汤剂服用，温脏散寒、清热化湿。

4. 其他疗法

（1）针灸疗法：主穴取天枢、合谷、足三里、上巨虚、关元、神厥等。湿热痢加内庭、曲池；寒湿痢加中脘、阴陵泉，并灸气海；疫毒痢配十宣、太冲、阳陵泉；虚寒痢配脾俞、肾俞；休息痢配脾俞、胃俞。实证用泻法，虚证用补法。

（2）推拿疗法：以提拿和点按相结合为主要手法，湿热痢取神厥、关元、阴陵泉等穴；寒湿痢取神厥、气海、中脘；疫毒痢取脾俞、大肠俞、上巨虚、下巨虚；虚寒痢取神厥、脾俞、天枢、气海等穴；阴虚痢取神厥、大肠俞、三阴交、丰隆等穴；休息痢取脾俞、胃俞、肾俞等穴。

【预防与调护】

1. 切断传播途径　加强饮水、粪便及食物的管理，讲究个人卫生，饭前便后洗手，不吃生冷蔬菜瓜果及腐败变质食物，从源头上切断传播途径。对带菌者及初期患者，应实行隔离治疗，防其进一步传播，以控制痢疾的传播和流行。

2. 预防性措施 在痢疾流行季节，可适当食用生蒜瓣，每次 1 ～ 3 瓣，每日 2 ～ 3 次；或将大蒜瓣放入菜食之中食用；亦可用马齿苋、绿豆适量，煎汤饮用。对防止感染亦有一定作用。

3. 特别护理 痢疾患者，须适当禁食，待病情稳定后，饮食宜清淡、易消化，忌食生冷油腻之品。可多饮淡盐水、浓茶以防止津液脱失。危急重症，应注意血压、脉搏、尿量的变化，一旦异常，应立即处理。肛周皮肤湿疹者，可外扑爽身粉。服药后一般应卧床休息 30 分钟至 1 小时，有助于药力的发挥。

【结语】

痢疾是以痢下赤白脓血、腹痛、里急后重为临床特征。病因是外感时邪疫毒，内伤饮食不洁；病位在肠，与脾胃有密切关系；病机为湿热疫毒寒湿结于肠腑，气血壅滞，脂膜血络受损，化为脓血，大肠传导失司，发为痢疾。暴痢多为实证，久痢多属虚证。痢疾的治疗，以初痢宜通，久痢宜涩，热痢宜清，寒痢宜温，寒热虚实夹杂者宜通涩兼施、温清并用，同时可配合外治灌肠之法，提高疗效。实证以湿热痢多见，亦见于寒湿痢；而疫毒痢，因病势凶险，应及早救治；虚证又有阴虚痢和虚寒痢的不同，若下痢不能进食，或入口即吐，又称噤口痢；对于日久迁延不愈的休息痢，因病情缠绵，往往形成虚实夹杂之势，宜采取综合措施，内外同治。对具传染性的细菌性痢疾和阿米巴痢疾，应重在预防，控制传播。

附：实践技能、医学综合相关考点模拟题

一、《中医内科学》中医执业助理医师资格考试实践技能相关考点模拟题

第一站 病案分析（总分 40 分。中医内科病案分值占 20 分）

陈某，男，37 岁，工人。患者 3 天前于路边饭馆就餐后即感腹部不适，随后出现发热腹痛，腹泻 10 余次，夹有赤白脓血。现症：腹部疼痛，里急后重，泻下赤白脓血，黏稠如胶冻，腥臭，肛门灼热，舌苔黄腻，脉滑数。

中医疾病诊断（4 分）：痢疾。

中医证候诊断（4 分）：湿热痢。

辨病辨证依据（5 分）

1. 辨病 以腹痛泄泻，泻下赤白脓血，里急后重为主症，诊断为痢疾。

2. 辨证 腹部疼痛，里急后重，泻下赤白脓血，黏稠如胶冻，腥臭，肛门灼热，舌

苔黄腻，脉滑数。辨证为湿热痢。

3. 病因病机分析 饮食不洁，湿热蕴结，熏灼肠道，气血壅滞，脉络受损，而引发本病。

病证鉴别（中医执业助理医师考生不考）：略。

治法（2 分）：清肠化湿，调气活血。

代表方（2 分）：芍药汤加减。

药物组成、剂量及煎服法（3 分）：

黄　芪 12g	黄　连 10g	白　芍 15g	当　归 12g	炙甘草 6g
槟　榔 10g	木　香 6g	大　黄 3g	肉　桂 3g	金银花 15g

煎服法：三剂，水煎服，日一剂，早晚分服。

第二站 中医临证（含中医技术操作、病史采集、中医临床答辩三部分。共 35 分，20 分钟）

痢疾病史采集举例（现场口述）（10 分）

根据试题提供的“患者主诉”，回答如何询问现病史及相关病史。

患者，男性，45 岁。腹痛，便下赤白黏液 5 天。

（一）现病史

1. 根据主诉及相关的鉴别诊断问诊

（1）发病的病因和诱因：有无进食不洁食物，有无接触痢疾患者史。

（2）针对主症（腹痛，便下赤白黏液）询问：腹痛程度及性质，是否伴有里急后重，腹泻性状与次数。

（3）相关鉴别诊断的问诊：有无恶寒、发热，有无小便短少，有无肛门不适，有无高热神疲、神昏惊厥。

2. 诊疗经过

（1）是否到医院就诊，做过哪些检查，如血常规、粪便检查，肠镜检查、腹部 CT 等，结果如何。

（2）用药及治疗情况。用过何种药物，做过何种治疗，疗效如何。

3. 发病以来一般情况问诊，如精神、饮食、睡眠情况等。

（二）相关病史

1. 与该病有关的其他病史。既往有无腹泻史、细菌性痢疾史。

2. 有无药物、食物过敏史。

要求：问诊顺序合理，条理清晰，体现中医临床思维。

第三站 西医临床（含体格检查、西医操作、西医临床答辩三部分。分值占 25 分。20 分钟。本教材略）

二、《中医内科学》中医执业助理医师资格考试医学综合考试模拟题

（一）A1 型题

1. 痢疾的凶险证候出现在（　　）

A. 寒湿痢　　B. 疫毒痢　　C. 阴虚痢
D. 毒热痢　　E. 湿热痢

2. 虚寒痢症见腹痛隐隐，痢下赤白清稀，无腥臭。其治代表方宜选用（　　）

A. 桃花汤　　B. 白头翁汤　　C. 驻车丸
D. 胃苓汤　　E. 参苓白术散

（二）A2 型题

1. 患者，男，28 岁。3 天前出现腹痛，里急后重，下痢赤白黏冻，肛门灼热，小便赤涩，苔黄腻，脉滑数。治法为（　　）

A. 清热和中，化湿止泻　　B. 消食导滞，调和脾胃　　C. 清热燥湿，调气行血
D. 清热除湿，凉血解毒　　E. 清热除湿，健脾和中

（三）A3 型题

杨某，男，56 岁。患者 3 天前外出进食后次日早上出现发热恶寒，头痛，腹部疼痛，以脐周为主，频频如厕，日行十余次，大便量少，伴有赤白黏液，里急后重，肛门灼热，口干口苦，小便短赤，舌红苔黄腻，脉浮滑数。检查血白细胞升高，大便有脓细胞。

1. 该患者的证候属于（　　）

A. 湿热痢　　B. 疫毒痢　　C. 寒湿痢
D. 阴虚痢　　E. 虚寒痢

2. 其治法是（　　）

A. 温补脾肾，收涩固脱　　B. 养阴和营，清肠化湿　　C. 温中燥湿，调气和血
D. 清热燥湿，调气行血　　E. 清热解毒，凉血除积

3. 若兼饮食积滞，有嗳腐吞酸、腹部胀满等临床表现，宜加用（　　）

A. 地榆、槐花　　B. 苍术、陈皮　　C. 金银花、连翘
D. 山楂、莱菔子　　E. 钩藤、天麻

（四）B 型题

A. 芍药汤　　B. 不换金正气散　　C. 连理汤
D. 桃花汤合真人养脏汤　　E. 驻车丸

1. 湿热痢其治代表方宜选用（　　）

2. 虚寒痢其治代表方宜选用（　　）

3. 阴虚痢其治代表方宜选用（　　）

4. 休息痢其治代表方宜选用（　　）

【参考答案】

A1 型题：1.B　2.A

A2 型题：1.C

A3 型题：1.A　2.D　3.D

B 型题：1.A　2.D　3.E　4.C

项目九　便　秘

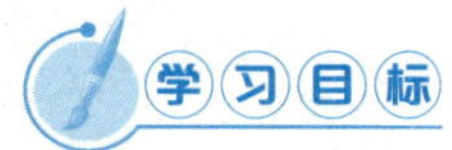

知识要求

1. 掌握便秘的辨证要点、常见辨证分型及治疗。
2. 熟悉便秘常见病因病机、类证鉴别、预防调护方法。
3. 了解便秘的源流、演变与预后。

技能要求

1. 能够对便秘患者的常见证型进行辨证论治。
2. 运用已有知识应答中医执业助理医师资格考试要点。

便秘是指因饮食不节、情志失调、年老体虚、感受外邪等病因，引起大肠传导功能失常，临床以大便秘结，排便周期延长；或周期不长，但粪质干结，排出艰难；或粪质不硬，虽有便意，排便不畅为主症的病证。便秘是临床上的常见症状，可出现于各种急慢性病证过程中，也是老年人最常见的消化系统功能障碍的表现。

《黄帝内经》有“大便难”“后不利”的描述，认为发病与热结有关，《素问·举痛论》曰：“热气留于小肠，肠中痛，瘅热焦渴，则坚干不得出，故而闭不通矣。”东汉张仲景《伤寒论》称之为“阳结”“阴结”“脾约”，提出便秘当从阴阳分类，《伤寒论·辨脉法》曰：“其脉浮而数，能食，不大便者，此为实，名曰阳结也，不能食，身体重，大便反硬，名曰阴结也。”对便秘已有了全面的认识，提出寒、热、虚、实不同的发病机制，设立了承气汤的苦寒泻下、麻子仁丸的养阴润下、厚朴三物汤的理气通下，以及蜜煎导诸法，为后世医家认识和治疗本病确立了基本原则。宋代朱肱《类证活人书》提出“大便秘”的病名。严用和《济生方》分为风秘、气秘、热秘、寒秘（又称“冷秘”）、湿秘五秘。清代程钟龄《医学心悟·大便不通》将便秘分为“实秘、虚秘、热秘、冷秘”四种类型，并分别列出各类的症状、治法及方药。

本节所论便秘，是以便秘为主要症状的病证，西医学中的功能性便秘，肠激惹综合征、肠炎恢复期肠蠕动减弱引起的便秘，直肠及肛门疾患引起的便秘，药物性便秘，内分泌及代谢性疾病的便秘，以及肌力减退所致的排便困难等，可参照本病辨证论治，并结合辨病处理。

【病因病机】

考点：病因

便秘的内因主要为饮食不节、情志失调、年老体虚，外因为感受外邪，病机主要是热结、气滞、寒凝、气血阴阳亏虚，引起肠道传导失司。

1. 常见病因

（1）饮食不节：过度饮酒，过食辛辣肥甘厚味，导致肠胃积热，耗伤津液，肠道失濡，大便干结；或恣食生冷，导致阴寒凝滞胃肠，胃肠传导失司，造成便秘。

（2）情志失调：忧愁思虑过度，脾伤气结；抑郁恼怒，肝郁气滞；久坐少动，肠道手术等均可致气机郁滞，通降失常，大肠传导失职，大便秘结。

（3）年老体虚：素体亏虚，或病后、产后及年老体弱之人，气血两亏，甚至阴阳俱虚，肠道失于濡润、温煦，传导无力，而致大便秘结。

（4）感受外邪：外感寒邪，直趋胃肠，凝滞肠道，糟粕不行成冷秘；若外感燥热之邪伤肺，邪移大肠，肠道燥热，伤津失润，大便燥结。

2. 病机概要

考点：便秘的病位、基本病机

（1）基本病机：总属大肠传导失常。

（2）病位：在大肠，与脾、胃、肺、肝、肾等脏腑的功能失调密切相关。

（3）病理性质：便秘可概括为寒、热、虚、实四个方面，燥热内结于肠胃者，属热秘；气机郁滞者，属气秘；气血阴阳亏虚者，为虚秘；阴寒积滞者，为冷秘或寒秘。四者之中，又以虚实为纲，热秘、气秘、冷秘属实，阴阳气血不足的便秘属虚。

（4）病机转化：寒、热、虚、实秘之间，常又相互兼夹或相互转化。可由实转虚，可因虚致实而见虚实夹杂。如邪热蕴积日久，可耗伤阴津，形成阴虚便秘；阴寒积滞日久，可耗伤阳气，形成阳气虚衰之证；气机郁滞，日久化热，而导致热结肠胃；阴血不足，常易化热而形成热结便秘；气虚阳虚之人，常易导致阴寒内生而形成冷秘。

【诊断与鉴别诊断】

（一）诊断依据

1. 临床表现

（1）主症：大便秘结，排便周期延长，超过自己的习惯 1 天以上，或两次排便时间间隔在 3 天以上者，或粪质干燥坚硬，便下困难，或排出无力，艰涩难出。

（2）次症：常伴腹胀、腹痛、纳呆、头晕、口臭、肛裂、痔疮、排便带血以及汗出气短、头晕心悸等症。

2. 病史 发病常与饮食、情志、坐卧少动、年老体弱，或热病伤津、产后失血等因素有关。起病缓慢，多表现为慢性病变过程。以中老年多发，女性多见。

3. 相关检查

（1）常规检查：大便常规、潜血试验。

（2）直肠指检：有助于发现直肠癌、痔、肛裂、炎症、狭窄及外来压迫、肛门括约肌痉挛等。

（3）腹部平片：有助于确定肠梗阻的部位，对假性肠梗阻的诊断尤有价值。

（4）钡剂灌肠：适用于了解钡剂通过胃肠道的时间、小肠与结肠的功能状态，亦可明确器质性病变的性质、部位与范围。

（5）电子肠镜：根据临床估计器质性病变部位的高低。有助于排除肿瘤、结核、巨结肠症、肠梗阻等器质性病变。

（二）病证鉴别

考点：便秘与肠结的鉴别

便秘与肠结：两者皆为大便秘结不通。但肠结多为急病，因大肠通降受阻所致，表现为腹部疼痛拒按，大便完全不通，且无矢气和肠鸣音，严重者可吐出粪便。便秘多为慢性久病，因大肠传导失常所致，表现为腹部胀满，大便干结艰行，可有矢气和肠鸣音，或有恶心欲吐，食纳减少。

【辨证论治】

1. 辨证要点

便秘辨证当分虚实，应从大便的性状、兼症、舌苔等方面辨其虚实。实者当辨热秘、气秘和冷秘，虚者当辨气虚、血虚、阴虚和阳虚。

（1）辨寒热虚实：便秘伴小便短赤，面红身热，口干口臭，嗳气频作，胁腹痞满，甚则胀痛，鼻息气热者，为实证、热证；便秘伴气短汗出，面色无华，头目晕眩，心悸，神疲乏力，小便清长，四肢不温者，多为虚证、寒证。

（2）辨排便粪质：粪质干燥坚硬，便下困难，肛门灼热，属燥热内结；大便艰涩，腹痛拘急，多为阴寒凝滞；粪质不甚干结，排便不爽，伴腹胀肠鸣矢气，多为气滞；粪质不干，欲便不出，便下无力，多为气虚。

（3）辨舌质舌苔：舌红少津，无苔或少苔，为阴亏津少；舌淡苔少，为气血不足；舌淡，苔白滑或白腻，系阴寒内结；舌苔黄燥或垢腻，属肠胃积热。

2. 治疗原则 便秘的治疗应以通下为主，但决不可单纯用泻下药。实秘以祛邪为主，给予泻热、温散、通导之法，使邪去便通；虚秘以扶正为先，给予益气温阳、滋阴养血之法，使正盛便通。便秘成因多端，但共同的病机是气机不畅，肠道传化失职，糟粕不下，故应重视气机的调畅，在通便之时，参用理气沉降之品以助行滞。

3. 分证论治　　考点：各证型的证候、基本病机、治法、方药

（1）热秘

证候　大便干结，腹胀腹痛，口干口臭，面红心烦或有身热，小便短赤，舌红苔黄燥，脉滑数。

审证求机　本证的辨证要点为大便干结，腹胀腹痛，口干口臭，舌红苔黄燥；基本病机为肠胃积热，津伤便结。

治法　泻热导滞，润肠通便。

代表方　麻子仁丸加减。

临床运用　①津液已伤者，可加生地黄、玄参、麦冬；②肺热气逆，咳喘便秘者，可加瓜蒌仁、苏子、黄芩；③兼郁怒伤肝，易怒目赤者，加服更衣丸以清肝通便；④燥热不甚，或药后大便不爽者，可用青麟丸以通腑缓下，以免再秘；⑤热势较盛，痞、满、燥、实、坚俱现者，可用大承气汤急下存阴。

（2）气秘

证候　大便干结，或不甚干结，欲便不得出，或便而不爽，肠鸣矢气，腹中胀痛，嗳气频作，纳食减少，胸胁痞满，舌苔薄腻，脉弦。

审证求机　本证的辨证要点为大便秘结，肠鸣矢气，腹中胀痛，嗳气频作；基本病机为肝脾气滞，腑气不通。

治法　顺气导滞。

代表方　六磨汤加减。

临床运用　①腹部胀痛甚者，可加厚朴、柴胡、莱菔子；②便秘腹痛、舌红苔黄，气郁化火者，可加黄芩、栀子、龙胆草；③跌仆损伤，腹部术后，便秘不通，属气滞血瘀者，可加红花、赤芍、桃仁、川牛膝。

（3）冷秘

证候　大便艰涩，腹痛拘急，胀满拒按，胁下偏痛，手足不温，呃逆呕吐，舌苔白腻，脉弦紧。

审证求机　本证的辨证要点为大便艰涩，手足不温，舌苔白腻，脉弦紧；基本病机为阴寒内盛，凝滞胃肠。

治法　温里散寒，通便止痛。

代表方　温脾汤加减。

临床运用　①便秘腹痛甚者，可加枳实、厚朴、木香；②腹部冷痛、手足不温者，加干姜、小茴香；③便秘腹痛、手足厥冷明显，寒积里实所致便秘者可选大黄附子汤加减；④心腹绞痛，口噤暴厥属大寒积聚者，可用三物备急丸攻逐寒积。

（4）气虚秘

证候　大便并不干硬，虽有便意，但排便困难，用力努挣则汗出短气，便后乏力，面白神疲，肢倦懒言，舌淡苔白，脉弱。

审证求机　本证的辨证要点为大便并不干硬，虽有便意，但排便困难，用力努挣则汗出短气；基本病机为脾肺气虚，传导无力。

治法　益气润肠。

代表方　黄芪汤加减。

临床运用　①乏力汗出者，可加白术、党参，重用白术 30 ～ 60g 对治疗气虚便秘有较好的通便效果；②排便困难、腹部坠胀者，可合用补中益气汤升提阳气；③气息低微、懒言少动者，可加用生脉散补肺益气；④肢倦腰酸者，可用大补元煎滋补肾气。

（5）血虚秘

证候　大便干结，面色无华，头晕目眩，心悸气短，健忘，口唇色淡，舌淡苔白，脉细。

审证求机　本证的辨证要点为大便干结，面色无华，眩晕心悸，口唇色淡；基本病机为血液亏虚，肠道失荣。

治法　养血润燥。

代表方　润肠丸加减。

临床运用　①面白、眩晕甚，加玄参、何首乌、枸杞子；②手足心热、午后潮热者，可加知母、胡黄连等；③阴血已复，便仍干燥，可用五仁丸润滑肠道。

（6）阴虚秘

证候　大便干结，如羊屎状，形体消瘦，头晕耳鸣，两颧红赤，心烦少眠，舌红少苔，脉细数。

治法　滋阴通便。

代表方　增液汤加减。

临床运用　①口干面红、心烦盗汗者，可加芍药、玉竹；②胃阴不足，口干口渴者，可用益胃汤；③肾阴不足，腰膝酸软者，可用六味地黄丸；④阴亏燥结，热盛伤津者，可用增液承气汤增水行舟。

（7）阳虚秘

证候　大便干或不干，排出困难，小便清长，面色㿠白，四肢不温，腹中冷痛，或腰膝酸冷，舌淡苔白，脉沉迟。

审证求机　本证的辨证要点为大便干或不干，排出困难，四肢不温，腹中冷痛，或腰膝酸冷；基本病机为阳气虚衰，阴寒凝结。

治法　温阳通便。

代表方　济川煎加减。

临床运用　①老人腹冷便秘，可用半硫丸通阳开秘；②脾阳不足，阴寒冷积者，可用温脾汤温通脾阳。

4. 其他疗法

（1）按摩疗法：取坐位或立位，右手掌放于脐心，左手掌放于右手背上，在脐周及小腹按顺时针方向揉动 5 分钟，再反方向揉动 5 分钟，做 10 ～ 30 分钟，每天早晚 1 次，连续 2 周，可使大便通畅。

（2）中成药疗法：麻子仁丸、牛黄解毒丸（片）、牛黄清火丸、大黄清胃丸、三黄片等。

（3）食疗：①黑芝麻 30g 捣碎，以蜂蜜适量调服，每日 1 ～ 2 次，适用于津枯便秘；②火麻仁（炒黄捣烂）15g，当归 12g，水煎服，适用于血虚津亏之便秘。

（4）单验方：①番泻叶 6g，或大黄 6g 开水泡服，代茶饮，适用于热秘；②白术 60 ～ 100g，黄芪 30g，水煎取汁 300mL，加入蜂蜜 30g，每次 100mL，每日服 3 次，适用于气虚秘。

【预防与调护】

1. 生活调摄　保持心情舒畅，克服对排便困难的忧虑，增加体力活动，切勿养成服药通便的依赖思想。饮食宜多食蔬菜瓜果，常服蜂蜜、牛乳，忌过食辛辣炙煿，对于习惯性便秘者，应注意饮食调节，并按时如厕。

2. 便秘患者特别护理　病后体虚便秘，多为气血不足，阴寒凝聚，治宜缓缓图之，难求速效；虚秘患者，排便时应采用坐式大便器为宜，勿使临厕久蹲，以防用力努挣而致虚脱。

3. 综合性康复护理　便秘日久可以引起肛裂、痔疮，并影响脾胃的吸收功能，甚则变生他病，因此需要结合饮食、情志、运动等进行综合性治疗和护理。

【结语】

便秘是指粪便在肠内滞留过久，秘结不通，排便周期延长，或周期不长，粪质干结，排出艰难，或粪质不硬，虽有便意，便而不畅的病证。病因多由饮食所伤、情志失调、体虚年高、感受外邪等因素，造成热结、气滞、寒凝、气血阴阳亏虚，以致大肠传导功能失常的基本病机。病理性质有寒、热、虚、实之分。燥热内结者属热秘；阴寒积滞者为寒秘；气机郁滞者属气秘、实秘；阴阳气血不足的便秘属虚秘。辨证时当辨寒热虚实、辨排便粪质。实秘当辨热秘、冷秘、气秘；虚秘当辨气虚、血虚、阴虚、阳虚的不同。治疗原则以通下为主。实者以祛邪为主，泄热、温散、通导为治本之法，并辅以顺气导滞之品，邪去便通。虚者以养正为先，滋阴养血、益气温阳为治本之法，辅以甘温润肠之药，正盛便通。经常性便秘及老年便秘者要积极治疗，并结合饮食、情志、运动等调理。

附：实践技能、医学综合相关考点模拟题

一、《中医内科学》中医执业助理医师资格考试实践技能相关考点模拟题

第一站 病案分析（总分 40 分。中医内科病案分值占 20 分）

高某，女，45 岁，会计。患者平素嗜食冷饮，近 3 个月来出现大便艰涩难解，2 ～ 3 日一行，便前腹痛拘急，胀满拒按，伴有手足不温，呃逆呕吐，舌苔白腻，脉弦紧。

中医疾病诊断（4 分）：便秘。

中医证候诊断（4 分）：冷秘。

辨病辨证依据（5 分）

1. 辨病 以大便艰涩难解为主症，诊断为便秘。

2. 辨证 大便艰涩，腹痛拘急，胀满拒按，伴有手足不温，呃逆呕吐，舌苔白腻，脉弦紧。辨证为冷秘。

3. 病因病机分析 嗜食冷饮，阴寒内盛，凝滞胃肠，而引发本病。

病证鉴别（中医执业助理医师考生不考）：略。

治法（2 分）：温里散寒，通便止痛。

代表方（2 分）：温脾汤加减。

药物组成、剂量及煎服法（3 分）：

制附子 9g（先煎） 干 姜 6g 党 参 12g 大 黄 9g 当 归 9g

乌 药 9g 厚 朴 9g 甘 草 6g

煎服法：三剂，水煎服，日一剂，早晚分服。

第二站 中医临证（含中医技术操作、病史采集、中医临床答辩三部分。共 35 分，20 分钟）

便秘病史采集举例（现场口述）（10 分）

根据试题提供的“患者主诉”，回答如何询问现病史及相关病史。

魏某，女性，44 岁。排便困难 1 年。

（一）现病史

1. 根据主诉及相关的鉴别诊断问诊

（1）发病的病因和诱因：有无过食辛辣或生冷，有无坐卧少动，有无情志刺激。

（2）针对主症（排便困难）询问：大便是否秘结，有无排便周期延长，粪便质地是否干硬，单次排便时间是否延长。

（3）相关鉴别诊断的问诊：有无腹胀、腹痛、纳呆、口臭，有无肛裂、痔疮、排便带血。

2. 诊疗经过

（1）是否到医院就诊，做过哪些检查，如粪便检查、直肠指检、腹部平片、钡剂灌肠、肠镜检查等，结果如何。

（2）用过何种药物，做过何种治疗，疗效如何。

3. 发病以来一般情况问诊，如精神、饮食、睡眠情况等。

（二）相关病史

1. 与该病有关的其他病史。既往有无类似发作史、胃肠手术史，有无暴饮暴食史，有无烟酒嗜好，有无代谢病、内分泌系统疾病史，有无服用镇痛剂、麻醉剂、抗抑郁剂等。

2. 有无药物、食物过敏史。

要求：问诊顺序合理，条理清晰，体现中医临床思维。

第三站　西医临床（含体格检查、西医操作、西医临床答辩三部分。分值占 25 分。20 分钟。本教材略）

二、《中医内科学》中医执业助理医师资格考试医学综合考试模拟题

（一）A1 型题

1. 下列哪项便秘治疗大法有误（　　）

A. 清热通下：实秘　　B. 行气导滞：实秘　　C. 温通开闭：实秘
D. 益气养血：虚秘　　E. 生津润燥：虚秘

2. 下列哪项便秘选方不适宜（　　）

A. 气秘：六磨汤　　B. 气虚秘：黄芪汤　　C. 血虚秘：润肠丸
D. 热秘：麻子仁丸　　E. 冷秘：济川煎

（二）A2 型题

1. 患者大便不干硬，虽有便意，临厕努挣无力，挣则汗出短气，便后疲乏，面色㿠白，舌淡嫩苔薄，脉虚。其治法是（　　）

A. 补脾和胃　　B. 温阳通便　　C. 益气补肺
D. 温中健脾　　E. 益气润肠

2. 患者，男，37 岁。平素体壮，便秘数日一行，长期自行服用泻药，大便干结，腹胀，口渴，口臭，舌红，苔黄厚，脉滑数。宜选方（　　）

A. 润肠丸　　B. 济川煎　　C. 麻子仁丸
D. 大承气汤　　E. 五仁丸

（三）A3 型题

谭某，女，55 岁。患者 1 年前行妇科手术后出现排便困难，每 3 ～ 5 天才解 1 次。现症：粪质并不干硬，虽有便意，但临厕努挣乏力，难以排解，汗出气短，面白神疲，舌淡苔白，脉弱。

1. 该病例的基本病机属于（　　）

A. 肠胃积热　　B. 气机郁滞　　C. 阴津不足证

D. 脾肺气虚　　E. 阳虚寒凝

2. 其治法是（　　）

A. 温阳通便　　B. 益气润肠　　C. 滋阴通便

D. 顺气导滞　　E. 泻热导滞，润肠通便

3. 其治疗首选方是（　　）

A. 六磨汤　　B. 黄芪汤　　C. 增液汤

D. 麻子仁丸　　E. 济川煎

（四）B 型题

A. 麻子仁丸　　B. 六磨汤　　C. 温脾汤

D. 润肠丸　　E. 济川煎

1. 便秘阴寒积滞治疗首选方是（　　）

2. 便秘血液亏虚治疗首选方是（　　）

3. 便秘气机郁滞治疗首选方是（　　）

4. 便秘阳虚寒凝治疗首选方是（　　）

【参考答案】

A1 型题：1.C　2.E

A2 型题：1.E　2.C

A3 型题：1.D　2.B　3.B

B 型题：1.C　2.D　3.B　4.E

模块六　肝胆系病证

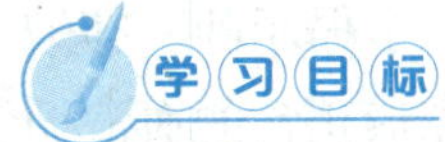

知识要求

1. 掌握胁痛、黄疸病证的病因病机、诊断要点、辨证论治。
2. 熟悉积证、鼓胀病证的病因病机、诊断要点；熟悉积证的辨证论治。
3. 了解胁痛、黄疸、聚证、积证、鼓胀等病证类证鉴别。

技能要求

1. 能够对胁痛、黄疸、积证、鼓胀等的病证者进行辨治处置。
2. 根据中医执业助理医师资格考试大纲归纳各病证考试要点。

肝胆病证是指在外感或内伤等致病因素作用下，导致肝之气机的疏泄、血液的贮藏调节以及胆腑功能等方面的异常而出现的一类病证。临床常有胁痛、黄疸、聚证、积证、鼓胀等病证，见表 6–1。

表 6–1　肝胆系病证助考纲要总目表

序号	项目序号	项目任务	学习目标	中医执业助理医师考试		考试星级
				综合考试	技能考试	
1	项目一	胁痛	重点掌握	√	√	★★★
2	项目二	黄疸	重点掌握	√	√	★★★
3	项目三	聚证	了解	无	无	
4	项目四	积证	掌握	√	√	★★
5	项目五	鼓胀	熟悉	√	√	★

一、肝胆的生理病理特点

1. 肝胆的生理功能与特点　肝位于腹部，右侧胁下，为将军之官。主升、主动，为阴中之少阳，五行属木，通于春气。肝主疏泄，主藏血，主筋，开窍于目，体阴而用阳，性喜条达而恶抑郁，为厥阴风木之脏。胆附于肝，内藏“精汁”，主胆汁的贮藏与排泄。肝经络胆，肝胆互为表里，但在功能表现上是以肝为主、胆为辅。

2. 肝胆的病理特征 肝胆的病理表现主要为气机疏泄、血液贮藏和胆汁储泄功能的异常。如肝气失疏，络脉失和，导致胁痛；肝胆气机受阻，疏泄失调，湿邪壅滞，胆汁泛溢而成黄疸；肝脾受损，脏腑失和，气血壅结，或兼痰湿凝滞，腹内结块而成积聚；肝、脾、肾失调，气血水互结腹中而成鼓胀。

3. 肝胆与其他脏腑的关系 ①肝与肾：肝藏血，肾藏精，而精血互生，故肝肾同源；肝为肾之子，若肾阴不足，水不涵木，肝阳上亢，导致头痛、眩晕。②肝与脾：生理上肝木疏土，助脾运化；脾土营木，利其疏泄。病理上肝郁气滞，乘脾犯胃，则见胃脘胀满、疼痛，腹痛、腹胀、便溏。③肝与肺：肝喜条达，郁则化火，上侮于肺，肺失清肃，肺气上逆而成呛咳、咯血。④肝与心：肝藏血，心主血，共同完成正常的血液循行，故心肝阴血不足往往互为影响，而成心肝血虚。

二、肝胆系病证的辨治要点

1. 辨证要点

考点：辨在气在血、属虚属实

（1）辨虚实：应根据发病缓急、病期、邪正盛衰及伴随症状来分辨虚实。一般来说，发病急，初病、病程短，实象突出（脉实有力）者，多属实证；因气滞、瘀血、湿热所致者，多属实证。来势缓，久病、病程较长，虚象明显（脉虚无力）者，多为虚证；因阴血不足，肝络失养所致者，则为虚证。

在临床上，肝胆病证如聚证、积证、鼓胀等，往往是虚实并见，故应注意辨识虚实标本的主次。初期，正气未衰，以邪实为主；后期，正气渐伤而亏虚，以正虚为主。

肝胆实证，常见肝气郁结、肝火上炎、肝风内动、肝胆湿热等证候；虚证常见肝阴（血）不足、血燥生风等证候，兼证可见肝肾阴虚、肝胃不和等证候。

（2）辨病性（病理性质）

①辨在气在血：若以胀痛为主，痛处不定，时轻时重，症状的轻重每与情绪变化有关，多属气滞；以刺痛为主，痛处固定，疼痛持续不已，拒按，入夜痛甚者，多属血瘀。

②辨气、血、水的偏盛（如鼓胀应辨气鼓、水鼓、血鼓）：若腹部膨隆，脐突皮光，腹部按之空空然，叩之如鼓者，以气滞为主，称为“气鼓”；若腹部胀大，状如蛙腹，按之如囊裹水，以水饮为主，称为“水鼓”；若鼓胀病日久，脘腹坚满，青筋暴露，内有癥积，痛如针刺，面颈部可见赤丝血缕，以瘀血为主，称为“血鼓”。

（3）辨阴阳：若属黄疸病证，临证时应首辨阴阳，即辨阳黄与阴黄。应根据黄疸的色泽，并结合病史、病程、兼症予以鉴别。阳黄：色黄鲜明如橘皮，起病急，病程短，常伴身热、口干口苦、小便短赤、大便秘结、舌苔黄腻、脉弦数或濡数，多由湿热所致；阴黄：色黄晦暗如烟熏，起病缓，病程长，伴脘闷腹胀、畏寒神疲、口淡不渴、舌淡苔白腻、脉濡缓或沉迟，由寒湿所致。

2. 治疗要点

（1）肝病多实，宜疏、宜泄、宜利：肝为刚脏，属木主风，性喜升发，故肝胆病初、中期多表现以邪实为主，多见实证、热证证候；实证中肝气郁结、肝火上炎、肝风内动同出一源，因肝气郁结所致，继而化火生风，故治宜疏肝理气、清利肝胆、清泄肝火为主，随证治疗。但肝体阴用阳，须注意辛燥香窜药物不宜多用久用。

（2）肝虚之证，治宜滋阴养血为主：实证久延，耗伤肝阴，致本虚标实，应注意辨证，血虚宜补养气血，阴虚宜滋阴降火。

（3）治肝之时，需兼顾他脏：（肾）阴虚（肝）阳亢需滋阴潜阳；肝脾不调治以疏肝健脾；肝胃不和治以疏肝和胃；肝火犯肺治以泻肝清肺。

（4）宜攻宜补：应因病、因证、因人而异。

（5）常用治肝之法：疏肝（疏散肝郁）、清肝（清解肝热）、泻肝（泻除肝火）、平肝（平熄肝风）、镇肝（镇定肝风）、养肝（滋养肝阴之不足）、柔肝（柔润之品克制肝过于刚燥）、温肝（振奋肝阳功能）；治肝八法中疏、清、泻、平、镇用于肝之实证，养、柔、温，多见于肝之虚证。

项目一　胁　痛

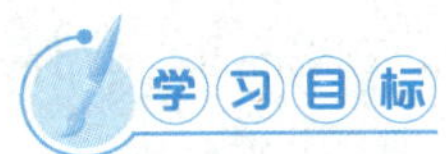

知识要求

1. 掌握胁痛的辨证要点、常见辨证分型、治疗及代表方剂。
2. 熟悉胁痛常见病因病机、类证鉴别、预防调护方法。
3. 了解胁痛的源流、演变与预后。

技能要求

1. 能够对胁痛准确的诊断及鉴别并对常见证型辨证论治。
2. 运用已有知识应答中医执业助理医师资格考试要点。

考点：胁痛的定义

胁痛是指由情志不遂、饮食不节、跌仆损伤、久病劳欲及外感湿热致肝络失和，而出现一侧或两侧胁肋部疼痛为主要表现的病证。胁，即侧胸部，为腋下至第十二肋部的总称。

胁痛最早见于《黄帝内经》，并且明确指出了本病的发生主要与肝胆病变相关，其曰：“邪在肝，则两胁中痛”“肝病者，两胁下痛引少腹”“寒气客于厥阴之脉……则血泣脉急，故胁肋与少腹相引痛矣。”“肝热病者……胁满痛，手足躁，不得安卧。”《诸病源候论》曰：“胸胁痛者，由胆与肝及肾之支脉虚，为寒所乘故也……邪气乘于胸胁……故令胸胁相引而急痛也。”指出胁痛的发病脏腑主要与肝、胆、肾相关。《严氏济生方》认为胁痛的病因主要是由于情志不遂所致。《景岳全书》指出："胁痛有内伤外患之辨……"将胁痛分为外感与内伤两大类，其病位主要在肝胆，但与他脏亦有关。《证治汇补》对胁痛的病因认识和治疗原则更趋完善。

西医学中的急慢性肝炎、急慢胆囊炎、胆结石、急慢性胰腺炎、胆道蛔虫、肋间神经痛、胁肋部外伤等均可参考本病辨证论治。

【病因病机】

考点：病因病机

胁痛的病因有情志不遂、饮食不节、跌仆损伤、久病劳欲及外感湿热，导致肝络失和，"不通则痛"或"不荣则痛"。

1. 常见病因

（1）外感湿热：外感湿热，郁结少阳，枢机不利，肝胆经气失于疏泄，气机不利，肝络气血不畅，而致胁痛，故《黄帝内经》说："邪客于足少阳之络，令人胁痛。"

（2）情志不遂：情志不遂，暴怒伤肝，抑郁忧思，肝失疏泄，肝气郁滞，肝络不利，导致胁痛，《金匮翼》中言："肝郁胁痛者，悲哀恼怒，郁伤肝气。"

（3）跌仆损伤：跌仆损伤，或强力负重，胁络受伤，瘀血停留，阻塞胁络，不通则痛，而致胁痛，《杂病源流犀烛》指出："恶血停留于肝，居于胁下，以致胸胁疼痛。"

（4）饮食所伤：饮食不节，损伤脾胃，运化失职，湿热内生，蕴于肝胆，肝胆失于疏泄调达，气机不利，而出现胁痛，《景岳全书》记载："以饮食劳倦而致胁痛者，此脾胃之所传也。"

（5）劳欲久病：久病耗伤，劳欲过度，精血亏虚，水不涵木，肝阴不足，肝血亦虚，脉络失养，导致胁痛，《金匮翼》中说："肝虚者，肝阴虚也，阴虚则脉细急，肝之脉贯膈布胁肋，阴血燥则经脉失养而痛。"

2. 病机概要

考点：病位、基本病机

（1）基本病机：为肝络失和。其病理变化可归结为"不通则痛"和"不荣则痛"两类。由于气滞、血瘀、湿热等，邪气阻滞肝胆气机，使气机不畅，络脉不利，"不通则痛"；或由于肝阴不足，肝络失养，"不荣则痛"。

（2）病位：其病变脏腑主要在肝胆，又与脾胃及肾相关。

（3）病理性质：有虚实之分，而以实为多。其中肝郁气滞、肝失条达、瘀血停着、胁络不通、湿热蕴结、肝失疏泄所导致的胁痛多属实证；而因阴血不足，肝络失养所致胁痛则为虚证。

（4）病理因素：有气滞、血瘀、湿热，三者又以气滞为先。

（5）病机转化：虚实之间可以相互转化，胁痛初病在气，气机不畅而致胁痛。气滞日久，血行不畅，其病变则由气滞转为血瘀，或气滞血瘀并见。实证日久亦可化热伤阴，则由实转虚，成为肝肾阴虚，而转为虚证或虚实夹杂证；阴血不足，肝络失养者，每易兼有湿热，是为虚中夹实。故临床常见虚实夹杂之证。

【诊断与鉴别诊断】

考点：诊断要点，与胃痛、悬饮鉴别

（一）诊断依据

1. 临床表现

（1）主症：一侧或两侧胁肋部疼痛，胁痛的性质可呈刺痛、胀痛、灼痛、隐痛、钝痛、闷痛、窜痛等。

（2）次症：伴见胸闷、腹胀、嗳气呃逆、急躁易怒、口苦纳呆、厌食恶心等症。

2. 病史 常有饮食不节、情志内伤、感受外湿、跌仆闪挫或劳欲久病等病史，部分患者有反复发作的病史。

3. 相关检查

（1）检测肝功能指标：可以了解肝脏的情况。

（2）检测血清中的甲、乙、丙、丁、戊型肝炎的病毒指标：有助于病毒性肝炎的诊断和分型。

（3）B型超声检查及CT、MRI：可以作为肝硬化、肝胆结石、急慢性胆囊炎、脂肪肝等疾病的诊断依据。血生化中的血脂、血浆蛋白等指标亦可作为诊断脂肪肝、肝硬化的辅助诊断指标。

（4）检测血中甲胎蛋白、碱性磷酸酶等指标：可作为初步筛查肝内肿瘤的参考依据。

（二）病证鉴别

1. 胁痛与胸痛、胃痛 其鉴别见表6–2。

表6–2 胁痛与胸痛、胃痛鉴别

鉴别要点	胁痛	胸痛	胃痛
部位	一侧或两侧胁肋部	一侧或两侧胸前部	胃脘部近岐骨处
性质	胀痛或窜痛	胀痛或闷痛	胀痛或隐痛
兼见症状	口苦、目眩等肝胆症状	心悸、胸闷、气促等心肺症状	纳差、嗳气、泛酸、嘈杂等脾胃症状

2. 胁痛与悬饮 悬饮也可见胁肋疼痛，其表现为咳唾引痛胸胁；胸胁胀痛，持续不已，伴见咳嗽、咯痰、发热，呼吸或转侧疼痛加重，喜病侧睡卧，病侧肋间饱满，叩诊浊音。

3. 胁痛与黄疸、肝癌、鼓胀 相同点为均可出现一侧或两侧胁痛。不同点为黄疸以身目发黄为主症；肝癌以胁下积块、进行性消瘦为主症；鼓胀以腹部胀大如鼓、腹壁脉络显露为主症。

【辨证施治】

考点：辨证要点、治疗原则

1. 辨证要点

（1）辨在气在血：大抵胀痛多属气郁，且疼痛游走不定，时轻时重，症状轻重与情绪变化有关；刺痛多属血瘀，且痛处固定不移，疼痛持续不已，局部拒按，入夜尤甚。

（2）辨属虚属实：其鉴别见表6–3。

表6–3 胁痛的虚实鉴别

鉴别要点	虚	实
起病	缓	急
病程	长	短
按压	喜揉按	拒按
疼痛性质	疼痛隐隐	疼痛剧烈
脉象	无力	有力
病理因素	阴血不足	气滞、血瘀、湿热
病机	不荣则痛	不通则通

2. 治疗原则 胁痛治疗原则当根据“痛则不通”的理论，以疏肝和络止痛为基本治则，结合肝胆的生理特点，灵活运用。实证之胁痛，宜用理气、活血、清利湿热之法；虚证宜补中寓通，采用滋阴、养血、柔肝之法。

3. 分证论治

考点：各证型证候、基本病机、治法、方药

（1）肝气郁结证

证候 胁肋胀痛，走窜不定，甚则引及胸背肩臂，疼痛每因情志变化而增减，胸闷腹胀，嗳气频作，得嗳气而胀痛稍舒，纳少口苦，舌苔薄白，脉弦。

审证求机 本证的病证特点为胁肋胀痛，走窜不定，胸闷嗳气；基本病机为肝失疏泄，气机郁滞，肝络失和。

治法 疏肝理气。

代表方 柴胡疏肝散加减。

临床运用 若气郁化火，症见胁肋掣痛、口干口苦、烦躁易怒、溲黄便秘、舌红苔黄者，可去方中辛温之川芎，加栀子、牡丹皮、黄芩、夏枯草；若肝郁化火，耗伤阴津，症见胁肋隐痛不休、眩晕少寐、舌红少津、脉细者，可去方中川芎，酌配枸杞子、菊花、首乌、牡丹皮、栀子；若兼见胃失和降，恶心呕吐者，可加半夏、陈皮、生姜、旋覆花等；若气滞兼见血瘀者，可酌加赤芍、当归尾、川楝子、延胡索、郁金等；若胁痛甚，可加青皮、延胡索；若肝气横逆犯脾，症见肠鸣、腹泻、腹胀者，可酌加茯苓、白术。

（2）肝胆湿热证

证候 胁肋胀痛或灼热疼痛，痛有定处，触痛明显，口苦口黏，胸闷纳呆，恶心呕吐，小便黄赤，大便不爽，或兼有身热恶寒，身目发黄，舌红苔黄腻，脉弦滑数。

审证求机　本证的病证特点为胁肋胀痛或灼热疼痛、胸闷纳呆或身目发黄及湿热内蕴证的表现；基本病机为湿热蕴结，肝胆失疏，络脉失和。

治法　清热利湿。

代表方　龙胆泻肝汤加减。

临床运用　若兼见发热、黄疸者，加茵陈、黄柏以清热利湿退黄；见胃肠积热大便不通，腹胀腹满者，加大黄、芒硝；若湿热煎熬，结成砂石，阻滞胆道，症见胁肋剧痛，连及肩背者，加金钱草、海金沙、郁金、川楝子；胁肋剧痛者，加延胡索、郁金行气疏肝止痛。

（3）瘀血阻络证

证候　胁肋刺痛，痛有定处，痛处拒按，入夜痛甚，胁肋下或见有癥块，舌质紫暗，脉象沉涩。

审证求机　本证的病证特点为胁痛如刺，固定不移，并见舌脉瘀象；基本病机为瘀血停滞，肝络痹阻。

治法　祛瘀通络。

代表方　血府逐瘀汤或复元活血汤加减。

临床运用　若因跌打损伤而致胁痛，局部积瘀肿痛者，可酌加大黄、栝楼根破瘀散结，通络止痛；若胁肋刺痛较重，可酌加当归、延胡索等活血调气，化瘀止痛；若胁肋下有癥块，而正气未衰者，可酌加三棱、莪术、土鳖虫以增加破瘀散结消坚之力。

（4）肝络失养证

证候　胁肋隐痛，悠悠不休，遇劳加重，口干咽燥，心中烦热，头晕目眩，舌红少苔，脉细弦而数。

审证求机　本证的病证特点为胁肋隐痛绵绵与阴虚内热表现并见；基本病机为肝肾阴亏，精血耗伤，肝络失养。

治法　养阴柔肝。

代表方　一贯煎加减。

临床运用　若阴亏过甚，舌红而干，可酌加石斛、玄参、天冬；若阴虚火旺，可酌配黄柏、知母、地骨皮等；若心神不宁，而见心烦不寐者，可酌加酸枣仁、炒栀子、合欢皮；若肝肾阴虚，头目失养，而见头晕目眩者，可加菊花、女贞子、熟地黄等。

以上诸证所涉疏肝理气药大多辛温香燥，若久用或配伍不当，易于耗伤肝阴，甚至助热化火。

4. 其他疗法　针灸主穴取至阳、肝俞、胆俞、丘墟、太冲、支沟等。肝郁者加行间、期门；湿热者加阳陵泉、合谷；瘀血者加膈俞、三阴交；阴虚者加血海、阴郄。阴虚者用补法，其余用泻法。每日 1 次，10 次为 1 个疗程。

【预防调护】

1. 精神调摄 减少不良的精神刺激和过度的情志活动，起居有常，调节劳逸，寒温适宜，适当进行体育锻炼，增强体质，慎避外邪。

2. 饮食调摄 饮食宜清淡易消化、富于营养，忌食肥甘厚味及辛辣之品。

3. 密切观察病情变化，防止病情恶化 已患胁痛者应积极治疗，按时服药。密切观察病情变化，防止病情恶化。

【转归预后】

考点：转归预后

胁痛可与黄疸、聚证、积证之间相互兼见，相互转化，互为因果。一般胁痛，若治疗得当，预后较好。若致病因素由于种种原因不能消除，如气滞之血瘀，湿郁成痰，夹瘀阻络，或砂石留滞，胁痛可能反复发作，则胁痛缠绵难愈，预后难料。

【结语】

胁痛是指以一侧或两侧胁肋部疼痛为主症的一类疾病。胁痛的病因主要为情志不遂、饮食不节、跌仆损伤、久病劳欲及外感湿热等。其病位主要在肝、胆，又与脾、胃、肾相关。其病机属肝络失和。辨证当着重辨气血虚实，临床上以实证最为多见。治疗以疏肝和络止痛为基本治则，实证多用疏肝理气、活血通络、清利湿热之法；虚证则多以滋阴养血柔肝为治，同时佐以理气和络之品。虚实之间常可相互转化。

附：实践技能、医学综合相关考点模拟题

一、《中医内科学》中医执业助理医师资格考试实践技能相关考点模拟题

第一站 病案分析（总分40分。中医内科病案分值占20分）

孙某，女，47岁。2020年6月15日初诊。胁下胀痛1年余，加重1周。患者1年前因与同事争吵后持续出现胸胁下胀满疼痛不适，以右侧胁肋下为甚，西医治疗后症状稍减，其后常因情绪激惹而感胁下胀满疼痛。1周前和家人生气后出现两侧胁下窜痛，右侧胁肋部胀痛明显，伴疼痛引及右侧肩背部，恶心，时有胸闷腹胀，呃逆嗳气，纳差口苦，就诊。查舌淡红苔薄白，脉弦。

中医疾病诊断（4分）：胁痛。

中医证候诊断（4分）：肝郁气滞证。

中医辨病辨证依据（5分）

1. 辨病 患者因胁下胀痛1年余，加重1周就诊，故辨病诊为胁痛。

2. 辨证　患现症情绪激惹后，胁下胀痛、窜痛，右侧胁下胀痛明显，伴疼痛引及右侧肩背部恶心，时有胸闷腹胀，呃逆嗳气，纳差口苦，查舌淡红苔薄白，脉弦。辨证为肝郁气滞证。

3. 病因病机分析　患者因情绪不遂，郁怒伤肝，而致肝失疏泄，气机郁滞，肝络失和而致胁痛。

病证鉴别（中医执业助理医师考生不考）：略。

治法（2 分）：疏肝理气。

代表方（2 分）：柴胡疏肝散加减。

药物组成、剂量及煎服方法（3 分）：

柴　胡 10g	白　芍 10g	枳　壳 10g	甘　草 6g
香　附 10g	陈　皮 10g	川　芎 10g	川楝子 10g
郁　金 10g	茯　苓 10g	延胡索 10g	牡丹皮 10g

煎服法：三剂，水煎服，每日一剂，早晚分服。

第二站　中医临证（含中医技术操作、病史采集、中医临床答辩三部分。分值共 35 分，20 分钟）

胁痛病史采集举例（现场口述）（10 分）

根据试题提供的“患者主诉”，回答如何询问现病史及相关病史。

患者王某，女，48 岁。胁下时感胀满窜痛伴胸闷脘痞 1 年，加重 1 周。

（一）现病史

1. 根据主诉及相关鉴别问诊

（1）起病的诱因及发病缓急：发病前是否有情志不遂、跌扑损伤、饮食所伤、外感湿热、劳欲久病等病因。

（2）针对主症（胁痛）：胁痛具体位置、疼痛性质等症状。

（3）相关鉴别诊断的问诊：有无胸闷腹胀、嗳气呃逆等，有无急躁易怒、情绪不宁等，有无口苦纳呆、厌食恶心等。

2. 诊治经过

（1）发病以来是否到医院就诊，是否做过相关检查，如血、尿、粪常规，血压、肝功能、生化检查、腹部 B 超、上腹 CT 等。

（2）是否用过药物治疗。如是否用过疏肝理气药等，疗效如何。

3. 发病以来一般情况问诊，如精神、饮食、睡眠、二便情况、体重变化等，并可结合十问歌。

（二）相关病史

1. 既往疾病史。有无胁痛、胃痞等病史。

2. 有无药物、食物过敏史。

3. 家族史。

4. 与该病有关的其他病史。既往是否有类似发作史、手术外伤史，有无传染病史、预防接史、婚育史、有无烟酒嗜好史及冶游史、吸毒史等。

5. 女性的月经史、经带胎产史。

要求：问诊顺序是否合理，条理是否清晰，是否体现了中医临床思维。

第三站 西医临床（体格检查、西医操作、西医临床答辩三部分。分值占 25 分。20 分钟。本教材略）

二、《中医内科学》中医执业（助理医师）医师资格考试医学综合考试模拟题

（一）A1 型题

1. 胁痛虚证的治法是（　　）

A. 益气补肝　　B. 养阴柔肝　　C. 滋阴通络

D. 养血通络　　E. 暖肝通络

2. 胁痛的基本病机是（　　）

A. 气滞血瘀　　B. 肝络失和　　C. 肝胆湿热

D. 肝阴不足　　E. 瘀血停滞

3. 胁痛的病位主要在（　　）

A. 肝脾　　B. 肝胆　　C. 肝胃

D. 肝肾　　E. 胆胃

4. 下列哪项不属于实证胁痛的治疗原则（　　）

A. 理气　　B. 活血　　C. 清利湿热

D. 滋阴　　E. 以上均不正确

5. 肝胆湿热之胁痛治疗的最佳方剂是（　　）

A. 柴胡疏肝散　　B. 血府逐瘀汤　　C. 龙胆泻肝汤

D. 一贯煎　　E. 以上均不正确

（二）A2 型题

1. 患者王某，自感胁肋刺痛，痛有定处，入夜尤甚，胁肋下见癥块，舌紫暗，边有瘀点，脉沉涩。最佳方剂选（　　）

A. 硝石矾石散　　B. 丹参饮合失笑散　　C. 血府逐瘀汤

D. 少腹逐瘀汤　　E. 柴胡疏肝散

2. 患者女性，40 岁。现症见胁肋胀痛，口苦口黏，胸闷纳呆，恶心呕吐，小便黄赤，大便不爽，身目发黄，舌红苔黄腻，脉弦滑数。其中医辨证为（　　）

A. 肝气郁结证　　B. 肝胆湿热证　　C. 肝络失养证

D. 肝胃不和证　　E. 胆郁脾虚证

3. 某患者，胁肋胀痛或灼热疼痛，口苦，胸闷纳呆，恶心呕吐，小便黄赤，舌红苔

黄腻，脉弦滑数。其治法是（　　）

A. 疏肝理气　B. 祛瘀通络　C. 清热利湿

D. 养阴柔肝　E. 养血通络

（三）A3 型题

某患者胁肋刺痛，痛有定处，入夜更甚，胁肋下见瘀块，舌质紫暗，脉象沉涩。

1. 该患者的证候属于（　　）

A. 肝气郁结　B. 瘀血阻络　C. 肝胆湿热

D. 肝络失养　E. 以上均不正确

2. 其治法为（　　）

A. 疏肝理气　B. 祛瘀通络　C. 清热利湿

D. 养阴柔肝　E. 养血通络

3. 其治疗首选方是（　　）

A. 一贯煎　B. 柴胡疏肝散　C. 龙胆泻肝汤

D. 血府逐瘀汤　E. 以上均不正确

（四）B 型题

（1 ～ 4 题共用备选答案）

A. 一贯煎　B. 柴胡疏肝散　C. 龙胆泻肝汤

D. 血府逐瘀汤　E. 旋覆代赭汤

1. 瘀血阻络胁痛用（　　）

2. 肝络失养胁痛用（　　）

3. 肝胆湿热胁痛用（　　）

4. 肝气郁结胁痛用（　　）

【参考答案】

A1 型题：1.B　2.B　3.B　4.D　5.C

A2 型题：1.C　2.B　3.C

A3 型题：1.B　2.B　3.D

B 型题：1.D　2.A　3.C　4.B

项目二　黄　疸

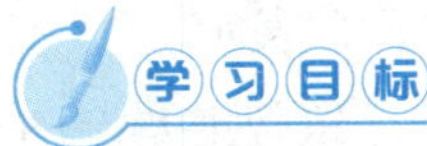

知识要求

1. 掌握黄疸的概念、病因病机、辨证要点、常见辨证分型及治疗。

2. 熟悉黄疸的类证鉴别。

3. 了解黄疸的源流、演变与预后。

技能要求

1. 能够对黄疸患者准确的诊断及鉴别并对常见证型辨证论治。

2. 能够熟练地运用已有知识应答中医执业助理医师资格考试要点。 考点：黄疸的主症

黄疸是指由于外感或内伤导致湿邪壅阻中焦，肝胆疏泄失常，胆汁外溢，以目黄、身黄、小便黄为主症的一种病证，其中尤以目睛黄染本病的重要特征。

黄疸病名，首见于《黄帝内经》，且对黄疸病的病因病机、主要症状及治则均有记载。汉代张仲景《伤寒杂病论》把黄疸分为“黄疸”“谷疸”“酒疸”“女劳疸”“黑疸”五种，并对各种黄疸的形成机理、症状特点进行了探讨，其创制的茵陈蒿汤成为历代治疗黄疸的重要方剂;《诸病源候论》《圣济总录》两书都记述了黄疸的危重证候“急黄”，并提到了“阴黄”一证；元代罗天益在《卫生宝鉴》中又进一步把阳黄与阴黄的辨证施治加以系统化，对临床具有重要指导意义。《景岳全书·黄疸》初步认识到黄疸的发生与胆液外泄有关。清代程钟龄《医学心悟》创制茵陈术附汤，至今仍为治疗阴黄的代表方剂；清代沈金鳌《沈氏尊生书·黄疸》指出“天行疫疠，以致发黄者，熟称瘟黄，杀人最急”其对黄疸具有传染性及严重的预后转归有所认识。

西医学中无论是肝细胞性黄疸、阻塞性黄疸、溶血性黄疸，尤其常见的肝胆系统疾病如病毒性肝炎、肝硬化、胆石症、胆囊炎及消化系统肿瘤等疾病，若以黄疸为主要表现者，均可参照本病辨证论治。

【病因病机】

考点：病因病机

黄疸的病因有外感和内伤两个方面。外感主要为湿热疫毒之邪；内伤主要为饮食、劳倦、病后续发，导致湿邪壅阻中焦，肝胆疏泄失常，胆汁不循常道，胆汁外溢而成黄疸。

1. 常见病因

（1）外感湿热疫毒：外感湿热疫毒，由表及里，郁而不达，内蕴中焦，脾胃运化失常，湿郁热蒸于肝胆，肝失疏泄，胆汁不循常道，外溢肌肤，下注膀胱，症见身目小便具黄，发为本病。湿热夹时邪疫毒伤人，病势暴急凶险，具有传染性，表现为热毒炽盛，内及营血的危重现象，称为急黄。

（2）饮食不节：过食辛热肥甘及生冷之品或嗜酒过度，皆能饮食损伤脾胃，以致脾胃运化功能失职，湿浊内生，郁而化热，湿热熏蒸肝胆，胆汁泛溢肌肤而成黄疸。

（3）内伤劳倦：素体脾胃阳虚，劳倦过度，或病后脾阳受损，均可导致脾虚寒湿内生，湿从寒化，困遏中焦，壅塞肝胆，胆液不循常道，溢于肌肤而成黄疸。

（4）病后续发：胁痛、癥积及其他疾病之后，瘀血阻滞，湿热残留，日久损肝伤

脾，湿遏瘀阻，胆汁泛溢肌肤出现黄疸。

2. 病机概要

（1）基本病机：湿邪壅阻中焦，脾胃失健，肝气郁滞，疏泄不利，致胆汁输泄失常，胆液不循常道，外溢肌肤，下注膀胱，而发为目黄、肤黄、小便黄之病证。黄疸的病机关键是湿。

（2）病位：主要在脾、胃、肝、胆。且往往由脾、胃涉及肝、胆。急黄与心、肾有关。

（3）病理因素：湿邪、热邪、寒邪、疫毒、气滞、瘀血六种。黄疸形成的关键是湿邪为患，正如《金匮要略》所说："黄家所得，从湿得之。"

（4）病理性质：有寒湿和湿热两端。湿邪即可从外感受，亦可自内而生。如外感湿热疫毒，为湿从外受；饮食劳倦或病后瘀阻湿滞，属湿自内生。其病理性质以实为主，病久则正虚邪恋。湿热熏蒸为阳黄，寒湿阻遏为阴黄。由于湿和热常有所偏盛，故阳黄有湿重于热和热重于湿的区别。

（5）病机转化：阳黄、急黄、阴黄在一定条件下可以相互转化。如阳黄治疗不当，病情发展，病状急剧加重，热势鸱张，侵犯营血，内蒙心窍，引动肝风，则可发为急黄；若阳黄失治误治，迁延日久，脾阳损伤，湿从寒化，则可转为阴黄；如阴黄复感外邪，湿郁化热，又可呈现阳黄表现，病情较为复杂。

【诊断与鉴别诊断】

考点：诊断与鉴别诊断

（一）诊断依据

1. 临床表现

（1）主症：目黄、肤黄、小便黄，其中目睛黄染为本病的重要特征。

（2）次症：常伴食欲减退、恶心呕吐、胁痛腹胀等症状。

2. 病史　常有外感湿热疫毒或内伤酒食不节史，或有与传染性肝炎患者的接触史，或曾服用对肝有损伤作用的药物，或有胁痛、鼓胀、积聚等病史。

3. 相关检查

（1）血清总胆红素检查：能准确地反映黄疸的程度。直接胆红素、间接胆红素定量对鉴别黄疸类型有重要意义。总胆红素、间接胆红素增高见于溶血性黄疸；总胆红素、直接胆红素增高见于阻塞性黄疸，而三者均增高见于肝细胞性黄疸。尿胆红素及尿胆原检查亦有助于鉴别。

（2）其他检查：肝功能、肝炎病毒指标、B超、CT、MRI、胃肠钡餐检查、消化道纤维内镜、逆行胰胆管造影、肝穿刺活检等均有利于确定黄疸的原因。

（二）病证鉴别

黄疸与萎黄：黄疸与萎黄的类证鉴别见表 6–3。

表 6–3　黄疸与萎黄的类证鉴别

鉴别要点	黄疸	萎黄
相同点	黄疸与萎黄均可出现身黄	
病因	感受外邪、饮食劳倦或病后	饥饱劳倦、食滞虫积或病后失血
病机	湿滞脾胃，肝胆失疏，胆汁外溢	脾胃虚弱，气血不足，肌肤失养
主症	身黄、目黄、小便黄	肌肤萎黄不泽，目睛及小便不黄 伴头昏倦怠、心悸少寐、纳少便溏

【辨证施治】

考点：阳黄与阴黄的辨证区别、黄疸的治疗原则

（一）辨证要点

1. 首辨阳黄、阴黄与急黄。根据黄疸的色泽，结合病势、兼症予以鉴别。见表 6–5。

表 6–5　阳黄、阴黄与急黄的辨证要点

辨证要点	阳黄	阴黄	急黄
色泽	黄色鲜明如橘子皮	黄色晦暗如烟熏	疸色如金
病势	发病急，病程短	病程长，病势缓	发病急暴，病情严重凶险
兼症	伴身热、口干苦，舌苔黄腻，脉象弦数	伴纳少、乏力，舌淡，脉沉迟或细缓	兼见神昏谵语、发斑、出血等危象

2. 次辨阳黄湿热之轻重、胆腑郁热及疫毒炽盛。热重者，症见身目俱黄，黄色鲜明，兼发热口渴、恶心呕吐、小便短黄、大便秘结，舌苔黄腻，脉弦数。湿重者，身目俱黄，黄疸不如热重者鲜明，身热不扬，兼口黏，头重身困、脘腹痞满、恶心呕吐、便溏，苔白腻，脉濡缓。胆腑郁热者，黄色鲜明，上腹、右胁胀闷疼痛，牵引肩背，身热不退或寒热往来。疫毒炽盛者，病情急骤，疸色入金，兼见神昏、发斑、出血等危象。

3. 三辨阴黄之病因。寒湿阻遏者，黄疸晦暗如烟熏，脘腹闷胀，神疲畏寒，舌淡苔腻，脉濡缓或沉迟。脾虚湿滞者，黄疸色黄不泽，肢软乏力，大便溏薄，舌质淡苔薄，脉濡细。

4. 四辨黄疸病势轻重。如黄疸逐渐加深，提示病情加重；黄疸逐渐变浅，表明病情好转。黄疸色泽鲜明，神清气爽，为顺证、病轻；黄疸晦滞，烦躁不安，为逆证、病重。

（二）治疗原则

黄疸的治疗大法，主要为化湿邪，利小便。化湿可以退黄，如属湿热，当清热化湿，必要时还应通利腑气，以使湿热下泄；如属寒湿，应予健脾温化。利小便，主要是通过淡渗利湿，达到退黄的目的，故《金匮要略》有“诸病黄家，但利其小便”之说。至于急黄热毒炽盛，邪入心营者，又当以清热解毒、凉营开窍为主；阴黄脾虚湿滞者，治以健脾养血、利湿退黄。治疗时还应注意热重者顾护阴液，不可利湿太过伤其阴；湿重者应化湿护阳，不可苦寒太过伤其阳。

（三）分证论治

考点：证型、证候、辨证论治、病机、治法、方剂

1. 阳黄

（1）热重于湿证

证候　身目俱黄，黄色鲜明，发热口渴，或见心中懊侬，腹部胀闷，口干而苦，恶心欲吐，小便短少黄赤，大便秘结，舌苔黄腻，脉象弦数。

审证求机　本证的病证特点为身目俱黄，黄色鲜明，大便秘结，舌苔黄腻；基本病机为湿热熏蒸，困遏脾胃，壅滞肝胆，胆汁泛溢。

治法　清热通腑，利湿退黄。

代表方　茵陈蒿汤加减。

临床运用　①如胁痛较甚加柴胡、郁金、川楝子、延胡索等疏肝理气止痛；②如热毒内盛，心烦懊侬，可加黄连、龙胆草以增强清热解毒作用；③如恶心呕吐，可加橘皮、竹茹、姜半夏等和胃止呕。

（2）湿重于热证

证候　身目俱黄，黄色不及前者鲜明，头重身困，胸脘痞满，食欲减退，恶心呕吐，腹胀或大便溏垢，舌苔厚腻微黄，脉象濡数或濡缓。

审证求机　本证的病证特点为以黄疸色黄不亮，头重身困，胸脘痞满，纳呆，便溏；基本病机为湿遏热伏，困阻中焦，胆汁不循常道。

治法　利湿化浊运脾，佐以清热。

代表方　茵陈五苓散合甘露消毒丹加减。

临床运用　湿阻气机，胸腹痞胀、呕恶纳差等症较著，可加苍术、厚朴，以健脾燥湿，行气和胃。本证湿重于热，湿为阴邪，黏腻难解，治法当以利湿化浊运脾为主，佐以清热，不可过用苦寒，以免脾阳受损。

（3）胆腑郁热证

证候　身目发黄，黄色鲜明，右胁胀闷疼痛，牵引肩背，身热不退，或寒热往来，口苦咽干，呕吐呃逆，尿黄赤，大便秘，大便灰白，舌红苔黄厚，脉弦滑数。

审证求机　本证的病证特点为身目发黄、黄色鲜明、右胁胀痛，甚则剧痛且放射至

肩背，或大便灰白与肝胆湿热征象基本。病机为湿热、砂石或蛔虫郁滞，胆腑郁热，胆汁不循常道。

治法　疏肝泄热，利胆退黄。

代表方　大柴胡汤加减。

临床运用　①若砂石阻滞，可加金钱草、海金沙、鸡内金、芒硝等利胆化石；②大便干、腹胀重加芒硝、焦槟榔泄热通便；③蛔虫阻塞（钻痛吐蛔、时寒时热）者合用乌梅丸安蛔止痛；④恶心呕逆明显，加厚朴、竹茹、陈皮和胃降逆。

（4）疫毒炽盛证（急黄）

证候　发病急骤，黄疸迅速加深，其色如金，皮肤瘙痒，高热口渴，胁痛腹满，或神昏谵语，烦躁抽搐；或见衄血、便血，或肌肤瘀斑；舌质红绛，苔黄而燥，脉弦滑或数。

审证求机　本证的病证特点为黄疸急起，迅速加重加深如金，并伴见营血分证；基本病机为湿热疫毒炽盛，深入营血，内陷心包。

治法　清热解毒，凉血开窍。

代表方　《千金》犀角散加味。

临床运用　①如神昏谵语，加服安宫牛黄丸以凉开透窍；②如动风抽搐者，加用钩藤、石决明，另服紫雪丹，以息风止痉；③如衄血、便血、肌肤瘀斑重者，可加黑地榆、侧柏叶、紫草、茜根炭等凉血止血。

2. 阴黄

（1）寒湿阻遏证

证候　身目俱黄，黄色晦暗，或如烟熏，脘腹痞胀，纳谷减少，大便不实，神疲畏寒，口淡不渴，舌淡苔腻，脉濡缓或沉迟。

审证求机　本证的病证特点为黄疸色晦暗，兼见寒湿困脾的表现；基本病机为中阳不振，寒湿滞留，肝胆失于疏泄。

治法　温中化湿，健脾和胃。

代表方　茵陈术附汤加减。

临床运用　①若脘腹胀满，胸闷、呕恶显著，可加苍术、厚朴、半夏、陈皮，以健脾燥湿行气和胃；②若胁腹疼痛作胀，肝脾同病者，当加柴胡、香附以疏肝理气。

（2）脾虚湿滞证

证候　面目及肌肤淡黄，甚则晦暗不泽，肢软乏力，心悸气短，食少，大便溏薄，舌质淡苔薄，脉濡细。

审证求机　本证的病证特点为黄疸色萎不泽、肢软无力、纳呆便溏；基本病机为黄疸日久，脾虚血亏，湿滞残留。

治法　健脾养血，利湿退黄。

代表方　黄芪建中汤加减。

临床运用　①如气虚乏力明显者，应重用黄芪，并加党参，以增强补气作用；②畏寒、肢冷、舌淡者，宜加附子温阳祛寒；③心悸不宁、脉细而弱者，加熟地黄、首乌、酸枣仁等补血养心。

3. 黄疸消退后的调治　黄疸消退后，仍须根据病情及现代医学检查继续调治，以防向癥积、鼓胀转化。

（1）湿热留恋证

证候　黄疸消退后，脘痞腹胀，胁肋隐痛，饮食减少，口中干苦，小便黄赤，苔腻，脉濡数。

审证求机　本证的病证特点为黄疸消退后仍脘腹胀满、纳呆口苦；基本病机为湿热留恋，余邪未清。

治法　清热利湿。

代表方　茵陈四苓散加减。

（2）肝脾不调证

证候　黄疸消退后，脘腹痞闷，肢倦乏力，胁肋隐痛不适，饮食欠香，大便不调，舌苔薄白，脉来细弦。

审证求机　本证的病证特点为脘腹痞满、胁肋隐痛、体倦乏力；基本病机为肝脾不调，疏运失职。

治法　调和肝脾，理气助运。

代表方　柴胡疏肝散或归芍六君子汤加减。

（3）气滞血瘀证

证候　黄疸消退后，胁下结块，隐痛、刺痛不适，胸胁胀闷，面颈部见有赤丝红纹，舌有紫斑或紫点，脉涩。

审证求机　本证的病证特点为黄疸日久，胁下结块，疼痛不适，或胸胁胀闷，面颈部见有赤丝红纹；基本病机为气滞血瘀，积块留着。

治法　疏肝理气，活血化瘀。

代表方　逍遥散合鳖甲煎丸。

（四）其他疗法

1. 应急措施　对于急黄病势急剧，身目色黄如金，兼见神昏、发斑、出血等危象，宜鼻饲安宫牛黄丸，静脉滴注清开灵注射液 40 ～ 60mL，1 日 2 ～ 3 次；虚脱者可选用生脉注射液或参附注射液静脉滴注。

2. 针灸疗法　阳黄取胆俞、阴陵泉、内庭、太冲、阳纲、阳陵泉、建里等穴；阴黄取至阳、脾俞、胆俞、中脘、三阴交、肾俞、足三里、肝俞等穴。阳黄用泻法；阴黄用补法，可加灸；虚实夹杂者宜平补平泻。每日 1 次，每次留针 20 ～ 30 分钟，10 次为 1 个疗程。

【预防调护】

1. 疾病预防 要针对不同病因予以预防。

（1）在饮食方面，要讲究卫生，避免不洁食物，注意饮食节制，勿过嗜辛热甘肥食物，应戒酒类饮料。

（2）对有传染性的患者，从发病之日起至少隔离 30 ～ 45 天，并注意餐具消毒，防止传染他人。

（3）注射用具及手术器械应严格消毒（最好使用一次性物品），避免血液制品受污染，防止经血液传播。

（4）注意起居有常，不妄作劳，顺应四时变化，以免正气损伤，体质虚弱，邪气乘袭。

（5）在传染性黄疸流行期间，可进行预防性服药，可用茵陈蒿 30g，生甘草 6g，或决明子 15g，贯众 15g，生甘草 10g，或茵陈蒿 30g，凤尾草 15g，水煎，连服 3 ～ 7 日。

2. 康复调护 除药物治疗外，精神状态、生活起居、休息营养等，对本病有着重要的辅助治疗意义。

（1）在发病初期，应卧床休息；急黄患者须绝对卧床。

（2）恢复期和转为慢性久病的患者，可适当参加体育活动。

（3）保持心情愉快舒畅，肝气条达有助于病情康复。

（4）进食富于营养而易消化的饮食，禁食辛热、油腻之品。

（5）密切观察脉证变化，若出现黄疸加深，或出现斑疹吐衄、神昏晕厥，应考虑热毒耗阴动血，邪犯心肝，属病情恶化之兆；如出现脉象微弱欲绝或散乱无根、神志恍惚、烦躁不安，为正气欲脱之征象，均须及时救治。

【结语】

黄疸是以目黄、身黄、小便黄为主要症状的病证，目睛黄染为本病重要特征。常因外感湿热疫毒和内伤饮食不节、劳倦或他病继发引起。湿邪是形成黄疸的关键，湿邪困遏脾胃，壅塞肝胆，疏泄不利，胆汁泛溢是其主要病机。化湿邪、利小便为治疗大法，辨证当以阴阳为纲，阳黄当清化湿热；阴黄应温化寒湿。黄疸消退后仍应调治，以免湿邪不清，肝脾未复导致黄疸复发，甚或转成癥积、鼓胀。疫毒炽盛证即急黄，是阳黄中的危急重症，治疗当以清热解毒、凉营开窍为主，必要时可中西医结合治疗。

附：实践技能、医学综合相关考点模拟题

一、《中医内科学》中医执业助理医师资格考试实践技能相关考点模拟题

第一站　病案分析（总分40分。中医内科病案分值占20分）

杨某，男，已婚，40岁，农民。2010年10月19日初诊。10年前出现身黄、目黄、小便黄，期间间断服用中西药治疗，病情时轻时重。半月前因劳累淋雨后症状加重。现症：纳呆食少，胸闷腹胀，神疲畏寒，口淡不渴，大便溏稀，乏力，尿黄。T 36.7℃，P 80次/分，R 18次/分，BP 126/80mmHg。神清，巩膜黄染，皮肤深黄，色暗如烟熏晦暗，舌质淡，苔白腻，脉濡缓。

中医疾病诊断（4分）：黄疸。

中医证候诊断（4分）：阴黄，寒湿阻遏证。

中医辨病辨证依据（5分）

1. 辨病　患者身黄、目黄、小便黄10年，现以尿黄、巩膜黄染，皮肤深黄，色暗如烟熏晦暗为主症，故诊断黄疸。

2. 辨证　患者身黄、目黄、小便黄10年，现以尿黄、巩膜黄染，皮肤深黄，色暗如烟熏晦暗为主症，伴纳呆食少，胸闷腹胀，神疲畏寒，口淡不渴，大便溏稀，神清乏力，故辨证为阴黄（寒湿阻遏证）。

3. 病因病机分析　因黄疸日久，劳累淋雨而致寒湿阻遏，脾阳不振，湿浊不化而致黄疸阴黄（寒湿阻遏证）。

病证鉴别（中医执业助理医师考生不考）：略。

中医治法（2分）：温中化湿，健脾和胃。

代表方（2分）：茵陈术附汤加减。

药物组成、剂量及煎服方法（3分）：

茵陈蒿15g　白　术10g　制附片10g（先煎）　干　姜10g　炙甘草10g
肉　桂10g　苍　术10g　厚　朴10g　法半夏10g　陈　皮10g
柴　胡10g　香　附10g

煎服法：三剂，水煎服，每日一剂，早晚两次分服。

第二站　中医临证（含中医技术操作、病史采集、中医临床答辩。共35分，20分钟）

黄疸病史采集举例（现场口述）（10分）

根据试题提供的"患者主诉"，回答如何询问现病史及相关病史。

患者杨某，女，36岁。身目发黄1周。

（一）现病史

1. 根据主诉及相关鉴别问诊

（1）起病的诱因及发病缓急：发病前是否有外感湿热疫毒、内伤酒食不节，或有胁痛、癥积等病史病因，及发病时间快慢、长短等。

（2）针对主症（黄疸）：如皮肤黄染程度、巩膜黄染情况，小便黄否，是否发热，有无胁下疼痛，性质如何等。

（3）相关鉴别诊断的问诊：是否有食欲减退、恶心呕吐等，是否有胸闷腹胀、嗳气呃逆等，是否有胁痛口苦、胁下结块、身软疲乏等。

2. 诊治经过

（1）发病以来是否到医院就诊，是否做过相关检查，如血、尿、粪常规，血压、肝功能、生化检查、腹部B超、上腹CT、胃镜等。

（2）是否用过药物治疗。如是否用过保肝退黄药物等，疗效如何。

3. 发病以来一般情况问诊，如精神、饮食、睡眠、二便情况、体重变化等；并可结合十问歌。

（二）相关病史

1. 既往疾病史。有无胁痛、胃痛、肝炎等病史。

2. 有无药物、食物过敏史。

3. 家族史。

4. 与该病有关的其他病史。有无手术外伤史，有无传染病史、预防接种史，有无烟酒嗜好史、婚育史及吸毒史、冶游史等。

5. 如是女性要询问月经史、经带胎产史。

要求：问诊顺序是否合理，条理是否清晰，是否体现了中医临床思维。

第三站 西医临床（含体格检查、西医操作、西医临床答辩三部分。分值占25分。20分钟。本教材略）

二、《中医内科学》中医执业（助理医师）医师资格考试医学综合考试模拟题

（一）A1型题

1. 黄疸主要特征为（　　）

A. 目黄，身黄，尿黄　　B. 目黄，尿黄，便黄

C. 目黄，尿黄，有传染性　　D. 阳黄，阴黄，急黄

E. 尿黄，身黄，传染性

2. 黄疸病因应除外下列哪项（　　）

A. 外感湿热疫毒　　B. 饮食所伤

C. 劳倦内伤　　D. 砂石、虫体阻滞胆道

E. 钩虫侵犯人体

3. 阳黄和阴黄鉴别不包括下列哪项（　　）

A. 病因病机　　B. 黄色特点　　C. 证候性质

D. 病程长短　　E. "三黄"症状

4. 茵陈蒿汤治疗（　　）

A. 阳黄湿热并重证　　B. 阳黄热重于湿证　　C. 急黄（热毒炽盛证）

D. 阳黄湿重于热证　　E. 阴黄寒湿阻遏证

5. 面色黄而晦暗如烟熏，神疲畏寒，食少纳呆，脘闷、大便不实，口淡不渴，舌淡苔腻，脉濡缓或沉迟，治宜（　　）

A. 温中化湿，健脾和胃　　B. 健脾益肾，化湿退黄

C. 活血温阳，退黄利湿　　D. 补气养血，清热退黄

E. 补肾平肝，理气化湿

6. "急黄"见症不包括（　　）

A. 发病急骤

B. 黄疸发展迅速，颜色如黄金

C. 兼见高热烦渴，胁痛腹满，神昏谵语

D. 舌红绛，苔黄燥，脉弦滑或细数

E. 冷汗淋漓，神昏谵语

（二）A2 型题

1. 一患者就诊见身目发黄，色较淡不鲜明，食欲差，乏力，食少腹胀，便溏，心悸气短，舌淡苔白，脉濡细。辨证治法为（　　）

A. 温中化湿，健脾和胃　　B. 除湿化浊，佐以泻热

C. 清热利湿，健脾和胃　　D. 健脾养血，利湿退黄

E. 泻热除湿，利胆退黄

2. 患者，男，50 岁。1 个月前因劳累过度，出现形体倦怠，头晕泛恶，纳食不佳，厌食油腻，过一周后两目黄染，随后皮肤亦黄，黄色尚鲜明，伴胁痛，脘胀，头重如裹，小便短黄，大便稀溏，舌苔黄腻，脉濡缓。此时诊断为（　　）

A. 湿热蕴蒸，热重于湿之黄疸

B. 湿热蕴蒸，湿重于热之黄疸

C. 寒湿阻遏型黄疸

D. 热毒炽盛型黄疸

E. 脾虚湿滞型黄疸

3. 患者身目俱黄，色黄鲜明如橘，发热口渴，恶心欲吐，尿少黄赤，大便秘结，舌苔黄腻，脉弦数。治疗应首选（　　）

A. 龙胆泻肝汤　　B. 茵陈五苓散　　C. 茵陈蒿汤

D. 甘露消毒丹　　E. 柴胡疏肝散

4. 某女患者身目俱黄，黄色鲜明如橘，有光泽，小便短少色黄，发热口渴，心烦，腹满，恶心欲吐，口干而苦，大便秘结。诊断及治疗为（　　）

A. 黄疸（阳黄）：清热利湿，佐以泻下，茵陈蒿汤主之

B. 黄疸（阳黄）：利湿化浊，佐以清热，茵陈五苓散加减

C. 黄疸（急黄）：清热解毒，凉血开窍，犀角散加味

D. 黄疸（阴黄）：温中化湿，健脾和胃，茵陈术附汤加味

E. 黄疸（阴黄）：活血化瘀，退黄，膈下逐瘀汤

（三）A3 型题

某患者身目发黄，黄色鲜明，有光泽，小便短少色黄，发热口渴，心中懊侬，腹部胀满，口干而苦，恶心欲吐，尿少黄赤，大便秘结，舌苔黄腻，脉弦数。

1. 此患者的证候属于（　　）

A. 急黄（疫毒炽盛证）　　B. 阳黄湿重于热证　　C. 胆腑郁热证

D. 阳黄热重于湿证　　E. 阴黄寒湿阻遏证

2. 其治法为（　　）

A. 利湿化浊，佐以清热　　B. 清热通腑，利湿退黄　　C. 泄热化湿，利胆退黄

D. 清热解毒，凉血开窍　　E. 健脾和胃，温化寒湿

3. 其首选方剂为（　　）

A. 茵陈蒿汤　　B. 茵陈五苓散合甘露消毒丹　　C. 大柴胡汤

D. 茵陈术附汤　　E. 千金犀角散

某患者身目俱黄，黄色晦暗不泽，食少脘闷，腹胀便溏，神疲畏寒，口淡不渴，舌淡苔腻，脉濡缓或沉迟。

4. 此患者的证候属于（　　）

A. 阴黄脾虚湿滞证　　B. 阳黄湿重于热证　　C. 胆腑郁热证

D. 急黄（疫毒炽盛证）　　E. 阴黄寒湿阻遏证

5. 其病机为（　　）

A. 湿热熏蒸，热重于湿

B. 湿热熏蒸，湿重于热

C. 寒湿阻遏，脾阳不振，湿浊不化

D. 热毒炽盛，深入营血，内陷心包

E. 热郁胆腑，胆汁不循常道

6. 其首选方剂是（　　）

A. 茵陈蒿汤　　B. 茵陈五苓散合甘露消毒丹

C. 大柴胡汤　　D. 茵陈术附汤

E. 黄芪建中汤

（四）B 型题

A. 茵陈五苓散合甘露消毒丹　　B. 茵陈蒿汤

C. 大柴胡汤　　D. 黄芪建中汤

E. 茵陈术附汤

1. 阳黄热重于湿者，治疗宜首选（　　）
2. 阳黄胆腑郁热者，治疗宜首选（　　）
3. 阴黄脾虚湿滞者，治疗宜首选（　　）
4. 阴黄寒湿阻遏者，治疗宜首选（　　）

【参考答案】

A1 型题：1.A　2.E　3.E　4.B　5.A　6.E

A2 型题：1.D　2.B　3.C　4.A

A3 型题：1.D　2.B　3.A　4.E　5.C　6.D

B 型题：1.B　2.C　3.D　4.E

项目三　聚　证

（中医执业助理医师考试无考点）

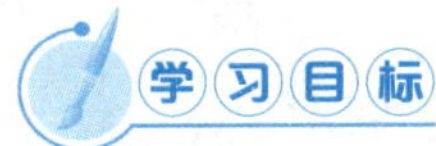

知识要求

1. 掌握聚证的定义、辨证要点、常见辨证分型及治疗。
2. 熟悉聚证的常见病因病机、类证鉴别。
3. 了解聚证的源流、演变与预后、预防调护方法。

技能要求

1. 能够对聚证患者进行正确诊断、掌握病因病机。
2. 能够对聚证患者进行精神调摄指导。

聚证是指情志失调、食滞痰阻等因素导致气机阻滞，以腹内结块，或痛或胀，聚散无常，痛无定处为临床表现的一类的病证。聚为无形，包块聚散无常，痛无定处，病在气分，是为腑病。

《黄帝内经》首先提出聚的病名，并对其形成和治疗原则进行了探讨。《难经·五十五难》明确了聚在病机及临床表现上的表现，指出“聚者六腑所成”。《金匮要略》进一步说明“聚者，腑病也，发作有时”。此外《景岳全书》《医宗必读》及《备急千金要方》《外台秘要》《医学入门》等医籍，对聚证提出疏肝理气、行气消聚的治法，受到后世医家的重视。另外，在治疗上不但采用内服药物，而且还注意运用外治法，使聚的辨证论治内容更加丰富。

西医学的慢性胃炎、萎缩性胃炎、功能性消化不良、胃下垂、慢性胆囊炎、胃肠道神经官能症等疾病可按本病辨证论治。

【病因病机】

聚证的病因为情志失调、食滞痰阻、感受寒邪，致肝脾受损，脏腑失和，气机阻滞，郁而不畅而发病。

1. 常见病因

（1）情志失调：情志抑郁，肝气不舒，肝气郁滞，气机不畅而成聚证。故情志为病，首先病及气分，影响气机的运行，则病在气分，气聚于腑，而成腑病聚证。

（2）食滞痰阻：酒食不节，饥饱失宜，或恣食肥厚生冷，脾胃受损，运化失健，水谷精微不布，食滞湿浊凝聚成痰；或食滞与痰气交阻，气机郁滞，则成聚证。

（3）感受寒湿：脾阳不运，湿痰内聚，阻滞气机，气滞不舒，聚证乃成。亦有外感寒邪，复因情志内伤，气因寒遏，脉络不畅，气聚郁滞而成聚证。

2. 病机概要

（1）基本病机：气机阻滞。聚证以气滞为主。

（2）病位：主要在于肝、脾。

（3）病理因素：气滞、寒湿、痰浊、食滞、虫积等，聚证以气滞为主。

（4）病理性质：初起多实为主。本病初起，多气滞食滞痰阻，而致邪气壅实，正气未虚，病理性质多属实。聚证日久，病势较深，正气耗伤，可转为虚实夹杂之证。

（5）病机转化：聚证以气机阻滞为主。少数聚证日久不愈，可以由气入血，瘀阻气滞，脾运失健，生化乏源，可导致气虚、血虚，甚或气阴并亏。

【诊断与鉴别诊断】

（一）诊断依据

1. 临床表现 以腹内结块，或痛或胀，以胀为主症，伴腹内结块，聚散无常，时作时止，攻窜胀痛，痛无定处为临床特征。

2. 病史 常有情志失调、食滞痰阻、感受寒湿等病史。

3. 相关检查

（1）内镜：胃镜及结肠镜检查，可了解胃及结肠有无慢性炎性病变。

（2）腹部 B 超、CT 或 MRI：可了解腹腔结块的部位、性质及结块聚散情况，一般多无实质性肿块及器质性病变。

（二）病证鉴别

1. 聚证与胃痞　两者都有脘腹满闷的症状。但胃痞是指脘腹部痞塞胀满，满闷不适，系自觉症状，而无块状物可扪及。而聚证则是腹内有时聚时散的结块，结块有时可扪及，时或痛或胀，结块消散则，脘腹胀闷好转。

2. 聚证与积　聚证与积证都有以腹内结块、腹痛为主症。聚证与积证的鉴别，见表6–6。

表 6–6　聚证与积证的鉴别

鉴别要点	聚证	积证
主症	腹内积块聚散无常，痛无定处，胀痛	结块固定不移，痛有定处，刺痛
病势	较轻，病在气分、腑病	较重，病在血分、脏病
病程	短	长

【辨证施治】

1. 辨证要点　聚证主要辨别结块的成因，聚证结块的形成多以气滞、食滞、痰阻、燥屎等内结所致。聚证多属气分，扪之无形，具有腹中包块时聚时散、发有休止、痛无定处、病程较短、病情较轻，一般容易治疗。

2. 治疗原则　聚证病在气分，为腑病，应以疏肝理气，行气消聚为治疗原则。聚证病在气分，多实证，故聚证重在调气。

3. 分证论治

（1）肝气郁结证

证候　腹中气聚或结块柔软，攻窜胀痛，时聚时，脘胁胀闷不适，舌苔薄，脉弦。

审证求机　本证的病证特点为腹中气聚，攻窜胀痛，时聚时散；基本病机为肝失疏泄，肝郁气滞，气机阻滞，腹中气聚。

治法　疏肝解郁，行气消聚。

代表方　逍遥散合木香顺气散加减。

临床运用　①如胀痛甚者，加川楝子、延胡索行气止痛；②如兼瘀象者，加延胡索、莪术活血止痛。

（2）食滞痰阻证

证候　腹胀或痛，腹部时有条索状物聚起，按之胀痛更甚，便秘，纳呆，舌苔腻，脉弦滑。

审证求机　本证的病证特点为腹胀痛、便秘、时有条索物聚起于腹部、苔腻；基本病机为虫积、食滞、痰浊交阻，气聚不散。

治法　理气化浊，导滞通腑。

代表方　六磨汤加减。

临床运用　①若因蛔虫结聚，阻于肠道所致者，可加入鹤虱、雷丸、使君子等驱蛔药物；②若痰湿较重者，加法半夏、苍术等燥湿化痰；③若有食滞，可加山楂、神曲、莱菔子等消食除胀。

【预防调护】

1. 精神调摄　聚证之病，因情志失和致病者不少，故正确对待各种事物，保持情绪舒畅，对本病防与治均有重要意义。

2. 饮食调摄　饮食上应少食肥甘厚腻及辛辣刺激之品，多吃新鲜蔬菜水果。对于聚证患者，要避免饮食过量，忌食生冷油腻，防止感寒受冷，以免寒湿积滞，损伤脾胃。

【结语】

聚证是以腹内结块，或胀或痛为主要临床特征的一类病证。情志失调、食滞痰阻、感受寒湿是引起聚证的主要原因，聚证的基本病机是气机阻滞，病位主要在肝、脾。以腹内结块，或痛或胀，以胀为主症，伴腹内结块，聚散无常，时作时止，攻窜胀痛，痛无定处为临床特征，聚证以气滞为主，以腹中气聚，攻窜胀痛为主要临床表现，聚证重在调气。聚证病在气分，多实证，治疗以疏肝理气、行气消聚为基本治则。

项目四　积　证

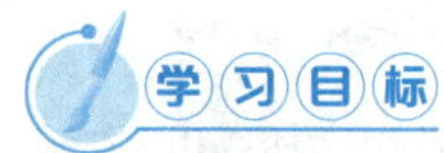

知识要求

1. 掌握积证的定义、辨证要点、常见辨证分型及治疗。
2. 熟悉积证的常见病因病机、类证鉴别。
3. 了解积证的源流、演变与预后、预防调护方法。

技能要求

1. 能够对积证患者进行正确诊断、掌握病因病机。
2. 运用已有知识应答中医执业助理医师资格考试要点。

考点：积证的定义

积证是指情志失调、饮食所伤、感受外邪、他病续发等因素导致气机阻滞，瘀血内结，以腹内结块，或痛或胀，结块固定不移，痛有定处为临床表现的一类的病证。积为有形，结块固定不移，痛有定处，病在血分，是为脏病。

《黄帝内经》首先提出积的病名，并对其形成和治疗原则进行了探讨。《难经·五十五难》明确了积的病机及临床表现，指出："积者五脏所生。"《金匮要略》进一步说明"积者，脏病也，终不移"。其大黄䗪虫丸至今仍为治疗积证的常用方剂。《景岳全书》认为，积证治疗"总其要不过四法，曰攻、曰消、曰散、曰补，四者而已"，并创制了化铁丹、理阴煎等新方。《医宗必读》提出了积证分初、中、末三个阶段的治疗原则，受到后世医家的重视。此外，《千金要方》《外台秘要》《医学入门》等医籍，在治疗上不但采用内服药物，而且还注意运用膏药外贴、药物外熨、针灸等综合疗法，使积证的辨证论治内容更加丰富。

西医学的腹部肿物、肝脾肿大、增生型肠结核、胃肠功能紊乱、不完全性肠梗阻等疾病可按本病辨证论治。

【病因病机】

考点：积证病因病机

积证的内因为情志失调、饮食所伤、他病续发（黄疸、久疟、感染虫毒、久泻、久痢），外因为感受外邪，寒邪内侵，致肝脾受损，脏腑失和，气机阻滞，瘀血内结而发病。

1. 常见病因

（1）情志失调：情志抑郁，肝气不舒，肝气郁结，气机阻滞；继而由气及血，血行不畅，气滞血瘀，脉络瘀阻，日积月累而成积证。故情志为病，先及气分，日久累及血分。若气滞血瘀，日积月累，凝结成块，则为积证。

（2）饮食所伤：酒食不节，饥饱失宜，或恣食肥厚生冷，脾胃受损，运化失健，水谷精微不布，食滞湿浊凝聚成痰；或食滞、虫积与痰气交阻，气机壅结，痰浊与气血搏结，气滞血瘀，脉络瘀塞，日久则可形成积证。

（3）感受外邪：寒邪侵袭，脾阳不运，湿痰内聚，阻滞气机，气滞血瘀，积证乃成。亦有外感寒邪，复因情志内伤，气因寒遏，脉络不畅，阴血凝聚而成积证。

（4）他病续发：黄疸、胁痛病后，湿浊留恋，气血蕴结；或久疟不愈，湿痰凝滞，脉络痹阻；或感染虫毒（血吸虫等），肝脾不和，气血凝滞；或久泻、久痢之后，脾气虚弱，营血运行涩滞，均可演变为积证。

2. 病机概要

（1）基本病机：气机阻滞，瘀血内结。积证以血瘀为主。

（2）病位：主要在于肝、脾、胃、肠。

（3）病理因素：气滞、血瘀、寒邪、湿浊、痰浊、食滞、虫积等，但积证以血瘀为主。

（4）病理性质：初起多实，后期转为正虚为主。本病初起，气滞血瘀，邪气壅实，正气未虚，病理性质多属实；积证日久，病势较深，正气耗伤，可转为虚实夹杂之证；

病至后期，气血衰少，体质羸弱，则往往转以正虚为主。

（5）病机转化：积证以瘀血凝滞为主。积证日久，瘀阻气滞，脾运失健，生化乏源，可导致气虚、血虚，甚或气阴并亏。若正气愈亏，气虚血涩，则癥积愈加不易消散，甚则逐渐增大。如积久肝脾两伤，藏血与统血失职，或瘀热灼伤血络，可导致出血；若湿热瘀结，肝脾失调，胆汁泛溢，可出现黄疸；若气血瘀阻，水湿泛滥，亦可出现腹满肢肿等症。故积聚的病理演变，与血证、黄疸、鼓胀等病证有较密切的联系。

【诊断与鉴别诊断】

（一）诊断依据

1. 临床表现 以腹内结块，或痛或胀为主要临床表现；腹内结块触之有形，或大或小、质地或软或硬的包块，固定不移，以痛为主，或刺痛明显，痛有定处特征。

2. 病史 常有情志失调、饮食不节、感受寒邪，或黄疸、胁痛、虫毒、久疟、久泻、久痢、虚劳等病史。

3. 相关检查

（1）内镜：胃镜及结肠镜检查，可了解胃及结肠有无肿瘤性病变；腹腔镜检查不仅可直接观察肿块外形，还可做活检。

（2）腹部 B 超、CT 或 MRI：可了解腹腔肿块的部位、性质及肿块与周围脏器的关系。

（二）病证鉴别

1. 积证与鼓胀

（1）相同点：积证与鼓胀都可见腹内积块。

（2）区别

鼓胀：以腹部胀大如鼓，甚者腹皮青筋暴露、四肢微肿等为临床特征。鼓胀除腹内结块外，更有水液停聚于腹内，肚腹胀大。

积证：以腹内结块，或痛或胀，结块固定不移，痛有定处为主要临床表现的一类病证。积证一般腹内尚无停水，但积证日久可转化为鼓胀。

2. 积证与聚证 鉴别见前表 6–5。

【辨证施治】

考点：辨证要点、治疗原则

1. 辨证要点

（1）首先应辨明积块的部位：积证多属血分，为脏病，可扪及包块，扪之有形，具有积块固定不移、痛有定处、病程较长、病情较重、治疗较难等特点。

（2）其次是辨积证的初、中、末三期：积证初期正气未虚，邪实为主；中期积块渐成，正气渐虚，邪实正虚并存；末期日久，瘀结不去，以正虚为主。

（3）再辨病证的标本缓急：根据病史长短、邪正盛衰以及伴随症状，辨虚实主次。积证则是结块固定不移，痛有定处，刺痛，病程长，病势较重，病在血分、是脏病，为本虚标实。

2. 治疗原则　积证治疗宜分初、中、末三个阶段。积证初期邪实为主，治以消散；中期邪实正虚，治以消补兼施；后期以正虚为主，治以养正除积。积证病在血分，以活血化瘀、软坚散结为基本治则。

3. 分证论治

（1）气滞血阻证

证候　腹部积块，质软不坚，固定不移，胀痛不适，苔薄，脉弦。

审证求机　本证的病证特点为积块软而不坚、固定不移；基本病机为气滞血瘀，脉络不和，积而成块。

治法　理气活血，通络消积。

代表方　柴胡疏肝散合失笑散加减。

临床运用　①兼烦热口干、舌红、脉细数者，加丹参、栀子、黄芩、赤芍以凉血清热；②腹中冷痛、畏寒喜温、舌苔白、脉缓者，加肉桂、吴茱萸、当归以温经祛寒散结。

（2）瘀血内结证

证候　腹部积块明显，质地较硬，固定不移，隐痛或刺痛，面色晦暗或黧黑，面颈胸臂或有血痣赤缕，女子可见月事不下，形体消瘦，纳食减少，舌质暗或有瘀点、瘀斑，脉细涩。

审证求机　本证的病证特点为积块明显、固定不移伴瘀血征象；基本病机为瘀结不消，正气渐损，脾运不健。

治法　祛瘀软坚，益气健脾。

代表方　膈下逐瘀汤、鳖甲煎丸合六君子汤加减。

临床运用　①如积块疼痛，加五灵脂、延胡索、佛手、三棱、莪术以活血化瘀消积，行气止痛；②如痰瘀互结、苔白腻者，可加白芥子、半夏、苍术以化痰散结。

（3）正虚瘀结证

证候　久病体弱，积块坚硬，隐痛或剧痛，饮食大减，肌肉瘦削，神倦乏力，面浮肢肿，面色萎黄或黧黑，舌质淡紫，或光剥无苔，脉细数或弦细。

审证求机　本证的病证特点为积块坚硬、消瘦脱形、饮食大减、舌光无苔；基本病机为癥积日久，中虚失运，气血衰少。

治法　补益气血，化瘀消积。

代表方　八珍汤合化积丸加减。

临床运用 ①若阴伤较甚，头晕目眩、舌光无苔、脉象细数者，可加生地黄、北沙参、麦冬、石斛养阴生津；②牙龈出血、鼻衄者，酌加栀子、牡丹皮、白茅根、茜草、三七凉血止血；③若畏寒肢肿、舌淡白、脉沉细者，加黄芪、附子、肉桂、泽泻温阳利湿。

4. 其他疗法 积证无论初起或久病均可配合外治法，如外贴阿魏膏、水红花膏等，以助活血散结、软坚消积。

【预防调护】

1. 精神调摄 积证之病，因情志失和致病者不少，故正确对待各种事物，保持情绪舒畅，对本病防与治均有重要意义。

2. 饮食调摄 饮食上应少食肥甘厚腻及辛辣刺激之品，多吃新鲜蔬菜水果。对于积证患者，要避免饮食过量，忌食生冷油腻，防止感寒受冷，以免寒湿积滞，损伤脾胃，凝滞气血。如见湿热、郁热、阴伤、出血者，要忌食辛辣酒热，防止进一步积热伤阴动血。

3. 切断传播途径 在血吸虫流行区域，要杀灭钉螺，整治疫水，做好防护工作，避免感受虫毒。

4. 康复护理 黄疸、疟疾、久泻、久痢等患者病情缓解后，要继续清理湿热余邪，疏畅气血，调理肝脾，防止邪气残留，气血瘀结成积。

【结语】

积证是以腹内结块，或胀或痛为主要临床特征的一类病证。情志失调、饮食所伤、感受外邪及他病转归是引起积证的主要原因，积证的基本病机是气机阻滞，瘀血内结，病位主要在肝、脾、胃、肠。积证以血瘀为主，以腹内结块，固定不移为主要临床表现。积证重在活血。积证病在血分，以活血化瘀、软坚散结为基本治则。积证治疗宜分初、中、末三个阶段：初期消散，中期消补兼施，后期养正除积为基本原则，并应注意攻补兼施，治实当顾虚，补虚勿忘实。积证日久，瘀阻气滞，脾运失健，生化乏源，可导致气虚、血虚，甚或气阴两亏。若正气愈亏，气虚血涩，则积证愈加不易消散，甚则逐渐增大。如病势进一步发展，还可出现严重变证，预后不良。

附：实践技能、医学综合相关考点模拟题

一、《中医内科学》中医执业助理医师资格考试实践技能相关考点模拟题

无考点，略。

二、《中医内科学》中医执业（助理医师）医师资格考试医学综合考试模拟题

（一）A1 型题

1. 下列对积证的描述不正确的是（　　）

A. 属有形　　B. 结块固定不移　　C. 痛有定处
D. 病在血分，是为脏病　　E. 病在气分

2. 积证的病位主要在（　　）

A. 脾肾　　B. 肝脾　　C. 肝胆
D. 肝脾胃肠　　E. 心肝

3. 积证的基本病机主要是（　　）

A. 气机阻滞，瘀血内结　　B. 气血亏虚　　C. 肾精亏虚
D. 湿热中阻　　E. 以上均正确

4. 瘀血内结之积证其主要病机是（　　）

A. 瘀血内结，正气损伤　　B. 中虚失运，气血虚少　　C. 气滞血瘀，积而成块
D. 虫积、食滞、痰浊交阻，气聚不散　　E. 肝郁气滞

5. 腹中积块，固定不移，痛有定处，面暗形瘦，肌肤甲错，时有寒热，相应舌脉为（　　）

A. 舌青紫或有瘀斑，苔腻，脉弦滑或细涩
B. 舌红绛少津，有瘀斑，脉沉实
C. 舌淡胖有瘀点，苔少脉细无力
D. 舌胖嫩有齿痕及瘀点，脉虚大无力
E. 舌青紫有瘀斑，无苔，脉沉迟

6. 积证晚期积块坚硬，长久不消，疼痛加剧，正气渐衰，治疗首选方剂（　　）

A. 八珍汤合化积丸　　B. 补天大造丸　　C. 附子理中汤
D. 半夏泻心汤　　E. 膈下逐瘀汤

（二）A2 型题

1. 某患者积块软而不坚，固定不移，兼有胀痛，舌苔薄白，脉弦。其主要病机是（　　）

A. 瘀血内结，正气损伤　　B. 中虚失运，气血虚少　　C. 气滞血瘀，积而成块
D. 虫积、食滞、痰浊交阻，气聚不散　　E. 肝郁气滞

2. 某患者久病体弱，腹中结块坚硬，疼痛渐据，面色萎黄，或黧黑，消瘦脱形，饮食大减，舌质淡紫，舌光无苔，脉细数或弦细。治疗首选方剂是（　　）

A. 木香顺气丸　　B. 六磨汤　　C. 柴胡疏肝散合失笑散
D. 膈下逐瘀汤　　E. 八珍汤合化积丸

3. 患者，女，57 岁。腹有一积块坚硬，疼痛日重，面色黧黑，消瘦，饮食锐减，舌淡紫，无苔，脉弦细。治法为（　　）

A. 理气活血，通络消积　　B. 祛痰软坚，兼调脾胃　　C. 疏肝解郁，行气消聚

D. 补益气血，化瘀消积　　E. 导滞通便，理气化痰

4. 某女，60 岁。左小腹长出小包块，积块坚硬，长久不消，疼痛逐渐加剧，肌肉瘦削，神疲肢怠，口舌干燥，五心烦热，心悸不宁，少寐多梦，便溏溲清，舌体瘦，嫩红少苔，脉弦细。治疗首选方剂是（　　）

A. 木香顺气丸　　B. 补天大造丸　　C. 八珍汤合化积丸

D. 附子理中汤　　E. 以上都不是

（三）A3 型题

某患者腹部积块明显，固定不移，隐痛或刺痛，面暗消瘦，纳减乏力，面颈胸臂有血痣赤缕，舌质暗或紫，有瘀斑瘀点，脉细涩。

1. 该患者的证候属于（　　）

A. 聚证之肝郁气滞　　B. 聚证之食滞痰阻　　C. 积证之气滞血瘀

D. 积证之瘀血内结　　E. 积证之正虚瘀结

5. 其治法为（　　）

A. 理气化浊，导滞通腑　　B. 疏肝解郁，行气消聚　　C. 理气活血，通络消积

D. 祛瘀软坚，益气健脾　　E. 补益气血，化瘀消积

3. 其治疗首选方剂是（　　）

A. 膈下逐瘀汤合六君子汤　　B. 六磨汤　　C. 柴胡疏肝散合失笑散

D. 木香顺气丸　　E. 八珍汤合化积丸

（四）B 型题

（1 ～ 3 题共用备选答案）

A. 六磨汤　　B. 膈下逐瘀汤合六君子汤　　C. 柴胡疏肝散合失笑散

D. 木香顺气丸　　E. 八珍汤合化积丸

1. 积证之气滞血瘀，治疗首选方剂为（　　）

2. 积证之瘀血内结，治疗首选方剂为（　　）

3. 积证之正虚瘀结，治疗首选方剂为（　　）

【参考答案】

A1 型题：1.E　2.D　3.A　4.A　5.A　6.A

A2 型题：1.C　2.E　3.D　4.C

A3 型题：1.D　2.D　3.A

B 型题：1.C　2.B　3.E

项目五 鼓 胀

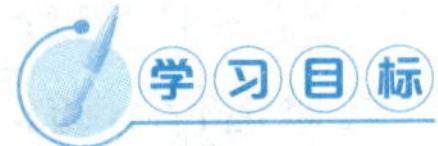

知识要求

1. 掌握鼓胀的定义、辨证要点、常见辨证分型及治疗。
2. 熟悉鼓胀的常见病因病机、类证鉴别。
3. 了解鼓胀的源流、演变与预后、预防调护方法。

技能要求

1. 能够对鼓胀进行诊断及鉴别并对常见证型进行辨证论治。
2. 运用已有知识应答中医执业助理医师资格考试要点。

考点：鼓胀的定义

鼓胀是指因酒食不节、情志所伤、感染虫毒或他病续发等，所致肝、脾、肾功能受损，气滞、血瘀、水停，气血水互结腹中，临床表现以腹胀大膨隆如鼓、皮色苍黄、脉络暴露为特征的一类病证。

“鼓”指腹大皮急，其状如鼓；“胀”是腹部胀满不适。鼓胀病名最早见于《黄帝内经》。《金匮要略》之肝水、脾水、肾水均以腹大胀满为主要表现，亦与鼓胀类似。《诸病源候论》认为本病发病与感受“水毒”有关。明代戴思恭称本病为“蛊胀”“膨”“蜘蛛蛊”。明·张介宾将鼓胀又称为“单腹胀”，《景岳全书·气分诸胀论治》说：“单腹胀者名为鼓胀，以外虽坚满而中空无物，其像如鼓，故名鼓胀。”并提出“治胀当辨虚实”。明代李中梓《医宗必读·水肿胀满》提出鼓胀与蛊胀之分别。喻嘉言《医门法律·胀病论》认识到癥积日久可致鼓胀。唐容川《血证论》认为“血臌”的发病与接触河中疫水，感染“水毒”有关。

西医学所指的肝硬化腹水及其他疾病出现的腹水，符合鼓胀特征者，可参照本病辨证论治，同时结合辨病处理。

【病因病机】

考点：病因病机、病位

鼓胀的病因主要有酒食不节、情志刺激、感染虫毒、他病续发，导致肝、脾、肾受损，气滞、血瘀、水停，互结腹中而发病。

1. 常见病因

（1）酒食不节：嗜酒过度或恣食甘肥厚味，酿湿生热，蕴结中焦，脾胃损伤，运化失职，清浊相混，壅阻气机，气机升降失常，水精失输，湿浊内聚，遂成鼓胀。

（2）情志刺激：忧思郁怒，肝失疏泄，气机郁滞，日久由气及血，肝之络脉瘀阻；

肝气横逆，戕伐脾胃，脾运失健，水湿内停，气、血、水壅结而成鼓胀。

（3）感染虫毒：接触血吸虫疫水，感染水毒，虫毒阻塞经隧，脉道不通，久延失治，肝脾两伤，脉络瘀阻，遂成癥积；气滞络瘀，升降失常，清浊相混，水液停聚，而成鼓胀。

（4）他病续发：黄疸日久，湿邪（湿热或寒湿）蕴阻，肝脾受损，气血运行不畅，气滞血瘀；或癥积不愈，气滞血结，脉络壅塞，正气耗伤，痰瘀留着，水湿不化；或久泻久痢，气阴耗伤，肝脾受损，生化乏源，气血滞涩，水湿停留等均可成鼓胀。

2. 病机概要

（1）基本病机：总属肝、脾、肾三脏受损，功能失调，气滞、血瘀、水停，气血水互结于腹中。

（2）病位：主要在于肝、脾，久则及肾。

（3）病理性质：总属本虚标实，虚实错杂。本虚为肝、脾、肾受损；标实为气血水互结壅滞腹中，相因为患。

（4）病理因素：气、血、水、虫多端。主要为气滞、血瘀、水湿、虫毒。

（5）病机转化：初起肝脾先伤，肝失疏泄，脾失健运，两者互为相因，气滞湿阻，清浊相混，以实为主；进而湿浊内蕴中焦，阻滞气机，既可郁而化热，而致水热蕴结，亦可因湿从寒化，水湿困脾；久则气血凝滞，隧道壅塞，形成瘀结水留。肝脾日虚，久延及肾，肾火虚衰，不但无力温助脾阳，蒸化水湿，且开合失司，气化不利而致阳虚水盛；若阳伤及阴，或湿热内盛，湿聚热郁，热耗阴津，则肝肾之阴亏虚，则致阴虚水停，故后期以虚为主。若肝、脾、肾三脏愈虚，运行蒸化水湿的功能就愈差，气滞、水停、血瘀三者壅结更甚，其胀日重，此即所谓邪愈盛而正愈虚，本虚标实，病势日益深重。故本病预后一般较差，故属于中医风、痨、鼓、膈四大难症之一，治疗较为棘手。

【诊断与鉴别诊断】

考点：诊断依据、鼓胀与水肿的鉴别诊断

（一）诊断依据

1. 临床表现

（1）主症：初起脘腹作胀，食后尤甚，继而腹部胀大如鼓，叩之呈鼓音或移动性浊音，腹部高于胸部；重者腹壁青筋显露，脐孔突起。

（2）次症：乏力、纳差、尿少及齿衄、鼻衄、皮肤紫斑等出血现象，可见面色萎黄、黄疸、手掌殷红、面颈胸部红丝赤缕、血痣及蟹爪纹。

2. 病史 常有黄疸、胁痛、癥积等病史。与酒食不节、情志内伤或虫毒感染有关。

3. 相关检查

（1）超声检查：可用超声波探测腹水，了解腹水量。

（2）腹腔穿刺液检查：有助于区分漏出液和渗出液。

（3）其他检查：①腹水的恶性肿瘤细胞学检查、细胞培养、结核杆菌豚鼠接种及酶、化学物质测定，均为辅助诊断手段；②肝硬化失代偿期常由病毒性肝炎所致，血清乙、丙、丁型肝炎病毒相关指标检查，可显示感染依据；③血吸虫性肝硬化患者粪检可见虫卵或孵化有毛蚴，皮内试验、环卵沉淀反应、血清学检查等可作为血吸虫感染的依据；④肝功能、B超、CT、MRI、腹腔镜、肝脏穿刺等检查，有助于腹水原因的鉴别；⑤消化道钡餐造影，可显示门静脉高压所致食道、胃底静脉曲张的情况。

（二）病证鉴别

1. 鼓胀与水肿　鼓胀与水肿的相同点为均可表现为肢体、腹部肿胀。不同点的鉴别见表6–7。

表6–7　鼓胀与水肿的类证鉴别

鉴别要点	鼓胀	水肿
腹水及浮肿情况	腹水明显，腹大如鼓，而颜面、四肢浮肿不显，但晚期可见	颜面、四肢浮肿明显，而腹水不显；水肿甚者可见腹水
病变表现	主要在腹部	主要在肌肤
病变脏腑	肝、脾、肾	肺、脾、肾
病因	情志、酒食、虫毒及他病转化	外感邪气、饮食不节、劳倦
病机	肝脾肾功能失调，气血水结于腹中	肺失宣降、脾失健运、气化不行

2. 气鼓、水鼓与血鼓　气鼓、水鼓与血鼓的类证鉴别见表6–8。

表6–8　气鼓、水鼓与血鼓的类证鉴别

鉴别要点	气鼓	水鼓	血鼓
症状	腹部膨隆，嗳气或矢气则舒，腹部按之空空然，叩之如鼓	腹部胀满膨大，或状如蛙腹，按之如囊裹水，常伴下肢浮肿	脘腹坚满，青筋显露，腹内积块痛如针刺，面颈部赤丝血缕
主要病机	肝郁气滞	阳气不振，水湿内停	肝脾血瘀水停

【辨证施治】

考点：治疗原则、辨证分型、治法及代表方

1. 辨证要点

（1）辨标本：本病多属本虚标实，临床应首先辨标本之主次。需根据病期来分辨：初期以标实为主，后期以本虚为主。标实者当辨气滞、血瘀、水饮的偏盛，本虚者当辨阴虚与阳虚的不同。

（2）辨虚实：一般初起为肝脾失调，肝郁脾虚；继则肝脾损伤，正虚邪实，终则肝脾肾三脏俱损。所以，实证多见气滞湿阻、寒湿困脾、湿热蕴结、肝脾血瘀；虚证多见脾肾阳虚和肝肾阴虚。

2. 治疗原则 治当谨守病机，攻补兼施为基本原则，并注重分期。初期以邪实为主，故治疗以祛邪为主，根据气滞、血瘀、水饮的偏盛，分别侧重于理气、活血、利水之法。水饮壅盛者，也可暂时采用攻逐水饮之剂。中、后期则以正虚邪实或以正虚为主，治疗当以扶正祛邪为常法，在扶正补虚时又当根据脾肾阳虚、肝肾阴虚之不同，分别采用温阳与滋阴之法，兼以祛邪。总之补虚不忘实，泄实不忘虚，切忌一味攻伐，出现危象。

3. 分证论治

（1）气滞湿阻证

证候　腹部胀大，按之不坚，胁下胀满或疼痛，饮食减少，食后胀甚，得嗳气、矢气稍减，下肢浮肿，小便短少，舌苔薄白腻，脉弦。

审证求机　本证的病证特点为腹胀按之不坚、胁下胀满或疼痛，兼见脾虚湿阻表现；基本病机为肝郁气滞，脾运不健，湿浊中阻。

治法　疏肝理气，运脾利湿。

代表方　柴胡疏肝散合胃苓汤加减。

临床运用　①胸脘痞闷、腹胀、噫气为快，气滞偏甚者，可酌加佛手、沉香、木香行气导滞；②如尿少、腹胀、苔腻者，加砂仁、大腹皮、泽泻、车前子利湿泄浊；③若神倦、便溏、舌质淡者，宜酌加党参、附片、干姜、川椒温中化气；⑤如兼胁下刺痛、舌紫、脉涩者，可加延胡索、莪术、丹参活血祛瘀。

（2）水湿困脾证

证候　腹大胀满，按之如囊裹水，甚则颜面微浮，下肢浮肿，脘腹痞胀，得热则舒，周身困重，精神困倦，怯寒肢冷，小便少，大便溏，舌苔白腻，脉缓。

审证求机　本证的病证特点为腹大胀满，如囊裹水，下肢浮肿，怯寒便溏，苔白腻；基本病机为湿邪困遏，脾阳不振，寒水内停。

治法　温中健脾，行气利水。

代表方　实脾饮加减。

临床运用　①浮肿较甚、小便短少，加肉桂、猪苓、车前子温阳化气，利水消肿；②如兼胸闷、咳喘，加葶苈子、苏子、半夏开胸止咳；③如胁腹痛胀，加郁金、香附、青皮、砂仁疏肝理气止痛；④如脘闷纳呆、神疲、便溏、下肢浮肿，加党参、黄芪、山药、泽泻健脾益气，利湿消肿。

（3）水热蕴结证

证候　腹大坚满，脘腹胀急，烦热口苦，渴不欲饮，大便秘结或溏垢，小便赤涩，或有面目、皮肤发黄，舌边尖红，苔黄腻或兼灰黑，脉象弦数。

审证求机　本证的病证特点为腹大坚满、腹皮绷急、烦热口苦、苔黄腻；基本病机为湿热壅盛，蕴结中焦，浊水内停。

治法　清热利湿，攻下逐水。

代表方　中满分消丸合茵陈蒿汤加减。

临床运用　①热势较重，常加连翘、龙胆草、半边莲；②小便赤涩不利者，加陈葫芦、蟋蟀粉（另吞服）；③如腹部胀急殊甚、大便干结，可用舟车丸行气逐水，但其作用峻烈，不可过用。

（4）瘀结水留证

证候　脘腹坚满，青筋显露或怒张，胁下癥结，痛如针刺，或见赤丝血缕，面、颈、胸、臂出现血痣或蟹爪纹，口干不欲饮水，面色晦暗黧黑，或见大便色黑，舌质紫暗或有紫斑，脉细涩。

审证求机　本证的病证特点为胁下癥块，痛如针刺，舌质紫暗或有瘀斑；基本病机为肝脾瘀结，络脉滞涩，水气停留。

治法　活血化瘀，行气利水。

代表方　调营饮加减。

临床运用　①胁下癥积肿大明显，可选加炮鳖甲、土鳖虫、牡蛎，或配合鳖甲煎丸内服；②如病久体虚，气血不足，或攻逐之后，正气受损，宜用八珍汤或人参养荣丸；③如大便色黑，可加三七粉（冲服）、茜草、侧柏叶；④如病势恶化，大量吐血、下血，或出现神志昏迷等危象，当辨阴阳之衰脱而急救之。

（5）阳虚水盛证

证候　腹大胀满，形似蛙腹，朝宽暮急，脘闷纳呆，神倦怯寒，肢冷浮肿，小便短少不利，面色苍黄，或呈㿠白，舌体胖、质紫，苔淡白，脉沉细无力。

审证求机　本证的病证特点为腹胀浮肿、肢冷怯寒伴见虚寒之象；基本病机为脾肾阳虚，不能温运，水湿内聚。

治法　温补脾肾，化气利水。

代表方　附子理苓汤或济生肾气丸加减。

临床运用　①偏于脾阳虚弱，神疲乏力、少气懒言、纳少、便溏者加黄芪、山药、薏苡仁、扁豆；②偏于肾阳虚衰，面色苍白、怯寒肢冷、腰膝酸冷疼痛者加肉桂、仙茅、淫羊藿。

（6）阴虚水停证

证候　腹大胀满，或见青筋暴露，小便短少，心烦失眠，时或鼻衄，牙龈出血，口干而燥，形体消瘦，面色晦滞，唇紫，舌质红绛少津，苔少或光剥，脉弦细数。

审证求机　本证的病证特点为腹大胀满、形体消瘦伴见虚热之象；基本病机为肝肾阴虚，津液失布，水湿内停。

治法　滋肾柔肝，养阴利水。

代表方　六味地黄丸合一贯煎加减。

临床运用　①津伤口干明显加石斛、玄参、芦根；②如青筋显露、唇舌紫暗、小便短少加丹参、益母草、泽兰、马鞭草；③如腹胀甚加枳壳、大腹皮；④兼有潮热、烦躁加地骨皮、白薇、栀子；⑤齿、鼻衄血加鲜茅根、藕节、仙鹤草；⑥如阴虚阳浮，症见耳鸣、面赤、颧红加龟甲、鳖甲、牡蛎；⑦湿热留恋不清，溲赤涩少加知母、黄柏、六一散、金钱草。

4. 其他疗法 常配合针灸治疗。主穴：脾俞、三焦俞、中脘、足三里、阴陵泉。气滞湿阻者加章门、肝俞；寒湿困脾者加天枢、气海、公孙；肾虚者加涌泉、三阴交；腹水重者加水道、水分、阴郄、曲泉；衄血者加尺泽、鱼际。选 3 ～ 4 穴，每日 1 次，平补平泻，2 ～ 3 周为 1 个疗程。

【预防调护】

1. 饮食调摄 饮食宜清淡、富有营养、易于消化。生冷寒凉及不洁食物易于损伤脾阳，辛辣油腻食物易于滋生湿热，粗硬食物易于损络动血，故应禁止食用。食盐有凝涩水湿之弊，宜低盐饮食；下肢肿甚、小便量少者，则应忌盐。

2. 精神调摄 忌愤怒，畅情志，安心休养，避免过劳。

3. 对症护理 鼓胀病后期，肝、脾、肾受损，水湿瘀热互结，正虚邪盛，危机四伏。若药食不当，或复感外邪，病情可迅速恶化，导致大量出血、昏迷、虚脱等多种危重证候。应积极采取中西对症处理措施。

【结语】

鼓胀是以腹胀大膨隆如鼓、皮色苍黄、脉络暴露为特征。其病位在肝、脾、肾，基本病机是肝、脾、肾三脏功能失调，气滞、血瘀、水饮，互结于腹中。本病多属本虚标实，临床首先应辨其虚实标本的主次，主要根据病期来分辨，如初期以标实为主、后期以本虚为主。标实者当辨气滞、血瘀、水饮的偏盛，本虚者当辨阴虚与阳虚的不同。治疗宜谨守病机，以攻补兼施为原则。实证为主者以祛邪为主，合理选用行气、化瘀、健脾利水之剂，若腹水严重，也可酌情暂行攻逐，同时辅以补虚；虚证为主者侧重扶正补虚，治以健脾温肾、滋养肝肾等法，扶正重点在脾，同时兼以祛邪。还应注意，不可只看到腹胀有水而不顾整体，妄用攻逐伤正。

附：实践技能、医学综合相关考点模拟题

一、《中医内科学》中医执业助理医师资格考试实践技能相关考点模拟题

第一站 病案分析（总分 40 分。中医内科病案分值占 20 分）

田某，男，已婚，70 岁，农民。2017 年 10 月 19 日初诊。患者乙肝病史 30 余年，期间不规律间断治疗，今年春节后因腹泻在当地医院 B 超检查提示“肝硬化”。半年来

逐渐出现腹部胀大不适，近2月出现皮色苍黄、腹壁脉络显露，感时有腹痛，稍微活动后气短、胸闷，时有心悸，无恶心呕吐。平素自觉畏寒怕冷，四肢欠温，神疲困倦，眠差多梦，脘腹痞闷，口淡无味，口干口苦，小便量少，大便稀溏，舌暗红苔白腻，脉滑细数，沉取无力。

中医疾病诊断（4分）：鼓胀。

中医证候诊断（4分）：阳虚水盛证。

中医辨病辨证依据（5分）

1. 辨病　患者腹部胀大不适半年，近2月出现皮色苍黄、腹壁脉络显露，感时有腹痛，故诊断鼓胀。

2. 辨证　腹部胀大，出现皮色苍黄、腹壁脉络显露，感时有腹痛，稍微活动后气短、胸闷，时有心悸，平素自觉畏寒怕冷、四肢欠温、神疲困倦、眠差多梦、脘腹痞闷、口淡无味、口干口苦、小便量少、大便稀溏，舌暗红苔白腻，脉滑细数，沉取无力，故辨证为鼓胀之阳虚水盛证。

3. 病因病机分析　平素畏寒怕冷，四肢欠温，素体阳虚，伴他病“乙肝”日久续发致肝脾肾损伤，而致脾肾阳虚不能温运，水湿内聚而成鼓胀。

病证鉴别（中医执业助理医师考生不考）：略。

中医治法（2分）：温补脾肾，化气利水。

代表方（2分）：附子理苓汤或济生肾气丸加减。

药物组成、剂量及煎服方法（3分）：

白　术10g	附　片10g（先煎）	干　姜10g	人　参10g	炙甘草10g
肉　桂10g	茯　苓10g	泽　泻10g	猪　苓10g	熟　地10g
山　药10g	丹　皮10g	山茱萸10g	川牛膝10g	车前子10g

煎服法：三剂，水煎服，每日一剂，早晚两次分服。

第二站　中医临证（含中医技术操作、病史采集、中医临床答辩三部分。共35分，20分钟）

鼓胀病史采集举例（现场口述）（10分）

根据试题提供的“患者主诉”，回答如何询问现病史及相关病史。

患者杨某，女，36岁。腹大胀满1月余。

（一）现病史

1. 根据主诉及相关鉴别问诊

（1）起病的诱因及发病缓急：发病前是否有酒食不节、情志刺激、虫毒感染，或病后续发。是否有胁痛、癥积等病史病因，发病时间快慢、长短等。

（2）针对主症（腹大胀满）：如腹胀程度，有无结块，有无疼痛，纳食情况，大小便情况等。

（3）相关鉴别诊断的问诊：是否有食欲减退、恶心呕吐、出血、蜘蛛痣等，是否有胸闷腹胀、嗳气呃逆等，是否有黄疸、胁痛口苦、胁下结块、身软疲乏等。

2. 诊治经过

（1）发病以来是否到医院就诊，是否做过相关检查，如血、尿、粪常规，血压、肝功能、生化检查、腹部 B 超、上腹 CT、胃镜等。

（2）是否用过药物治疗，疗效如何。

3. 发病以来一般情况问诊，如精神、饮食、睡眠、二便情况、体重变化等，可结合十问歌。

（二）相关病史

1. 既往疾病史。有无胁痛、胃痛、肝炎等病史。

2. 有无药物、食物过敏史。

3. 家族史。

4. 与该病有关的其他病史、手术外伤史，有无传染病史、预防接种史，有无烟酒嗜好史、婚育史、吸毒史、冶游史等。

5. 月经史、经带胎产史。

要求：问诊顺序是否合理，条理是否清晰，是否体现了中医临床思维。

第三站 西医临床（体格检查、西医操作、西医临床答辩三部分。分值占 25 分，20 分钟）

二、《中医内科学》中医执业（助理医师）医师资格考试医学综合考试模拟题

（一）A1 型题

1. 下列对鼓胀论述有误的是（　　）

A. 鼓胀可分为气、血、水、虫鼓

B. 鼓胀晚期可导致吐血、便血、昏迷

C. 鼓胀形成中气滞、血瘀、水停为邪实

D. 鼓胀主要涉及心、肝、脾之脏

E. 鼓胀病性为实中夹虚、本虚标实

2. 鼓胀与水肿的早期鉴别不能依赖哪项（　　）

A. 腹部筋脉显露与否　　B. 有无血痣

C. 四肢肿与否　　D. 腹部胁下有无有形癥积

E. 病程久暂

3. 下列哪项与鼓胀的发病关系最为密切（　　）

A. 肺、脾、肾　　B. 心、脾、

C. 肝、脾、肾　　D. 心、肝、肾

E. 肺、胃、肾

4. 鼓胀之水湿困脾证，其治疗首选方剂是（　　）

A. 柴胡疏肝散　　B. 胃苓汤

C. 实脾饮　　D. 中满分消丸

E. 茵陈蒿汤

（二）A2 型题

1. 患者腹大胀满，按之如囊裹水，伴下肢浮肿，胸脘痞胀，精神困倦，怯寒懒动，尿少便溏，舌苔白腻，脉缓。其治法是（　　）

A. 温中健脾，行气利水　　B. 温补脾肾，化气利水

C. 健脾益气，化气行水　　D. 理气疏肝，化瘀利水

E. 健脾渗湿，行气利水

2. 一患者腹大胀满，按之如囊裹水，胸脘胀闷，得热稍舒，困倦懒言，大便溏，小便短少，苔白腻，脉缓。应选主方为（　　）

A. 胃苓汤　　B. 实脾饮

C. 调营饮　　D. 柴胡疏肝散

E. 中满分消丸

3. 患者鼓胀，腹大胀满，形式蛙腹，朝宽暮急，面色苍黄，脘闷纳呆，神倦祛寒，肢冷浮肿，小便短少不利，舌体胖、质紫，苔薄白，脉沉细无力。其中医治法为（　　）

A. 清热利湿，攻下逐水　　B. 温补脾肾，化气利水

C. 活血化瘀，行气利水　　D. 温中健脾，行气利水

E. 疏肝理气，运脾利湿

（三）A3 型题（略）

（四）B 型题

（1 ～ 2 题共用备选答案）

A. 水肿　　B. 痰饮

C. 黄疸　　D. 积聚

E. 鼓胀

1. 患者腹部胀大，按之坚满，皮色苍黄，胁腹疼痛，尿少。其诊断是（　　）

2. 患者面浮肢肿，按之凹陷不起，腹胀脘闷，面色萎黄，尿少便溏。其诊断是（　　）

（3 ～ 5 题共用备选答案）

A. 附子理中汤或济生肾气丸　　B. 中满分消丸合茵陈蒿汤

C. 六味地黄丸合一贯煎　　D. 附子理苓汤或济生肾气丸

E. 柴胡疏肝散合胃苓汤

3. 鼓胀之气滞湿阻证的代表方首选（　　）

4. 鼓胀之水热蕴结证的代表方首选（　　）

5. 鼓胀之阳虚水盛证的代表方首选（　　）

（6～9题共用备选答案）

A. 理气和血，行湿散满　　B. 标本兼顾，扶正行水

C. 缓则治本　　D. 通腑化浊

E. 醒神开窍

6. 鼓胀晚期正虚邪恋，治宜（　　）

7. 鼓胀烦躁神昏嗜睡，终至昏迷，治宜（　　）

8. 鼓胀腹大坚满撑急，有凹陷及振水声，治宜（　　）

9. 鼓胀腹大胀满，叩之如鼓，持久不减，治宜（　　）

【参考答案】

A1 型题：1.D　2.E　3.C　4.C

A2 型题：1.A　2.B　3.B

B 型题：1.E　2.A　3.E　4.B　5.D　6.C　7.E　8.B　9.A

模块七　肾系病证

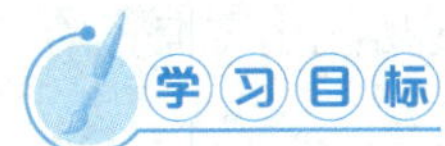

知识要求

1. 掌握水肿、淋证、癃闭等病证的病因病机、诊断要点、辨证论治、预后与调护

2. 熟悉癃闭、阳痿、遗精、耳鸣耳聋等病证的诊断要点、辨证论治。

3. 了解熟悉常见肾系病证的西医学范畴、相关检查、转归预后。

技能要求

1. 能够对水肿、淋证、癃闭、阳痿、遗精、耳鸣耳聋等肾系病证患者进行辨治处置。

2. 根据中医执业助理医师资格考试大纲归纳各病证考试要点。

肾系病证是指因感受外邪、饮食不节、情志不调、劳倦内伤等因素，导致肾与膀胱生理功能失常而出现的一类病证。临床常有水肿、淋证、癃闭、阳痿、遗精、耳鸣耳聋等病证，见表 7–1。

表 7–1　肾系病证助考纲要总目表

序号	项目序号	项目任务	学习目标	中医执业助理医师考试		考试星级
				综合考试	技能考试	
1	项目一	水肿	重点掌握	√	√	★★★
2	项目二	淋证	重点掌握	√	√	★★★
3	项目三	癃闭	熟悉	√	无	★
4	项目四	阳痿	了解	无	无	
5	项目五	遗精	了解	无	无	
6	项目六	耳鸣耳聋	了解	无	无	

一、肾的生理病理特点

1. 肾的生理功能与特点　肾主藏精，包括先、后天之精，主生长、发育与生殖，主水，主纳气，主骨生髓，通于脑，其经脉络膀胱，故与膀胱相表里。肾藏精是指肾对精具有贮藏和固摄的功能，从而促进人体的生长发育与繁殖。肾为生命活动之根，故称为“先天之本”。肾藏真阴而寓真阳。肾中精气的作用主要表现在两个方面：一是促进机体的生长发育与生殖，二是调节机体的代谢和生理活动，后者的作用是通过肾阴、肾阳来实现的。肾阴对各脏腑、组织起滋养、润泽作用，是人体阴液之根，又称元阴、真阴；肾阳对各脏腑、组织起着温煦、激发、推动作用，并且是肾活动的动力，是人体生命活动动力的源泉，又称元阳、真阳、命门之火。肾主水是指肾有主持和调节人体水液代谢的作用。人体内津液的输布和排泄，虽然需要肺、脾、肾、膀胱、三焦等脏腑的共同作用，但主要依靠肾的气化作用来实现。肾主纳气是指肾具有协助肺向下摄纳吸入的清气，以保持呼吸深度，防止呼吸表浅，调节呼吸的作用。膀胱的生理功能主要是贮存和排泄尿液。

2. 肾的病理特征 若肾失封藏，精关不固，则男子滑精、遗精；先天不足，或劳伤于肾，造成精气虚损，命门火衰，阳事不举而成阳痿；若肾阳亏虚，蒸腾气化失司，可导致水液的输布、代谢障碍，而出现水肿、癃闭等病证；肾与膀胱互为表里，若湿热蕴结下焦，肾与膀胱气化失司，水道不利，可导致小便频急、淋沥不尽、尿道涩痛的淋证。

3. 肾与其他脏腑的关系 肾与其他脏腑的关系非常密切。①肾与肝：肾阴亏虚，水不涵木，肝阳上亢，亢阳生风化火，风火上扰，可致眩晕；②肾与心：若肾水不足，水不济火，心火亢盛，心肾不交，可致心悸、不寐；③肾与肺：若肾气亏虚，肾不纳气，气不归元，可致呼吸表浅，呼多吸少，而发喘证；④肾与脾：若肾阳虚衰，火不燠（音玉义暖）土，可致脾阳虚衰，运化失职而发五更泄泻；⑤肾与脑：若肾精亏损，脑髓失充，可致健忘、痴呆。临证时，应注意脏腑之间的关联性，随证处理。

二、肾系病证的辨治要点

（一）辨证要点

1. 辨虚实 肾系病证尤其肾病，以虚证或虚实夹杂者居多，但也有虚、实两端者，如淋证、癃闭、阳痿、遗精等，故需分辨之。可从病期（病程长短）、邪正盛衰及伴有症状（包括舌、脉）来分辨。一般来说，初期、病程较短、实象突出者，多属实证；久病、病程较长、虚象突出者，多属虚证。虚实夹杂者，当分清标本虚实主次。

肾系病证之虚证，常见肾气不固、肾阳亏虚、肾阳虚水泛、肾阴虚火旺等证候；实证常见膀胱湿热证候。

2. 辨病证属性特征

（1）水肿辨阴阳：水肿病，当首辨阴阳，即辨阴水、阳水之不同。可从以下几方面辨别：是否有外感或内伤病史、发病缓急、病程、病位、病性、水肿表现特点（尤其水肿发生次序）等。

（2）淋证分六淋：淋证虽有小便频数短涩、淋沥刺痛、小腹拘急或痛引腰腹的共同临床特征，但又各具不同的特殊表现，故需分辨之。可从特征性表现（最主要），结合发病缓急、病程、诱发因素，或兼症等来分辨。

（二）治疗要点

1. 肾病多虚，多用补法 总的治疗原则为“培其不足，不可伐其有余”。“肾者主蛰”意谓肾脏具潜藏、封藏、闭藏之生理特性。临床用药多从两个方面体现：一是治肾多用补益之品，二是常伍收涩之药。

2. 善用补法，阴中求阳，阳中求阴 肾乃水火之宅，内寓真阴真阳，生理上二者互根互用、相互制约，根据阴阳互根的原理，在滋补肾阴的同时，应适当配伍补阳之品，所谓“善补阴者，必于阳中求阴，则阴得阳升而泉源不竭”。在温补肾阳的同时，又应适当配伍补阴药物，所谓“善补阳者，必于阴中求阳，则阳得阴助而生化无穷”。故肾病临证组方时常阴阳并补。

3. 忌大补滋腻、大辛大燥及大苦大寒之品 纯虚之证，以血肉有情之品填精益髓，资其生化之源，加之肾病用药用量大、药味重、疗程长，易于壅滞脾胃，故不可过于滋腻。阳虚者，则为寒证，宜甘温益气之品，配以滋阴润燥，忌大辛大燥伤津耗阴；阴虚者，往往导致相火偏旺，宜甘润益肾之剂，参以清泄相火，忌过于苦寒以免伤脾胃。

4. 实者泻之，虚实杂夹者，宜攻补兼施 膀胱与肾互为表里，膀胱湿热证候，治当清热利湿。六腑以通为用，膀胱实证常施利尿、排石、活血、行气等通利之剂。膀胱虚寒证候，多由肾阳不足，气化失司引起，其治当以温肾化气为法；阳虚水泛者，宜温阳化气行水。

5. 注意整体调节 肾与其他脏腑的关系非常密切，如肾阴不足，可导致水不涵木，肝阳上亢；或子盗母气，耗伤肺阴；或水不上承，心肾不交。肾阳亏虚，又易形成火不生土，脾阳衰弱。这些病证，通过治肾及参治他脏，对病情恢复有很重要的意义。

项目一 水 肿

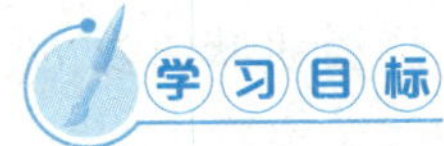

知识要求

1. 掌握水肿的辨证要点、常见辨证分型及治疗。
2. 熟悉水肿常见病因病机、类证鉴别、预防调护方法。
3. 了解水肿的源流、演变与预后。

技能要求

1. 能够对水肿患者的常见证型进行辨证论治。
2. 运用已有知识应答中医执业助理医师资格考试要点。

考点：概念

水肿是指由于外感或内伤诸病因，导致肺失通调，脾失转输，肾失开合，三焦气化不利，以致体内水液代谢障碍，水液潴留，泛溢肌肤，表现为以头面、眼睑、四肢、腹背，甚至全身浮肿为特征的一类病证。

本病在《黄帝内经》中称为“水”，并根据不同症状分为“风水”“石水”“涌水”，如《素问·水热穴论》指出：“勇而劳甚，则肾汗出，逢于风，内不得入于脏腑，外不得越于皮肤，客于穴府，行于皮里，传为胕肿。”“故其本在肾，其末在肺。”《素问·至真要大论》又指出：“诸湿肿满，皆属于脾。”《素问·汤液醪醴论》提出“平治于权衡，去菀陈莝……开鬼门，洁净府”的治疗原则。汉代张仲景在《金匮要略·水气病脉证并治》以表里上下为纲，分为风水、皮水、正水、石水、黄汗五种类型；提出了发汗、利尿两大治疗原则。唐代孙思邈在《备急千金要方·水肿》中首次提出了水肿必须忌盐。宋代严用和《济生方·水肿门》说：“阴水为病，脉来沉迟，色多青白，不烦不渴，小便涩少而清，大腹多泄……阳水为病，脉来沉数，色多黄赤，或烦或渴，小便赤涩，大腹多闭。”这一分类方法，实际上区分了虚实两种不同性质的水肿；严用和还在前人汗、利、攻基础上，倡导温脾暖肾，开创了补法治疗水肿的先例。《仁斋直指方·虚肿方论》创用活血利水法治疗瘀血水肿。明代李梴《医学入门·水肿》提出疮毒致水肿的病因学说。

本节论及的水肿以肾性水肿为主，主要见于西医学中急、慢性肾小球肾炎，肾病综合征，继发性肾小球疾病等。其他类型的水肿，如内分泌失调、心功能不全及营养不良等疾患所出现的水肿，也可参照本病进行辨证论治。

【病因病机】

水肿的病因分为内因和外因。外因有外感风邪（风寒或风热）、水湿、疮毒内犯；内因有饮食不节、禀赋不足、久病劳倦。其基本病机为肺失通调，脾失转输，肾失开合，三焦气化不利而出现水肿。

考点：病因

1. 常见病因

（1）风邪袭表：风为六淫之首，侵袭人体，每夹寒夹热。风寒或风热之邪，侵袭肺卫，肺失宣降，通调失职，水津不布而停聚，风遏水阻，风水相搏，泛溢肌肤，发为水肿。

（2）疮毒内犯：肌肤患痈疡疮毒，火热内攻，损伤肺脾，致津液气化失常，水液内停，发为水肿。

（3）外感水湿：久居湿地，或冒雨涉水，或湿衣裹身过久，水湿内侵，困遏于脾，运化失职，水湿内生（即外湿引发内湿，内外湿相合），终致水湿泛溢肌肤，发为水肿。

（4）饮食不节：过食肥甘，或嗜食辛辣，久则湿热中阻，损伤脾胃；或因生活饥馑，营养不足，脾气失养，以致脾运不健，脾失转输，水湿壅滞，发为水肿。

（5）禀赋不足：先天禀赋薄弱，肾气亏虚，肾与膀胱开合不利，气化失常，气不化水，水液内停，水泛肌肤，发为水肿。或因劳倦过度，或纵欲无节，或生育过多，或久病产后，损伤脾肾，脾肾亏虚，水液的运化输布排泄失常，水湿内停，溢于肌肤，发为水肿。

2. 病机概要　考点：病位、基本病机

（1）基本病机：肺失通调，脾失转输，肾失开合，三焦气化不利，水液内停而潴留，泛溢肌肤。

（2）病位：在肺、脾、肾，关键在肾。

（3）病理性质：有阴水、阳水之分。阳水属实；阴水多虚或虚实夹杂。

（4）病理因素：为风邪、水湿、疮毒、瘀血。

（5）病机转化：首先，阳水与阴水之间可相互转化，如阳水迁延不愈，反复发作，正气渐衰，可转为阴水。阴水复感外邪，或饮食不节，使肿势加剧，呈现阳水的证候，而成本虚标实之证。其次，水肿各证型之间也可相互转化，如阳水之风水相搏证，若风去湿留，则可转化为水湿浸渍证；水湿浸渍证由于体质的不同，湿有寒化和热化之不同，水湿郁而化热，可转为湿热壅盛证，水湿伤及脾阳，则转为脾阳虚水泛证，甚至脾虚及肾成为肾阳虚水泛证。

【诊断与鉴别诊断】

（一）诊断依据

1. 临床表现

（1）主症：水肿先从眼睑或下肢开始，继及四肢、全身。轻者仅眼睑或足胫浮肿，重者全身皆肿。

（2）次症：水肿病情严重者，患者可伴腹大胀满、气喘不能平卧；更严重者可见尿闭或尿少、恶心呕吐、口有秽味、鼻衄牙宣、头痛、抽搐、神昏谵语等危象。

2. 病史　患者可有乳蛾、心悸、疮毒、紫癜及久病体虚等病史。

3. 相关检查

（1）尿常规：心力衰竭患者常有轻度或中度蛋白尿，而持久性重度蛋白尿常提示肾病综合征，如无蛋白尿很可能水肿不是由心脏或肾脏疾病引起。

（2）肾功能、肝功能、心电图、肝肾 B 超：了解有无器质性病变。

（3）血浆蛋白与清蛋白的测定：血浆蛋白低于 55g/L 或清蛋白低于 23g/L，表示血浆胶体渗透压降低，其中血清蛋白的降低尤为重要。血浆蛋白与血清蛋白降低常见于肝硬化、肾病综合征及营养不良。

（4）血常规：血红细胞计数和血红蛋白含量明显减少者应考虑此水肿可能与贫血有关。

（5）心脏超声、胸片：排除水肿可再查，明确心功能级别。

（6）肾穿刺活检：明确病理类型，鉴别原发性与继发性肾脏疾病。

（7）女性患者尤须注意排除狼疮性肾炎所致水肿：须查抗核抗体、双链DNA抗体，必要时进行肾穿刺活检。

（8）T_3、T_4、FT_3、FT_4：以排除黏液性水肿。

（二）病证鉴别

水肿与鼓胀：鼓胀是由肝、脾、肾功能失调，导致气滞、血瘀、水停，气血水互结，聚于腹中，主症是单腹胀大、面色苍黄、腹壁青筋暴露，但四肢多不肿，反见瘦削，后期或可伴见轻度肢体浮肿。水肿是肺、脾、肾三脏气化失调，导致水液代谢障碍，水湿内停，泛溢肌肤，主症是头面或下肢先肿，继及全身，面色㿠白，腹壁无青筋暴露。其鉴别要点，见表7–2。

表7–2　水肿与鼓胀的鉴别

项目	水肿	鼓胀
病位	肌肤	腹部
病因	外感、饮食、劳倦	情志、酒食、虫毒、他病
病机	肺、脾、肾功能失调，水液潴留，泛溢肌肤	肝脾肾功能失调，气滞、瘀血、水液互结于腹部
脏腑	肺、脾、肾	肝、脾、肾
临床表现	眼睑、头面、四肢、胸腹或全身浮肿	腹胀大如鼓，皮色苍黄，脉络暴露，四肢消瘦

【辨证论治】

（一）辨证要点

考点：阳水和阴水的鉴别要点

1. 辨阳水、阴水　其辨别要点见表7–3。

表7–3　阴水与阳水的辨别

项目	主症	病因	病势	病性
阳水	水肿多由面目开始，自上而下，继及全身，肿处皮肤绷急光亮，按之凹陷即起，兼有寒热等表证	风邪、疮毒、水湿	急	表、实
阴水	水肿多由足踝开始，自下而上，继及全身，肿处皮肤松弛，按之凹陷不易恢复，甚则按之如泥	饮食劳倦、久病体虚	缓	里、虚或虚实夹杂

2. 辨病因、脏腑　水肿以头面为主、恶风头痛者多属风；水肿以下肢为主、纳呆身重者，多属湿；水肿而伴有咽痛溲赤者多属热；因疮痍、猩红赤斑而致水肿者多属疮毒。若水肿较甚，先眼睑浮肿，继而四肢皆肿，伴恶寒发热、咳嗽者，病变部位多在肺；水肿日久，脘闷纳呆，肢体困重，苔腻者病变部位多在脾；腰以下肿甚，水肿反复，腰膝酸软，耳鸣眼花者病变部位多在肾；水肿下肢明显，心悸怔忡，胸闷烦躁，甚

则不能平卧者病变部位多在心。

3. 辨虚实标本　青少年初病，或新感外邪，发为水肿，多属实；年老或久病之后，正气虚衰，水液潴留，发为水肿者，多以正虚为本，邪实为标。一般而言，阳水属热属实，阴水属寒属虚。

（二）治疗原则

考点：治疗原则

本病基本治则为发汗、利尿、攻下逐水。阳水以祛邪为主，发汗、利水、攻逐，同时配合清热解毒、理气化湿等法；阴水等以扶正为主，宜健脾温肾，同时配以利水、养阴、活血、祛瘀之法。虚实夹杂者，则当兼顾，先攻后补，或攻补兼施。攻下逐水法，只宜用于病初体实肿甚者，正气尚旺，用发汗、利水法无效，而确有当下脉证者，可用十枣汤治疗，但应中病即止，以免过用伤正；水肿消退后，即用调补脾胃以善其后。对于脾肾两亏而水肿甚者，逐水峻药应慎用。

（三）分证论治

考点：各证型的证候、基本病机、治法、方药

1. 阳水

（1）风水相搏证

证候　眼睑浮肿，继则四肢及全身皆肿，来势迅速，多有恶寒发热、肢节酸楚、小便不利等。偏于风热者，伴咽喉红肿疼痛，舌质红，脉浮滑数。偏于风寒者，兼恶寒、咳喘，舌苔薄白，脉浮滑或浮紧。

审证求机　本证的病证特点为眼睑浮肿显著，来势迅速，伴有表证；基本病机为风邪袭表，肺失宣肃，通调失职，风遏水阻，风水相搏，泛溢肌肤。

治法　疏风解表，宣肺行水。

代表方　越婢加术汤加减。

临床运用　①风寒偏重者，去石膏，加苏叶、桂枝、防风；②风热偏盛者，可加连翘、桔梗、板蓝根、鲜芦根；③若咳喘较甚，可加杏仁、前胡；④见汗出恶风，卫阳已虚，则用防己黄芪汤加减，以益气行水。

（2）水湿浸渍证

证候　全身水肿，下肢尤甚，按之没指，小便短少，起病缓慢，病程较长，身体困重，胸闷，纳呆，泛恶，苔白腻，脉沉缓。

审证求机　本证的病证特点为全身水肿，按之没指，身体困重，小便短少；基本病机为水湿内侵，脾气受困，脾阳不振，湿浊不化。

治法　运脾化湿，通阳利水。

代表方　五皮饮合胃苓汤加减。

临床运用　①外感风邪，肿甚而喘者，可加麻黄、杏仁；②面肿、胸满不得卧，加苏子、葶苈子；③湿困中焦，中阳不运，脘腹胀满甚者，加川椒目、大腹皮、干姜。

（3）湿热壅盛证

证候　遍体浮肿，皮肤绷急光亮，胸脘痞闷，烦热口渴，小便短赤，或大便干结，舌红苔黄腻，脉沉数或濡数。

审证求机　本证的病证特点为遍体浮肿、烦热口渴、苔黄腻；基本病机为湿热内盛，三焦壅滞，气滞水停。

治法　分利湿热。

代表方　疏凿饮子加减。

临床运用　①腹满不减，大便不通，可合己椒苈黄丸，以助攻下之力，使水邪从大便而泄；②若肿势严重，兼见喘促不得卧者，加葶苈子、桑白皮；③若湿热久羁，也可化燥伤阴，症见口燥咽干，可加白茅根、芦根。

（4）湿毒浸淫证

证候　眼睑浮肿，延及全身，身发疮痍，甚则溃烂，小便不利，恶风发热，舌质红，苔薄黄，脉浮数或滑数。

审证求机　本证的病证特点为眼睑浮肿，延及全身，身发疮痍，甚则溃烂；基本病机为疮毒内归脾肺，三焦气化不利，水湿内停。

治法　宣肺解毒，利湿消肿。

代表方　麻黄连翘赤小豆汤合五味消毒饮加减。

临床运用　①脓毒甚者，当重用蒲公英、紫花地丁；②湿盛糜烂者，加苦参、土茯苓；③风盛皮肤瘙痒加白鲜皮、地肤子；④血热而红肿，加牡丹皮、赤芍；⑤大便不通，加大黄、芒硝。

2. 阴水

（1）脾阳虚衰证

证候　身肿日久，腰以下为甚，按之凹陷不易恢复，脘腹胀闷，纳减便溏，面色萎黄，神疲乏力，四肢倦怠，小便短少，舌质淡，苔白腻或白滑，脉沉缓或沉弱。

审证求机　本证的病证特点为肢体浮肿，腰以下为甚，纳呆便溏，神倦肢冷；基本病机为脾阳不振，运化无权，土不制水。

治法　健脾温阳利水。

代表方　实脾饮加减。

临床运用　①气虚甚者，气短声低，加人参、黄芪；②若小便短少，可加桂枝、泽泻；③脾气虚弱，气失舒展，不能运化水湿，治宜益气健脾、行气化湿，不宜分利伤气，可用参苓白术散加减；④浮肿甚，大便溏薄，可加黄芪、桂枝，或加补骨脂、附子。

（2）肾阳衰微证

证候　水肿反复不已，面浮身肿，腰以下甚，按之凹陷不起，尿量减少或反多，腰酸冷痛，四肢厥冷，怯寒神疲，面色灰暗或淡白，甚者心悸胸闷，喘促难卧，腹大胀满，舌质淡胖苔白，脉沉细或沉迟无力。

审证求机　本证的病证特点为面浮身肿，腰以下甚，按之没指，腰酸冷痛，四肢厥冷；基本病机为肾阳虚衰，气化无权，水湿内盛。

治法　温肾助阳，化气行水。

代表方　济生肾气丸合真武汤加减。

临床运用　①小便清长量多，去泽泻、车前子，加菟丝子、补骨脂。②若症见面部浮肿为主，表情淡漠，动作迟缓，形寒肢冷，治以温补肾阳为主，方用右归丸为主加减。③病至后期，因肾阳久衰，阳损及阴，可导致肾阴亏虚，出现肾阴虚为主的病证，症见精神疲惫、腰酸遗精、口渴干燥、五心烦热、舌红、脉细弱等，治当滋补肾阴为主，兼利水湿，但养阴不宜过于滋腻，以防伤害阳气，反助水邪，方用左归丸为主加泽泻、茯苓、冬葵子。

（3）瘀水互结证

证候　水肿延久不退，肿势轻重不一，四肢或全身浮肿，以下肢为主，肌肤或有紫红斑块，腰部刺痛，或伴血尿，舌紫暗，苔白，脉沉细涩。

审证求机　本证的病证特点为水肿延久不退，肌肤有紫红斑块，舌紫暗或瘀斑等瘀血征象；基本病机为瘀水互结，水停湿阻，气化不利。

治法　活血祛瘀，化气行水。

代表方　桃红四物汤合五苓散加减。

临床运用　①全身肿甚、气喘烦闷、小便不利，此为血瘀水盛，肺气上逆，可加葶苈子、川椒目、泽兰；②如见腰膝酸软、神疲乏力，乃为脾肾亏虚之象，可合用济生肾气丸；③对阳气虚者，可配黄芪、附子；④对于久病水肿者，虽无明显瘀阻之象，亦常合用益母草、泽兰、桃仁、红花。

3. 变证证治　水肿久治不愈，或误治失治出现严重变证时，须及时救治。水肿的严重变证主要有：①水毒内阻，胃失和降：本证多由湿热壅塞及通降受阻发展而来，症见神昏嗜睡、泛恶呕吐、口有尿味、不思纳食、小便短少，甚或二便不通、舌苔浊腻、脉细数。治宜通腑泄浊、和胃降逆。方用黄连温胆汤加大黄、石菖蒲。②水凌心肺，阳气衰微：本证多由阳虚水泛发展而来，症见心悸胸闷、喘促难卧、咳吐清涎、手足肿甚、舌淡胖、脉沉细而数。治宜通阳泄浊、温振心阳。方用真武汤合黑锡丹。③虚风扰动，神明不守：本证是由肾精内竭，肝风内动发展而来，症见头晕头痛、步履飘浮、肢体微颤等。治宜息风潜阳、补元固本。方用大补元煎合羚羊钩藤汤。④邪毒内闭，元神涣散：本证多由各型阴水迁延不愈发展而来，症见神昏肢冷、面色晦滞、泛恶口臭、二便不通、肌衄牙宣、舌红绛、苔焦黄、脉细数。治宜清热解毒，通窍泄浊。方用安宫牛黄丸或紫雪丹口服，大黄煎液保留灌肠。

（四）其他疗法

1. 针刺疗法　针刺气海、水分、三焦俞、脾俞、足三里、阴陵泉。风水相搏加肺俞、偏历、外关、合谷，针用泻法；脾虚湿困加三阴交、丰隆、胃俞，针用平补平泻加灸法；阳虚水泛加肾俞、太溪，针用补法加灸。

2. 中成药疗法 肾虚水肿，症见腰膝酸重、小便不利、痰饮喘咳者，可选用济生肾气丸；阳不化气，水湿内停所致的水肿，症见小便不利、水肿腹胀、呕逆泄泻、渴不思饮者，可选五苓散。气阴两虚，脾肾不足，水湿内停所致的水肿，症见神疲乏力，腰膝酸软，面目、四肢浮肿，以及慢性肾炎、蛋白尿、血尿见上述证候者，可选肾炎康复片。

3. 耳针疗法 取穴肺、脾、肾、三焦、膀胱、皮质下，每次取 2～3 穴，中等刺激，隔日 1 次。也可用耳穴埋豆法。

【预防与调护】

1. 起居调摄 起居有时，避免过度劳累，节制房事，调摄情志。感冒流行季节应注意保暖、避风。生活环境潮湿者，宜迁居干燥处，平时应避免冒雨涉水，或湿衣久穿不脱，以免湿邪外侵，造成水肿发生。

2. 饮食调摄 水肿患者应忌盐，肿势重者应予无盐饮食，轻者予低盐饮食（每日食盐量 3～4g），肿退之后，亦应注意饮食不可过咸。若因营养障碍而致水肿者，不必过于忌盐，饮食应富含蛋白质，清淡易消化，忌食辛辣肥甘之品。

3. 皮肤护理 水肿患者水液潴留肌肤，皮肤绷紧，容易破损。此外，水肿患者长期服用肾上腺糖皮质激素，皮肤容易生痤疮，故在洗澡时防止擦伤皮肤，避免抓搔，以免皮肤感染。对长期卧床者，皮肤外涂滑石粉，经常保持干燥，并定时翻身，避免褥疮发生，加重水肿的病情。

4. 病情观察 水肿期间，应严格记录出入量，每日测量体重，以了解水肿的进退消长。若每日尿量少于 500mL，要警惕癃闭的发生。水肿患者若已治愈，仍应长期随访，定期复查。若脏气已伤，未能治愈，必须长期治疗，以期延缓病情进展，保持相对健康，尽量带病延年。

【结语】

水肿是指体内水液潴留，泛溢肌肤，表现以头面、眼睑、四肢、腹背，甚至全身浮肿为特征的一类病证。病因有风邪袭表、疮毒内犯、外感水湿、饮食不节及禀赋不足、久病劳倦。病位在肺、脾、肾，关键在肾。肺失通调，脾失健运，肾失开合，三焦气化不利为其基本病机。临床辨证以阴阳为纲，阳水多表实证，阴水多里虚或虚实夹杂证。阳水治以发汗、利小便、清热化湿、健脾理气，总以祛邪为主；阴水治以温阳益气、健脾、益肾，兼利小便、养阴、活血化瘀，以扶正为主。虚实并见者，则攻补兼施。注意饮食生活调摄，防止水肿转变。水肿消退后，应谨守病机以图本，健脾益气补肾以资巩固，以防其复发。

附：实践技能、医学综合相关考点模拟题

一、《中医内科学》中医执业助理医师资格考试实践技能相关考点模拟题

第一站　病案分析（总分 40 分。中医内科病案分值占 20 分）

魏某，男，42 岁，工人。患者 3 年前因出现面目浮肿等症，在当地医院确诊为“急性肾炎”，经治疗病情缓解，浮肿消退。但因治疗不彻底，水肿反复发作，以下肢为甚。近 3 个月以来，浮肿较前更加明显。现症见：面浮身肿，下肢尤甚，按之凹陷不起，反复不已，畏寒神疲，面白肢冷，腰背冷痛，小便短少，舌淡胖苔白，脉沉迟无力，两尺尤弱。

中医疾病诊断（4 分）：水肿。

中医证候诊断（4 分）：阴水（肾阳衰微证）。

辨病辨证依据（5 分）：

1. 辨病　以面浮身肿为主症，诊断为水肿（阴水）。

2. 辨证　面浮身肿，下肢尤甚，按之凹陷不起，反复不已，畏寒神疲，面白肢冷，腰背冷痛，舌质淡胖苔白，脉沉迟无力，两尺脉尤弱。辨证为阴水之肾阳衰微证。

3. 病因病机分析　因久病及肾，肾阳虚衰，气化无权，水湿内盛，而引发本病。

病证鉴别（中医执业助理医师考生不考）：略。

治法（2 分）：温肾助阳，化气行水。

代表方（2 分）：济生肾气丸合真武汤加减。

药物组成、剂量及煎服法（3 分）：

熟　地 15g　山　药 15g　山茱萸 10g　茯　苓 15g　泽　泻 10g
炮附子 9g　肉　桂 6g　怀牛膝 15g　车前子 15g（包煎）　白　芍 10g
白　术 15g　生　姜 6g

煎服法：五剂，水煎服，每日一剂，分三次服。

第二站　中医临证（含中医技术操作、病史采集、中医临床答辩三部分。分值共 35 分，20 分钟）

水肿病史采集举例（现场口述）（10 分）

根据试题提供的“患者主诉”，回答如何询问现病史及相关病史。

患者，女性，30 岁。眼睑水肿，皮肤光亮 3 天。

（一）现病史

1. 根据主诉及相关的鉴别诊断问诊

（1）发病的病因和诱因：发病前有无乳蛾、疮毒病史，有无受凉、受累等诱因。

（2）针对主症（眼睑水肿）询问：水肿发生的时间，按之凹陷是否即起，与体位变

化、活动量的关系，有无其他部位的水肿，有无尿少。

（3）相关鉴别诊断的问诊：有无恶寒、发热、肢节酸楚，有无烦热口渴，皮肤溃疡，有无腰背部不适、心慌、气短等。

2. 诊疗经过

（1）是否到医院就诊，做过哪些检查，如血、尿、粪常规，血压、肾功能及生化检查等，结果如何。

（2）用过何种药物，如是否用过利水消肿药物等。做过何种治疗，疗效如何。

（3）发病以来一般情况问诊，如精神、饮食、睡眠情况等。

（二）相关病史

1. 既往有无类似发作史，有无肾、心、肝、内分泌等疾病史，营养状况如何，有无烟酒嗜好，有无传染病史、家族史、月经史、婚育史、不洁性交史等。

2. 有无药物、食物过敏史。

要求：问诊顺序合理，条理清晰，体现中医临床思维。

第三站 西医临床（含体格检查、西医操作、西医临床答辩三部分。分值占 25 分，20 分钟）

二、《中医内科学》中医执业助理医师资格考试医学综合考试模拟题

（一）A1 型题

1. 水肿风水相搏证，其病位在（　　）

A. 心　　B. 肺　　C. 肝

D. 脾　　E. 肾

2. 下列哪项对水肿病因论述失误（　　）

A. 湿热疮毒，内侵脾肺　　B. 饮食劳倦，伤及脾胃　　C. 房劳多育，内伤肾气

D. 上焦寒盛，心阳不蒸　　E. 风邪外袭，肺失通调

3. 下列水肿分型证治中，选方有误的是（　　）

A. 风水相搏证方选越婢加术汤

B. 水湿浸渍证方选胃苓汤合五皮饮

C. 脾阳衰微证方选肾气丸

D. 湿热壅盛证方选疏凿饮子

E. 湿毒浸淫证方选麻黄连翘赤小豆汤合五味消毒饮

4. 轻度水肿患者应予低盐饮食，每日适宜的食盐摄入量是（　　）

A.1 ～ 2g　　B.3 ～ 4g　　C.5 ～ 6g

D.7 ～ 8g　　E.9 ～ 10g

（二）A2 型题

1. 患者，男，56 岁。身肿腰以下为甚，按之如泥，脘腹胀满，面色萎黄，便溏肢

冷，神疲乏力，小便短少，舌淡苔白滑，脉沉缓。应选何方治疗（　　）

A. 真武汤　　B. 理中汤　　C. 附子理中汤

D. 参苓白术散　　E. 实脾饮

2. 患者，男，47 岁。水肿延久不退 10 年，肿势轻重不一，以下肢为主，腰部刺痛，伴血尿，舌紫暗，苔白，脉沉细涩。其治疗宜首选的方剂是（　　）

A. 实脾饮　　B. 五皮饮合胃苓汤　　C. 济生肾气丸合真武汤

D. 麻黄连翘赤小豆汤合五味消毒饮　　E. 桃红四物汤合五苓散

3. 患者，女，15 岁。因皮肤疮疡破溃而引发水肿，肿势自颜面而渐及全身，发热咽红，舌红苔薄黄，脉滑数。其治法是（　　）

A. 温运脾阳，以利水湿　　B. 健脾化湿，通阳利水　　C. 宣肺解毒，利湿消肿

D. 散风清热，宣肺利水　　E. 温肾助阳，化气行水

（三）A3 型题

张某，男，28 岁。初起恶寒发热，咽痛，眼睑浮肿，小便不利，经治疗后，表虽解但肿势未退，身重困倦，胸闷，纳呆，泛恶，苔白腻，脉沉缓。

1. 该患者的证型属于（　　）

A. 水湿浸渍证　　B. 湿毒浸淫证　　C. 湿热壅盛证

D. 风水相搏证　　E. 脾阳虚衰证

2. 其治法是（　　）

A. 温运脾阳，以利水湿　　B. 运脾化湿，通阳利水　　C. 宣肺解毒，利湿消肿

D. 散风清热，宣肺利水　　E. 温肾助阳，化气行水

3. 其治疗首选方是（　　）

A. 越婢加术汤　　B. 疏凿饮子　　C. 五皮饮合胃苓汤

D. 实脾饮　　E. 麻黄连翘赤小豆汤和合五味消毒饮

（四）B 型题

A. 遍体浮肿，皮肤绷急光亮

B. 面浮身肿，腰以下甚，按之凹陷不起

C. 全身水肿，下肢明显，按之没指

D. 身发疮痍，眼睑浮肿

E. 初起眼睑浮肿，继则四肢及全身皆肿

1. 水肿风水相搏证的水肿特点是（　　）

2. 水肿湿热壅盛证的水肿特点是（　　）

3. 水肿肾阳衰微证的水肿特点是（　　）

【参考答案】

A1 型题：1.B　2.D　3.C　4.B

A2 型题：1.E　2.E　3.C

A3 型题：1.A 2.B 3.C

B 型题：1.E 2.A 3.B

项目二 淋 证

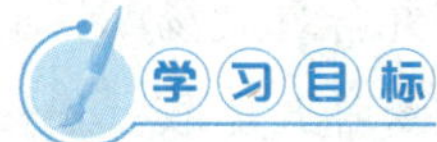

知识要求

1. 掌握淋证的辨证要点、常见辨证分型及治疗。
2. 熟悉淋证常见病因病机、类证鉴别、预防调护方法。
3. 了解淋证的源流、演变与预后。

技能要求

1. 能够对淋证患者的常见证型进行辨证论治。
2. 运用已有知识应答中医执业助理医师资格考试要点。

考点：淋证的定义

淋证是指由于外感湿热、饮食不节、情志失调、体虚劳欲等因素，导致肾与膀胱气化不利或气化无权，以小便频数短涩、淋沥刺痛，伴小腹拘急，痛引腰腹为主要临床表现的病证。

淋之名称，始见于《黄帝内经》，又称其为"淋闷"。汉代张仲景在《金匮要略·五脏风寒积聚病脉证并治》中称淋证为"淋秘"，并把其病机归为"热在下焦"。《中藏经》把淋证分为冷、热、气、劳、膏、砂、虚、实八种，乃为淋证临床分类的雏形。隋代巢元方《诸病源候论·诸淋病候》中对淋证的病机进行了高度概括，他指出："诸淋者，由肾虚而膀胱热故也。"还把淋证分为石、劳、气、血、膏、寒、热七种，并对诸淋各自不同的病机特性进行了探讨。唐代《千金要方》《外台秘要》把淋证分为石、气、膏、劳、热五种。宋代《济生方》又分为气、石、血、膏、劳五种。金代刘河间强调热邪在本病发病中的重要性，认为其病机与气血郁结有关。丹溪重视心与小肠病变与淋证发生的关系："淋有五，皆属于热。"张介宾认为淋证与"积热蕴毒"有关。明代戴元礼《证治要诀》认为淋证与气郁有关。清代尤在泾在《金匮翼·诸淋》中强调的"开郁行气，破血滋阴"治疗石淋的原则，对临床确有指导意义。

西医学中的急、慢性尿路感染，泌尿系结核，尿路结石，急慢性前列腺炎，乳糜尿及尿道综合征等病均可参考本病辨证论治。

【病因病机】

淋证的病因分为外因与内因。外因为外感湿热；内因有饮食不节、情志失调、体虚劳欲。其主要病机是湿热蕴结下焦，肾与膀胱气化不利或气化无权。

1. 常见病因

考点：病因

（1）外感湿热：因下阴不洁，秽浊之邪自下侵入机体，传入膀胱，酿成湿热，湿热久蕴，致肾与膀胱气化不利，发为淋证。

（2）饮食不节：多食辛热肥甘之品，或嗜酒太过，脾胃运化失常，积湿生热，湿热下注膀胱，膀胱气化不利，乃成淋证。

（3）情志失调：情志不遂，肝气郁结，膀胱气滞，或气郁化火，气火郁于膀胱，膀胱气化不利，导致淋证。

（4）体虚劳欲：禀赋不足，或年老肾亏，或多产多育，或久病缠身，或劳欲过度，肾气虚衰，或久淋不愈，耗伤正气，脾肾两虚，肾与膀胱气化无权，而发淋证。

2. 病机概要

考点：病位、基本病机

（1）基本病机：湿热蕴结下焦，肾与膀胱气化不利。而脾肾两虚，肾与膀胱气化无权，是淋证久病的病机关键。

（2）病位：膀胱与肾。与肝、脾相关。

（3）病理性质：有实、有虚，且多见虚实夹杂之证。初起多因湿热为患，正气尚未虚损，故多实证。但淋久湿热伤正，由肾及脾，每致脾、肾两虚，由实转虚。亦可因邪气未尽，正气渐伤，或虚体受邪，则成正虚邪实的虚实夹杂证，常见阴虚夹湿热、气虚夹水湿等。因此，淋证多以肾虚为本，膀胱湿热为标。

（4）病理因素：主要为湿热。

（5）病机转化：主要表现在两个方面：一是虚与实之间可相互转化，如实证的热淋、血淋、气淋可转化为虚证的劳淋；反之虚证的劳淋，也可能转化为实证的热淋、血淋、气淋。二是六淋之间可相互转化，如热淋可转为血淋，血淋也可诱发热淋；又如在石淋的基础上，再发生热淋、血淋，或膏淋并发热淋、血淋等。

【诊断与鉴别诊断】

（一）诊断依据

1. 临床表现

（1）主症：小便频数短涩，淋沥刺痛，小腹拘急引痛。

（2）次症：病久或反复发作后，常伴有低热、腰痛、小腹坠胀、疲劳等。

2. 病史　多见于已婚女性，每因疲劳、情志变化、不洁房事、感受外邪而诱发。

3. 相关检查

（1）尿常规：如以尿中白细胞增多为主，多考虑泌尿道感染及炎症；怀疑尿路感染时，可做中段尿细菌培养、尿亚硝酸盐试验等；尿 β_2 微球蛋白定量、静脉肾盂造影、X 线摄片等有助于上、下尿路感染的鉴别；尿中红细胞增多为主者，多见于泌尿道结石、膀胱癌，应查泌尿道 B 超、静脉肾盂造影、腹部平片；尿中找脱落细胞，做膀胱镜等。

（2）尿沉渣、结核菌素试验：可与泌尿道结核相鉴别。

（3）肛门指检前列腺及前列腺液常规检查：可与前列腺炎相鉴别。

（4）膀胱镜：可与非感染性膀胱炎相鉴别。

（5）尿乙醚试验，淋巴管造影摄片检查：可与乳糜尿相鉴别。

（二）病证鉴别

1. 淋证与癃闭 二者都有小便量少、排尿困难之症状。但淋证尿频而尿痛，且每日排尿总量多为正常；癃闭则无尿痛，每日排尿量少于正常，严重时甚至无尿。因此，二者的显著区别，一是有无尿痛，二是每日排尿总量是否接近正常。另外，二者可相互转化，即癃闭复感湿热，常可并发淋证，而淋证日久不愈，亦可发展成癃闭。

2. 血淋与尿血 血淋与尿血都有小便出血，尿色红赤，甚至溺出纯血等症状。其鉴别要点是有无尿痛，尿血多无尿道疼痛之感，而血淋常有尿痛，一般以痛者为血淋，不痛者为尿血。

3. 膏淋与尿浊 膏淋与尿浊在小便浑浊症状上相似，但尿浊在排尿时无疼痛滞涩感。

【辨证论治】

1. 辨证要点

考点：六种淋证的鉴别要点

（1）辨淋证的类别：六种淋证的异同点见表 7–4。

表 7–4　六种淋证鉴别表

项目	相同点	不同点
热淋	小便频涩，滴沥刺痛，小腹拘急引痛	起病多急骤，小便赤热，溲时灼痛，或伴有发热，腰痛拒按
石淋		小便排出砂石为主症，或排尿时突然中断，尿道窘迫疼痛，或腰腹绞痛难忍
气淋		小腹胀满较明显，小便艰涩疼痛，尿后余沥不尽
血淋		尿血而痛
膏淋		小便浑浊如米泔水或滑腻如膏脂
劳淋		小便不甚赤涩，溺痛不甚，但淋沥不已，时作时止，遇劳即发

（2）辨虚实：实者起病急、病程短、疼痛较重，多见于膀胱湿热，砂石结聚，气滞

不利；虚者起病缓或反复发作、病程长、疼痛较轻，多见脾肾亏虚。虚实常相互转化而成虚实夹杂，而见气血瘀滞之证。

（3）辨各淋证的转化与兼夹：各种淋证又常易转化。同一患者常可发生数种淋证并存，虚实夹杂，甚或兼夹消渴、水肿、癃闭等证。所以既要掌握淋证共性，又要熟悉各淋证的特征，通过病因分析、虚实判别，正确分辨各种淋证的兼夹、转化。如热淋可转为血淋，血淋也可诱发热淋。又如热淋若热伤血络，可兼血淋；在石淋的基础上，若石动损伤血络，也可兼见血淋；石淋再感湿热之邪，又可兼见热淋；或膏淋并发热淋、血淋等。淋证久病不愈，可发展成癃闭和关格。并且应用实验室检查作为辅助，明确病因、病机、病位、虚实及标本缓急。

2. 治疗原则　实则清利，虚则补益，是淋证的基本治则。实证中膀胱湿热者，治宜清热利湿；热灼血络者，治宜凉血止血；砂石结聚者，治宜通淋排石；气滞不利者，治宜利气疏导。虚证中脾虚者，治宜健脾益气；肾虚者，治宜补虚益肾。对于虚实夹杂者，当通补兼施，且审其主次缓急，兼顾治疗。

考点：治疗原则

3. 分证论治

考点：各证型的证候、基本病机、治法、方药

（1）热淋

证候　小便频数短涩，灼热刺痛，溺色黄赤，少腹拘急胀痛，或有寒热、口苦、呕恶，或有腰痛拒按，或有大便秘结，苔黄腻，脉滑数。

审证求机　本证的病证特点为小便频数短涩，灼热刺痛，溺色黄赤；基本病机为湿热蕴结下焦，膀胱气化失司。

治法　清热利湿通淋。

代表方　八正散加减。

临证运用　①伴寒热、口苦、呕恶者，可加黄芩、柴胡；②大便秘结，腹胀者，可重用生大黄、枳实；③阳明热证，加知母、石膏；④热毒弥漫三焦，用黄连解毒汤合五味消毒饮；⑤气滞者，加青皮、乌药；⑥湿热伤阴者去大黄，加生地黄、知母、白茅根；⑦尿道涩滞不利、心烦口渴、脉细数或口疮、舌痛、舌尖红者，用猪苓汤合导赤散。

（2）石淋

证候　尿中时夹砂石，排尿涩痛，或排尿时突然中断，尿道窘迫疼痛，少腹拘急，往往突发一侧腰腹绞痛难忍，甚则牵及外阴，或尿中带血，舌红，苔黄腻，脉滑数或弦数。

审证求机　本证的病证特点为尿中时夹砂石，小便艰涩，或突发腰腹剧痛，或排尿时突然中断，尿中带血；基本病机为湿热蕴结下焦，尿液煎熬成石，膀胱气化失司。

治法　清热利湿，排石通淋。

代表方　石韦散加减。

临证运用　①腰腹绞痛者，加芍药、甘草；②尿中带血，可加小蓟草、生地黄、白

茅根（量要大）；③小腹胀痛加木香、乌药；④伴有瘀滞，舌质紫者，加桃仁、红花、炮山甲、皂角刺；⑤若病久砂石不去，可伴见面色少华、精神萎顿、少气乏力、舌淡边有齿印、脉细而弱，可用补中益气汤加金钱草、海金沙、冬葵子；⑥腰膝酸软、腰部隐痛者，加杜仲、续断、补骨脂；⑦形寒肢冷、夜尿清长，加巴戟天、肉苁蓉、肉桂；⑧腰腹隐痛、手足心热、舌红少苔、脉细带数，肾阴亏耗者，可配合六味地黄汤加麦冬、鳖甲；⑨若结石过大，阻塞尿路，肾盂严重积水者，宜手术治疗。

（3）血淋

证候　实证者，小便热涩刺痛，尿色深红，或夹有血块，小腹疼痛满急加剧，或见心烦，舌尖红，苔黄，脉滑数。虚证者，尿色淡红，尿痛涩滞不显著，腰酸膝软，神疲乏力，舌淡红，脉细数。

审证求机　实证的病证特点为小便热涩刺痛、尿色深红，伴实热症状；基本病机为湿热下注，热甚灼络，迫血妄行。虚证的病证特点为尿色淡红、尿痛涩滞不显著，伴虚热症状；基本病机为肾阴不足，虚火灼络。

治法　实证宜清热通淋，凉血止血。虚证宜滋阴清热、补虚止血。

代表方　实证用小蓟饮子加减。虚证用知柏地黄丸加减。

临床运用　①有瘀血征象者，加三七、牛膝、桃仁；②出血不止者，可加仙鹤草、琥珀粉（吞服）；③若久病脾虚，气不摄血，症见神疲乏力、面色少华者，用归脾汤加仙鹤草、泽泻、滑石；⑤肾阴亏耗严重者，加熟地黄、麦冬、鳖甲、旱莲草。

（4）气淋

证候　实证者，郁怒之后，小便涩滞，淋沥不宣，少腹胀满疼痛，苔薄白，脉弦。虚证者，少腹坠胀、尿有余沥、面白无华，舌质淡，脉虚细无力。

审证求机　实证的病证特点为小便涩滞、少腹胀满疼痛；基本病机为气机郁结，膀胱气化不利。虚证的病证特点为少腹坠胀、尿有余沥；基本病机为中气不足，气虚下陷。

治法　实证宜理气疏导，通淋利尿。虚证宜补中益气。

代表方　实证用沉香散加减。虚证用补中益气汤加减。

临床运用　①少腹胀满，上及于胁者，加川楝子、小茴香、郁金；②兼有瘀滞者，加红花、赤芍、益母草。

（5）膏淋

证候　实证者，小便混浊乳白或如米泔水，上有浮油，置之沉淀，或伴有絮状凝块物，或混有血液、血块，尿道热涩疼痛，苔黄腻，舌质红，脉濡数。虚证者，病久不愈，反复发作，淋出如脂，涩痛反见减轻，形体消瘦，头晕无力，腰膝酸软，舌淡，苔腻，脉细弱无力。

审证求机　实证的病证特点为小便混浊乳白或如米泔水，尿道热涩疼痛；基本病机为湿热蕴结下焦，分清泌浊失司，脂液失于约束而外溢。虚证的病证特点为病久反复发作，淋出如脂，涩痛反见减轻；基本病机为肾虚下元不固，不能制约脂液。

治法　实证宜清热利湿，分清泄浊。虚证宜补虚固涩。

代表方　实证用程氏萆薢分清饮加减。虚证用膏淋汤加减。

临床运用　①小腹胀，尿涩不畅，加台乌药、青皮；②伴有血尿，加小蓟、藕节、白茅根；③小便黄赤、热痛明显，加甘草、竹叶、通草；④兼肝火者，配龙胆草、栀子；⑤病久湿热伤阴，加生地黄、麦冬、知母；⑥偏于脾虚，中气下陷者，配用补中益气汤；⑦偏于肾阴虚者，配用七味都气丸；⑧偏于肾阳虚者，用金匮肾气丸加减；⑨伴有血尿者加仙鹤草、阿胶，夹瘀者，加三七、当归。

（6）劳淋

证候　小便不甚赤涩，溺痛不甚，但淋沥不已，时作时止，遇劳即发，腰膝酸软，神疲乏力，病程缠绵，舌质淡，脉细弱。

审证求机　本证的病证特点为小便淋沥不已，时作时止，遇劳即发；基本病机为湿热留恋，脾肾两虚，膀胱气化无权。

治法　补脾益肾。

代表方　无比山药丸加减。

临床运用　①中气下陷，症见少腹坠胀、尿频涩滞、余沥难尽、不耐劳累、面色暗淡无华、少气懒言、舌淡、脉细无力，可用补中益气汤加减；②若肾阴虚，舌红苔少，加生地黄、熟地黄、龟甲；③阴虚火旺，面红烦热、尿黄赤伴有灼热不适者，可用知柏地黄丸；④低热者，加青蒿、鳖甲；⑤肾阳虚，加附子、肉桂、鹿角片、巴戟天。

4. 其他疗法

（1）*中成药疗法*：膀胱湿热所致的淋证，症见尿频、尿急、尿痛、血尿者，可选用三金片、清淋片、热淋清颗粒等。尿路结石症见尿频、尿急、尿痛，或尿有砂石、血尿者，可选石淋通片、排石颗粒。慢性前列腺炎，症见腰膝酸软、尿后余沥或失禁者，可选用前列康。

（2）*针灸疗法*：针刺膀胱俞、中极、阴陵泉、行间、太溪。如尿血加血海、三阴交；小便如膏加肾俞、照海；少腹痛满加曲泉；尿中结石加委阳、然谷；遇劳即发者去行间加灸百会、气海。

【预防与调护】

1. 疾病预防　注意外阴清洁，不憋尿，多饮水，每2～3小时排尿1次，房事后即行排尿，防止秽浊之邪从下阴上犯膀胱。妇女在月经期、妊娠期、产后更应注意外阴卫生，以免虚体受邪。

2. 生活调摄　养成良好的饮食起居习惯，饮食宜清淡，忌肥腻辛辣酒醇之品。避免纵欲过劳，保持心情舒畅，以提高机体抗病能力。

3. 患者护理 淋证患者多喝水，禁房事，注意休息，调畅情志。积极治疗消渴、肺痨等肾虚疾患，也可减少淋证发生。尽量避免使用尿路器械，如导尿、膀胱镜、膀胱逆行造影，以防外邪带入膀胱。

【结语】

淋证是以小便频数短涩、淋沥刺痛、小腹拘急引痛为主症的疾病，可分为热淋、血淋、石淋、气淋、膏淋、劳淋六种。病因以饮食不节、外感湿热、情志失调、体虚劳欲为主，病位在肾与膀胱，主要病机是湿热蕴结下焦，肾与膀胱气化失司。病理因素为湿热。病理性质初病多实，久则转虚，或虚实夹杂。辨证时应首分淋证类别，再审证候虚实，三别标本缓急。初起属实证者，治以清热利湿通淋；病久属虚证者，治宜培补脾肾；虚实夹杂者，宜通补兼施。并根据各个淋证的特点，或参以止血，或辅以行气，或配以排石，或佐以泄浊等。由于不同淋证之间和某些淋证本身的虚实之间可以相互转化，或同时兼见，因此在治疗淋证时，要谨守病机，辨证论治。

附：实践技能、医学综合相关考点模拟题

一、《中医内科学》中医执业助理医师资格考试实践技能相关考点模拟题

第一站 病案分析（总分 40 分。中医内科病案分值占 20 分）

李某，男，32 岁，工人。平素嗜酒及肥甘之品。今日排尿时多次中断，尿道窘迫疼痛，尿中带血，夹有砂石，少腹拘急，左侧腰腹绞痛难忍，舌红，苔薄黄，脉弦数。

中医疾病诊断（4 分）：淋证。

中医证候诊断（4 分）：石淋。

辨病辨证依据（5 分）

1. 辨病 以小便疼痛，少腹拘急为主症，诊断为淋证。

2. 辨证 排尿多次中断，尿道窘迫疼痛，尿中带血，左侧腰腹绞痛难忍，舌红，苔薄黄，脉弦数。辨证为石淋。

3. 病因病机分析 因嗜酒及肥甘太过，酿成湿热，蕴结下焦，煎熬成石，膀胱气化失司，而引发本病。

病证鉴别（中医执业助理医师考生不考）：略。

治法（2 分）：清热利湿，排石通淋。

代表方（2 分）：石韦散加减。

药物组成、剂量及煎服法（3 分）：

石　韦 12g　冬葵子 15g　金钱草 15g　海金沙 15g　鸡内金 10g
瞿　麦 10g　车前子 12g（包煎）　甘　草 5g　滑　石 15g

煎服法：三剂，水煎服，每日一剂，分三次服。

第二站 中医临证（含中医技术操作、病史采集、中医临床答辩三部分。分值共 35 分，20 分钟）

淋证病史采集举例（现场口述）（10 分）

根据试题提供的“患者主诉”，回答如何询问现病史及相关病史。

患者，女性，35 岁。尿频、尿急、尿痛 3 天。

（一）现病史

1. 根据主诉及相关的鉴别诊断问诊

（1）发病的病因和诱因：发病前有无外出游泳、洗澡，有无不洁房事等，有无因疲劳、情志变化等而诱发。

（2）针对主症（尿频、尿急、尿痛）询问：排尿的次数，尿痛的性质，有无尿热，尿色、尿质、尿量有无改变等。

（3）相关鉴别诊断的问诊：有无寒热、口苦、呕恶等，有无少腹拘急、腰痛等，每日排尿量，有无尿中夹有砂石、小便浑浊等。

2. 诊疗经过

（1）是否到医院就诊，做过哪些检查，如血、尿、粪便、前列腺液常规检查，膀胱镜检查等，结果如何。

（2）用过何种药物，做过何种治疗，疗效如何。

（3）发病以来一般情况问诊，如精神、饮食、睡眠情况等。

（二）相关病史

1. 既往有无类似发作史，有无尿路感染、泌尿系结核等疾病史，有无烟酒嗜好，有无传染病史、家族史、月经史、婚育史、不洁性交史等。

2. 有无药物、食物过敏史。

要求：问诊顺序合理，条理清晰，体现中医临床思维。

第三站 西医临床（含体格检查、西医操作、西医临床答辩三部分。分值占 25 分，20 分钟）

二、《中医内科学》中医执业助理医师资格考试医学综合考试模拟题

（一）A1 型题

1. 淋证的主要病理因素是（　　）

A. 正虚　B. 湿热　C. 痰浊
D. 瘀血　E. 气滞

2. 无比山药丸治淋证，能够（　　）

A. 补脾益肾　　B. 补肾固涩　　C. 分清泄浊
D. 滋补肾阴　　E. 补中益气

3. 尿中时有砂石，小便艰涩或排尿中断，尿道疼痛，少腹拘急，宜用（　　）
A. 八正散　　B. 导赤散　　C. 萆薢分清饮
D. 石韦散　　E. 沉香散

（二）A2 型题

1. 郝某，女，38 岁。小便涩滞，尿后余沥不尽，少腹胀满疼痛，常因情志不舒而加重，苔薄白，脉弦。其治法是（　　）
A. 清热利湿　　B. 理气疏导　　C. 健脾益气
D. 补虚益肾　　E. 分清泄浊

2. 陈某，女，65 岁。小便浑浊日久不已，反复发作，尿出如脂，上有浮油，置之沉淀，有絮状凝块物，涩痛不甚，形体日见消瘦，头昏无力，腰膝酸软，舌淡，苔腻，脉细无力。其证候诊断是（　　）
A. 气淋实证　　B. 膏淋实证　　C. 气淋虚证
D. 膏淋虚证　　E. 劳淋

（三）A3 型题

患者，男，32 岁。小便热涩刺痛，尿色紫红，夹有血块，疼痛满急加剧，心烦，苔薄黄，脉滑数。

1. 该患者的证候属于（　　）
A. 热淋　　B. 石淋　　C. 血淋
D. 膏淋　　E. 气淋

2. 其治法是（　　）
A. 清热利湿通淋　　B. 清热利湿，排石通淋　　C. 理气疏导，通淋利尿
D. 清热通淋，凉血止血　　E. 滋阴清热，补虚止血

3. 其治疗首选方是（　　）
A. 八正散　　B. 小蓟饮子　　C. 知柏地黄丸
D. 沉香散　　E. 程氏萆薢分清饮

4. 若尿色淡红，尿痛涩滞不显著，腰酸膝软，舌淡红，脉细数者，可用（　　）
A. 十灰散　　B. 小蓟饮子　　C. 知柏地黄丸
D. 无比山药丸　　E. 程氏萆薢分清饮

（四）B 型题

A. 小便淋沥不已，遇劳即发
B. 小便淋沥，浑浊如米泔水
C. 小腹胀满，小便艰涩疼痛，尿后余沥不尽
D. 起病急骤，小便赤热，溲时灼痛

E. 排尿时突然中断，尿道窘迫疼痛

1. 石韦散主要用于（　　）

2. 八正散主要用于（　　）

3. 无比山药丸主要用于（　　）

【参考答案】

A1 型题：1.B　2.A　3.D

A2 型题：1.B　2.D

A3 型题：1.C　2.D　3.B　4.C

B 型题：1.E　2.D　3.A

项目三　癃　闭

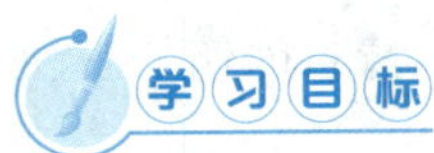

知识要求

1. 掌握癃闭的辨证要点、常见辨证分型及治疗。

2. 熟悉癃闭常见病因病机、类证鉴别、预防调护方法。

3. 了解癃闭的源流、演变与预后。

技能要求

1. 能够对癃闭患者的常见证型进行辨证论治。

2. 运用已有知识应答中医执业助理医师资格考试（综合考试）要点。

考点：癃闭的定义

癃闭是由于肾和膀胱气化失司导致的以排尿困难，全日总尿量明显减少，小便点滴而出，甚则闭塞不通为临床特征的一种病证。其中，以小便不利，点滴而短少，病势较缓者称为“癃”；以小便闭塞，点滴全无，病势较急者称为“闭”。癃和闭虽有区别，但都是指排尿困难，只是轻重程度上的不同，因此多合称为“癃闭”。

癃闭之名，首见于《黄帝内经》，如《素问·宣明五气》谓：“膀胱不利为癃，不约为遗溺。”《素问·标本病传论》谓：“膀胱病，小便闭。”分别说明本病的病机为膀胱及三焦气化不利，病位在膀胱。又因东汉殇帝叫刘隆，由于避讳，而将癃改为“淋”，或改为“闭”。所以，《伤寒论》和《金匮要略》都没有癃闭的名称，只有淋病和小便不利的记载。直至宋、元，仍是淋、癃不分。明代以后，才将淋、癃分开，而各成为独立的疾病。在病因病机方面，《诸病源候论·便病诸候》曰：“小便不通，由膀胱与肾俱有热故也。”“小便难者，此是肾与膀胱热故也。”认为二者系因热的程度不同所致，“热气大盛”则令“小便不通”；“热势极微”，故“但小便难也”。唐代孙思邈在《千金要方》中载有治小便不通方剂十三首，在该书中载有用导尿术治小便不通的方法，这是世界上最早的导尿术记载。《丹溪心法·小便不通》认为该病有“气虚、血虚、有痰、风闭、实热”等类型，并根据辨证论治的精神，运用探吐法治疗小便不通。明代张介宾《景岳全书·癃闭》将癃闭的病因归纳为四个方面：有因火邪结聚小肠、膀胱者，此以水泉干涸而气门热闭不通；有因热居肝肾者，则或以败精，或以槁血，阻塞水道而不通；有因真阳下竭，元海无根，气虚而闭者；有因肝强气逆，妨碍膀胱，气实而闭者；并对气虚不化及阴虚不能化阳所致癃闭的治法独有见解。

西医学中各种原因引起的尿潴留和无尿症，如神经性尿闭、膀胱括约肌痉挛、尿路结石、尿路肿瘤、尿路损伤、尿道狭窄、老年人前列腺增生症、脊髓炎等病出现的尿潴留及肾功能不全引起的少尿、无尿症，均可参照本病辨证论治。

【病因病机】

癃闭的病因分为外因与内因，外因为外邪侵袭；内因为饮食不节、情志内伤、瘀浊内停及体虚久病，而致膀胱气化功能失调。

1. 常见病因

考点：病因

（1）外邪侵袭：下阴不洁，湿热秽浊之邪上犯膀胱，膀胱气化不利则为癃闭；或湿热毒邪犯肺，热邪壅滞，肺气闭塞，水道通调失司，不能下输膀胱；亦有因燥热犯肺，肺燥津伤，水源枯竭而成癃闭。

（2）饮食不节：久嗜醇酒及肥甘、辛辣之品，导致脾胃运化功能失常，内湿自生，酿湿生热，阻滞于中，下注膀胱，气化不利，乃成癃闭；或饮食不足，饥饱失调，脾胃气虚，中气下陷，无以气化则生癃闭。

（3）情志内伤：惊恐、忧思、郁怒、紧张引起肝气郁结，疏泄失司，从而影响三焦水液的运送及气化功能，导致水道通调受阻，形成癃闭。

（4）瘀浊内停：瘀血败精阻塞于内，或痰瘀积块，或砂石内生，尿路阻塞，小便难以排出，即成癃闭。

（5）体虚久病：年老体弱或久病体虚，致肾阳不足，命门火衰，膀胱气化无权；或因久病、热病，耗损津液，致肾阴不足，化源不足，水府枯竭而无尿。

2. 病机概要

考点：病位、基本病机

（1）基本病机：肾与膀胱气化功能失调。

（2）病位：主要在膀胱与肾，与三焦、肺、脾、肝相关。

（3）病理因素：有湿热、热毒、气滞及痰瘀等。

（4）病理性质：有虚实之分。膀胱湿热，肺热气壅，肝郁气滞，尿路阻塞，以致膀胱气化不利者为实证。脾气不升，肾阳衰惫，导致膀胱气化无权者为虚证，但各种原因引起的癃闭，常互相关联，或彼此兼夹。如肝郁气滞，可以化火伤阴；若湿热久恋，又易灼伤肾阴；肺热壅盛，损津耗液严重，则水液无以下注膀胱；脾肾虚损日久，可致气虚无力运化而兼夹气滞血瘀，均可表现为虚实夹杂之证。

（5）病机转化：取决于病情的轻重和是否得到及时有效的治疗。若病情轻浅，病邪不盛，正气尚无大伤，且救治及时者，则可见尿量逐渐增多，此为好转的标志，可能获得痊愈。若病情深重，正气衰惫，邪气壅盛者，则可由"癃"至"闭"，变证迭生。尿闭不通，水气内停，上凌心肺，并发喘证、心悸；水液潴留体内，溢于肌肤则伴发水肿；湿浊上逆犯胃，则成呕吐。脾肾衰败，气化不利，湿浊内壅，则可导致关格，其预后多差。

【诊断与鉴别诊断】

（一）诊断依据

1. 临床表现

（1）主症：起病急骤或逐渐加重，小便不利，点滴不畅，甚或小便闭塞，点滴全无，每日尿量明显减少。

（2）次症：实证常伴有口苦口黏、烦渴欲饮、胁腹胀满、大便不畅等症状；虚证常伴有精神疲乏、畏寒、食欲不振等症状。

2. 病史　多见于老年男性，或产后妇女、手术后患者，或患淋证、消渴、水肿等病日久不愈者。

3. 相关检查

（1）明确有无尿潴留，需通过体格检查与膀胱B超判断：应明确有无机械性尿路阻塞，有尿潴留者，做尿流动力学检查。需要明确尿路阻塞的病因，有尿路阻塞者，通过肛门指检，前列腺B超、尿道及膀胱造影X线摄片、前列腺癌特异性抗原等检查以明确尿路阻塞的病因，如前列腺肥大、前列腺癌、尿道结石、尿道外伤性狭窄等；无尿路阻塞的尿潴留者，考虑脊髓炎、神经源性膀胱。可做神经系统检查。

（2）对无尿潴留的癃闭者应考虑肾功能衰竭：可进一步查血肌酐、尿素氮、血常规、血钙、磷，B超、X线摄片查双肾大小，帮助鉴别急性或慢性肾功能衰竭。如属急性肾衰者，还需查尿比重、尿渗透压、尿钠浓度、尿钠排泄分数、静脉肾盂造影等以鉴别肾前、肾性或肾后性急性肾衰；慢性肾衰者还应进一步检查以明确慢性肾衰的病因。

（二）病证鉴别

1. 癃闭与淋证　均属膀胱气化不利，故皆有排尿困难、点滴不畅的证候。但癃闭无尿道刺痛，每日尿量少于正常，甚或无尿排出，而淋证则小便频数短涩、滴沥刺痛、欲出未尽，而每日排尿量正常。

2. 癃闭与水肿 临床都表现为小便不利、小便量少，但水肿是体内水液潴留，泛溢于肌肤，引起头面、眼睑、四肢浮肿，甚者伴有胸、腹水，并无水蓄膀胱之证候。而癃闭多不伴有浮肿，部分患者还兼有小腹胀满膨隆、小便欲解不能，或点滴而出的水蓄膀胱之证。

3. 癃闭与关格 主症都有小便量少或闭塞不通，但关格常由水肿、淋证、癃闭等经久不愈发展而来，是小便不通与呕吐并见的病证，常伴有皮肤瘙痒、口中尿味、四肢搐搦，甚或昏迷等症状。而癃闭不伴有呕吐，部分患者有水蓄膀胱之证候，以此可资鉴别，但癃闭进一步恶化，可转变为关格。其鉴别见表 7–5。

表 7–5 癃闭与关格鉴别表

项目	共同点	呕吐	水蓄膀胱	转化
癃闭	小便量少或闭塞不通	无	有	癃闭进一步恶化→关格
关格		并见，常有皮肤瘙痒、口中尿味、四肢抽搐或昏迷	少数可有	水肿、淋证、癃闭发展而来

【辨证论治】

1. 辨证要点 考点：虚证与实证的鉴别要点

（1）辨证候虚实：实证当辨湿热、浊瘀、肺热、肝郁之偏胜；虚证当辨脾、肾虚衰之不同，阴阳亏虚之差别。癃闭辨虚实见表 7–6。

表 7–6 癃闭虚实辨证表

项目	实证	虚证
病因病机	湿热蕴结、浊瘀阻塞、肝郁气滞、肺热气壅所致	脾气不升，肾阳衰惫，膀胱气化无权
证候特征	小腹胀满，尿流窘迫，赤热或短涩	尿流无力，神疲，面白无华，气短声低
病程长短	起病急骤，病程较短	起病较缓，病程较长
舌象脉象	苔黄腻或薄黄，脉弦涩或数	舌质淡，脉沉细弱

（2）辨病情缓急：水蓄膀胱，小便闭塞不通为急病；小便量少，但点滴能出，无水蓄膀胱者为缓证。

考点：治疗原则

2. 治疗原则 应以“六腑以通为用”为原则，着眼于“通”，但通利之法，又因证候虚实之不同而异。实证以治标为主，宜清湿热、利气机、散瘀结而通水道；虚证则以治本为法，宜补脾肾、助气化，使气化得行，小便自通，不可不经辨证，滥用通利小便之法。对于水蓄膀胱之急证，应配合针灸、导尿等法急通小便。

3. 分证论治 考点：各证型的证候、基本病机、治法、方药

（1）膀胱湿热证

证候 小便量少难出，点滴而下，短赤灼热，小腹胀满，口苦口黏，或口渴不欲

饮，或大便不畅，舌质红，苔黄腻，脉数。

审证求机　本证的病证特点为小便点滴不通，或量极少而短赤灼热；基本病机为湿热壅结下焦，膀胱气化不利。

治法　清利湿热，通利小便。

代表方　八正散加减。

临床运用　①膀胱湿热证，兼心烦、口舌生疮糜烂，可合用导赤散；②湿热久恋下焦，肾阴灼伤而出现口干咽燥、潮热盗汗、手足心热、舌光红，可改用滋肾通关丸加生地黄、车前子、牛膝；③湿热蕴结三焦，气化不利，小便量极少或无尿、面色晦滞、胸闷烦躁、恶心呕吐、口中有尿臭，甚则神昏谵语，宜用黄连温胆汤加车前子、通草、制大黄。

（2）肺热壅盛证

证候　小便不畅或点滴不通，咽干，烦渴欲饮，呼吸急促，或有咳嗽，舌红，苔薄黄，脉数。

审证求机　本证的病证特点为小便涓滴不通、烦渴欲饮、呼吸短促；基本病机为肺热壅盛，失于肃降，不能通调水道，无以下输膀胱。

治法　清泄肺热，通利水道。

代表方　清肺饮加减。

临床运用　①肺热壅盛证，有鼻塞、头痛、脉浮等表证者，加薄荷、桔梗；②肺阴不足者加沙参、黄精、石斛；③大便不通者，加大黄、杏仁；④心烦、舌尖红者，加黄连、竹叶；⑤兼尿赤灼热、小腹胀满者，可合用八正散。

（3）肝郁气滞证

证候　小便不通或通而不爽，情志抑郁，或多烦善怒，胁腹胀满，舌红，苔薄黄，脉弦。

审证求机　本证的病证特点为情志抑郁、多烦善怒、胁腹胀满；基本病机为肝气失于疏泄，三焦气机失宣，膀胱气化不利。

治法　疏利气机，通利小便。

代表方　沉香散加减。

临床运用　①肝郁气滞症状重者，可合六磨汤；②若气郁化火，舌红、苔薄黄者，加丹皮、栀子。

（4）浊瘀阻塞证

证候　小便点滴而下，或尿如细线，甚则阻塞不通，小腹胀满疼痛，舌紫暗或有瘀点，脉涩。

审证求机　本证的病证特点为小便点滴而下或不通，尿细如线，或时时中断，舌质紫暗，或有瘀点；基本病机为瘀血败精，阻塞尿路，水道不通。

治法　行瘀散结，通利水道。

代表方　代抵当丸加减。

临床运用　①瘀血重者，加红花、川牛膝；②若病久气血两虚，面色不华，可加黄芪、当归、丹参；③若尿路有结石，可加金钱草、海金沙、冬葵子、瞿麦、石韦；④若一时性小便不通，可加麝香 0.09 ～ 0.15g 装胶囊内吞服，以急通小便。

（5）脾气不升证

证候　小腹坠胀，时欲小便而不得出，或量少而不畅，神疲乏力，食欲不振，气短而语声低微；舌淡，苔薄，脉细。

审证求机　本证的病证特点为小腹坠胀，时欲小便而不得出，或量少而不畅；基本病机为脾虚运化无力，升清降浊失职。

治法　升清降浊，化气行水。

代表方　补中益气汤合春泽汤加减。

临床运用　①气虚及阴，脾阴不足，清气不升，气阴两虚，症见舌红少苔，可改用参苓白术散；②若脾虚及肾，可合济生肾气丸。

（6）肾阳衰惫证

证候　小便不通或点滴不爽，排出无力，面色㿠白，神气怯弱，畏寒肢冷，腰膝冷而酸软无力，舌淡胖，苔薄白，脉沉细或弱。

审证求机　本证的病证特点为小便滴沥不畅，排出无力或尿闭，畏寒腰膝冷软；基本病机为肾中阳气虚衰，气化不及州都。

治法　温补肾阳，化气行水。

代表方　济生肾气丸加减。

临床运用　①形神委顿，腰脊酸痛，为精血俱亏，病及督脉，多见于老年人，治宜香茸丸补养精血，助阳通窍；②若因肾阳衰惫，命火式微，致三焦气化无权，浊阴内蕴，小便量少，甚至无尿、呕吐、烦躁、神昏者，治宜《备急千金要方》“千金温脾汤”合吴茱萸汤。

4. 其他疗法

（1）中成药疗法：肾气不足、湿热瘀阻所致的癃闭，症见腰膝酸软、尿频、尿急、尿痛、尿线细，伴小腹拘急疼痛，以及前列腺增生见上述证候者，可选用癃闭舒胶囊；水湿内停所致的癃闭，症见时欲小便而不得出或量少不爽、胸闷、纳呆、泛恶、身体困重、小腹坠胀者，可选五苓散（片）。

（2）针灸疗法：针刺足三里、中极、三阴交、阴陵泉等穴，强刺激；体虚者可灸关元、气海。肾气不足者针刺阴谷、肾俞、三焦俞、气海、委阳；湿热下注者针刺三阴交、阴陵泉、膀胱俞、中极；外伤者针刺中极、三阴交。

【预防与调护】

1. 生活调摄　锻炼身体，增强抵抗力，起居生活要有规律，避免久坐少动。保持心情舒畅，消除紧张情绪，切忌忧思恼怒。防止外邪入侵和湿热内生的有关因素，如过食肥甘、辛辣、醇酒，或忍尿、纵欲过度等。

2. 患者护理　保留导尿患者，应经常保持会阴部卫生，鼓励患者多饮水，保证患者每日尿量在 2500mL 以上。切忌持续引流，宜每 4 小时开放一次，当患者能自动解出小便时，尽快拔除导尿管。早期治疗淋证、水肿、尿路肿块、结石等疾患，对疫毒热病患者，要及时补充体液，维持体内液体的平衡。

【结语】

癃闭是以排尿困难，全日总尿量明显减少，点滴而出，甚则小便闭塞不通，点滴全无为临床特征的一类病证。癃闭的病位在膀胱，但和肾、脾、肺、三焦均有密切的关系。其主要病机为上焦肺之气不化，肺失通调水道，下输膀胱；中焦脾之气不化，脾虚不能升清降浊；下焦肾之气不化，肾阳亏虚，气不化水，或肾阴不足，水府枯竭；肝郁气滞，使三焦气化不利，尿路阻塞，小便不通。癃闭的辨证以辨虚实为主，其治疗应据“六腑以通为用”的原则，着眼于通，但通之之法应因证候的虚实而异。实证治宜清湿热、散瘀结、利气机而通利水道；虚证治宜补脾肾，助气化，使气化得行，小便自通。同时，还要根据病因病机、病变在肺在脾在肾的不同，进行辨证论治，不可滥用通利小便之品。内服药物缓不济急时，应配合导尿或针灸以急通小便。癃闭病机转化迅速，病情稍有延误，常易并发水肿、喘促、心悸甚或关格等危重病证，临证应正确、及时诊治，以防变证发生。

附：实践技能、医学综合相关考点模拟题

一、《中医内科学》中医执业助理医师资格考试实践技能相关考点模拟题

无考点，略。

二、《中医内科学》中医执业助理医师资格考试医学综合考试模拟题

（一）A1 型题

1. 下列各项，对于诊断癃闭无意义的是（　　）

A. 排尿点滴不畅　　B. 每次尿量减少　　C. 有水蓄膀胱之证候

D. 每日尿量减少　　E. 多见于老年男性

2. 治疗癃闭浊瘀阻塞证，应首选的方剂是（　　）

A. 血府逐瘀汤　　B. 失笑散　　C. 丹参饮

D. 桃红四物汤　　E. 代抵当丸

（二）A2 型题

1. 高某，男，70 岁。有前列腺肥大史 6 年。近 2 年小便不畅，尿如细线，甚则阻塞不通，小腹胀满疼痛，舌紫暗或有瘀点，脉涩。应诊断为（　　）

A. 癃闭（浊瘀阻塞证）　　B. 癃闭（膀胱湿热证）　　C. 癃闭（脾气不升证）

D. 淋证（石淋）　　E. 淋证（劳淋）

2. 唐某，女，39 岁。3 小时前与同事争吵，继而出现小便不通，情志抑郁，胁腹胀满，舌红，苔薄黄，脉弦。此病证的基本病机是（　　）

A. 肾中阳气虚衰，气化不及州都

B. 脾虚运化无力，升清降独失职

C. 肝气失于疏泄，三焦气机失宣，膀胱气化不利

D. 湿热壅结下焦，膀胱气化不利

E. 水停湿阻，气滞血瘀，三焦气化不利

（三）A3 型题

陈某，男，45 岁。1 周来小便量少难出，短赤灼热，点滴而下，小腹胀满，口苦口黏，大便不畅，舌质红，苔黄腻，脉数。

1. 该患者的证型属于（　　）

A. 肺热壅盛证　　B. 膀胱湿热证　　C. 浊瘀阻塞证

D. 肝郁气滞证　　E. 痰浊阻滞证

2. 其治法是（　　）

A. 行瘀散结，通利水道　　B. 升清降浊，化气利水　　C. 清泄肺热，通利水道

D. 清热利湿，通利小便　　E. 疏利气机，通利小便

3. 其治疗首选方是（　　）

A. 清肺饮　　B. 代抵当丸　　C. 沉香散

D. 春泽汤　　E. 八正散

（四）B 型题

A. 沉香散　　B. 代抵当丸　　C. 知柏地黄丸

D. 补中益气汤合春泽汤　　E. 济生肾气丸

1. 癃闭肾阳衰惫证宜选用（　　）

2. 癃闭肝郁气滞证宜选用（　　）

3. 癃闭脾气不升证宜选用（　　）

【参考答案】

A1 型题：1.B　2.E

A2 型题：1.A　2.C

A3 型题：1.B　2.D　3.E

B 型题：1.E　2.A　3.D

项目四　阳　痿

（中医执业助理医师考试无考点）

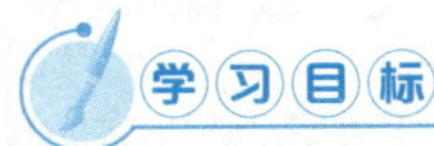

知识要求

1. 掌握阳痿的辨证要点、常见辨证分型及治疗。
2. 熟悉阳痿常见病因病机、类证鉴别、预防调护方法。
3. 了解阳痿的源流、演变与预后。

技能要求

1. 能够对阳痿患者的常见证型进行辨证论治。
2. 能够熟练地为阳痿患者开展预防与调护指导。

阳痿，是指成年男子，由于虚损、惊恐、湿热等原因，致使宗筋弛纵，阴茎痿弱不起，临房举而不坚，或坚而不能持久，以致不能完成正常性生活的一种病证。但因过度劳累、情绪反常等因素造成的一时性阴茎痿弱不起和男子年老精气衰之阳事不举，均不能视为病态。

《马王堆汉墓医书·天下至道谈》中对阳痿有最早命名，称其为“不能”，认为病机为肌、筋、气三者不至。《黄帝内经》记载了影响后世医家的“阴痿”的病名以及“阴器不用”“筋痿”和“阴不用”等。《黄帝内经》把阳痿的病因归之于“气大衰而不起不用”“热则纵挺不收”“思想无穷，所愿不得”和“入房太甚”等，认识到气衰、邪热、情志和房劳可引起本病。晋、隋、唐时期医家多将阳痿称为“阴痿”，这时代的医家对阳痿的发生，多认为由劳伤、肾虚所致。明代医家对阳痿成因的认识更加深入，提出郁火、湿热、情志所伤亦可致阳痿。清代医家还主张对肝郁所致者用达郁汤，心火抑郁而不开者运用启阳娱心丸，此时对阳痿的认识已经比较全面，对其治疗也已从审因论治的原则出发。

西医学中的男子性功能障碍和某些慢性疾病表现以阳痿为主者，均可参照本病辨证施治。

【病因病机】

阳痿的病因分为外因和内因，外因为外邪侵袭；内因为禀赋不足、劳伤久病、七情失调、饮食不节等，导致肝、脾、心、肾受损，气血阴阳亏虚，阴络失荣；或肝郁湿阻，经络失畅导致宗筋不用而成。

1. 常见病因

（1）禀赋不足，劳伤久病：成年男子因先天不足、房事过度、手淫、早婚等，造成精气亏损，命门火衰，阳事不举，或久病劳伤，损及脾胃，气血化源不足，致宗筋失养而成阳痿。

（2）七情失调：情志不遂，忧思郁怒，致肝失疏泄，肝主筋，阴器为宗筋之汇，肝失疏泄条达，不能疏通气血，宗筋失养，发为阳痿；或思虑过多，损伤心脾，以致气血化生不足，宗筋失养，而成阳痿；或惊恐过度，惊则气乱，恐则气下，渐至阳道不振，举而不坚，导致阳痿。

（3）饮食不节：过食肥甘厚味，嗜酒，损伤脾胃，运化失职，聚湿生热，湿热下注，热则宗筋弛纵，阳事不兴，可导致阳痿。

（4）外邪侵袭：久居湿地，湿热蕴结肝经，下注宗筋而成阳痿；或寒湿伤阳，阳为阴遏，发为阳痿；或宗筋外伤，阻滞络脉，宗筋失养，发为阳痿。

2. 病机概要

（1）基本病机：肝、肾、心、脾受损，气血阴阳亏虚，阴络失荣；或肝郁湿阻，经络失畅导致宗筋不用。

（2）病位：在宗筋，与肾、肝、脾、心密切相关。

（3）病理性质：有虚实之分，且多虚实相兼。肝郁不舒，湿热下注属实；命门火衰，心脾两虚，惊恐伤肾属虚。

（4）病理因素：虚、郁、湿热为主。

（5）病机转化：久病不愈，常可因实致虚；脏腑虚损，功能失调，产生各种病理产物，可因虚致实；此外，心、脾、肾虚损之阳痿，常因欲求不遂，抑郁不欢，久之大多兼夹肝郁不舒之实证，以致病情更加复杂。

【诊断与鉴别诊断】

（一）诊断依据

1. 临床表现

（1）主症：成年男子性交时，阴茎痿而不举，或举而不坚，或坚而不久，无法进行正常性生活。阴茎发育不良引起的不能性交除外。

（2）次症：常有腰酸膝软、神疲乏力、畏寒肢冷、夜寐不安、心情抑郁、胆怯多疑，或小便不畅、滴沥不尽等症状。

2. 病史

（1）病史特点：发病持续 6 个月以上，常有房劳过度、手淫频繁、久病体弱，或有消渴、惊悸、郁证等病史。

（2）诱发因素：如情志不遂、忧思郁怒、劳累、惊恐、湿热，或寒湿天气、嗜酒过度等。

3. 相关检查

（1）阳痿患者的心理学检查：进行心理方面的调查、问答评分，以明确是否为功能性阳痿。

（2）精液的化验检查：通过实验室检查可以了解有无泌尿系疾病、前列腺炎、糖尿病、肾上腺皮质功能亢进或减退、甲状腺功能异常等疾病存在。

（3）尿液检查：尿常规、尿沉渣、尿流率、尿 17- 酮类固醇、尿 17- 羟类固醇、尿肌酐等常规检查。

（4）血液检查：血液检查中包括末梢血的检查，如血常规、血小板等检查，以及静脉血的化验检查，包括肝、肾功能，电解质，血糖，血脂，血 T_3、T_4，血浆皮质醇、性激素（如 FSH、LH、PRL）等。

（5）其他：夜间阴茎勃起试验，以鉴别精神性与器质性疾病；多普勒阴茎动脉超声检查，确定血管性阳痿；阴茎动脉测压，确定有否阴茎血流障碍。

（二）病证鉴别

1. 阳痿与早泄　二者在病因病机上有相同之处，但在临床表现上有明显差别。阳痿是阴茎不能勃起，或举而不坚，或坚而不久，不能进行正常性生活的病证；早泄是同房时，阴茎能勃起，但因过早射精，射精后阴茎痿软的病证。

2. 鉴别要点　阳痿的阴茎萎软特点是没有射精，是勃起障碍；而早泄的阴茎勃起功能正常，只是射精过早，射精后勃起的阴茎自然痿软。若早泄日久不愈，可进一步导致阳痿，故阳痿病情重于早泄。

【辨证论治】

1. 辨证要点　应辨虚、实，亦有虚实夹杂者。标实者需区别气滞、湿热；本虚者应辨气血阴阳虚损之差别，病变脏腑之不同；虚实夹杂者先辨虚损之脏器，后辨夹杂之病邪。

2. 治疗原则　实证者，肝郁宜疏通，湿热应清利；虚证者，命门火衰宜温补，结合养精，心脾血虚当补养气血，佐以温补开郁；虚实夹杂者需标本兼顾。

3. 分证论治

（1）命门火衰证

证候　阳事不举，或举而不坚，精薄精冷，神疲倦怠，畏寒肢冷，面色㿠白，头晕耳鸣，腰膝酸软，夜尿清长，舌淡胖，苔薄白，脉沉细。

审证求机　本证的病证特点为阳事不举，或举而不坚，腰膝酸软，夜尿清长；基本病机为命门火衰，精气虚冷，宗筋失养。

治法　补肾填精，壮阳起痿。

代表方　赞育丸加减。

临床运用　①滑精频繁，精薄精冷，可加覆盆子、金樱子、益智仁；②若火衰不甚，精血薄弱，可予左归丸治疗。

（2）心脾亏虚证

证候　阳痿不举，心悸，失眠多梦，神疲乏力，面色萎黄，食少纳呆，腹胀便溏，舌淡，苔薄白，脉细弱。

审证求机　本证的病证特点为阳痿不举、心悸、失眠多梦、食少纳呆、腹胀便溏；基本病机为心脾两虚，气血乏源，宗筋失养。

治法　健脾养心，益气起痿。

代表方　归脾汤加减。

临床运用　①夜寐不酣，可加夜交藤、合欢皮、柏子仁；②若胸脘胀满，泛恶纳呆，属痰湿内盛者，加用半夏、竹茹。

（3）肝郁气滞证

证候　阳事不起，或起而不坚，心情抑郁，胸胁胀痛，脘闷不适，食少便溏，苔薄白，脉弦。

审证求机　本证的病证特点为阳事不起、心情抑郁、胸胁胀痛；基本病机为肝郁气滞，血行不畅，宗筋所聚无能。

治法　疏肝解郁，行气起痿。

代表方　逍遥散加减。

临床运用　①肝主宗筋，对肝气郁结者，加柴胡、枳壳、陈皮、青皮、川芎、香附，同时少佐补肾之仙茅、淫羊藿之类以振奋被郁遏之命火；②对湿热下注之宗筋弛纵而痿者，可用龙胆泻肝汤加蜈蚣。

（4）惊恐伤肾证

证候　阳痿不振，心悸易惊，胆怯，多疑，夜多噩梦，常有被惊吓史，苔薄白，脉弦细。

审证求机　本证的病证特点为心悸易惊，胆怯，多疑，常有被惊吓史；基本病机为惊恐伤肾，肾精破散，心气逆乱，气血不达宗筋。

治法　益肾补肝，壮胆宁神。

代表方　启阳娱心丹加减。

临床运用　①气郁化火，可加牡丹皮、栀子、龙胆草、川芎、丹参，赤芍；②惊悸不安、梦中惊叫者，可加龙齿、磁石；③久病入络，经络瘀阻者加蜈蚣、蜂房、丹参、川芎。

（5）湿热下注证

证候　阴茎痿软，阴囊潮湿，瘙痒腥臭，睾丸坠胀痛，小便赤涩灼痛，胁胀腹闷，肢体困倦，泛恶口苦，舌红苔黄腻，脉滑数。

审证求机　本证的病证特点为阴茎痿软、阴囊潮湿、小便赤涩灼痛；基本病机为湿热下注肝经，宗筋经络失畅。

治法　清肝泄热，利湿通阳。

代表方　龙胆泻肝汤加减。

临床运用　①阴部瘙痒、潮湿重者，可加地肤子、苦参、蛇床子；②若湿盛，困遏脾肾阳气者，可用右归丸合平胃散；③若湿热久恋，灼伤肾阴，阴虚火旺者，可合用知柏地黄丸。

（6）阴精亏损证

证候　阳举不坚，中道痿软，易举易泄，时有遗精，腰膝酸软，耳鸣眩晕，足跟疼痛，溲黄便干，重者潮热盗汗、五心烦热、咽干颧红，舌红，苔少或有剥苔，脉细数。

审证求机　本证的病证特点为阳痿不举、腰膝酸痛、耳鸣眩晕、烦热盗汗；基本病机为阴精亏损，肾精不充，宗筋失养。

治法　滋阴填精，润养宗筋。

代表方　二地鳖甲煎加减。

（7）瘀血阻络证

证候　阴茎不能勃起经久不愈，少腹、睾丸刺痛，会阴胀感，肌肤粗糙失润，舌质暗或有瘀斑瘀点，脉沉涩。

审证求机　本证的病证特点为阴茎不能勃起，睾丸刺痛，会阴胀感，肌肤粗糙失润；基本病机为阳痿经久不愈或有外伤史，久病必瘀或外伤致瘀，宗筋经络失养。

治法　活血化瘀，通络振痿。

代表方　少腹逐瘀汤加减。

临床应用　①疼痛重者加金铃子、蜈蚣；②烦躁易怒者，瘀久化热，加知母、黄柏。

4. 其他疗法

（1）针灸疗法：命门火衰，取长强、会阴、命门为主穴，取肾俞、关元、太溪为配穴。湿热下注，取肝俞、行间、曲泉、会阴为主穴，取阳陵泉、水分为配穴。肝郁不舒，取太冲、会阴、曲骨为主穴，取行间、中极、太溪为配穴。惊恐伤肾，取胆俞、肾俞、长强、心俞、神门、阳陵泉等穴。

（2）自我推拿疗法：①双掌推腹法：操作者取仰卧位，双手掌重叠置于腹部，将双掌从上腹部的中线缓缓推按至下腹部，连续推 30 次，接着将双掌沿着两侧的肋弓下缘推按至大腿的根部，连续推按 30 次，再用双掌在脐部周围推揉 3 分钟，推揉范围可逐渐扩大至整个腹部，可连续推揉 3 分钟。②推按会阴法：操作者取仰卧位，先用右手的手掌从耻骨联合处缓缓向下推按至会阴部，再用掌面自会阴部向回推按至耻骨联合，可连续推按 3 分钟，在往返推动时应同时拨动阴囊、睾丸和阴茎海绵体，以兴奋感增强为宜。③搓摩大腿根部法：操作者取仰卧位，用双掌持续并均匀地交替搓摩两侧大腿的根部，应连续搓摩 3 分钟左右，以搓摩至局部有热感为宜。④深揉 5 穴：患者自我按揉气海、关元、中极、三阴交、足三里 5 穴，具有良好的保健作用。

【预防与调护】

1. 节房劳　切忌恣情纵欲，房事过频，手淫过度，以防精气虚损，命门火衰。宜清心寡欲，摒除杂念，怡情养心。

2. 调饮食　切忌过食醇酒肥甘，避免湿热内生，壅塞经络，造成阳痿。

3. 调情志　焦虑惊恐是阳痿的重要诱因，情绪低落，精神抑郁是阳痿患者难以治愈的主要因素。因此，调畅情志，防止精神紧张是预防及治疗阳痿的重要环节。

4. 积极治疗易造成阳痿的原发病　如糖尿病、动脉硬化、甲状腺功能亢进、皮质醇增多症等。此外，某些药物可影响性功能而致阳痿，如大剂量镇静剂、降压药、抗胆碱类药物等，应尽量避免长期服用。

5. 巩固疗效　加强锻炼，增强体质。病后可暂停一段时间性生活，避免性刺激，以利于性中枢和性器官的调节和休息。但未经诊断，盲目分居，长期中断性生活，有时反会抑制性中枢，造成阳痿，加重病情。要树立战胜疾病的信心，适当进行体育锻炼，夫妻相互关怀体贴，这些都有辅助治疗作用。

【结语】

阳痿是指青壮年阴茎痿软，或举而不坚，或坚而不久，不能进行正常性生活的病证。其病因有禀赋不足、劳伤久病、七情失调、过食肥甘、湿热内侵等，但以房劳太过、频繁手淫为多见。病位在肾，并与脾、心、肝关系密切。基本病理变化为肝、肾、心、脾受损，经络空虚，或经络失畅，导致宗筋失养而成。临床辨证，应辨清病情之虚实、病损之脏腑、虚实之夹杂。实证当疏利：肝郁不疏者，宜疏肝解郁；湿热下注者，宜清利湿热。虚证应补益：命门火衰者，宜温补下元；心脾血虚者，宜补益心脾；惊恐伤肾者，宜益肾宁神；虚实夹杂者，可先治标后治本，亦可标本同治。节制房室、戒除手淫、调节好情志，都是重要的辅助治疗措施。

项目五　遗　精

（中医执业助理医师考试无考点）

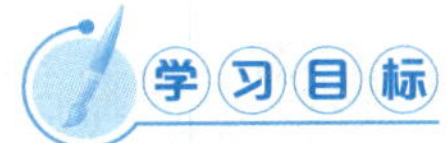

知识要求

1. 掌握遗精的辨证要点、常见辨证分型及治疗。
2. 熟悉遗精常见病因病机、类证鉴别、预防调护方法。
3. 了解遗精的源流、演变与预后。

技能要求

1. 能够对遗精患者的常见证型进行辨证论治。
2. 能够熟练地为遗精患者开展预防与调护指导。

遗精是指因脾肾亏虚，精关不固，或火旺湿热，扰动精室所致的以不因性生活而精液频繁遗泄为临床特征的病证。其中因梦而遗精的称“梦遗”，无梦而遗精，甚至清醒时精液流出的谓“滑精”。

本病的记载，始见于《黄帝内经》，《灵枢·本神》说：“怵惕思虑则伤神，神伤则恐惧，流淫而不止……恐惧而不解则伤精，精伤则骨酸痿厥，精时自下。”叙述了遗精的病因、证候，明确指出遗精与情志内伤有密切关系。汉代张仲景在《金匮要略》中称本病为“失精”，认为本病是由虚劳所致，对其证候亦有诸多描述，治疗方面，所立桂枝加龙骨牡蛎汤调和阴阳、潜镇摄纳，为心肾不交、失精遗泄之证初立楷模。隋唐时期，巢元方和孙思邈分别称遗精为“尿精”“梦泄精”“梦泄”，并进一步认识到本病由肾虚而致。宋代《普济本事方·膀胱疝气小肠精漏》载有治遗精方四首，该书正式提出了遗精和梦遗的名称。金元时期，朱丹溪除了将遗精分为梦遗与滑精外，还倡“相火”导致遗精理论。至明代，对遗精的认识渐趋完善。如《医宗必读·遗精》指出五脏之病皆可引起遗精：“苟一脏不得其正，甚则必害心肾之主精者焉。”《景岳全书·遗精》比较全面地归纳出遗精之证有九种，并分别提出了治法方药，在此基础上，后世医家逐渐丰富了遗精的病机及治法。

西医学中的神经衰弱、神经官能症、前列腺炎、精囊炎等疾病以遗精为主症者，均可参照本病辨证施治。

【病因病机】

遗精的病因分为外因与内因，外因为湿热侵袭，内因为劳心太过、欲念不遂、饮食不节、恣情纵欲等，导致肾失封藏，精关不固。

1. 常见病因

（1）劳心太过：劳神太过，心阴暗耗，心火独亢，则心火不能下交于肾，肾水不能上济于心，心肾不交，水亏火旺，扰动精室致遗精；或思虑太甚，损伤心脾，脾气下陷，气不摄精致遗精。

（2）欲念不遂：年轻气盛，情动于中；心有恋慕，所欲不遂；或壮夫久旷，思慕色欲，心动神摇，心动相火亦动，君相火旺，扰动精室而遗精。

（3）饮食不节：醇酒厚味，损伤脾胃，酿湿生热，或蕴痰化火，湿热痰火流注于下，扰动精室而致遗精。

（4）恣情纵欲：早婚房事过度、频繁手淫、醉酒同房，纵欲无度，耗伤阴精，阴虚火旺，扰动精室或日久肾虚，肾不固精，乃成遗精。

（5）湿热侵袭：湿热痰火之邪侵袭下焦，扰动精室而致遗精。

2. 病机概要

（1）基本病机：肾失封藏，精关不固。

（2）病位：在肾，与心、肝、脾三脏密切相关。

（3）病理性质：有虚实之别，且多虚实夹杂。

（4）病理因素：湿热与火。

（5）病机转化：遗精病证虽病及多个脏器，但初起大多轻浅，若调理得当，多可痊愈。若是讳疾忌医，久病不治，或调治不当，日久肾精耗伤，阴阳俱虚，或命门火衰，下元衰惫，则会转变成早泄、阳痿、不育或虚劳等病证。

【诊断与鉴别诊断】

（一）诊断依据

1. 临床表现

（1）主症：男子梦中遗精，每周超过2次以上；或清醒时，不因性生活而排泄精液。

（2）次症：头晕、耳鸣、神疲乏力、腰膝酸软、失眠多梦等症。

凡成年未婚男子，或婚后夫妻分居，长期无性生活者，一月遗精1～2次属生理现象。

2. 病史

（1）病史特点：持续发病1个月以上，本病常有恣情纵欲、情志内伤、久嗜醇酒厚味等病史。

（2）诱发因素：劳神太过、早婚房事不节、手淫、久嗜醇酒厚味等。

3. 相关检查

（1）体格检查：有无包茎、包皮过长、包皮垢刺激。

（2）直肠指诊、前列腺B超、前列腺液常规检查：有助于前列腺疾病的诊断。

（3）精液抗原检查：可帮助发现精囊炎。

（二）病证鉴别

1. 遗精与早泄　遗精是指没有进行性交的情况下，精液流出；而早泄是性交时精液过早泄出，而影响性生活。诚如《沈氏尊生书》所描述“未交即泄，或乍交即泄”，明确指出了早泄的特征，以此可与遗精鉴别。

2. 遗精与走阳　走阳是指性交时，精泄不止，如《医宗必读·遗精》所言：“有久旷之人，或纵欲之人，与女交合，泄而不止，谓之走阳。”遗精是没有同房而精液流出。

3. 遗精与精浊　遗精与精浊都是尿道有白色分泌物流出，流出物均来自精室。精浊常在大便时或排尿终了时发生，尿道口有米泔样或糊状分泌物溢出，并伴有茎中作痒作痛；而遗精多发生于梦中或情欲萌动时，不伴有疼痛。

【辨证论治】

1. 辨证要点

（1）辨明虚实：可从病之新久浅深判别。新病梦遗有虚有实，多虚实并见；久病精滑虚多实少；湿热下注常多为实证。

（2）审查脏腑病位：用心过度，邪念妄想梦遗者，多责于心；精关不固，无梦滑泄者，多由于肾。

（3）辨别阴阳：对肾虚不藏者还应当辨别偏于阴虚还是偏于阳虚。偏于阴虚者，多见头昏目眩、腰酸耳鸣、舌质红、脉细数；偏于阳虚者，多见面白少华、畏寒肢冷、阳事不举、舌质淡、脉沉细。

2. 治疗原则　实证以清泄为主。君火旺者，清泄心火；相火旺者，清泄肝火；痰火湿热者，泄热利湿化痰。虚证宜用补涩为要，针对脏腑阴阳不同，分别治之。肾虚不固，封藏失职者，滋阴温肾、补肾固精；心脾亏虚者，调补心脾；心肾不交者，泻南补北、交通心肾；虚实夹杂者，应虚实兼顾；久病入络夹瘀者，可佐以活血通络。

3. 分证论治

（1）君相火旺证

证候　少寐多梦，梦中遗精，伴有心中烦热，头晕目眩，精神不振，倦怠乏力，心悸不宁，善恐健忘，口干，小便短赤，舌质红，脉细数。

审证求机　本证的病证特点为少寐多梦、梦则遗精、心中烦热、头晕目眩、舌红苔薄黄；基本病机为君火妄动，相火随之，迫精妄泄。

治法　清心泄肝。

代表方　黄连清心饮合三才封髓丹加减。

临床运用　①心肾不交，火灼心阴者，可用天王补心丹加石菖蒲、莲子心；②若久遗伤肾，阴虚火旺者，可用知柏地黄丸加减，或用大补阴丸；③若梦遗日久，烦躁失眠，心神不宁或心悸易惊，可予安神定志丸加减。

（2）湿热下注证

证候　遗精频作，或有梦或无梦，或尿时有少量精液外流，小便热赤浑浊，或尿涩不爽；口苦黏腻，心烦少寐，口舌生疮，大便溏臭，或见脘腹痞闷，恶心，苔黄腻，脉濡数。

审证求机　本证的病证特点为遗精频作、口苦黏腻、小便热赤浑浊、大便溏臭、苔黄腻；基本病机为湿热蕴滞，下扰精室。

治法　清热利湿。

代表方　程氏萆薢分清饮加减。

临床运用　①湿热下注肝经者，可用龙胆泻肝汤；②湿热久恋，耗伤肾阴，形成湿热夹阴虚者，应标本同治，用药宜化湿不伤阴，养阴不恋湿。

（3）劳伤心脾证

证候　劳则遗精，心悸不宁，失眠健忘，面色萎黄，神疲乏力、纳差便溏，舌淡苔薄，脉弱。

审证求机　本证的病证特点为劳则遗精，伴心悸、神疲乏力，面色萎黄；基本病机为心脾两虚，气虚神浮，气不摄精。

治法　调补心脾，益气摄精。

代表方　妙香散加减。

临床运用　①若中气下陷明显者，可用补中益气汤加减；②若心脾血虚显著者，可改用归脾汤治疗；③若脾虚日久致肾阳虚损者，宜脾肾双补。

（4）肾气不固证

证候　多为无梦而遗，甚则滑泄不禁，阳痿早泄，小便清长，精液清稀而冷，腰膝酸软，形寒肢冷，面色㿠白，头昏目眩，舌淡胖，苔白滑，脉沉细。

审证求机　本证的病证特点为遗精频作、精神萎靡、夜尿频而清；基本病机为肾元虚衰，封藏失职，精关不固。

治法　补肾固精，固涩止遗。

代表方　金锁固精丸加减。

临床运用　①肾阳虚为主，可加鹿角霜、肉桂、锁阳等；②若以肾阴虚为主，加熟地黄、枸杞子、龟甲、阿胶等；③阴损及阳，或阳损及阴，肾中阴阳两虚者，可合用右归丸。

【预防与调护】

1. 修心修性修行　注意调摄心神，排除杂念，应节制房事，戒除手淫，不接触黄色书刊、影像，不贪恋女色。

2. 生活起居调摄　注意生活起居，避免脑力和体力过劳，晚餐不宜过饱，养成侧卧习惯，被褥不宜过重，内裤不宜过紧，以减少局部刺激，并应少食辛辣刺激性食物。

【结语】

遗精是指以不因性生活而精液频繁遗泄为临床特征的病证。有梦而遗精者，称为梦遗；无梦而遗精，甚至清醒时精液自出者，称为滑精。本病的发病因素比较复杂，多因劳心太过、欲念不遂、饮食不节、恣情纵欲等引起，基本病机为肾失封藏，精关不固。病变脏腑责之于肾、脾、心、肝。临床辨证应分清虚实或虚实夹杂。始病以君相火旺、心肾不交为多，病机虚实参见，治宜清心安神、疏泄相火为先；湿热扰肾，肾气不藏，病机多为实证，应导湿利肾；气虚下陷，不能摄精，宜予升清益气；久遗伤肾，下元滑脱，多由以上各型转化而成，其虚明显，当补虚固本，收摄精关。本病的预防关键在于平时应注意调摄心神，排除杂念，以持心为先，同时应节制房事，戒除手淫。

项目六　耳鸣耳聋

（中医执业助理医师考试无考点）

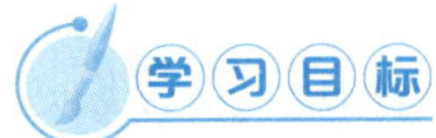

知识要求

1. 掌握耳鸣耳聋的辨证要点、常见辨证分型及治疗。
2. 熟悉耳鸣耳聋常见病因病机、类证鉴别、预防调护方法。
3. 了解耳鸣耳聋的源流、演变与预后。

技能要求

1. 能够对耳鸣耳聋患者的常见证型进行辨证论治。
2. 能够熟练地为耳鸣耳聋患者开展预防与调护指导。

耳鸣，是指患者自觉耳中鸣响如闻蝉声，或如潮声，而周围环境中并无相应的声源，是一种主观感觉。耳鸣可发生于单侧，也可发生于双侧。耳聋，是听觉系统的传音、感音功能异常导致不同程度的听力减退，甚至消失。耳鸣可伴有耳聋，耳聋亦可由耳鸣发展而来。

有关耳鸣、耳聋的记载最早见于《黄帝内经》。《灵枢·口问》曰："故上气不足，脑为之不满，耳为之苦鸣，头为之苦倾，目为之眩。"《灵枢·决气》曰："精脱者耳聋。"隋唐时期详述了本病的病因病机，《诸病源候论·耳病诸候》发展了《黄帝内经》的学说，认为耳鸣、耳聋虽有内伤、外感之别，但无不与肾虚有关，并进一步指出了五脏六腑、十二经脉病变均可发生耳鸣、耳聋。《千金要方·耳疾》对耳鸣、耳聋分类较为详细，分为劳聋、气聋、风聋、虚聋、毒聋、久聋、耳鸣，内服剂型设有汤、散、丸、酒剂等多种，尚有外治塞耳、滴耳之剂，数十种之多。《丹溪心法》认为"耳聋皆属于热"，并认为少阳、厥阴患病而耳聋亦是热多；还有阴虚火动耳聋，因邪化火耳聋等，即使大病后耳聋亦应降火。明·王纶《明医杂著·耳鸣》曰："耳鸣……世人多作肾虚治不效，殊不知此是痰火上升，郁于耳中而为鸣，郁甚则壅闭矣；若遇此证，但审其平昔饮酒厚味，上焦素有痰火，只作清痰降火治之。"清代医家对本病的论述源于《黄帝内经》，但用药用方有所偏重。如《寓意草》从"痰"治，《医林改错》从"瘀"治，从不同的方面丰富了耳鸣、耳聋辨证论治的内容。

西医学的五官科、内科患者以自觉耳中鸣响，或听力减退为主症者，均可参照本病辨证施治。

【病因病机】

耳鸣、耳聋的病因分为外因和内因。内因多由恼怒、惊恐，肝胆风火上逆，以致少阳经气闭阻；或因肾虚气弱，肝肾亏虚，精气不能上濡于耳而成。外因多由风邪侵袭，壅遏清窍所致；亦有因突然暴响震伤耳窍引起者。

1. 常见病因

（1）体虚肾亏：素体不足，或病后精血衰少，或恣情纵欲，肾精耗伤，或劳累过度，病后脾胃虚弱，气血生化之源不足，经脉空虚，不能上奉于脑，或脾虚阳气不振，清气不升，均可导致耳鸣、耳聋的发生。

（2）外邪侵袭：若感受风邪或风热，壅闭清窍，或因耵聍塞耳，复感风热亦可发病。

（3）肝火上扰：情志抑郁，肝气失于疏泄，郁而化火，清窍被蒙。足少阳经脉上入于耳，因而发生耳鸣、耳聋。

（4）痰浊阻耳：形体素胖，多食厚味，痰浊内盛，上阻清窍，或因素有湿热，蕴聚成痰，郁久化火，痰火上升，壅塞清窍。

（5）瘀阻宗窍：耳是宗脉之所聚，经脉瘀阻，经气不通于耳，致耳失于经气的滋养，产生耳鸣、耳聋。

2. 病机概要

（1）基本病机：实证多为肝胆实火上扰清窍；虚证多为肾精不足，耳失所养所致。

（2）病位：在肝、胆、脾、肾等，尤与肾关系密切。

（3）病理性质：早期为外邪、肝火、痰浊、瘀血所致者多属实证；后期脾胃虚弱、肾精不足者多属虚证。

（4）病理因素：风（风热）、火（肝火）、痰（痰火）、瘀（瘀血）、虚（脾胃气虚、肾精不足）。

（5）病机转化：一般新病突发之耳鸣、耳聋尚易调治，但重度久聋久治不愈。

【诊断与鉴别诊断】

（一）诊断依据

1. 临床表现

（1）主症：自觉耳中鸣响，或听力减退。耳鸣常以夜间为甚。

（2）次症：头痛面赤，口苦咽干，心烦易怒，手足心热，腰酸膝软，神疲乏力，食少便溏等症状。

2. 病史 常因外界环境刺激、恼怒太过、过度疲劳、睡眠不足、情绪紧张、恣情纵欲等因素而诱发。

3. 相关检查

（1）外耳道及鼓膜检查：检查是否有外耳道疖肿、外耳道炎、鼓膜穿孔等。

（2）听力学检测：了解听力损失的程度、性质及病变部位。

（3）影像学检查：CT 检查可以明确外耳道畸形情况，还可全面了解有无中耳畸形及伴随的面神经走行异常；MRI 检查可确定是否有颅内病变。

（二）病证鉴别

1. 耳鸣、耳聋与耳胀、耳闭 耳胀、耳闭是指以耳内胀闷堵塞感及听力下降为主要特征的中耳疾病。耳胀多为病之初起，以耳内胀闷为主，或兼有疼痛，多因风邪侵袭而致。耳闭多为病之久者，耳内如物阻隔，清窍闭塞，听力明显下降。耳鸣、耳聋是指自觉耳中鸣响，或听力减退。耳胀、耳闭以耳闷、耳痛、耳鸣、听力下降为主要症状。

2. 耳鸣、耳聋与耳疔 耳疔是指发生于外耳道的疖肿，以耳痛，局限性红肿、突起为其特征，当疖肿堵塞外耳道时，可致耳鸣、耳聋。耳鸣、耳聋是指自觉耳中鸣响，或听力减退。

【辨证论治】

1. 辨证要点

（1）辨突发性聋、久聋：突发性聋是指突然出现耳聋，多属外感或痰热；久聋则是逐渐出现听觉障碍，或由耳鸣转化而来，多属肾虚。

（2）审察病变虚实：一般暴起者多实，渐起者多虚。实证宜分风、火、痰、瘀；虚证宜分气、血、肝、肾。见表 7–7。

表 7–7　耳鸣耳聋的虚实辨证

虚实	病因	症状表现
实证	肝火	耳窍数鸣，攻逆阵作，怒则加甚
	痰浊	耳鸣眩晕，时轻时重，胸闷痰多
	风热	暴然耳鸣或耳聋，兼有表证
虚证	肾虚	耳鸣声细，如蝉持续，腰酸
	气虚	耳鸣时作，将息稍轻，劳则加重

（3）注意标本缓急：耳鸣、耳聋初起以标证为主，耳鸣、耳聋长久以本虚为主。久聋久鸣又突然加重，则多属本虚标实。

2. 治疗原则　体虚失聪，治在脾肾；邪扰窍闭，治在肝胆。病位在上宜清疏，中宜升补，下宜滋降。

3. 分证论治

（1）肝胆火盛证

证候　突然耳鸣或耳聋，头痛面赤，口苦咽干，心烦易怒，怒则更甚，或夜寐不安，胸胁胀闷，小便短赤，大便秘结，舌红苔黄，脉弦数。

审证求机　本证的病证特点为突然耳鸣或耳聋、口苦咽干、心烦易怒，怒则更甚；基本病机为肝胆实火，上扰清窍。

治法　清肝泄热。

代表方　龙胆泻肝汤加减。

临床运用　①肝气郁甚，加白芍、夏枯草、川楝子；②肾气偏虚，虚实夹杂者，加牡丹皮、女贞子、旱莲草。

（2）痰火郁结证

证候　两耳蝉鸣，有时闭塞如聋，胸中烦闷痰多，口苦，或胁痛，喜太息，喉中不适如梅核气，耳下胀痛，二便不畅，苔薄黄而腻，脉弦滑。

审证求机　本证的病证特点为两耳蝉鸣、胸中烦闷痰多、口苦；基本病机为痰火郁结，上蒙清窍。

治法　化痰清火，通窍降浊。

代表方　温胆汤加减。

临床运用　①痰多者，加胆南星、海浮石；②郁结甚者，加浙贝母、天花粉；③膈上烦热，加桔梗、栀子、淡豆豉。

（3）风热上扰证

证候　猝然耳鸣、耳聋，伴有头痛、眩晕、恶风或有发热，或耳内作痒，舌红苔薄白，脉浮数。

审证求机　本证的病证特点为猝然耳鸣、耳聋，初起伴有恶风、发热、头痛等全身症状；基本病机为外感风热，壅闭清窍。

治法　疏风清热。

代表方　银翘散加减。

临床运用　①头目不爽，肝热上蒙，加蝉衣、僵蚕、刺蒺藜、菊花；②热甚者，加羚羊角、苦丁茶。

（4）肾精亏虚证

证候　耳鸣、耳聋，甚则眩晕，颧赤口干，手足心热，腰酸膝软，遗精，舌红，脉细弱或尺脉虚大。

审证求机　本证的病证特点为耳鸣耳聋、腰酸膝软、颧赤口干、手足心热；基本病机为肾精不足，髓海空虚。

治法　滋肾降火，收摄精气。

代表方　耳聋左慈丸加减。

临床运用　①肝阴亏损明显者，加枸杞子、女贞子、旱莲草；②痰多者，加半夏、陈皮。

（5）清气不升证

证候　耳鸣、耳聋，神疲乏力，食少便溏，时轻时重，休息暂缓，烦劳加重，苔白腻，脉细弱。

审证求机　本证的病证特点耳鸣耳聋、神疲乏力、食少便溏；基本病机为脾胃虚弱，气血化生不足，耳失所养。

治法　益气升清。

代表方　益气聪明汤加减。

临床运用　①兼肾气不足者，加熟地黄、怀山药、菟丝子、杜仲；②兼心气不足者，加五味子、远志、酸枣仁、柏子仁；③兼肝胆之火者，加栀子、牡丹皮、车前子；④痰湿偏重者，去黄柏、芍药，加白术、天麻、半夏。

4. 其他疗法

（1）针灸疗法：针刺取听宫、听会、翳风、外关等为主穴，偏肝气郁结，肝阳上亢的患者加配中渚、外关等穴；偏肾气亏虚，经络失养的患者加刺太溪、足三里等穴。

（2）推拿按摩疗法：可用鼓膜按摩术和鸣天鼓手法。鼓膜按摩时，令患者取坐位，施术者立于患者身后，双手手掌覆盖于患者外耳上，按压后随即放松，此时施术者感觉手掌心有被吸的感觉，此为 1 次，每次连续做 10 次。若患者单侧有病则只做患侧，双耳有病则双侧耳都做。鸣天鼓时令患者取坐位，施术者立于患者身前，双手手掌心覆盖于双侧外耳上，五指放松置于头后，食指指腹搭于中指指背上，轻轻向下弹拨患者后头，患者如听闻击鼓之声，两侧各做 24 次。

【预防与调护】

1. 体质调理 加强身体锻炼，增强体质，调适冷暖，谨防虚邪贼风侵袭。如有受邪发病，应及早专科治疗，以免发生或遗留耳鸣、耳聋。

2. 精神调摄 保持心情舒畅，注意精神调理，避免过度忧郁与发怒，以预防肝气郁结与肝火上扰而致耳鸣、耳聋。

3. 饮食调理 节制饮食，少食醇甘厚味，减少痰浊内生。脾虚者，避免过饥过饱，不过服寒凉，宜食清淡易消化食物。

4. 避免或慎用耳毒性药物 尽可能避免或慎用耳毒性药物，如：①解热镇痛药：阿司匹林、水杨酸钠、非那西丁等；②抗生素：尤其是氨基糖苷类抗生素危害最大；③利尿剂：利尿剂最易引起暂时性或永久性耳聋，对肾功能不全者更易导致耳聋；④抗恶性肿瘤药：氮芥、顺铂等可引发听力障碍，出现不可逆的高频听力丧失，且与药物用量和用药时间成正相关。⑤抗疟药：奎宁、氯喹的主要损害部位在螺旋神经节而非感受上皮，引起耳鸣、耳聋。

【结语】

耳鸣是患者的一种主观感觉，自觉耳中鸣响如闻蝉声，或如潮声，而周围环境中并无相应的声源，可发生于单侧或双侧。耳聋是患者不同程度的听力减退，甚至消失。耳鸣可伴有耳聋，耳聋亦可由耳鸣发展而来。病因有外邪侵袭、肝火上扰、体虚肾亏、痰浊阻耳及瘀阻宗窍等。病位在肝、胆、脾、肾等，尤与肾关系密切。耳鸣耳聋的基本病机，实证多为肝胆实火上扰清窍，虚证多为肾精不足、耳失所养所致。临床辨证审察病变虚实，突发或久病。体虚失聪，治在脾肾；邪扰窍闭，治在肝胆。病位在上宜清疏，中宜升补，下宜滋降。少壮者实证火扰居多，中年以后虚证肾惫多见。一般新病突发耳鸣耳聋之实证尚易调治，精脱劳伤耳聋之虚证不易药愈，调治不能急于求成，需慢慢补益亏虚，渐收效益。

模块八　气血津液病证

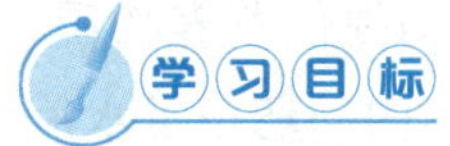

知识要求

1. 掌握郁证、血证、痰饮、消渴、内伤发热、虚劳、癌病等常见病证的病因病机、诊断要点、类证鉴别、辨证论治、预后与调护。

2. 熟悉自汗盗汗、肥胖、厥证等病证的诊断要点、辨证论治。

3. 了解常见气血津液病证的西医学范畴、相关检查、转归预后。

技能要求

1. 能够对气血津液病证如郁证、血证、消渴、自汗盗汗、内伤发热、虚劳等的患者进行辨治处置。

2. 根据中医执业助理医师资格考试大纲归纳各病证考试要点。

气血津液病证是指在外感或内伤等病因的影响下，导致气、血、津液的运行失常，输布失度，生成不足、亏损过度而表现出的一类病证。临床常有郁证、血证、痰饮、消渴、汗证、内伤发热、虚劳、肥胖、癌病、厥证等病证，见表 8-1。

表 8-1　气血津液病证助考纲要总目表

序号	项目序号	项目任务	学习目标	中医执业助理医师考试		考试星级
				综合考试	技能考试	
1	项目一	郁证	重点掌握	√	√	★★★
2	项目二	血证	重点掌握	√	√	★★★
3	项目三	痰饮	掌握	√	无	★
4	项目四	消渴	重点掌握	√	√	★★★
5	项目五	汗证	熟悉	无	无	
6	项目六	内伤发热	重点掌握	√	√	★★★
7	项目七	虚劳	掌握	√	无	★
8	项目八	肥胖	熟悉	无	无	
9	项目九	癌病	掌握	√	无	★
10	项目十	厥证	熟悉	无	无	

一、气血津液的生理病理特点

1. 气血津液的生理功能与特点 气是人体内不断运动着的具有很强活力的精微物质，充沛于全身而无处不到，由于其来源、分布部位和功能特点的不同，又可分为元气、宗气、营气、卫气；气在体内时刻不停地运动着，其运动形式多种多样，但其基本运动形式是升、降、出、入；气具有推动、温煦、防御、固摄、气化、营养等作用。血是循行于脉中的富有营养的红色液态样物质；血液必须在脉中正常运行，才能发挥其生理功能，即血液在脉中循行于全身，内至脏腑，外达肢节，为生命活动提供营养物质；血液具有营养和滋润全身的作用，又是神的主要物质基础。津液是人体内一切正常水液的总称，对机体具有滋润、濡养作用，能化生血液、排泄代谢产物，以及调节机体阴阳平衡。气、血、津液均是构成人体和维持人体生命活动的基本物质，是人体生命活动的动力源泉。

2. 气血津液的病理特征 气血津液代谢失常多继发于脏腑病变，而它又会反过来加重脏腑病变，促使病情进一步发展。气血津液病证的病理主要表现在气血津液运行失常和生成不足两大方面，如气血病变，主要表现为气血的亏虚和气血的运行失常；津液病变，主要表现为津液亏虚和水液停聚而形成的痰证、饮证、水停证及湿证。

3. 气血津液与脏腑的关系 无论是生理上或病理上，气血津液与脏腑组织之间始终存在着互为因果的密切关系。气、血、津液是脏腑、经络、组织、器官发挥生理功能的重要物质基础，即机体的脏腑、经络、组织、器官等，必须获得气、血、津液的充养，才能发挥其功能活动；而气、血、津液又赖脏腑所化生、输布，是脏腑功能活动的产物；在病理情况下，脏腑发生病变会影响气血的变化而发生气血病变，气血病变也会导致某些脏腑功能失调而出现脏腑病变，气血病变不可能离开脏腑而独立存在。津液代谢失常多继发于脏腑病变，是脏腑病变的结果，反过来又会加重脏腑病变，促使病情进一步恶化。为此，可以认为气血津液病变是脏腑病变的一个组成部分。

二、气血津液病证的辨治要点

1. 辨证要点 气血津液病证应首辨其虚和运行失常两大方面，再辨气、血、津液之不同。

气血津液病证的辨证以气血津液亏虚和其运行失常为纲。气血津液亏虚，常表现出气、血、津液某一个或两个方面虚弱、不足的临床特征；气血津液运行失常，常表现为气滞、气逆、气闭、血瘀、血热、血寒、水液停聚等。应注意区分元气不足、大病久病、失血、汗吐下太过、精神情志刺激太过、寒热、外邪，以及痰饮、瘀血病理产物的阻塞等不同病因，根据心、肺、脾、胃、肝等不同脏腑的证候特点，如心悸怔忡、失眠多梦、喘咳、便溏、内脏下垂、呃逆、呕吐、头痛、眩晕、昏厥等，提示与其他脏腑病证的相关性。

气血津液病证，其证候有虚实之分。虚证多因元气不足、脏腑功能活动减弱或低下、失血、汗吐下太过、大病久病之后所致，常见有气虚、气陷、气不固、气脱、血虚、血脱、津液亏虚等证；实证多由精神情志刺激太过、寒热、外邪，以及痰饮、瘀血、结石等病理产物的阻塞所致，常见有气滞、气逆、气闭、血瘀、血热、血寒、痰证、饮证、水停等证。尚有气血同病证候，如气血两虚证、气虚血瘀证、气不摄血证、气随血脱证、气滞血瘀证等。

学习时，应重点掌握气血津液病证中的气虚、气陷、气不固、血虚、津液亏虚、气滞、气逆、血瘀、血热、血寒、水停等证的临床表现特点、诊断要点、分型论治。气血津液病多为慢性病，以本虚标实居多，常常寒热兼夹，气血同病，望同学们在临床见习和实习过程中领悟并提高中医临床思维能力。

2. 治疗要点

气血津液病证的治疗原则，当首分其虚和运行失常，采用补其不足，纠正其运行失常之法，并注意重视脾胃及气、血、津、精之间的关系。

（1）补其不足，纠正其运行失常：如气虚宜补气，血虚宜补血，气陷宜补气升提，气郁宜理气解郁，气滞宜理气行气，气逆宜顺气降逆，血瘀宜活血化瘀，津亏宜滋阴润燥等。

（2）重视脾胃：脾胃为后天之本、气血生化之源。气血津液不足，应充分重视补益、调理脾胃，以助生化之源。

（3）重视气、血、津、精的关系：气、血、津、精在生理上存在着十分密切的关系，如气为血帅，气能生血、生津，气能行血、行津，气能摄血、摄津，血为气母，津能化气、载气，津血同源，精血同源，精能化气。因此，在病理情况下，气、血、津、精任何一方发生病变，都会影响另一方，而出现气血同病、气津同病、津血同病、精血同病等。

（4）注重攻补之适宜：临床所见的气血津液病证，大多虚实夹杂，因此，除纯属实证、虚证者外，治疗宜分清标本缓急，虚实兼顾，补虚勿忘泻实，祛邪勿忘补虚。

项目一　郁　证

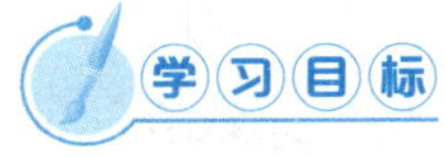

知识要求

1. 掌握郁证的辨证要点、常见辨证分型及治疗。
2. 熟悉郁证的常见病因病机、类证鉴别、预防调护方法。
3. 了解郁证的源流、演变与预后。

技能要求

1. 能够对郁证患者的常见证型进行辨证论治。

2. 运用已有知识应答中医执业助理医师资格考试要点。

郁证是由于情志内伤、体质因素等导致气机郁滞，临床以心情抑郁、情绪不宁、胸部满闷、胁肋胀痛，或易怒善哭，或咽中如有异物梗塞等症为主要表现的一类病证。

《黄帝内经》虽无郁证病名，但有五气之郁的论述，还有较多关于情志致郁的论述，如《素问·六元正纪大论》曰："郁之甚者，治之奈何？""木郁达之，火郁发之……水郁折之。"《素问·举痛论》曰："思则心有所存，神有所归，正气留而不行，故气结矣。"《金匮要略》记载了属于郁证的脏躁及梅核气两种病证。隋代巢元方《诸病源候论》指出忧思会导致气机郁结。金元时期，开始比较明确地把郁证作为一个独立的病证加以论述，如《丹溪心法·六郁》已将郁证列为一个专篇，提出了气、血、火、食、湿、痰六郁之说，创立了六郁汤、越鞠丸等相应的治疗方剂。郁证病名首见于明代《医学正传》，明代之后，逐渐把情志之郁作为郁证的主要内容。《临证指南医案·郁》所载的病例，均属情志之郁，治疗涉及疏肝理气、苦辛通降、平肝息风、清心泻火、健脾和胃、活血通络、化痰涤饮、益气养阴等法，用药清新灵活，颇多启发，并且充分注意到精神治疗对郁证具有重要意义，认为"郁证全在病者能移情易性"。王清任对郁证中血行郁滞的病机做了必要的强调，对于活血化瘀法在治疗郁证中的应用做出了贡献。

西医学中的神经衰弱（神经官能症）、躁狂忧郁症、癔症、焦虑症、更年期综合征、反应性精神病、老年抑郁症等疾病，均可参照本病辨证论治。

【病因病机】

考点：病位、基本病机

郁证的病因总属情志所伤，导致肝失疏泄、脾失健运、心失所养、脏腑阴阳气血失调。

1. 常见病因

（1）忧思郁怒，肝气郁结：七情刺激过极、过久，尤以悲忧恼怒最易伤肝，使肝失条达，气失疏泄，肝气郁结，气机郁滞；气郁日久化火而成火郁；或气滞血瘀，则为血郁。

（2）忧愁思虑，脾失健运：谋虑不遂，忧思过度，久郁伤脾，脾失健运，食滞不消则蕴湿、生痰、化热，而成为食郁、湿郁、痰郁、热郁。

（3）体质偏颇：原本肝旺，或体质素弱、脏气素虚，复加情志所伤，而致肝气郁结。肝郁抑脾，脾失健运，饮食渐减，生化乏源，日久则气血不足，心脾失养而致心脾两虚；或郁火暗耗阴血，使心神失养，而致心神不安，精神神志异常，甚则阴虚火旺，心病及肾，又可导致心肾阴虚。

2. 病机概要

（1）基本病机：气机郁滞，脏腑阴阳气血失调。

（2）病位：主要在肝，但可涉及心、脾。

（3）病理性质：初起多实，日久转虚或虚实夹杂。

（4）病理因素：气、血、痰、火、湿、食。

（5）病机转化：本病虽以气、血、湿、痰、火、食六郁邪实为主，但病延日久则易由实转虚，或因火郁伤阴而导致阴虚火旺、心肾阴虚之证；或因脾伤气血生化不足，心神失养，而导致心脾两虚之证。

【诊断与鉴别诊断】

1. 诊断依据

（1）临床表现：以心情抑郁、情绪不宁、胸胁胀满疼痛，或善怒易哭，或咽中如有炙脔，吞之不下、咯之不出为主要临床表现。

（2）病史：大多患者有忧愁、焦虑、悲哀、恐惧、愤懑等情志内伤的病史，即常因精神情志因素所导致或诱发，且病情随情志变化而波动。

（3）发病特点：多发于青中年女性，素体肝旺或脏气素虚的体质易发。

（4）相关检查：本病证常无明显器质性病变，各系统检查和实验室检查均正常。但可以对症做一些相关检查，如咽部症状突出时，需做咽部检查；有吞之不下、咯之不出的症状时，可做食道的 X 线及内窥镜检查。

2. 病证鉴别

（1）郁证之梅核气与虚火喉痹、噎膈：三者均有咽喉部不适的症状；不同点见表 8–2。

表 8–2　郁证梅核气与虚火喉痹、噎膈的类证鉴别

项目	郁证梅核气	虚火喉痹	噎膈
易发人群	青中年女性	青中年男性	中老年男性
主要病因	情志抑郁	感冒、长期吸烟饮酒、嗜食辛辣	七情内伤、酒食不节
主症	自觉咽中如有异物梗塞，且与情绪波动有关，但无咽痛及吞咽困难	咽部异物感，咽干，咽痒，与情绪无关，辛劳或感受外邪时易加重	胸骨后梗塞感，吞咽困难日渐加重，甚则饮食难下，消瘦，食管镜检查有异常发现

（2）郁证之脏躁与癫证：两者的相同点：均因精神情志因素所致，均有精神恍惚、心神不宁、悲忧善哭、哭笑无常。不同点：脏躁多发于青中年妇女，在精神因素的刺激下呈间歇性发作，不发作时可如常人。癫证多发于青壮年，男女发病率无显著差别，病程迁延，心神失常的症状极少自行缓解。

【辨证论治】

1. 辨证要点

（1）辨明受病脏腑与六郁：临证时，应辨明受病的主要脏腑及六郁的不同。一般来说，气郁、血郁、火郁主要与肝相关；食郁、湿郁、痰郁主要与脾相关；虚证则与心的关系最为密切，其次是肝、脾、肾的亏虚。

（2）辨别证候虚实：实证多见于气郁、血郁、火郁、食积、湿滞、痰积；虚证多见心、脾、肝的气血或阴精亏虚。还应注意虚实夹杂的复杂证候。

2. 治疗原则 理气开郁、调畅气机、怡情易性是其基本治疗原则。

除药物治疗外，精神治疗对郁证有着极为重要的作用。帮助患者解除精神情志因素的不良刺激，使其正确认识和对待自己的疾病，增强治愈疾病的信心，怡情移性，宽怀调养，有利于促进郁证的好转、痊愈。

3. 分证论治

考点：各证型的证候、基本病机、治法、方药

（1）肝气郁结证

证候　精神抑郁，情绪不宁，胸部满闷，胁肋胀痛，痛无定处，脘闷嗳气，不思饮食，大便不调，苔薄腻，脉弦。

审证求机　本证的辨证要点为精神抑郁、胸部满闷、胁肋胀痛、痛无定处、脉弦；基本病机为肝郁气滞，脾胃失和。

治法　疏肝解郁，理气畅中。

代表方　柴胡疏肝散加减。

临床运用　①肝气犯胃，胃失和降，而见嗳气频作、脘闷不舒者，可加旋覆花、代赭石、法半夏；②兼有食滞腹胀者，可加神曲、麦芽、山楂、鸡内金；③肝气乘脾而见腹胀、腹痛、腹泻者，可加白术、苍术、厚朴、茯苓、乌药；④兼有血瘀而见胸胁刺痛、舌质有瘀点瘀斑者，可加当归、丹参、郁金、红花。

（2）气郁化火证

证候　胸胁胀满，性情急躁易怒，口苦而干，或头痛、目赤、耳鸣，或嘈杂吞酸，大便秘结，舌质红，苔黄，脉弦数。

审证求机　本证的辨证要点为性情急躁易怒、胸胁胀满、口苦而干、舌质红、苔黄、脉弦数；基本病机为肝郁气滞，化热化火，气火内郁。

治法　疏肝解郁，清肝泻火。

代表方　丹栀逍遥散加减。

临床运用　①热势较甚，口苦，大便秘结者，可加龙胆草、大黄；②肝火犯胃而见胁肋疼痛、口苦、嘈杂吞酸、嗳气、呕吐者，可加黄连、吴茱萸；③肝火上炎而见头痛、目赤、耳鸣者，加菊花、钩藤、刺蒺藜；④热盛伤阴，而见舌红少苔、脉细数者，可去原方中当归、白术、生姜之温燥，酌加生地黄、麦冬、山药，或改用滋水清肝饮养

阴清火。

（3）痰气郁结证

证候　精神抑郁，咽中如有异物梗塞，吞之不下，咯之不出，胸部闷塞，胁肋胀满，苔白腻，脉弦滑。

审证求机　本证的辨证要点为精神抑郁、咽部如有异物感；基本病机为气郁痰凝，痰气交结胸咽。

治法　行气开郁，化痰散结。

代表方　半夏厚朴汤加减。

临床运用　①湿郁气滞而兼胸脘痞闷、嗳气、苔腻者，加香附、佛手、苍术；②痰郁化热而见烦躁、舌红苔黄者，加竹茹、瓜蒌、黄芩、黄连；③病久入络而有瘀血征象，胸胁刺痛、舌质紫暗或有瘀点瘀斑、脉涩者，加郁金、丹参、降香、姜黄。

（4）心神失养证

证候　精神恍惚，心神不宁，坐卧不安，多疑易惊，悲忧善哭，喜怒无常，或时时欠伸，或手舞足蹈，骂詈喊叫，舌质淡，苔薄白，脉弦。

审证求机　本证的辨证要点为精神恍惚、心神不宁、喜怒无常；基本病机为营阴暗耗，心神失养。

治法　甘润缓急，养心安神。

代表方　甘麦大枣汤加减。

临床运用　①血虚生风而见手足蠕动或抽搐者，加当归、生地黄、白芍、珍珠母、钩藤；②躁扰失眠者，加酸枣仁、柏子仁、茯神、制首乌；③喘促气逆者，可合五磨饮子。

（5）心脾两虚证

证候　多思善疑，心悸胆怯，失眠健忘；头晕神疲，面色不华，纳差，舌质淡，苔薄白，脉细。

审证求机　本证的辨证要点为多思善疑、心悸胆怯、头晕神疲、失眠、纳差；基本病机为脾虚血亏，心失所养。

治法　健脾养心，补益气血。

代表方　归脾汤加减。

临床运用　①心胸郁闷，情志不舒者，加郁金、佛手；②头痛者，加川芎、白蒺藜。

（6）心肾阴虚证

证候　心烦，心悸健忘，失眠多梦，五心烦热，盗汗，口咽干燥，舌红少津，脉细数。

审证求机　本证的辨证要点为心悸、心烦、失眠多梦与阴虚内热症状并见；基本病机为心阴亏虚，阴虚火旺。

治法　滋养心肾。

代表方　天王补心丹合六味地黄丸加减。

临床运用　①心肾不交而见心烦失眠、多梦遗精者，可合交泰丸；②遗精较频者，可加芡实、莲须、金樱子。

4. 其他疗法

（1）中成药疗法：肝气郁结者，可服用柴胡疏肝散、逍遥丸；气郁化火者，可服用丹栀逍遥散（或丸）；六郁轻证者，可服用越鞠丸等。

（2）针灸疗法：主穴取百会、印堂、太冲、神门、内关、膻中。肝气郁结者配期门，肝郁化火者配行间，痰气郁结者（梅核气）配丰隆、中脘，心神失养者（脏躁）配心俞、少海，心脾两虚者配心俞、脾俞，心肾阴虚者配心俞、肾俞。或针刺内关、神门、后溪、三阴交等穴，对各种抑郁症均有效。

（3）心理治疗：在施用上述治疗的同时配合中医心理治疗可提高疗效。移情疗法是一种通过释疑、顺意、怡悦、暗示等方法，消除患者的精神刺激，宣泄或转移忧郁、焦虑等不良情绪的心理治疗方法。应用时要根据患者的个体差异分别用之。

【预防与调护】

1. 精神调摄　正确认识和对待各种事物，避免忧思郁怒，防止情志内伤。

2. 康复护理　医务人员应深入了解病史，进行详细检查，用诚恳、关怀、同情、耐心的态度对待患者，取得患者的充分信任，具有重要作用；对郁证患者，应做好精神治疗工作，使患者能正确认识和对待自己的疾病，增强治愈疾病的信心，并解除情志致病的原因，以促进郁证的好转、治愈。

【结语】

郁证是以心情抑郁、情绪不宁、胸胁胀满疼痛，或善怒易哭，或咽中如有炙脔，吞之不下，咯之不出为主要临床表现的病证。常由情志内伤，气机郁滞所致，以气机郁滞为病变基础，病位主要在肝，与心、脾相关。辨证可分为实证和虚证两类。初病多实，实证以气机郁滞为基本病变。病久则由实转虚，引起心、脾、肝、肾气血阴精的亏损，而成为虚证类型。实证治疗，以疏肝理气解郁为主，并视其兼夹而配合清肝泻火、化痰散结、活血化瘀、健脾燥湿或芳香化湿、消食和胃等。虚证治疗宜补，可根据阴阳气血偏虚的不同，分别采用养心安神、补益心脾、滋养肝肾等法。虚实互见者，则当虚实兼顾。结合精神治疗及解除致病原因，对促进疾病的痊愈具有重要作用。

附：实践技能、医学综合相关考点模拟题

一、《中医内科学》中医执业助理医师资格考试实践技能相关考点模拟题

第一站　病案分析（总分 40 分。中医内科病案分值占 20 分）

患者王某，女，53 岁。平素忧思抑郁，今日情绪刺激后出现呼吸短促，吸粗气憋，胸闷胸痛，咽中如窒，但喉中痰鸣不著，伴心悸，失眠，苔薄，脉弦。

中医疾病诊断（4 分）：郁证。

中医证候诊断（4 分）：痰气郁结证。

辨病辨证依据（5 分）

1. 辨病　以情绪刺激后出现呼吸短促，吸粗气憋，胸闷胸痛，咽中如窒，但喉中痰鸣不著等为主症，诊断为郁证。

2. 辨证　情绪刺激后出现呼吸短促，吸粗气憋，胸闷胸痛，咽中如窒，但喉中痰鸣不著，伴心悸，失眠，苔薄，脉弦。病史显示患者平素忧思抑郁。辨证为痰气郁结证。

3. 病因病机分析　因情绪刺激，气逆于上，痰气交阻，循经上聚于咽喉而引发本病。

病证鉴别（中医执业助理医师考生不考）：略。

治法（2 分）：疏肝解郁，理气畅中。

代表方（2 分）：柴胡疏肝散加减。

药物组成、剂量及煎服法（3 分）：

柴　胡 10g　　香　附 15g　　枳　壳 12g　　陈　皮 10g　　郁　金 10g
苏　梗 12g　　合欢皮 10g　　川　芎 20g　　赤　芍 10g　　生甘草 6g

煎服法：三剂，水煎服，日一剂，早晚分服。

第二站　中医临证（含中医技术操作、病史采集、中医临床答辩三部分。分值共 35 分，20 分钟）

郁证病史采集举例（现场口述）（10 分）

根据试题提供的“患者主诉”，回答如何询问现病史及相关病史。

患者孙某，女性，33 岁。情绪刺激后咽中如窒感 1 周。

（一）现病史

1. 根据主诉及相关的鉴别诊断问诊

（1）发病的病因和诱因：有无外感受凉，有无吸烟史，有无嗜食辛辣食物。

（2）针对主症（咽中如窒感）询问：喉部团块是持续或间断的存在，是否有烧灼感、痒感、紧迫感、黏着感等。

（3）相关鉴别诊断的问诊：有无咽干咽痒，有无咽部疼痛或烧灼感，有无吞咽异

常，有无形体消瘦等。

2. 诊疗经过

（1）是否到医院就诊，做过哪些检查，如食管镜或喉镜检查等，结果如何。

（2）用过何种药物，做过何种治疗，疗效如何。

（3）发病以来一般情况问诊，如饮食、睡眠情况等。

（二）相关病史

1. 与该病有关的其他病史。既往有无类似发作史、咽部手术史，有无胃食管反流病、扁桃体炎、鼻窦炎、鼻后滴漏综合征、食管憩室病史，有无肿瘤家族史。

2. 有无药物、食物过敏史。

要求：问诊顺序合理，条理清晰，体现中医临床思维。

第三站　西医临床（含体格检查、西医操作、西医临床答辩三部分。分值占25分，20分钟）

二、《中医内科学》中医执业助理医师资格考试医学综合考试模拟题

（一）A1型题

1. 与郁证发病关系最密切的脏腑是（　　）

A. 心　　B. 脾　　C. 肝

D. 肺　　E. 肾

2. 下列何项不是郁证的临床特点（　　）

A. 失眠多梦　　B. 情绪不宁　　C. 胁肋胀痛

D. 烦急易怒　　E. 四肢厥冷

（二）A2型题

1. 患者林某，女，38岁。精神抑郁，情绪不宁，善太息，胁肋胀痛，无定处，胸闷嗳气，腹胀纳呆，女子月事不行，舌苔薄腻，脉弦。治法为（　　）

A. 清肝泻火　　B. 化痰利气　　C. 疏肝理气

D. 清肝和胃　　E. 健脾和胃

2. 患者袁某，女，42岁。长期精神抑郁，刻下多思善虑，心悸胆怯，少寐健忘，面色不华，头晕神疲，食欲不振，舌质淡，脉细弱。其证属（　　）

A. 肝气郁结　　B. 气郁化火　　C. 心肾阴虚

D. 心脾两虚　　E. 心神失养

（三）A3型题

患者王某，女，46岁。现咽中不适，如有物梗阻，咯之不出，咽之不下，胸中闷窒，兼有胁痛，苔白腻，脉弦滑。

1. 该患者的证候属于（　　）

A. 肝气郁结证　　B. 气郁化火证　　C. 心神失养证

D. 痰气郁结证　　E. 心脾两虚证

2. 其治法是（　　）

A. 化痰开郁　　B. 疏肝解郁　　C. 养心安神

D. 滋养心肾　　E. 清肝泻火

3. 其治疗首选方是（　　）

A. 丹栀逍遥散　　B. 半夏厚朴汤　　C. 归脾汤

D. 滋水清肝饮　　E. 甘麦大枣汤

4. 若患者气郁化火，可服用（　　）

A. 丹栀逍遥散　　B. 半夏厚朴汤　　C. 归脾汤

D. 滋水清肝饮　　E. 甘麦大枣汤

（四）B 型题

A. 疏肝理气解郁　　B. 清肝泻火，解郁和胃　　C. 养心安神

D. 健脾养心，益气补血　　E. 滋阴清热，镇心安神

1. 肝气郁结型郁证治法为（　　）

2. 心神失养型郁证治法为（　　）

【参考答案】

A1 型题：1.C　2.E

A2 型题：1.C　2.D

A3 型题：1.D　2.A　3.B　4.A

B 型题：1.A　2.C

项目二　血　证

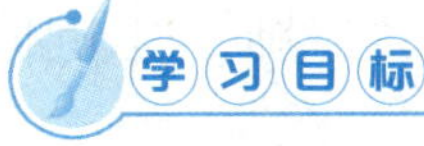

知识要求

1. 掌握各种常见血证的诊断要点、辨证论治。

2. 熟悉血证的常见病因病机，各种血证的类证鉴别、预防调护方法。

3. 了解血证的源流、演变与预后。

技能要求

1. 能够对各种血证患者的常见证型进行辨证论治。

2. 能够熟练地为血证患者开展预防与紧急处理。

3. 运用已有知识应答中医执业助理医师资格考试要点。

血证是指由多种原因引起火热熏灼或气虚不摄，致使血液不循常道，或上溢于口鼻诸窍，或下泄于前后二阴，或渗出于肌肤所形成的一类出血性疾患。

《黄帝内经》中，对血的生理及病理有较深入的认识，对部分血证有所论述，并对引起出血的原因及部分血证的预后有所论述，其中关于络伤血溢的理论，成为后世医家阐述多种血证病机的重要理论依据之一。《金匮要略·惊悸吐衄下血胸满瘀血病脉证治》将血证列为一个篇章，对吐血、衄血、下血的病机、证治与预后做了重点论述，将下血分为远血、近血分别论治，其中泻火止血的泻心汤与温脾摄血的黄土汤至今仍为治疗吐血、便血的常用方剂。明·虞抟《医学正传·血证》将各种出血病证归纳在一起，率先以“血证”之名概之，自此血证之名为许多医家所采用。《先醒斋医学广笔记》明确提出了治吐血的三要法，强调了行血、补肝、降气在治疗吐血中的重要作用。《景岳全书·血证》曰：“凡治血证，须知其要，而血动之由，唯火唯气耳。故察火者但察其有火无火，察气者但察其气虚气实。知此四者而得其所以，则治血之法无余义矣。”将引起出血的病机提纲挈领地概括为“火盛”和“气伤”两个方面。清·唐宗海的《血证论》为血证专著，对各种出血的病因、病理及辨证施治都有精辟论述，提出“止血、消瘀、宁血、补血”四法，是通治血证之大纲。

西医学中多种急慢性疾病所引起的出血，包括各系统疾病有出血症状者，以及造血系统病变所引起的出血性疾病，均可参考本病辨证论治。

【病因病机】

考点：基本病机

血证主要由感受外邪、情志过极、饮食不节、劳倦过度、久病或热病导致，火热熏灼，迫血妄行，或气虚不摄，血不循经，溢于脉外。

1. 常见病因

（1）感受外邪：六淫外邪侵袭，以热邪及湿热之邪为主，均可损伤脉络，而致出血。

（2）情志过极：恼怒过度，肝失疏泄，肝气郁结，气郁化火，上逆犯肺，损伤肺络，则咯血、衄血；横逆犯胃，胃络损伤则吐血。

（3）饮食不节：饮酒过多或过食辛辣厚味，滋生湿热，热伤脉络，迫血妄行，则衄血、吐血、便血；或损伤脾胃，脾胃虚衰，血失统摄，而致吐血、便血等。

（4）劳欲体虚：劳神伤心，体劳伤脾，房劳伤肾，劳欲过度，心、脾、肾气阴损伤，损伤于气，气虚不能摄血，血液外溢而成衄血、吐血、便血、紫斑；损伤于阴，阴虚火旺，迫血妄行，而致衄血、尿血、紫斑。

（5）久病之后：久病可致阴精伤耗，阴虚火旺，迫血妄行，而致出血；或正气亏损，气虚不摄，血溢脉外而出血；久病入络，血脉瘀阻，血不循经而出血。

2. 病机概要

（1）基本病机：火热熏灼，迫血妄行，气虚不摄，血溢脉外及瘀血阻络、血不循经。

（2）病位：根据出血部位，分属不同脏腑。鼻衄病位在鼻、肺、胃，与肝、脾、肾均有密切关系；齿衄主要在胃、肾；咯血在肺，与肝、脾、肾三脏有关；吐血主要在胃，与肝、脾有关；便血主要在胃肠，与肝、脾有关；尿血在膀胱和肾，与心、脾、肺、小肠密切相关；紫斑表现在肌肤、血脉，脏腑病变多在胃、脾、肝、肾。

（3）病理性质：有虚实之分，实证常向虚证转化。由气火亢盛所致者属于实证；由阴虚火旺及气虚不摄所致者，则属于虚证。且出血之后常留瘀，使出血反复难止。

（4）病理因素：风热、燥热、湿热、肝火、阴虚、气虚、阳虚。

（5）病机转化：虚实常发生转化。如开始为火盛气逆，迫血妄行，但在反复出血之后，阴血亏损，虚火内生；或因出血过多，血去气伤，气虚阳衰，不能摄血。因此，有时阴虚火旺及气虚不摄，既是引起出血的病理因素，又是出血所导致的结果。此外，出血之后，已离经脉而未排出体外的血液，留积体内，蓄结而为瘀血，妨碍新血的生长及气血的正常运行，又会导致血虚，使出血加重或反复不止。

【诊断与鉴别诊断】

（一）诊断依据

1. 鼻衄　凡血自鼻道外溢，而非外伤、倒经所致者。

2. 齿衄　凡血自齿龈或齿缝外溢，非外伤所致者。

3. 咯血

（1）临床表现

①主症：血自肺、气道而来，经咳嗽而由口咯出者称为咯血。血色常鲜红。

②次症：血中或夹泡沫，或痰中带血，痰血相兼，咳前常有喉痒、胸闷等症。

（2）病史：多有慢性咳嗽、痰喘、肺痨等肺系疾患，或反复咯血病史。

（3）相关检查：实验室检查白细胞及分类、血沉、痰培养、痰镜检，胸部X线检查、支气管镜或造影、胸部CT等，进一步明确咯血原因。

4. 吐血

（1）临床表现

①主症：血自胃、食道而来，随呕吐经口而出者称为吐血。血色一般呈暗红色或咖啡色。

②次症：血中常夹杂食物残渣等胃内容物；吐血前多有恶心、胃脘不适等症；吐血后可伴有头晕、冷汗、面色苍白等症。呕血量多，常致血脱；大便色黑或暗红色。

（2）病史：大多患者有胃痛、胁痛、黄疸、鼓胀、积聚等病史。

（3）相关检查：呕吐物或大便潜血实验、胃肠X线钡餐造影、纤维胃镜、肝功能及B超检查，可明确出血原因。

5. 便血

（1）临床表现

①主症：血自肛门排出者，称为便血。血色鲜红，或暗红或紫暗，或色黑呈柏油样。先下血后大便，血色鲜红者为近血；先大便后下血，血色紫暗或色黑者为远血。

②次症：可伴有头晕、心慌、气短及腹痛等症状。出血量多时，可出现晕厥、肢冷汗出、心率增快、血压下降。

（2）病史：有胃肠道溃疡、炎症、息肉、憩室或肝硬化等病史。

（3）相关检查：血常规、大便常规及培养、大便潜血实验、内窥镜、胃肠 X 线钡餐造影、肛门指检及结肠镜检查，可明确出血原因。

6. 尿血

（1）临床表现：血随小便排出，小便中混有血凝块或夹有血丝，排尿时无疼痛者称为尿血。尿色多呈淡红、鲜红，或洗肉水样，甚至夹血块。亦有部分不能用肉眼观察而需在显微镜下才能发现的镜下血尿。

（2）病史：多有淋证、肾痨、肾炎、肾与膀胱肿瘤等病史，或近期肾外伤、剧烈或过度运动史。

（3）相关检查：尿常规、尿细菌学检查、泌尿系 X 线检查、膀胱镜检查。

7. 紫斑

（1）临床表现

①主症：紫斑是血络受损，血渗于肌肤之间，皮肤出现青紫色斑点，大小不一，小者如针尖，大者融合呈片状，隐含于皮肤之内，平铺于皮肤之下，摸之不碍手，压之不褪色者。四肢及全身均可见，以下肢为甚，分布不均，颜色深浅不一，常反复发作。

②重症患者，可伴有鼻衄、齿衄、尿血、便血，女性可见崩漏。

（2）病史：多有积聚、鼓胀、痹证、外感热病，或有饮食不慎等病史。

（3）发病特点：小儿及成人皆可罹患，但以女性多见。

（4）辅助检查：可做血小板计数，出、凝血时间，血管收缩时间，凝血酶原时间，毛细血管脆性实验等，必要时做骨髓穿刺检查，有助于明确病因。

（二）病证鉴别

考点：咳血与吐血鉴别

1. 咯血与吐血　两者血均自口出，其不同点见表 8–3。

表 8–3　咯血与吐血的鉴别

项目	咯血	吐血
来源	肺、气道	胃
血色	鲜红	紫暗，或咖啡色
病史	慢性咳嗽、痰喘、肺痨	胃痛、胁痛、黄疸、癥积
兼症	常混有痰液，咯血前多有咳嗽、喉痒等症	

2. 便血中远血与近血　远血其位在胃、小肠（上消化道），血与粪便相混，血色如黑漆、如柏油或紫暗；近血来自乙状结肠、直肠、肛门（下消化道），血便分开，或便外裹血，血色多鲜红或暗红。

3. 尿血与血淋　两者均为血由尿道而出，小便时痛与不痛为其鉴别要点，不痛者为尿血，痛者为血淋。

4. 紫斑与出疹、丹毒　三者均有局部肤色的改变。但紫斑隐于皮内，触之不碍手，压之不褪色；疹高出于皮肤，摸之碍手，压之褪色；丹毒以皮肤色红如丹而得名，轻者压之褪色，重者压之不褪色，但其局部皮肤灼热肿痛。

5. 主要类证鉴别　血证以出血为突出表现，随其病因、病位及原有疾病的不同，则证候有火热亢盛、阴虚火旺及气虚不摄之分。因此，掌握这三种证候的表现特征，对于血证的辨证论治具有重要意义。其鉴别见表 8–4。

表 8–4　血证的主要类证鉴别

项目	病程、病势	临床表现特点
热盛迫血证	多发生在血证的初期，大多起病较急	出血的同时，伴有发热、烦躁、口渴欲饮、便秘、尿黄、舌质红、苔黄少津、脉弦数或滑数等症
阴虚火旺证	一般起病较缓，或由热盛迫血证迁延转化而成	反复出血，伴有口干咽燥、颧红、潮热盗汗、头晕耳鸣、腰膝酸软、舌质红、苔少、脉细数等症
气虚不摄证	多见于病程较长、久病不愈的出血患者	起病较缓，反复出血，伴有神情倦怠、心悸、气短懒言、头晕目眩、食欲不振、面色苍白或萎黄、舌质淡、脉弱等症

【辨证论治】

（一）辨证要点

1. 辨病证的不同　根据临床表现、病史即可辨清血证不同的病证类型。如从口中吐出的血液有吐血与咯血之分，这时，只要根据出血的病因、部位（病史）、临床表现特点，即可分辨出是吐血还是咯血；小便出血有尿血与血淋之别，需根据小便时尿道痛与不痛，即排除血淋、石淋，即可确认为尿血；大便下血，则需排除痔疮、痢疾等。

2. 辨脏腑病变之异　同一血证，可以由不同的脏腑病变而引起，应注意辨明。如同属鼻衄，但病变脏腑有在肺、在胃、在肝的不同；吐血有病在胃、在肝之别；齿衄有病在胃、在肾之分；尿血则有病在膀胱、肾或脾的不同。

3. 辨证候之虚实　初病多实，久病多虚。火热迫血所致者属实；阴虚火旺，气虚不摄，阳气虚衰所致者属虚。

4. 辨证与辨病相结合　血证至少包括鼻衄、齿衄、咯血、吐血、便血、尿血、紫斑七个不同病证，辨证论治时应与西医学的辨病相结合，以提高疗效。

（二）治疗原则

考点：治疗原则

血证的基本治疗原则为治火、治气、治血。治火当分虚实，实火宜清热泻火，虚火宜滋阴降火。治气也分虚实，实证宜清气降气，虚证宜补气益气。治血即止血，有凉血止血、收敛止血或祛瘀止血之分。

（三）分证论治

考点：证候特点、基本病机、治法、方药

1. 鼻衄 凡血自鼻道外溢而非因外伤、倒经所致的鼻腔出血，称为鼻衄，是血证中最常见的一种。多由火热迫血妄行所致，其中以肺热、胃热、肝火为常见，也可因阴虚火旺所致。少数患者，可由正气亏虚，血失统摄引起。

（1）热邪犯肺证

证候 鼻燥衄血，血色鲜红，口干咽燥或咽痛，或兼有身热，恶风，头痛，咳嗽，痰少，舌质红，苔薄，脉数。

审证求机 本证的辨证要点为鼻燥衄血、口干咽燥、舌红、脉数等；基本病机为燥热伤肺，血热妄行，上溢清窍。

治法 清泄肺热，凉血止血。

代表方 桑菊饮加减。

临床运用 ①肺热盛而无表证者，去薄荷、桔梗，加黄芩、栀子；②阴伤较甚，口、鼻、咽干燥显著者，加玄参、麦冬、生地黄；③衄血量多者，加藕节炭、仙鹤草。

（2）胃热炽盛证

证候 鼻衄，或兼齿衄，血色鲜红，口渴欲饮，鼻干，烦躁，便秘尿赤，口干臭秽，龈肿牙宣，舌红苔黄，脉数。

审证求机 本证的辨证要点为鼻衄、口干臭秽、便秘；基本病机为胃火上炎，迫血妄行。

治法 清胃泻火，凉血止血。

代表方 玉女煎加减。

临床运用 ①热势甚者，加栀子、牡丹皮、黄芩；②大便秘结者，加生大黄；③阴伤较甚，口渴、舌红苔少、脉细数者，加天花粉、石斛、玉竹；④衄血不止者，加三七粉冲服。

（3）肝火上炎证

证候 鼻衄，头痛，目眩，耳鸣，烦躁易怒，两目红赤，口苦，舌红，脉弦数。

审证求机 本证的辨证要点为鼻衄、头痛、目眩、耳鸣、烦躁易怒、两目红赤、口苦；基本病机为肝郁化火，肝火上炎，迫血妄行，上溢清窍。

治法 清肝泻火，凉血止血。

代表方 龙胆泻肝汤加减。

临床运用　①若阴液亏耗，口鼻干燥、舌红少津、脉细数者，可去车前子、泽泻、当归，酌加玄参、麦冬、女贞子、旱莲草；②阴虚内热，手足心热者，加玄参、龟甲、地骨皮、知母。

（4）气血亏虚证

证候　鼻衄色淡，或兼齿衄，肌衄，神疲乏力，面色㿠白，甲色淡，头晕，耳鸣，心悸，夜寐不宁，舌质淡，脉细无力。

审证求机　本证的辨证要点为鼻衄，神疲乏力，面色㿠白，舌质淡，脉细无力；基本病机为气虚不摄，血溢清窍，血去气伤，气血两亏。

治法　补气摄血。

代表方　归脾汤加减。

临床运用　常加仙鹤草、阿胶、茜草等止血之品。

2. 齿衄　齿龈出血，且排除外伤所致者，称为齿衄，又称为牙衄、牙宣。因阳明经脉入于齿龈，齿为骨之余，故齿衄主要与胃肠及肾的病变有关。

（1）胃火炽盛证

证候　齿衄，血色鲜红，齿龈红肿疼痛，头痛，口臭口渴，大便秘结，舌红，苔黄，脉洪数。

审证求机　本证的辨证要点为齿衄，血色鲜红，口臭口渴，便秘；基本病机为胃火内炽，循经上犯，灼伤龈络，络破血溢。

治法　清胃泻火，凉血止血。

代表方　加味清胃散合泻心汤加减。

临床运用　①热势甚者，加栀子、黄芩；②大便秘结者，加生大黄；③阴伤较甚，口渴者，加天花粉、石斛、玉竹。

（2）阴虚火旺证

证候　齿衄，血色淡红，齿摇不坚，起病较缓，常因受热及烦劳而诱发，舌质红，苔少，脉细数。

审证求机　本证的辨证要点为齿衄，血色淡红，齿摇不坚；基本病机为肾阴不足，虚火上炎，络损血溢。

治法　滋阴降火，凉血止血。

代表方　六味地黄丸合茜根散加减。

临床运用　①可酌加白茅根、仙鹤草、藕节；②虚火较甚而见低热、手足心热者，加地骨皮、白薇、知母。

3. 咯血　血由肺及气管外溢，经口而咯出，表现为痰中带血，或痰血相兼，或纯血鲜红，间夹泡沫，均称为咯血，亦称为嗽血或咳血。

（1）燥热伤肺证

证候　喉痒，干咳少痰而黏，痰中带血，口干鼻燥，或有身热，舌质红，少津，苔薄黄，脉数。

审证求机　本证的辨证要点为干咳少痰、痰中带血、口干鼻燥、舌质红、少津、苔薄黄、脉数；基本病机为燥热伤肺，肺失清肃，肺络受损。

治法　清热润肺，宁络止血。

代表方　桑杏汤加减。

临床运用　①兼见发热、头痛、咳嗽、咽痛等症者，为风热犯肺，加金银花、连翘、牛蒡子；②津伤较甚，而见干咳无痰，或痰黏不易咯出，苔少，舌红少津者，加麦冬、玄参、天冬、天花粉等；③痰热蕴肺，肺络受损，症见发热、面红、咳嗽、咯血、咳痰黄稠、舌红、苔黄、脉数者，可加桑白皮、黄芩、知母、栀子、大蓟、小蓟、茜草；④热势较甚，咯血较多者，加连翘、黄芩、白茅根、芦根，并可冲服三七粉。

（2）肝火犯肺证

证候　咳嗽阵作，痰中带血或纯血鲜红，胸胁胀痛，烦躁易怒，口苦，舌质红，苔薄黄，脉弦数。

审证求机　本证的辨证要点为咳嗽阵作，痰中带血，胸胁胀痛，烦躁易怒，口苦；基本病机为木火刑金，肺失清肃，肺络受损。

治法　清肝泻肺，凉血止血。

代表方　黛蛤散合泻白散加减。

临床运用　①肝火较甚，头痛头晕、目赤、心烦易怒者，加龙胆草、菊花、夏枯草；②若咯血量较多，纯血鲜红，可用犀角地黄汤加三七粉冲服。

（3）阴虚肺热证

证候　咳嗽少痰，痰黏不易咯出，痰中带血或反复咯血，血色鲜红，口干咽燥，颧红，潮热，盗汗，舌质红，脉细数。

审证求机　本证的辨证要点为咳嗽少痰、痰中带血或反复咯血、潮热、盗汗、舌质红、脉细数；基本病机为虚火灼肺，肺失清肃，肺络受损。

治法　滋阴润肺，宁络止血。

代表方　百合固金汤加减。

临床运用　①反复咯血及咯血量多者，加阿胶、三七；②潮热、颧红明显者，加青蒿、鳖甲、地骨皮、白薇；③盗汗明显者，加糯稻根、浮小麦、五味子、煅牡蛎。

4. 吐血　血由胃来，经呕吐而出，称为吐血，亦称为呕血。血色常暗红或呈咖啡色，常夹有食物残渣。

（1）胃热壅盛证

证候　脘腹胀闷，嘈杂不适，甚则作痛，吐血色红或紫暗，常夹有食物残渣，口臭，便秘，大便色黑，舌质红，苔黄腻，脉滑数。

审证求机　本证的辨证要点为吐血、口臭、便秘；基本病机为胃热内郁，热伤胃络。

治法　清胃泻火，化瘀止血。

代表方　泻心汤合十灰散加减。

临床运用　①胃气上逆而见恶心呕吐者，可加代赭石、竹茹、旋覆花；②热伤胃阴而表现口渴、舌红而干、脉象细数者，加麦冬、石斛、天花粉。

（2）肝火犯胃证

证候　吐血色红或紫暗，口苦胁痛，心烦易怒，寐少梦多，舌质红绛，脉弦数。

审证求机　本证的辨证要点为吐血、口苦胁痛、心烦易怒；基本病机为肝火横逆犯胃，胃络损伤。

治法　泻肝清胃，凉血止血。

代表方　龙胆泻肝汤加减。

临床运用　①胁痛甚者，加郁金、制香附；②血热妄行，吐血量多，加犀角、赤芍；③兼有瘀血者，加花蕊石、三七。

（3）气虚血溢证

证候　吐血缠绵不止，时轻时重，血色暗淡，胃脘隐隐作痛，喜温喜按，神疲乏力，心悸气短，面色苍白，舌质淡，脉细弱。

审证求机　本证的辨证要点为吐血缠绵不止，时轻时重，神疲乏力，心悸气短，面色苍白，舌质淡，脉细弱；基本病机为中气亏虚，统血无权，血液外溢。

治法　健脾益气摄血。

代表方　归脾汤加减。

临床运用　若气损及阳，脾胃虚寒，症见肤冷、畏寒、便溏者，治宜温经摄血，可改用柏叶汤。

5. 便血　便血系胃肠脉络受损，出现血液随大便而下，或大便呈柏油样为主要临床表现的病证。

（1）肠道湿热证

证候　便血色红黏稠，大便不畅或稀溏，或有腹痛，口苦，舌质红，苔黄腻，脉濡数。

审证求机　本证的辨证要点为便血色红、大便不爽或稀溏、舌红、苔黄腻、脉濡数；基本病机为湿热蕴结肠道，肠络受损，血溢脉外。

治法　清化湿热，凉血止血。

代表方　地榆散合槐角丸加减。

临床运用　①便秘者，加大黄；②若便血日久，湿热未尽而营阴已亏，应清热除湿与补益阴血双管齐下，虚实兼顾，扶正祛邪，可酌情选用清脏汤或脏连丸。

（2）气虚不摄证

证候　便血色红或紫暗或紫黑光亮，脘腹不适，食少，面色萎黄，头晕目眩，体倦乏力，心悸，少寐，舌质淡，脉细。

审证求机　本证的辨证要点为便血、食少、面色萎黄、体倦乏力、舌淡、脉细；基本病机为中气亏虚，气不摄血，血溢胃肠。

治法　益气摄血。

代表方　归脾汤加减。

临床运用　①便血较多不止者，加白及、槐米、地榆；②中气下陷，神疲气短，肛坠，加柴胡、升麻、黄芪，或辨证选用补中益气汤加减。

（3）脾胃虚寒证

证候　便血紫暗，甚则黑色，脘腹隐痛，喜温喜按，或渴喜热饮，面色不华，神倦懒言，便溏，舌质淡，脉细。

审证求机　本证的辨证要点为便血紫暗、脘腹隐痛、神倦懒言、喜热饮、舌质淡、脉细；基本病机为中焦虚寒，统血无力，血溢胃肠。

治法　健脾温中，养血止血。

代表方　黄土汤加减。

临床运用　①便血不止者，加白及、花蕊石、参三七；②阳虚较甚，畏寒肢冷者，去黄芩、地黄，加鹿角霜、炮姜、艾叶。

6. 尿血　小便中混有血液，甚或伴有血块的病证，称为尿血。随出血量多少的不同，而使小便呈淡红色、鲜红色，或茶褐色。“镜下血尿”也应包括在尿血之中。

（1）下焦热盛证

证候　小便黄赤、灼热，尿血鲜红，心烦，夜寐不安，面赤口疮，口渴，舌质红，脉数。

审证求机　本证的辨证要点为尿血、小便灼热、面赤口疮、舌红、脉数；基本病机为热伤阴络，血渗膀胱。

治法　清热利湿，凉血止血。

代表方　小蓟饮子加减。

临床运用　①尿血较甚者，加槐花、白茅根；②尿中夹有血块者，加桃仁、红花、牛膝；③热盛而心烦口渴者，加黄芩、天花粉；④大便秘结者，酌加大黄。

（2）肾虚火旺证

证候　小便短赤带血，头晕耳鸣，腰膝酸软，神疲，颧红潮热，舌质红，脉细数。

审证求机　本证的辨证要点为小便短赤带血、腰膝酸软、颧红潮热、舌质红、脉细数；基本病机为虚火内炽，灼伤脉络。

治法　滋阴降火，凉血止血。

代表方　知柏地黄丸加减。

临床运用　①尿血多者，加茜草根、侧柏叶、藕节、蒲黄；②颧红潮热者，加地骨皮、白薇；③心烦少寐者，加淡竹叶、莲子心、麦冬、夜交藤；④遗精者，加莲须、芡实、桑螵蛸、生龙骨、生牡蛎；⑤腰膝酸软者，加狗脊、桑寄生、续断、怀牛膝。

（3）脾不统血证

证候　久病尿血，甚或兼见齿衄、肌衄，食少，体倦乏力，气短声低，面色不华，舌质淡，脉细弱。

审证求机　本证的辨证要点为久病尿血、体倦乏力、面色不华、舌质淡、脉细弱；基本病机为中气亏虚，统血无力，血渗膀胱。

治法　补中健脾，益气摄血。

代表方　归脾汤加减。

临床运用　气虚下陷而且少腹坠胀者，可加升麻、柴胡，或选用补中益气汤加减。

（4）肾气不固证

证候　久病尿血，血色淡红，头晕耳鸣，精神困惫，腰膝酸软，舌质淡，脉沉弱。

审证求机　本证的辨证要点为久病尿血、头晕耳鸣、精神困惫、腰膝酸软、脉沉弱；基本病机为肾虚不固，血失藏摄。

治法　补益肾气，固摄止血。

代表方　无比山药丸加减。

临床运用　①尿血较重者，可再加牡蛎、金樱子、补骨脂；②腰脊酸痛、畏寒神怯者，加鹿角片、狗脊。

7. 紫斑　血液溢出于肌肤之间，皮肤表现青紫色斑点或斑块的病证，称为紫斑，亦称为肌衄。外感温毒所致的紫斑，称为葡萄疫。

（1）血热妄行证

证候　皮肤出现青紫色斑点或斑块，或伴有鼻衄，齿衄，便血，尿血，口渴，便秘，舌质红，苔黄，脉弦数。

审证求机　本证的辨证要点为皮肤出现青紫色斑点或斑块，舌红苔黄，脉弦数；基本病机为热壅经络，迫血妄行，血溢肌腠。

治法　清热解毒，凉血止血。

方药　十灰散加减。

临床运用　①热毒炽盛，发热、出血广泛者，加生石膏、龙胆草、紫草，冲服紫雪丹；②热壅胃肠，气血郁滞，症见腹痛、便血者，加白芍、甘草、地榆、槐花；③邪热阻滞经络，兼见关节肿痛者，酌加秦艽、木瓜、桑枝。

（2）阴虚火旺证

证候　皮肤出现青紫色斑点或斑块，时发时止，常伴鼻衄、齿衄或月经过多，心烦，颧红，手足心热，或有潮热，盗汗，口渴，舌质红，苔少，脉细数。

审证求机　本证的辨证要点为皮肤出现青紫色斑点或斑块、颧红、潮热、盗汗、舌红、苔少、脉细数；基本病机为虚火内炽，灼伤脉络，血溢肌腠。

治法　滋阴降火，宁络止血。

代表方　茜根散加减。

临床运用　①阴虚较甚者，可加玄参、龟甲、女贞子、旱莲草；②潮热明显者，可加地骨皮、白薇、秦艽；③尿血者，加小蓟、白茅根。

（3）气不摄血证

证候　反复发生肌衄，散在出现，时起时消，神疲乏力，头晕目眩，面色苍白或萎黄，食欲不振，腹胀便溏，舌质淡，脉细弱。

审证求机　本证的辨证要点为肌衄、神疲乏力、食欲不振、面色萎黄、舌质淡、脉细弱；基本病机为中气亏虚，统摄无力，血溢肌腠。

治法　补气摄血。

代表方　归脾汤加减。

临床运用　①紫斑出血较多者，加茜草、乌贼骨、紫珠草；②若兼肾气不足而见腰膝酸软者，可加山茱萸、菟丝子、续断。

（四）其他疗法

单方验方治疗急性上消化道出血，以大黄、白及、云南白药、三七、地榆等多用，尤其是大黄，其疗效确切、安全无毒，对虚证、实证均有效。现代药理研究证实，大黄具有多方面的止血作用。因此治疗急性上消化道出血，大黄常作为首选药物。粉剂，每次 3 ～ 5g，每日 4 次，温水调服；或将大黄粉调成糊剂，冷冻，以不凝为度，用量及次数同上。气血大亏的上消化道出血在出血阶段仍可用大黄止血，急则治标，但要注意中病即止，血止之后，再针对出血之因辨证论治

【预防与调护】

1. 生活调节　起居有常，劳逸适度，精神愉快，心情舒畅。对血证患者尤其要注意精神调摄，消除其紧张、恐惧、忧虑等不良情绪。

2. 饮食调节　饮食有节，宜清淡、易消化、富营养的饮食，如新鲜蔬菜、水果、瘦肉、蛋类等。忌食辛辣香燥、油腻炙煿之品，戒除烟酒。

3. 疾病调护　积极治疗引起出血的原发疾病，严密观察病情的发展、变化。重者应卧床休息，吐血量大或频频吐血者，应暂予禁食。若出现头昏、心慌、汗出、面色苍白、四肢湿冷、脉芤或细数等，应及时救治，以防产生厥脱之证。

【结语】

血证以血液不循常道，溢于体外为共同特点，临床主症为出血。根据出血部位的不同，分为鼻衄、齿衄、咯血、吐血、便血、尿血、紫斑等多种病证。外感、内伤多种原因，均可导致血证，其基本病机可概括为火热熏灼及气虚不摄两大类；火热有实火、虚

火之分；气虚又有气虚和气损及阳之别。治疗主要掌握治火、治气、治血三个基本原则，实火当清热泻火，虚火当滋阴降火，实证当清气、降气，虚证当补气、益气，各种血证在辨证治疗时均可酌情选用凉血止血、收敛止血或活血止血的药物。积极治疗引起出血的原发疾病，并严密观察病情，做好调摄护理，是治疗血证的关键。

附：实践技能、医学综合相关考点模拟题

一、《中医内科学》中医执业助理医师资格考试实践技能相关考点模拟题

第一站 病案分析（总分40分。中医内科病案分值占20分）

患者张某，男，42岁，工人，2013年8月13日就诊。患者自述上腹部疼痛，时断时续，达11年之久。10天前，不慎受凉后自觉上腹部疼痛加重，喜温喜按，餐后疼痛更加明显，到某医院诊治，遂行胃镜检查。检查结果：胃溃疡。服用相关中药及雷尼替丁后，症状有所缓解。3天前出差回家后自觉疲惫，加之饮酒，遂出现吐血，呈咖啡色，夹杂食物残渣，伴神疲乏力、心悸、头晕、面色萎黄，舌质淡苔薄，脉沉细弱。

中医疾病诊断（4分）：血证（吐血）。

中医证候诊断（4分）：气虚血溢证。

辨病辨证依据（5分）

1. 辨病 以3天前出差回家后自觉疲惫，加之饮酒，遂出现吐血，呈咖啡色，夹杂食物残渣，诊断为血证（吐血）。

2. 辨证 3天前出差回家后自觉疲惫，加之饮酒，遂出现吐血，呈咖啡色，夹杂食物残渣，伴神疲乏力、心悸、头晕、面色萎黄，舌质淡，苔薄，脉沉细弱。辨证为气虚血溢证。

3. 病因病机分析 胃痛久病不愈，损伤正气，中气亏虚，统血无权，复加劳累、饮酒刺激，而引发本病。

病证鉴别（中医执业助理医师考生不考）：略。

治法（2分）：健脾益气摄血。

代表方（2分）：归脾汤加减。

药物组成、剂量及煎服法（3分）：

党　参15g　　茯　苓20g　　炒白术10g　　当　归10g　　白　芍15g
木　香10g　　柴　胡10g　　仙鹤草20g　　白　及10g　　乌贼骨30g
姜　炭10g　　生甘草6g

煎服法：三剂，水煎服，日一剂，早晚分服。

第二站 中医临证（含中医技术操作、病史采集、中医临床答辩三部分。分值共35分，20分钟）

感冒病史采集举例（现场口述）（10分）

根据试题提供的“患者主诉”，回答如何询问现病史及相关病史。

患者李某，男性，56岁，吐血，呈咖啡色2天。

（一）现病史

1. 根据主诉及相关的鉴别诊断问诊

（1）发病的病因和诱因：有无暴饮暴食或饮酒，有无消化性溃疡或胃炎，有无胃肠道手术，有无肝硬化，有无情绪过激等。

（2）针对主症（吐血）询问：出血量，吐血次数、频率如何，有无黑便，有无发热，有无进行性贫血、头晕、软弱无力，有无突然起立产生晕厥、口渴、肢体冷感及血压偏低等。

（3）相关鉴别诊断的问诊：有无消瘦、面色晦暗、黄疸、蜘蛛痣、肝掌的情况，有无右上腹隐痛、胆绞痛等。

2. 诊疗经过

（1）是否到医院就诊，做过哪些检查，如血、粪常规，出凝血时间、血肌酐、尿素氮、血压等，结果如何。

（2）用过何种药物，做过何种治疗，疗效如何。

（3）发病以来一般情况问诊，如精神、饮食、睡眠情况等。

（二）相关病史

1. 与该病有关的其他病史。既往有无类似发作史、手术外伤史，有无肝硬化、胆结石、胰腺炎或服用糖皮质激素病史，有无肝炎家族史。

2. 有无药物、食物过敏史。

要求：问诊顺序合理，条理清晰，体现中医临床思维。

第三站　西医临床（含体格检查、西医操作、西医临床答辩三部分。分值占25分。20分钟）

二、《中医内科学》中医执业助理医师资格考试医学综合考试模拟题

（一）A1型题

1. 治疗气血亏虚型鼻衄，宜选用（　　）

A. 补中益气汤　　B. 黄芪建中汤　　C. 归脾汤

D. 理中汤　　E. 以上均非

2. 下列哪项不是吐血的特征（　　）

A. 可夹食物残渣　　B. 血色紫暗　　C. 呈泡沫样

D. 多伴黑便　　E. 血随呕吐而出

（二）A2型题

1. 患者秦某，女，44岁。小便频数带血，其色淡红，饮食减少，精神困惫，面色

萎黄，腰背酸痛，头晕耳鸣，舌质淡，脉虚软。治疗主方宜选（　　）

A. 补中益气汤　　B. 六味地黄丸　　C. 无比山药丸

D. 六君子汤　　E. 参苓白术散

2. 患者宋某，女，40岁。皮肤出现青紫色斑点，时发时止，常伴鼻衄、齿衄或月经过多，心烦，颧红，手足心热，盗汗，口渴喜饮，舌质红，苔少，脉细数。治疗主方宜选（　　）

A. 十灰散　　B. 清营汤　　C. 桃红四物汤

D. 茜根散　　E. 归脾汤

（三）A3型题

孙某，男，47岁。辛辣饮食后出现便血，色红，大便黏滞不畅，肛门灼热，口苦，舌质红，苔黄腻，脉濡数。

1. 该患者的治法是（　　）而止血

A. 补中益气　　B. 清热解毒　　C. 活血化瘀

D. 滋阴降火　　E. 清利湿热

2. 其治疗首选方是（　　）

A. 泻心汤　　B. 血府逐瘀汤　　C. 龙胆泻肝汤

D. 地榆散合槐角丸　　E. 归脾汤

（四）B型题

A. 胃火上攻　　B. 肾虚火旺　　C. 湿热熏蒸

D. 胃阴不足　　E. 肝火上炎

1. 齿龈流血，红肿疼痛是（　　）

2. 齿龈流血，不红不肿微痛为（　　）

【参考答案】

A1型题：1.C　2.C

A2型题：1.C　2.D

A3型题：1.E　2.D

B型题：1.A　2.B

项目三　痰　饮

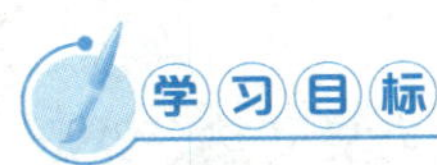

知识要求

1. 掌握痰饮病的诊断要点、辨证论治。

2. 熟悉常见痰饮病的病因病机、类证鉴别、预防调护方法。

3. 了解痰饮病的源流、演变及预后。

技能要求

1. 能够对痰饮病患者的常见证型进行辨证论治。

2. 运用已有知识应答中医执业助理医师资格考试（综合考试）要点。

痰饮即痰饮病证，是指由于外感、内伤多种病因导致脏腑功能失调，三焦气化不利，体内水液输布、运化失常，停聚于某些部位所出现的一类病证。

痰饮有广义、狭义之分，广义的痰饮为诸饮之总称，包括《金匮要略》提出的四饮：痰饮、悬饮、溢饮、支饮；狭义之痰饮，仅指诸饮中的一个类型，即饮停于胃肠的痰饮。本项目讨论的是广义的痰饮。

《黄帝内经》无“痰”之证，而有“饮”“饮积”之说，如《素问·经脉别论》曰：“饮入于胃，游溢精气，上输于脾，脾气散精，上归于肺，通调水道，下输膀胱，水精四布，五经并行。”论述了正常水液的代谢。《素问·至真要大论》曰：“太阴在泉……湿淫所胜……民病饮积心痛。”《素问·气交变大论》又曰：“岁土太过，雨湿流行，肾水受邪，甚则饮发，中满食减。”这是对痰饮认识的开端，又为后世痰饮学说的形成与发展奠定了理论基础。《金匮要略》首创“痰饮”名称，并立专篇对痰饮的分类、证候、治法、方药等加以论述，提出“用温药和之”的治疗原则，成为后世对痰饮病进行辨治的重要依据。隋唐至金元，有痰证、饮证之分，发展了痰的病理学说，提出“百病兼痰”的论点。《仁斋直指方》首先将饮与痰的概念做了明确的区分，提出饮清稀而痰稠浊。叶天士总结前人治疗痰饮病的经验，重视脾、肾，提出了“外饮治脾，内饮治肾”的大法。

西医学的慢性支气管炎、支气管哮喘、渗出性胸膜炎、慢性胃炎、心力衰竭、肾炎水肿等均可参照本病进行辨证论治。

【病因病机】

痰饮的成因为外感寒湿、饮食不当，或劳欲所伤，以致肺、脾、肾三脏功能失调，三焦气化不利，水液输布运化失常，津液停积为患。

1. 常见病因

考点：病位、基本病机

（1）外感寒湿：气候湿冷、冒雨涉水、坐卧湿地，寒湿之邪侵袭肌表，困遏卫阳，致肺气不能宣布水津；或寒湿由表及里，中阳受困，脾失健运，水液不化，水津停滞，积而成饮。

（2）饮食不当：暴饮过量，恣饮冷水，进食生冷，损伤中阳；或炎夏受热、饮酒后，因热伤冷，冷热交结，中阳被遏，均可致脾失健运，水湿内生，水液停积而致痰饮。

（3）劳欲体虚：劳倦、纵欲太过，或年高体弱、久病体虚，伤及脾肾之阳，致脾肾阳虚，水液失于输布、气化，停而成饮。或体虚气弱，劳倦太过之人，伤于水湿，更易停蓄为病。

2. 病机概要

（1）基本病机：主要为中阳素虚，复加外感寒湿，或为饮食、劳欲所伤，致使肺失通调，脾失运化，肾失蒸化，三焦气化不利，水液不化，水津停聚成饮为患。

（2）病位：在肺、脾、肾及三焦。三脏之中，脾运失司，首当其冲。

（3）病理性质：总属阳虚阴盛，运化失调，因虚致实，水饮停积为患。故中阳素虚，脏气不足，是发病的内在病理基础。

（4）病理因素：风寒、风热、气虚、阴虚、阳虚。

（5）病机转化：痰饮病的转归，主要表现为脾病及肺、脾病及肾、肺病及肾。若肾虚开合不利，痰饮也可凌心、射肺、犯脾。另一方面，痰饮病多为慢性病，病程日久，常有寒热虚实之间的相互转化。且饮积可以生痰，痰阻致瘀，痰瘀互结，使症情更加缠绵、复杂，故应注意对本病的早期治疗。若施治得法，一般预后尚佳。若饮邪内伏或久留体内，其病势多缠绵难愈，且易因感外邪或饮食不当而诱发。

【诊断与鉴别诊断】

（一）诊断依据

1. 临床表现

（1）痰饮：心下满闷，呕吐清水痰涎，胃中振水声，肠间沥沥有声，头昏目眩，形体昔肥今瘦。属饮停胃肠。

（2）悬饮：胸胁饱满，咳唾胸胁引痛，喘促不能平卧。属饮流胁下。

（3）溢饮：身体疼痛而沉重，甚则肢体浮肿，当汗出而不汗出，或伴咳喘。属饮溢肢体。

（4）支饮：咳逆倚息，短气不得平卧，其形如肿。属饮邪支撑胸肺。

2. 病史　常有脾胃、心肺、肝肾等脏腑的相关病史，如痰饮常有脾胃（肠）病史，悬饮或有肺痨病史等。

3. 相关检查　四饮所涉及的疾病颇多，临证应注意结合有关检查。

（1）若胸部X线及B超探查示有胸腔积液，胸水常规比重＞1.018，蛋白含量＞2.5%，细胞计数以淋巴细胞为主，则有助于渗出性胸膜炎的诊断。

（2）胃镜检查示胃黏膜炎症、充血、糜烂，或有腺体萎缩，幽门螺杆菌（＋），则有助于慢性胃炎的诊断。

（3）若有心功能不全的临床表现，肺毛细血管楔嵌压（PCWP）增高，或颈静脉压增高，则有助于左心衰或右心衰的诊断。

（4）尿常规检查示有血尿、蛋白尿，尿沉渣检查发现有多量红细胞、白细胞、透明管型、颗粒管型，则有助于急性肾小球肾炎的诊断。

（二）病证鉴别

1. 痰、饮、水、湿的鉴别 痰多厚浊，可分有形之痰和无形之痰，痰之在人，无处不到，故病变多端，病证复杂，多因热煎熬而成；饮呈稀涎，多停于体内局部或体位低下之处，如胃肠、胁下、胸肺、四肢，多由阳虚阴寒，积聚而生；水属阴类，其形质最为清稀，有阴水、阳水之分，每每泛溢肌肤、四末，甚至全身，多流聚于体位低下或机体的松弛部位；湿为阴邪，其性黏滞，发病缓慢，缠绵难解，每与他邪相兼为患。但四者同出一源，皆为体内津液不能正常输布、气化，停聚而成，在一定条件下可相互转化。

2. 悬饮与胸痹 胸痹为胸膺部或心前区憋闷疼痛，甚则疼痛放射至左侧肩背或左臂内侧，历时较短（疼痛持续数秒至15分钟，多为1～5分钟），休息或用药后得以缓解，常于劳累、饱餐、受寒、情绪激动后突然发作；悬饮以胸胁胀痛，持续不解，多伴咳唾、转侧、呼吸时疼痛加重，肋间饱满，并有咳嗽、咳痰等肺系证候。

3. 溢饮与风水证 水肿之风水相搏证，可分为表实、表虚两个类型。表实者，水肿而无汗，身体疼重，与水泛肌表之溢饮基本相同。如见肢体浮肿而汗出恶风，则属表虚，与溢饮有异。

4. 支饮、伏饮与肺胀、喘证、哮病 这些病证均有咳逆上气、喘满、咳痰等表现。但肺胀是肺系多种慢性疾患日久积渐而成，以喘、咳、痰、胀（即胀闷如室）、瘀为临床特征；喘证是多种急慢性疾病的主症，以呼吸困难、短促急迫，甚则张口抬肩、鼻翼扇动、难以平卧为临床特征；哮病是呈反复发作的一个独立疾病，以喉中有哮鸣音为临床特征；支饮是痰饮的一个类型，因饮邪支撑胸肺而致，以咳逆倚息、短气不得平卧为临床特征；伏饮是指伏而时发的饮证。其发生、发展、转归均有不同，但亦存在一定联系。

【辨证论治】

（一）辨证要点

1. 辨标本的主次 应掌握痰饮的病理性质总属阳虚阴盛、本虚标实。本虚指阳气不足，标实为水饮留聚。在疾病发展的不同阶段，有以本虚为主的，有以标实为主的。无论病之新久，都要根据症状辨别二者主次。

2. 辨病邪的兼夹 痰饮虽为阴邪，寒证居多，但亦有郁久化热者；初起若有寒热见症，为夹表邪；饮积不化，气机升降受阻，常兼气滞。

（二）治疗原则

痰饮的治疗原则为温阳化饮。因饮为阴邪，阴寒之邪，非温不化，饮邪遇寒则聚，得温则行。通过温阳化气，可杜绝水饮之生成。同时还当根据标本缓急、表里虚实的不同，采取相应的治疗措施。如水饮壅盛、标急者，当祛饮以治标；阳微气衰，本虚明显者，当温阳以治本；在表者，宜温散发汗；在里者，当温化利水；若邪实正虚者，又当攻补兼施；饮热夹杂者，宜温清并用。

（三）分证论治

考点：各证型的证候、基本病机、治法、方药

1. 痰饮　多由素体脾虚，运化不健，复加饮食不当，或为外湿所伤，而致脾阳虚弱，饮留胃肠所引起。

（1）脾阳虚弱证

证候　胸胁支满，心下痞闷，胃中有振水音，脘腹喜温畏冷，背寒，泛吐清水痰涎，饮入易吐，口渴不欲饮水，心悸气短，头晕目眩，食少，大便或溏，形体逐渐消瘦，舌苔白滑，脉弦细而滑。

审证求机　本证的辨证要点为胸胁支满，心下痞闷，胃中有振水音，脘腹喜温畏冷，舌苔白滑，脉弦细而滑；基本病机为脾阳虚弱，饮停于胃，清阳不升。

治法　温脾化饮。

代表方　苓桂术甘汤合小半夏加茯苓汤加减。

临床运用　①水饮内阻，清气不升而致眩晕、小便不利者，加泽泻、猪苓；②饮邪上逆者，配干姜、吴茱萸、川椒目、半夏、生姜；③脘部冷痛、吐涎沫者，加肉桂；④心下胀满者，加枳实。

（2）饮留胃肠证

证候　心下坚满或痛，自利，利后反快，虽利心下续坚满，或水走肠间，沥沥有声，腹满，便秘，口舌干燥，舌苔腻，苔色白或黄，脉沉弦或伏。

审证求机　本证的辨证要点为心下坚满或痛，自利，利后反快，虽利心下续坚满，或水走肠间，沥沥有声，苔腻，脉沉弦或伏；基本病机为水饮壅结，留于胃肠，郁久化热。

治法　攻下逐饮。

代表方　甘遂半夏汤或己椒苈黄丸加减。

临床运用　饮邪上逆，胸满者，加枳实、厚朴。

2. 悬饮　多因素体不强，或原有其他慢性疾病，肺虚卫弱，时邪外袭，肺失宣通，饮停胸胁，而致络气不和。如若饮阻气郁，久则可以化火伤阴或耗损肺气。在疾病发生发展过程中，可见如下证型。

（1）邪犯胸肺证

证候　寒热往来，身热起伏，胸胁刺痛，呼吸、转侧则疼痛加重，咳嗽，痰少，气急，汗少，或发热不恶寒，有汗而热不解，心下痞满硬，干呕，口苦，咽干，舌苔薄白或黄，脉弦数。

审证求机　本证的辨证要点为寒热往来，胸胁刺痛，呼吸、转侧则疼痛加重，咳嗽，痰少，气急；基本病机为邪犯胸肺，枢机不利，肺失宣降。

治法　和解宣利。

代表方　柴枳半夏汤加减。

临床运用　①痰饮内结，肺气失肃，而见咳逆气急者，加白芥子、桑白皮；②胁痛甚者，加郁金、桃仁、延胡索；③心下痞硬、口苦、干呕者，加黄连、半夏、瓜蒌；④热盛汗出、咳嗽气粗者，去柴胡，加麻黄、杏仁、石膏。

（2）饮停胸胁证

证候　胸胁疼痛，咳唾引痛，痛势较前减轻，而呼吸困难加重，咳逆气喘，息促不能平卧，或仅能偏卧于停饮的一侧，病侧肋间胀满，甚则病侧胸廓隆起，舌苔白，脉沉弦或弦滑。

审证求机　本证的辨证要点为胸胁疼痛、咳逆气喘、不能平卧、肋间胀满或隆起；基本病机为饮停胸胁，脉络受阻，肺气郁滞。

治法　泻肺祛饮。

代表方　椒目瓜蒌汤合十枣汤或控涎丹加减。

临床运用　①痰浊偏盛，胸部满闷，舌苔浊腻者，加薤白、杏仁；②如水饮久停难去，胸胁支满、体弱食少者，加桂枝、白术、甘草等。

（3）络气不和证

证候　胸胁疼痛，如灼如刺，胸闷不舒，呼吸不畅，或有闷咳，甚则迁延经久不已，阴雨天更甚，可见病侧胸廓变形，舌质暗，舌苔薄，脉弦。

审证求机　本证的辨证要点为胸胁疼痛如灼如刺、胸闷不舒、呼吸不畅，可见病侧胸廓变形；基本病机为饮邪久郁，气机不利，脉络痹阻。

治法　理气和络。

代表方　香附旋覆花汤加减。

临床运用　①痰气郁阻，胸闷苔腻者，加瓜蒌、枳壳；②久痛入络，痛势如刺者，加桃仁、红花、乳香、没药；③饮留不净者，胁痛迁延，经久不已者，可加通草、路路通、冬瓜皮等。

（4）阴虚内热证

证候　咳呛时作，咯吐少量黏痰，口干咽燥；或午后潮热，颧红，心烦，手足心热，盗汗，或伴胸胁闷痛，形体消瘦；舌质偏红，少苔，脉细数。

审证求机　本证的辨证要点为咳呛、咯吐少量黏痰、潮热、颧红、盗汗、舌红、少苔、脉细数；基本病机为饮阻气郁，化热伤阴，阴虚肺燥。

治法　滋阴清热。

代表方　沙参麦冬汤合泻白散加减。

临床运用　①阴虚内热，潮热显著者，可加鳖甲、十大功劳叶；②虚热灼津为痰，肺失宣肃而见咳嗽者，可加百部、川贝母；③痰阻气滞，络脉失畅，见胸胁闷痛者，酌加瓜蒌皮、枳壳、郁金、丝瓜络；④日久积液未尽者，加牡蛎、泽泻。

3. 溢饮　多因外感风寒，玄府闭塞，以致肺脾输布失职，水饮流溢四肢肌肉，寒水相杂为患。如宿有寒饮，复加外寒客表而致者，多属表里俱寒；若饮邪化热，可见饮溢体表而热郁于里之候。

表寒里饮证

证候　身体沉重疼痛，甚则肢体浮肿，恶寒，无汗，或有咳喘，痰多白沫，胸闷，干呕，口不渴，苔白，脉弦紧。

审证求机　本证的辨证要点为恶寒、无汗、身体沉重疼痛、肢体浮肿、苔白、脉弦紧；基本病机为肺脾失调，寒水内留，泛流肢体。

治法　发表化饮。

代表方　小青龙汤加减。

临床运用　①表寒外束，内有郁热，伴有发热、烦躁，苔白而兼黄，加石膏；②若表寒之象已不著者，改用大青龙汤；③水饮内聚而见肢体浮肿明显、尿少者，可配茯苓、猪苓、泽泻；④饮邪犯肺，喘息痰鸣不得卧者，加杏仁、射干、葶苈子。

4. 支饮　多因受寒饮冷，饮邪留伏，或久咳致喘，迁延反复伤肺，肺气不能布津，阳虚不运，饮邪留伏，支撑胸膈，上逆迫肺。此证多在感寒触发时，以邪实为主，缓解期以正虚为主。

（1）寒饮伏肺证

证候　咳逆喘满不得卧，痰吐白沫量多，经久不愈，天冷受寒加重，甚至引起面浮跗肿，或平素伏而不作，遇寒即发，发则寒热、背痛、目泣自出、身体振振瞤动，舌苔白滑或白腻，脉弦紧。

审证求机　本证的辨证要点为咳逆喘满不得卧，痰吐白沫量多，天冷受寒加重，或遇寒即发，舌苔白滑或白腻，脉弦紧；基本病机为寒饮伏肺，遇感引动，肺失宣降。

治法　宣肺化饮。

代表方　小青龙汤加减。

临床运用　①邪实正虚，饮郁化热，喘满胸闷、心下痞坚、烦渴、面色黧黑、苔黄而腻、脉沉紧，或经吐下而不愈者，当行水散结、补虚清热，用木防己汤加减；②水邪结实者，去石膏加茯苓、芒硝；③若痰饮久郁化为痰热，伤及阴津，咳喘咯痰稠厚、口干咽燥、舌红少津、脉细滑数者，用麦门冬汤加瓜蒌、川贝母、木防己、海蛤粉。

（2）脾肾阳虚证

证候　喘促，动则尤甚，心悸，气短，或咳而气怯，痰多；食少，胸闷，神疲，怯寒肢冷，少腹拘急不仁，脐下动悸，小便不利，足跗浮肿，或吐涎沫，头目昏眩；舌体胖大，质淡，苔白润或腻，脉沉细而滑。

审证求机　本证的辨证要点为喘促，动则尤甚，心悸，气短，舌质淡，舌体胖大，苔白润或腻，脉沉细而滑；基本病机为支饮日久，脾肾阳虚，饮凌心肺。

治法　温脾补肾，以化水饮。

代表方　金匮肾气丸合苓桂术甘汤加减。

临床运用　①痰涎壅盛，食少痰多者，可加半夏、陈皮；②水湿偏盛，足肿、小便不利、四肢沉重疼痛者，可加茯苓、泽泻；③脐下悸、吐涎沫、头目昏眩者，是饮邪上逆，虚中夹实之候，可用五苓散加减。

（四）其他疗法

1. 中成药疗法　治痰饮可用二陈丸，具有健脾、化痰、理气以及温通肺气的作用，从生痰之源治疗。另可选橘红丸、橘红痰咳颗粒以及橘红痰咳液等；温肺化饮，可以使用小青龙颗粒，宣散表寒、温肺化饮。

2. 针灸疗法　①痰饮壅肺：针刺可选定喘、风门、肺俞、合谷、中脘、丰隆等穴。耳针可取肺、肾、肾上腺、交感、定喘等穴。②痰饮凌心：针刺可选内关、间使、少府、中脘、足三里以培补心脾。③痰湿中阻：针刺可取中脘、内关、足三里、丰隆、隐白、三阴交、脾俞、胃俞等以健脾化痰。

3. 刮痧疗法　可选用肩胛环、骶丛刮、天元刮，刮气海、足三里、三阴交、丰隆，另可配灸关元。

【预防与调护】

1. 锻炼身体，增强体质　凡有痰饮病史者，平时应加强身体锻炼，增强体质，提高机体的抗病能力。

2. 生活调护　生活应起居有节，注意保暖，避免风寒湿冷侵袭，预防感冒；要劳逸适度，以防诱发。饮食宜清淡，忌食生冷、甘肥之物，戒烟少酒。

3. 治疗调护　在应用发汗、利水、峻下逐水之法时，应注意中病即止，勿伤正气，顾护脾胃。

【结语】

痰饮是体内水液不得输化，停聚在某些部位而形成的一类病证。痰饮有广义、狭义之分。广义的痰饮为诸饮之总称，有痰饮、悬饮、溢饮、支饮四种；狭义者仅为四饮中的痰饮。痰饮的病机主要为中阳素虚，复加外感寒湿，或为饮食、劳欲所伤，致使三焦气化失常，肺、脾、肾通调、转输、蒸化无权，阳虚阴盛，津液停聚而成。辨证应先从饮停部位分别四饮：痰饮属饮停胃肠，悬饮属饮流胁下，溢饮属外溢四肢肌表，支饮属饮伏胸膈等。然后抓住体虚邪实的特点，分清标本虚实的主次。治疗应以温阳化饮为原则。因痰饮总属阳虚阴盛、本虚标实，故有治标、治本、善后调理等。其中发汗、利水、攻逐为治标之法，只可权宜用之；健脾、温肾为治本之法，亦用作善后调理。痰饮停积，影响气机升降，久郁又可化热，故本病有夹气滞、夹热的不同。饮邪内蓄，复感外邪，易诱发而使症情加剧，故治疗本病，应注意辨明有无兼夹，施治方可中的。

附：实践技能、医学综合相关考点模拟题

一、《中医内科学》中医执业助理医师资格考试实践技能相关考点模拟题

无考点，略。

二、《中医内科学》中医执业助理医师资格考试医学综合考试模拟题

（一）A1 型题

1. 痰饮病，脾胃虚弱证的代表方为（　　）

A. 苓桂术甘汤合小半夏加茯苓汤　　B. 旋覆代赭汤
C. 柴枳半夏汤　　D. 十枣汤
E. 控涎丹

2. 治疗饮证的总则是（　　）

A. 祛湿　　B. 温化　　C. 利水
D. 逐饮　　E. 发汗

（二）A2 型题

1. 患者王某，男，45 岁。咳喘反复发作 5 年，加重 20 天。现咳逆喘满不得卧，痰白量多呈泡沫状，畏寒足肿，舌暗苔白滑，脉弦紧。应诊断为（　　）

A. 悬饮　　B. 溢饮　　C. 支饮
D. 痰饮　　E. 水肿

2. 患者迟某，女，56 岁。病痰饮，心下坚满而痛，自利，利后反快，虽利心下续坚满，口舌干燥，舌苔黄腻，脉沉弦。治疗宜首选（　　）

A. 甘遂半夏汤　　B. 苓桂术甘汤　　C. 小半夏加茯苓汤
D. 小陷胸汤　　E. 己椒苈黄丸

【参考答案】

A1 型题：1.A　2.B

A2 型题：1.C　2.A

项目四　消　渴

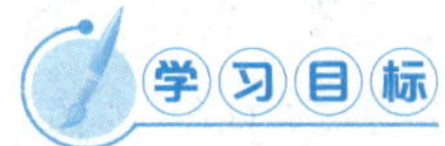

知识要求

1. 掌握消渴的概念、诊断、辨证论证。
2. 熟悉消渴的类证鉴别、预防调护方法。
3. 了解消渴的病因病机、演变与预后。

技能要求

1. 能够正确诊断消渴并为患者进行辨证论治。
2. 运用已有知识应答中医执业助理医师资格考试要点。

消渴是以多饮、多食、多尿、乏力、消瘦，或尿有甜味为主要临床表现的一种疾病。其病机主要是禀赋不足，阴津亏损，燥热偏盛，且多与血瘀密切相关。特征性的临床症状是口渴多饮、多食易饥、尿频量多、形体消瘦或尿有甜味等。

消渴之名首见于《素问·奇病论》，《黄帝内经》还有消瘅、肺消、膈消、消中等名称的记载，认为五脏虚弱、过食肥甘、情志失调是引起消渴的原因，内热是其主要病机。《金匮要略》立专篇讨论，最早提出治疗方药。《诸病源候论》论述其并发症："其病变多发痈疽。"刘完素《三消论》为我国第一部消渴病专著。《证治要诀》明确提出上、中、下消的分类。《证治准绳》对三消的临床分类做了规范："渴而多饮为上消，消谷善饥为中消，渴而便数有膏为下消。"

西医学的糖尿病、尿崩症、神经性多尿症等可参照本病辨证论治。

【病因病机】

考点：病位、基本病机

消渴病的病因较复杂，禀赋不足、饮食失节、情志失调、劳欲过度等均可导致消渴。消渴病变的脏腑主要在肺、胃、肾，其病机主要在于阴津亏损，燥热偏盛，而以阴虚为本、燥热为标，两者互为因果。

1. 常见病因

（1）体质因素：先天禀赋不足，后天失养，致五脏柔弱，体质偏颇，如素体阳明胃热、少阴阴虚、厥阴肝旺、少阳气郁体质等所形成的内热、阴虚常是引起消渴病的重要内在因素。而其中以阴虚体质最易罹患本病。

（2）饮食失节：长期过食肥甘醇酒、辛辣香燥、煎炸烧烤，使脾胃损伤而致运化失职，可内生湿热、痰火，积热内蕴，化燥伤津；或有胃肠结热，消谷耗液，热伤气阴，则发为消渴病。

（3）情志失调：长期过度的情志刺激，如郁怒不解，气郁化火，郁热伤阴耗气；或劳心竭虑，营谋强思等劳伤心脾，耗伤阴血，致阴虚火旺，火热内燔，上蒸肺津，中灼胃液，下耗肾阴而发为消渴。正如《临证指南医案·三消》说："心境愁郁，内火自燃，乃消证大病。"

（4）年老劳倦：年高体虚，劳逸失度，或房劳伤肾，阴精亏损，虚火内生，发为消渴。《外台秘要·消渴消中》说："房室过度，致令肾气虚耗故也，下焦生热，热则肾燥，肾燥则渴。"指的是房劳过度，损伤肾精，可致虚火内生，火因水竭益烈，水因火烈而益干，终致肾虚、肺燥、胃热俱现，发为消渴。

（5）邪毒所伤：外感温热邪毒，或过服温燥壮阳药物，不仅可直接伤阴劫液，进而也可伤气，日久使燥热内生，气阴亏耗，则可引发消渴病。

2. 病机概要

（1）基本病机：阴津亏损，燥热偏胜，而以阴虚为本、燥热为标。两者互为因果，阴愈虚则燥热愈盛，燥热愈盛则阴愈虚。

（2）病位：主要在肺、胃、肾，尤以肾为关键。三脏之中，虽有所偏重，但往往又互相影响。

（3）病理性质：本虚标实、虚实夹杂为本病特点。肺、胃（脾）、肾阴虚为本（以肾虚为主），燥热、阳亢为标；阴虚为本，燥热为标。消渴病虽有在肺、胃、肾的不同，但常常互相影响。如肺燥津伤，津液失于输布，则脾胃不得濡养，肾精不得滋助；脾胃燥热偏盛，上可灼伤肺津，下可耗伤肾阴；肾阴不足则阴虚火旺，亦可上灼肺胃，终致肺燥胃热肾虚，故"三多"之症常可并见。

（4）病理因素：阴虚、气虚、阴阳两虚、燥热。

（5）病机转化：消渴病日久，则易发生以下两种病理转化：一是阴损及阳，阴阳俱虚，其中以肾阳虚及脾阳虚较为多见；二是病久入络，血脉瘀滞。

【诊断与鉴别诊断】

（一）诊断依据

考点：临床表现、常见并发症

1. 临床表现

（1）主症：口渴多饮、多食易饥、尿频量多、形体消瘦或尿有甜味等具有特征性的临床症状，是诊断消渴病的主要依据。

（2）次症：神疲乏力。临床上"三多一少"症状可并见，也可只见一、二症，或"三多一少"症状不显著，仅见乏力、口干咽燥。部分患者常因眩晕、肺痨、胸痹、中风、雀目、疮痈等就诊，或健康体检时被发现。部分严重者可见烦渴、头痛、呕吐、腹痛、呼吸深大，甚或昏迷厥脱危象。

2. 病史

（1）病史特征：多发于中年以后，体质偏颇，劳倦，平素嗜食膏粱厚味、醇酒炙煿，肥胖，缺乏运动，或平素情志不调之人多见，部分有家族史。青少年期发病者，多病情较重。

（2）诱发因素：体质因素、饮食不节、情志失调、年老劳倦、外感邪毒等。

3. 相关检查 查空腹、餐后2小时血糖和尿糖，尿比重，糖化血红蛋白，葡萄糖耐量试验等，有助于确定诊断。对空腹血糖正常或可疑升高，以及餐后2小时血糖可疑升高等有糖尿病怀疑的患者，都不能完全肯定或否定糖尿病，均必须依赖葡萄糖耐量试验才能做出最后诊断。病情较重时，尚需查血尿素氮、肌酐，了解肾功能情况；查血酮，了解有无酮症酸中毒；查二氧化碳结合力及血钾、钠、钙、氯化物等，了解酸碱平衡及电解质情况。必要时查尿酮体，血尿素氮，肌酐，二氧化碳结合力及血钾、钠、钙、氯化物等，有助于诊断与鉴别诊断。

（二）病证鉴别

1. 消渴与口渴症 口渴症是指口渴欲饮，饮水能止渴的一个临床症状，可出现于多种疾病过程中，尤以外感热病为多见。但这类口渴各随其所患病证的不同而出现相应的临床症状，不伴多食、多尿、尿甜、消瘦等消渴的特点。而消渴渴而多饮，饮水不止渴。

2. 消渴与瘿病 两者都可出现口干多饮症状。瘿病中气郁化火、阴虚火旺的类型，以情绪激动、多食易饥、形体日渐消瘦、心悸、眼凸、颈部一侧或两侧肿大为特征。常伴烦热、多汗、心悸、手颤等，多见于20～40岁的女性。其中的多食易饥、消瘦，类似消渴病的中消，但眼球突出、颈前有肿物则与消渴有别，且无消渴病的多饮、多尿、尿甜等症，也无血糖、尿糖异常现象。

3. 消渴与尿崩症 尿崩症以尿多如崩、尿清如水、烦渴多饮为主症，但尿糖阴性，血糖正常，尿比重低有别于消渴。禁水试验、禁水－加压素试验、高渗盐水试验、放射免疫法测加压素等可帮助诊断。

【辨证论治】

（一）辨证要点

1. 辨病位 消渴病的“三多”症状可同时存在，也可突出表现一、二症，临床根据其程度的轻重不同，有上、中、下三消之分，以及肺燥、胃热、肾虚之别。通常把以肺燥津伤为主，多饮症状较突出者，称为上消；以胃热炽盛为主，多食症状较为突出者，称为中消；以肾虚为主，多尿症状较为突出者，称为下消。

2. 辨标本　本病以阴虚为本、燥热为标，两者互为因果。常因病程长短及病情轻重的不同，而阴虚和燥热之表现各有侧重。一般初病多以燥热为主，病程较长者则阴虚与燥热互见，日久则以阴虚为主，进而由于阴损及阳，导致阴阳俱虚。瘀血作为标证之一，也常兼夹于消渴的病程中。

3. 辨本证与并发症　多饮、多食、多尿、消瘦、乏力为消渴病本证的基本临床表现，随着病情的发展，而易发生并发症为本病的特点。本证与并发症的关系中，一般以本证为主，并发症为次。多数患者先见本证，随病情的发展而出现并发症。但亦有少数患者与此相反，如少数中老年患者，“三多一少”的本证表现不明显，常因痈疽、眼疾、心脑病证等来就诊，才发现本病。

（二）治疗原则

考点：消渴的治疗原则

消渴的基本病机是燥热阴虚，阴虚为本，燥热为标，故清热润燥、养阴生津为本病的基本治疗原则。临床应根据肺、胃、脾、肾病位偏重的不同，配合润肺、养胃、健脾、滋肾等法。《医学心悟·三消》说：“治上消者，宜润其肺，兼清其胃。”“治中消者，宜清其胃，兼滋其肾。”“治下消者，宜滋其肾，兼补其肺。”临证时要上下同治，清补结合，标本兼顾。由于本病常发生血脉瘀滞及阴损及阳的病理变化，以及易并发心脑疾病、眼疾、痈疽、水肿、肺痨、肢体麻木等病证，故还应针对具体病情，及时合理地选用活血化瘀、通络祛风、滋养肝肾、清热解毒、健脾益气、温补肾阳等治法。

（三）分证论治

考点：各证型的证候、基本病机、治法、方药

1. 上消（肺热津伤证）

证候　口渴多饮，口舌干燥，尿频量多，烦热多汗，舌边尖红，苔薄黄，脉洪数。

审证求机　本证的辨证要点为口渴多饮、口舌干燥、尿频量多、苔薄黄、脉洪数；基本病机为肺脏燥热，津液失布。

治法　清热润肺，生津止渴。

代表方　消渴方加减。

临床运用　①若咽干口渴甚、干咳者，可重用天花粉、麦冬，加五味子。②若兼心火，心烦失眠、口舌生疮、小便赤涩者，可配合导赤散。③若烦渴不止、小便频数、脉数乏力者，为肺热津亏，气阴两伤，可选用玉泉丸或二冬汤。玉泉丸中，以人参、黄芪、茯苓益气；天花粉、葛根、麦冬、乌梅、甘草等清热生津止渴。二冬汤中，重用人参益气生津；天冬、麦冬、天花粉、黄芩、知母清热生津止渴。二方同中有异，前者益气作用较强，而后者清热作用较强，可根据临床需要选用。

2. 中消

（1）胃热炽盛证

证候　多食易饥，大便干燥，口渴，尿多，形体消瘦，苔黄，脉滑实有力。

审证求机　本证的辨证要点为多食易饥、大便干燥、苔黄、脉滑实有力；基本病机为胃热炽盛，消谷灼津。

治法　清胃泻火，养阴增液。

代表方　玉女煎加减。

临床运用　①大便秘结不行，可用增液承气汤润燥通腑，“增水行舟”，待大便通后，再用上方治疗。②若气分热盛，津气不足，口渴甚者，可选用白虎加人参汤。

（2）气阴亏虚证

证候　口渴引饮，能食与便溏并见，或饮食减少，精神不振，四肢乏力，体瘦，舌质淡红，苔白而干，脉弱。

审证求机　本证的辨证要点为口渴引饮、饮食减少、精神不振、四肢乏力、脉弱；基本病机为气阴不足，脾失健运。

治法　健脾益气，生津止渴。

代表方　七味白术散加减。

临床运用　①肺有燥热，加地骨皮、知母、黄芩清肺；②口渴明显，加天花粉、生地黄养阴生津；③气短汗多，加五味子、山茱萸敛气生津；④食少腹胀，加砂仁、鸡内金健脾助运；⑤久病血瘀，肢体麻木疼痛者，可配合补阳还五汤加减。

3. 下消

（1）肾阴亏虚证

证候　尿频量多，混浊如脂膏，或尿甜，腰膝酸软，乏力，头晕耳鸣，口干唇燥，皮肤干燥，瘙痒，舌红苔少，脉细数。

审证求机　本证的辨证要点为尿频量多、腰膝酸软、口干唇燥、舌红苔少、脉细数；基本病机为肾阴亏虚，肾失固摄。

治法　滋阴固肾。

代表方　六味地黄丸加减。

临床运用　①阴虚火旺而烦躁、五心烦热、盗汗、失眠者，加知母、黄柏、龟甲滋阴泻火；②尿量多而混浊者，加益智仁、桑螵蛸、五味子等益肾缩尿；③气阴两虚而伴困倦、气短乏力、舌质淡红者，加党参、黄芪、黄精益气；④若烦渴、头痛、唇红舌干、呼吸深快，阴伤阳浮者，用生脉散加天冬、鳖甲、龟甲育阴潜阳；⑤如见神昏、肢厥、脉微细等阴竭阳亡危象者，可合参附龙牡汤益气敛阴、回阳救脱，必要时配合西药治疗。

（2）阴阳两虚证

证候　小便频数，混浊如膏，甚至饮一溲一，面容憔悴，耳轮干枯，腰膝酸软，四肢欠温，畏寒肢冷，阳痿或月经不调，舌苔淡白而干，脉沉细无力。

审证求机　本证的辨证要点为小便频数、耳轮干枯、腰膝酸软、四肢欠温、畏寒肢冷、脉沉细无力；基本病机为阴损及阳，肾阳衰微，肾失固摄。

治法　滋阴温阳，补肾固涩。

代表方　金匮肾气丸加减。

临床运用　①尿量多而混浊者，加益智仁、桑螵蛸、覆盆子、金樱子等益肾收摄；②身体困倦、气短乏力者，加党参、黄芪、黄精补益正气；③阳痿，加巴戟天、淫羊藿、肉苁蓉；④偏阴虚者，可加龟甲、玄参、黄柏。

消渴日久常伴有瘀血的病理变化，故对于上述各种证型，尤其是对于舌质紫暗或有瘀点瘀斑、脉涩或结或代，以及兼见其他瘀血证候者，均可酌加活血化瘀的药物，如丹参、川芎、郁金、红花、泽兰、山楂、益母草、当归、赤芍、桃仁等。

消渴容易引发多种并发症，应在治疗本病的同时，积极治疗并发症。白内障、雀盲、耳聋，主要是肝肾精血不足，不能上承耳目所致，宜滋补肝肾、益精补血，可用杞菊地黄丸或明目地黄丸。对于并发疮毒痈疽者，则宜清热解毒、消散痈肿，用五味消毒饮。在痈疽的恢复阶段，治疗上要重视托毒生肌。并发肺痨、水肿、中风者，则可参考有关章节辨证论治。

临床治疗各型消渴时，在辨证用药的基础上，可适当加用经现代药理学研究证实有降低血糖作用的药物，如人参、生黄芪、熟地黄、麦冬、知母、枸杞子、葛根等，可提高疗效。

（四）其他疗法

1. 中成药疗法　地骨降糖胶囊，滋阴润燥，化瘀通络，用于阴虚血瘀所引起的消渴；消渴丸，滋肾养阴、益气生津，具有改善多饮、多尿、多食等临床症状；降糖舒，益气养阴、生津止渴，对改善口干、便秘、乏力等临床症状有一定作用；参芪降糖片，补精益气，滋阴补肾，治疗气血阴气不足引起的糖尿病；参精止渴丸，益气养阴、生津止渴，用于气阴两亏、内热津伤所致的消渴，症见少气乏力、口干多饮、易饥、形体消瘦；消渴安胶囊，清热生津、益气养阴、活血化瘀，用于消渴病阴虚燥热兼气虚血瘀证，改善口渴多饮、多食易饥、五心烦热、大便秘结、倦怠乏力、自汗等症状。

2. 针灸疗法　主穴为胰俞、肺俞、脾俞、肾俞、太溪、三阴交。上消者，加太渊、少府；中消者，加内庭、地机；下消者，加复溜、太冲；烦渴、口干舌燥者，加廉泉、承浆或金津、玉液；多食善饥者，加合谷、上巨虚、丰隆、中脘；便秘者，加天枢、腹结、阳陵泉、大敦；多尿、盗汗者，加复溜、关元；阴阳两虚者，加关元、命门；合并视物模糊者，加光明、头维、攒竹；头晕者，加上星；上肢疼痛或麻木者，加肩髃、曲池、合谷；下肢疼痛或麻木者，加风市、阴市、阳陵泉、解溪；皮肤瘙痒者，加风池、大椎、曲池、血海、照海。主穴用毫针补法或平补平泻法，配穴按虚补实泻法操作。注意严格消毒，防止感染。

3. 刮痧疗法　刮肺俞、胰俞、脾俞、命门、三焦俞、肾俞；点揉阳池、中脘、关元；刮足三里、三阴交、水泉；肩胛环重点刮大椎、肺俞；培元刮重点刮脾俞、胃俞、肝俞、肾俞、命门。

【预防与调护】

1. 保持健康的生活方式 合理的膳食结构，适当的体力活动，避免超重、肥胖和长期过度精神紧张，以减少诱发因素是预防消渴的有效方法。

2. 做好健康指导是控制消渴的关键。

（1）疾病知识指导：使患者和家属认识消渴病，积极配合治疗。

（2）饮食指导：饮食控制是重要的基础治疗措施。制定饮食治疗措施，严格控制饮食。饮食规律，养成定时定量进餐的习惯。饮食宜以适量米、麦、杂粮，配以蔬菜、豆类、瘦肉、鸡蛋等，定时定量进餐。限制油腻辛辣，忌食糖类及甜食。戒烟限酒、限制浓茶、咖啡。

（3）运动指导：认识体育锻炼的意义，掌握方法。作息规律，劳逸结合，适量运动，避免久卧、久坐。

（4）用药指导：掌握药物使用方法及不良反应的处理措施。

（5）病情监测指导：学会血糖仪的使用方法，学会观察并发症，定期复查。

（6）调节情志：消除悲观情绪，避免郁怒、紧张、恐惧、忧虑等不良情绪。保持心情舒畅、情绪稳定，树立终身治疗的信心。

【结语】

消渴是以多饮、多食、多尿及消瘦为临床特征的一种慢性疾病。前三个症状是作为上消、中消、下消临床分类的侧重症状。病因有禀赋不足、饮食失节、情志失调、劳欲过度等。病机是阴津亏损，燥热偏胜，而以阴虚为本、燥热为标。病位主要在肺、胃（脾）、肾，尤与肾的关系最为密切。在治疗上，以清热润燥、养阴生津为基本治则，对上、中、下消有侧重润肺、养胃（脾）、益肾之别。但上、中、下三消之间有着十分密切的内在联系，其病理性质是一致的，正如《圣济总录·消渴门》所说："原其本则一，推其标有三。"由于消渴易发生血脉瘀滞、阴损及阳的病变，及发生多种并发症，故应注意及时发现、诊断和治疗。

附：实践技能、医学综合相关考点模拟题

一、《中医内科学》中医执业助理医师资格考试实践技能相关考点模拟题

第一站 病案分析（总分 40 分。中医内科病案分值占 20 分）

王某，男性，46 岁。因"口干，口渴 3 周"于 2017 年 3 月 6 日来诊。

患者3周前无明显原因开始出现口干，饮水可缓解，后口干、口渴日益严重，饮水增加，近日口干舌燥、烦渴多饮，日饮6杯水（约3000mL），兼见小便频数量多，舌边尖红，苔薄黄，脉洪数。

中医疾病诊断（4分）：消渴。

中医证候诊断（4分）：肺热津伤证。

辨病辨证依据（5分）

1. 辨病　以3周前无明显原因开始出现口干，饮水可缓解，后口干、口渴日益严重，饮水增加，近日口干舌燥、烦渴多饮，日饮6杯水（约3000mL）等为主症，诊断为消渴。

2. 辨证　3周前无明显原因开始出现口干，饮水可缓解，后口干、口渴日益严重，饮水增加，近日口干舌燥、烦渴多饮，日饮6杯水（约3000mL），兼见小便频数量多，舌边尖红，苔薄黄，脉洪数。辨证为肺热津伤证。

3. 病因病机分析　因肺脏燥热，宣发失常，津液失于输布，而引发本病。

病证鉴别（中医执业助理医师考生不考）：略。

治法（2分）：清热润肺，生津止渴。

代表方（2分）：消渴方加减。

药物组成、剂量及煎服法（3分）：

天花粉15g　葛　根15g　麦　冬12g　生地黄15g　黄　连6g
黄　芩10g　知　母10g　生石膏20g（先煎）　乌　梅6g　芦　根20g

煎服法：三剂，水煎服，日一剂，早晚分服。

第二站　中医临证（含中医技术操作、病史采集、中医临床答辩三部分。分值共35分，20分钟）

消渴病史采集举例（现场口述）（10分）

根据试题提供的“患者主诉”，回答如何询问现病史及相关病史。

患者王某，男性，46岁。口干，口渴3周。

（一）现病史

1. 根据主诉及相关的鉴别诊断问诊

（1）发病的病因和诱因：有无感受风热，有无情绪急躁，有无嗜食膏粱厚味、醇酒炙煿，有无家族史等。

（2）针对主症（口干，口渴）询问：口干是否喜饮水，饮后是否解渴，有无盗汗，手足心热，饮食量较前有没有改变，体重有无减轻，小便有无泡沫或浑浊，有无视物不清等。

（3）相关鉴别诊断的问诊：有无多食善饥、形体消瘦、烦躁易怒、畏热多汗、心悸脉数的情况，有无眼干、鼻干，有无皮肤干燥粗糙等。

2. 诊疗经过

（1）是否到医院就诊，做过哪些检查，如血糖、尿常规、甲状腺功能检测等，结果如何。

（2）用过何种药物及其他治疗，疗效如何。

（3）发病以来一般情况问诊，如精神、饮食、睡眠情况等。

（二）相关病史

1. 与该病有关的其他病史，既往类似发作史、甲状腺结节史、糖尿病家族史、服用糖皮质激素病史，有无肿瘤家族史、婚育史及不洁性交史。

2. 有无药物、食物过敏史。

要求：问诊顺序合理，条理清晰，体现中医临床思维。

第三站　西医临床（含体格检查、西医操作、西医临床答辩三部分。分值占 25 分。20 分钟）

二、《中医内科学》中医执业助理医师资格考试医学综合考试模拟题

（一）A1 型题

1. 消渴的病变脏腑主要是（　　）

A. 肺、脾、肾　　B. 肺、胃、肾　　C. 心、肝、肾

D. 肝、脾、肾　　E. 脾、胃、肾

2. 消渴的基本病机特点是（　　）

A. 阴虚燥热　　B. 肝郁气滞　　C. 痰热扰动

D. 气阴两虚　　E. 阴阳两虚

（二）A2 型题

1. 患者王某，男，40 岁。烦渴多饮半月余，口干舌燥，尿频量多，舌边尖红，苔黄，脉洪数有力。治疗宜用（　　）

A. 清热润肺，生津止渴　　B. 养阴润肺，生津止渴　　C. 清胃泻火，养阴增液

D. 滋阴固肾，生津止渴　　E. 滋养胃阴，生津止渴

2. 患者孙某，男，60 岁。尿频量多，混浊如脂膏，时或尿甜，口干舌燥，舌红，脉沉细数。治法宜用（　　）

A. 清利湿热　　B. 清热化湿　　C. 滋阴固肾

D. 健脾益肾　　E. 滋肾固涩

（三）A3 型题

患者李某，男，52 岁。口渴多饮两年，口舌干燥，烦渴不止，小便频数，舌边尖红，苔薄黄，脉数乏力。

1. 该患者的主要证候属于（　　）

A. 胃热炽盛证　　B. 肾阴亏虚证　　C. 阴阳两虚证

D. 气血不足证　　E. 肺热津伤证

2. 该患者的次要证候还兼有（　　）

A. 胃热炽盛证　　B. 肾阴亏虚证　　C. 阴阳两虚证

D. 气阴亏虚证　　E. 肺热津伤证

3. 其治法是（　　）

A. 清热润肺，益气养阴　　B. 养阴润肺，生津止渴　　C. 清胃泻火，养阴保津

D. 滋阴固肾，生津止渴　　E. 滋养胃阴，生津止渴

4. 其治疗首选方是（　　）

A. 消渴方　　B. 玉女煎　　C. 六味地黄丸

D. 七味白术散　　E. 金匮肾气丸

（四）B 型题

A. 七味白术散　　B. 玉女煎　　C. 六味地黄丸

D. 金匮肾气丸　　E. 消渴方

1. 上消肺热津伤证的首选方是（　　）

2. 中消胃热炽盛证的首选方是（　　）

3. 下消阴阳两虚证的首选方是（　　）

【参考答案】

A1 型题：1.B　2.A

A2 型题：1.A　2.C

A3 型题：1.E　2.D　3.A　4.A

B 型题：1.E　2.B　3.D

项目五　汗　证

（中医执业助理医师考试无考点）

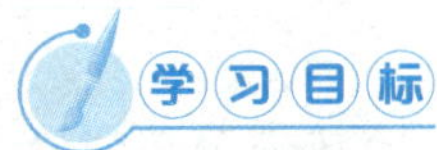

知识要求

1. 掌握自汗、盗汗的定义，自汗、盗汗的辨证要点、治疗要点和基本辨证分型及治疗。

2. 熟悉自汗、盗汗常见病因病机、病位及涉及脏腑、病理性质，自汗、盗汗与脱汗及战汗的类证鉴别。

3. 了解自汗、盗汗的源流、预防调护方法，西医相关联的病名。

技能要求

1. 能够对汗证患者的常见证型进行辨证论治。

2. 能够对汗证患者开展预防与调护指导。

汗证是指由于阴阳失调，营卫失和，腠理不固，而致汗液外泄失常的病证。其中，不因外界环境因素的影响，而白昼时时汗出，动辄益甚者，称为自汗；寐中汗出，醒来自止者，称为盗汗，亦称为寝汗。自汗、盗汗作为症状，既可单独出现，也常伴见于其他疾病过程中。

《黄帝内经》对汗的生理及病理有了一定的认识，指出汗液为人体津液的一种，并与血液有密切关系，即所谓血汗同源；在出汗异常的病症方面，谈到了多汗、寝汗、灌汗、绝汗等。《金匮要略》首先记载盗汗名称，认为由虚劳所致者较多。《三因极一病证方论》对自汗、盗汗做了鉴别。朱丹溪对自汗、盗汗的病理属性做了概括，认为自汗属气虚、血虚、湿、阳虚、痰；盗汗属血虚、阴虚。《景岳全书》认为："自汗、盗汗亦各有阴阳之证，不得谓自汗必属阳虚，盗汗必属阴虚也。"《临证指南医案》谓："阳虚自汗，治宜补气以卫外；阴虚盗汗，治当补阴以营内。"王清任《医林改错》补充了针对血瘀所致自汗、盗汗的治疗方药。

西医学中的甲状腺功能亢进、自主神经功能紊乱、风湿热、结核病等所致的自汗、盗汗，感染及慢性消耗性疾病或手术、大出血、产后等，以汗出异常为主要症状时，均可参考本病辨证论治。

【病因病机】

汗证的病因为病后体虚，表虚受风，思虑烦劳过度，情志不舒，嗜食辛辣，致使阴阳失调，腠理不固，汗液外泄失常。

1. 常见病因

（1）病后体虚：素体薄弱，病后体虚，或久患咳喘，耗伤肺气，肺与皮毛相表里，肺气不足之人，肌表疏松，表虚不固，腠理开泄，自汗。或因表虚卫弱，复加微受风邪，营卫不和，卫外失司，汗出。

（2）情志不调：思虑烦劳过度，损伤心脾，血不养心，心不敛营，则汗液外泄。或因耗伤阴精，虚火内生，阴津被扰，不能自藏而汗泄。亦有因忿郁恼怒，致气机郁滞，肝郁化火，火热逼津外泄，而见自汗、盗汗。

（3）嗜食辛辣：嗜食辛辣厚味，或素体湿热偏盛，以致湿热内盛，邪热郁蒸，津液外泄，汗出增多。

2. 病机概要

（1）基本病机：阴阳失调，营卫失和，腠理不固，汗液外泄失常。

（2）病位：主要在肺卫，与肝有关。

（3）病理性质：有虚实之分，但虚多实少。自汗多为气虚，盗汗多为阴虚。属实证者，多由肝火或湿热郁蒸所致；属虚证者，多与气虚、血虚、阴虚、阳虚有关。

（4）病理因素：肝火、湿热、气虚、阴虚等。

（5）病机转化：虚实之间每可兼见或相互转化。邪热郁蒸，久则伤阴耗气，转为虚证；虚证亦可兼有火旺或湿热。虚实之间，自汗日久，可伤阴，盗汗久延，则伤阳，以致出现气阴两虚或阴阳两虚之候。

【诊断与鉴别诊断】

（一）诊断依据

1. 临床表现

（1）主症：不因外界环境影响，在头面、颈项或四肢、全身出汗者，昼日汗出溱溱，动则益甚为自汗；睡眠中汗出津津，醒后汗止为盗汗。

（2）次症：可伴有气虚、血虚、阴虚、湿热内蕴等相关证候。

2. 病史　有病后体虚、表虚受风、思虑烦劳过度、情志不舒、饮食不节等病史。

3. 相关检查

（1）血沉、血清抗链球菌溶血素“O”：有助于风湿热的诊断。

（2）T_3、T_4、TSH、基础代谢率：有助于甲亢的诊断。

（3）胸部X线摄片、痰涂片、结核菌素试验：有助于肺结核的诊断。

（二）病证鉴别

1. 自汗、盗汗与脱汗　脱汗，表现为大汗淋漓，汗出如珠，常同时出现声低息微、精神疲惫、四肢厥冷、脉微欲绝或散大无力，多在疾病危重时出现，为病势危急的征象，故脱汗又称为绝汗。其汗出的情况及病情的程度均较自汗、盗汗为重。

2. 自汗、盗汗与战汗　战汗，主要出现于急性热病过程中，表现为突然恶寒战栗、全身汗出、发热、口渴、烦躁不安，为邪正交争的征象。若汗出之后，热退脉静，气息调畅，为正气拒邪，病趋好转。与阴阳失调，营卫不和之自汗、盗汗迥然有别。

3. 自汗、盗汗与黄汗　黄汗，汗出色黄，染衣着色，常伴见口中黏苦、渴不欲饮、小便不利、苔黄腻、脉弦滑等湿热内郁之症。与自汗、盗汗中的邪热郁蒸型相似，但黄汗汗出色黄的程度较重。

【辨证论治】

1. 辨证要点

（1）辨虚实：应着重辨明阴阳虚实。一般来说，汗证属虚者多。自汗多属气虚不固，盗汗多属阴虚内热。因肝火、湿热等邪热郁蒸所致者，则属实证。病程较久或病重者，会出现阴阳虚实错杂的情况。自汗久则可以伤阴，盗汗久则可以伤阳，出现气阴两虚或阴阳两虚之证。

（2）辨类别：辨自汗、盗汗、脱汗、战汗、黄汗的不同。

2. 治疗原则 虚证，宜分别益气、养阴、补血、调和营卫；实证，当清肝泄热、化湿和营、固涩敛汗；虚实夹杂，根据虚实的主次而适当兼顾。

3. 分证论治

（1）肺卫不固证

证候 自汗出，或表现半身某一局部出汗，稍劳汗出尤甚，恶风，周身酸楚，易于感冒，体倦乏力，面色㿠白少华，苔薄白，脉细弱。

审证求机 本证的辨证要点为汗出恶风，稍劳汗出尤甚，易于感冒，体倦乏力；基本病机是肺气不足，表虚失固，营卫不和，汗液外泄。

治法 益气固表。

代表方 桂枝加黄芪汤或玉屏风散加减。

临床运用 ①气虚甚加党参；②兼有阴虚，而见舌红、脉细数者，加麦冬、五味子；③兼阳虚者，加附子；④汗多者加浮小麦、糯稻根、龙骨、牡蛎。

（2）心血不足证

证候 自汗或盗汗，心悸少寐，面色不华，神疲气短，纳少，舌质淡，脉细。

审证求机 本证的辨证要点为自汗或盗汗、心悸少寐、面色不华、神疲气短；基本病机是心血耗伤，心液不藏。

治法 养血补心。

代表方 归脾汤加减。

临床运用 汗出多者，加浮小麦、五味子；血虚甚者，加制首乌、枸杞子、熟地。

（3）阴虚火旺证

证候 夜寐盗汗，入夜尤甚，或有自汗，口燥咽干，五心烦热，或兼午后潮热，两颧色红，口渴，舌红少苔，脉细数。

审证求机 本证的辨证要点为夜寐盗汗、五心烦热、舌红少苔、脉细数；基本病机是虚火内灼，逼津外泄。

治法 滋阴降火。

代表方 当归六黄汤加减。

临床运用 ①汗出多者，加牡蛎、浮小麦、糯稻根；②潮热甚者，加秦艽、银柴胡、白薇；③兼气虚者，重用黄芪。

（4）邪热郁蒸证

证候 蒸蒸汗出，汗黏，汗液易使衣服黄染，面赤烘热，烦躁，口苦，脘痞纳呆，小便色黄，舌苔薄黄，脉象弦数。

审证求机 本证的辨证要点为汗出而黏，衣服黄染，口苦，尿黄，舌苔黄；基本病机是湿热内蕴，逼津外泄。

治法 清肝泄热，化湿和营。

代表方　龙胆泻肝汤加减。

临床运用　①里热较甚，小便短赤者，加茵陈；②湿重脘痞加苍术、茯苓、陈皮、苏梗；③汗出色黄染衣者，加茵陈、秦艽。

4. 其他疗法

（1）穴位贴敷：取等量五倍子、煅龙骨粉，用醋调成糊状，贴敷神阙穴，外用纱布固定，每日1次，可用治阴虚火旺之盗汗。

（2）针灸疗法：主穴取（双侧）合谷、复溜。肺卫不固证加中脘、关元、足三里；阴虚火旺证加太溪、然谷、三阴交。每日1次，每次5～6穴，留针20～30分钟。

【预防与调护】

1. 适度运动，食饮有节　加强体育锻炼，注意劳逸结合，避免思虑烦劳过度，保持精神愉快，少食辛辣厚味，是预防自汗、盗汗的重要措施。

2. 避风寒，防外感　汗出之时，腠理空虚，易于感受外邪，故当避风寒，以防感冒。汗出之后，应及时用干毛巾将汗擦干。

3. 起居有常，调治及时　出汗多者，需经常更换内衣，并注意保持衣服、卧具干燥清洁。

【结语】

汗证是指由于阴阳失调，营卫失和，腠理不固，而致汗液外泄失常的病证。不因天暑、衣厚、劳作及其他疾病，而白昼时时汗出者，称为自汗；寐中汗出，醒来自止者，称为盗汗。基本病机是阴阳失调，营卫失和，腠理不固。自汗多由气虚不固，营卫不和；盗汗多因阴虚内热。由邪热郁蒸所致者，则属实证。益气固表、养血补心、滋阴降火、清化湿热，是治疗自汗、盗汗的主要治法，可在辨证方药的基础上酌加固涩敛汗之品，以提高疗效。

项目六　内伤发热

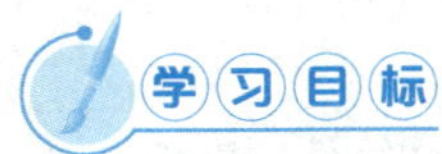

知识要求

1. 掌握内伤发热的定义、辨证要点、治疗要点和基本辨证分型及治疗。

2. 熟悉内伤发热的常见病因病机、病位及涉及脏腑、病理性质，内伤发热与外感发热的类证鉴别。

3. 了解内伤发热的流、预防调护方法，西医相关联的病名。

技能要求

1. 能够对内伤发热患者的常见证型进行辨证论治。

2. 运用已有知识应答中医执业助理医师资格考试要点。

内伤发热是指以脏腑功能失调，气血阴阳失衡为基本病机，以发热为主要临床表现的病证。一般起病较缓，病程较长，或有反复发热的病史，热势高低不一，但以低热为多，或自觉发热而体温并不升高。

关于内伤发热的记载，《素问·调经论》指出："阴虚则内热。"《素问·刺热论》详述了五脏热病的症状及预后，为后世辨别五脏热病奠定了基础。在治疗上，《素问·至真要大论》提出了"诸寒之而热者取之阴"，即"壮水之主，以制阳光"的治疗原则。汉·张仲景《金匮要略·血痹虚劳病脉证并治》以小建中汤治疗虚劳"手足烦热"，开后世甘温除热治法的先河。宋·钱乙《小儿药证直诀》在《黄帝内经》五脏热病学说的基础上，提出心热用导赤散、肝热用泻青丸、脾热用泻黄散、肺热用泻白散，并将肾气丸化裁为六味地黄丸，治疗阴虚内热。元·李东垣用补中益气汤治疗气虚发热，他还在《内外伤辨惑论》中以当归补血汤治疗血虚发热，并对内伤发热与外感发热的鉴别做了详细的论述。朱丹溪提出"阳有余阴不足"学说，创制大补阴丸等方治疗"阴虚火动"之证。明·张介宾《景岳全书·火证》说："阳虚者亦能发热，此以元阳败竭，火不归元也。"并用右归饮、理中汤等治疗阳虚发热。明·秦景明《症因脉治·内伤发热》最先明确提出"内伤发热"这一病证名称，并用气虚柴胡汤治疗气虚发热、血虚柴胡汤治疗血虚发热。清·李用粹《证治汇补·发热》将外感发热以外的发热分为郁火发热、阳郁发热、骨蒸发热、内伤发热（主要指气虚发热）、阳虚发热、阴虚发热、血虚发热、痰证发热、伤食发热、瘀血发热、疮毒发热 11 种，并分别列有治疗方剂，有助于对内伤发热的详细辨证论治。清·王清任《医林改错》及清·唐容川《血证论》详细论述瘀血发热的临床表现，为瘀血发热的辨证论治做出了重要贡献。

凡不因感受外邪所致的发热，可归属内伤发热的范畴。西医学的功能性低热，肿瘤、血液病、结缔组织病、内分泌疾病及部分慢性感染性疾病所引起的发热，和某些原因不明的发热，具有内伤发热的特点时，均可参照本病辨证论治。

【病因病机】

内伤发热主要因久病体虚、劳倦过度、饮食失调、情志内伤、外伤失血、血瘀、素体虚弱等，导致脏腑功能失调，气、血、阴、阳亏虚，或气、血、水湿等郁结壅遏而发热。

1. 常见病因

（1）肝气郁结：情志抑郁日久，肝失条达，气郁化火；或恼怒过度，肝火内盛，而致发热。正如元·朱震亨《丹溪心法·火》所概括的“凡气有余便是火”。

（2）瘀血阻遏：气滞不行、气虚不运、跌仆损伤、痰湿阻滞、血证出血、寒凝经脉、热邪熏灼等均可导致瘀血内结。瘀血内积，壅遏不通，郁而化热，则引起发热。瘀血发热尚与血虚失养有关，如《医门法律·虚劳门》说：“血痹则新血不生，并素有之血，亦瘀积不行，血瘀则荣虚，荣虚则发热。”

（3）湿邪阻滞：饮食失调，或忧思气结等，使脾胃受损，运化失职，以致湿邪内生，阻滞气机，郁而化热，引起湿郁发热。

（4）中气不足：由于饮食失调，或劳倦过度，或久病失于调理，使脾胃受损，以致中气不足，阴火内生而引起发热，即气虚发热。其病机特点，或为气虚而虚阳外越，即气虚阳浮；或为气虚而阴火上冲；或为气虚而卫外不固，营卫失和。

（5）阴血亏虚：①大病久病之后，致脾胃虚弱，不能生血；或久病心肝血虚；或长期慢性失血；或外伤、产后、手术失血过多等，致营血亏虚。血本属阴，阴血不足，无以敛阳，阳气偏亢而引起发热。《证治汇补·发热》言：“一切吐衄便血，产后崩漏，血虚不能配阳，阳亢发热者，治宜养血。”指出阴血不足，阴不配阳，虚阳偏亢而为血虚发热。②若素体阴虚，或吐泻日久，或汗出过多，或患热病日久，伤阴耗液；或误用、过用温燥药物等，导致阴液亏虚。阴衰则阳盛，水不制火，阳气偏盛而致阴虚内热。正如《景岳全书·杂证谟·火证》云：“阴虚者亦能发热，以此真阴亏损，水不制火也。”

（6）阳气衰惫：素体阳虚，或寒证日久，耗伤阳气；或误用、过用寒凉之物，损伤阳气；或久病气虚，气损及阳等，使阳气虚衰，阴寒内盛，以致火不归元，虚阳外浮而引起阳虚发热。临床常表现为戴阳或格阳证。如《证治汇补·发热》说：“阳虚发热，有肾虚水冷，火不归经，游行于外而发热。”

2. 病机概要

考点：基本病机、病位

（1）基本病机：实者，气、血、湿等郁结，壅遏化热而引起发热。虚者，气、血、阴、阳亏虚，阴阳失调所致。总属脏腑功能失调，阴阳失衡所导致。

（2）病位：脾、胃、肝、肾，以脾、肾为主。

（3）病理性质：为虚、实两类。由气郁化火、瘀血阻滞及内湿停聚所致者属实；由中气不足、血虚失养、阴精亏虚及阳气虚衰所致者属虚。

（4）病理因素：气郁、血瘀、湿阻、气虚、血虚、阴虚、阳虚。

（5）病机转化：本病可由一种也可由多种病因同时引起发热，如气郁血瘀、气阴两虚、气血两虚等。久病成为虚实兼夹之证，病损及阳，阳气虚衰，则发展为阳虚发热。

【诊断与鉴别诊断】

（一）诊断依据

1. 临床表现

（1）主症：内伤发热起病缓慢，病程较长，多为低热，或自觉发热，或五心发热，或骨蒸潮热，或面部烘热，而体温多不升高，表现为高热者较少。不恶寒，或虽感怯冷，但得衣被则减轻或消失。发热持续，或时作时至，或发有定时。

（2）次症：常伴有头痛、头晕、神疲、自汗、盗汗、脉弱等症。因内伤发热主要由于气、血、阴、阳亏损，或气、血、水湿的郁滞壅遏所致，故在发热的同时，分别伴有相关症状。

2. 病史 一般有气、血、阴、阳亏虚，或气郁、血瘀、湿阻的病史，或有反复发热史。

3. 相关检查 有针对性地做相关实验室检查，有助于对原发病的诊断及鉴别诊断。血、尿、粪三项常规检查，血沉测定，心电图及X线胸部透视或摄片应作为慢性发热必须进行的检查。

（1）链球菌溶血素“O”效价测定、血中狼疮细胞检查及有关血清免疫学检查：有助于结缔组织疾病的诊断。

（2）肝功能检查：有助于肝脏疾病的诊断。

（3）T_3、T_4、TSH、基础代谢检查：有助于甲状腺疾病的诊断。

（4）骨髓穿刺：有助于血液疾病的诊断。

（二）病证鉴别

考点：内伤发热与外感发热的鉴别

内伤发热与外感发热：内伤发热的特点已如上述。外感发热的特点是：因感受外邪而起，起病较急，病程较短，发热初期大多伴有恶寒，其恶寒得衣被而不减。发热的程度大多较高，发热的类型随病种的不同而有所差异。初起常兼有头身疼痛、鼻塞、流涕、咳嗽、苔薄、脉浮等表证。外感发热由感受外邪，正邪相争所致，属实证者居多。其鉴别见表 8–5。

表 8–5 内伤发热与外感发热的鉴别

项目	内伤发热	外感发热
病因	内伤病因为主	感受外邪为主
起病	缓慢	较急
病程	较短	较长
热势	多为低热，或自觉发热，表现为高热者较少	大多热势较高

续表

项目	内伤发热	外感发热
恶寒	不恶寒，或虽有怯冷，但得衣被则温	恶寒发热，得衣被而不减
兼症	头晕、神疲、自汗、盗汗、脉弱	头身疼痛、鼻塞、流涕、咳嗽、脉浮
病机	脏腑功能失调，气血阴阳亏虚或气血痰郁	感受外邪，正邪相争

【辨证论治】

1. 辨证要点

（1）辨证候虚实：依据病史、病因、症状、舌象、脉象等辨别证候的虚实。虚证病程较长，而实证相对较短；虚证舌或胖大或瘦小，苔少或无苔，而实证或舌质紫暗，或苔黄腻；虚证脉多细弱无力，而实证脉多实、弦、滑、数；由气郁、血瘀、痰湿阻滞所致的内伤发热属实，由气虚、血虚、阴虚、阳虚所致的内伤发热属虚。若邪实伤正及因虚致实，表现虚实夹杂证候者，应分辨其主次。

（2）辨病情轻重：一般病程较长，热势亢盛，持续发热，或反复发作，久治不愈，胃气衰败，正气虚甚，兼夹证多，则病情较重；反之则病情较轻。若内脏无实质性病变，仅属一般体虚所致者，病情亦轻。

考点：治疗原则

2. 治疗原则　调理气血阴阳、补虚泻实是治疗内伤发热的基本原则。属实者，应视肝郁、瘀血及湿阻之异，分别予以行气、活血、化湿法为主，可适当合用清热法。属虚者，应根据气虚、血虚、阴虚、阳虚的不同，分别予以益气、养血、滋阴、温阳法。虚证中除阴虚发热可适当配伍清虚热药物外，其余均应以补为主。对虚实夹杂者，则须分清主次兼顾之。正如《景岳全书·杂证谟·火证》所说："实火宜泻，虚火宜补，固其法也。然虚中有实者，治宜以补为主，而不得不兼乎清……若实中有虚者，治宜以清为主而酌兼乎补。"

3. 分证论治

考点：各证型的证候特点、基本病机、治法、方药

（1）阴虚发热证

证候　午后或夜间潮热，不欲近衣，手足心热，烦躁，少寐多梦，盗汗，口干咽燥，大便干结，尿少色黄，舌体瘦小，舌质干红，或有裂纹，苔少或无苔，脉细数。

审证求机　本证的辨证要点为午后或夜间潮热，不欲近衣，手足心热，烦躁，舌红，苔少，脉细数；基本病机是阴虚阳盛，虚火内炽。

治法　滋阴清热。

代表方　清骨散或知柏地黄丸加减。

临床运用　①盗汗明显者，宜去青蒿，加煅牡蛎、浮小麦、糯稻根、五味子以敛汗；②阴虚较甚者，加玄参、生地黄、制首乌以滋阴；③失眠者，加酸枣仁、柏子仁、夜交藤以养心安神；④气虚而见头晕气短、体倦乏力者，加太子参、黄精以益气。

（2）血虚发热证

证候　发热多为低热，头晕目眩，心悸不宁，身倦乏力，面白少华，唇甲色淡，或妇女月经量少而色淡，甚至闭经，舌质淡，苔白，脉细弱。

审证求机　本证的辨证要点为低热、面白少华、唇甲色淡、舌质淡、脉细弱；基本病机是血虚失养，阴不配阳，阳气偏亢。

治法　益气养血。

代表方　归脾汤加减。

临床运用　①血虚较甚者，加枸杞子、制首乌、熟地黄；②偏于脾气虚，纳差腹胀者，去龙眼肉、熟地黄，重用黄芪、人参，加陈皮、神曲、谷芽、麦芽；③低热持续者，可酌加牡丹皮、银柴胡、白薇；④若慢性失血所致，仍有少许出血者，可酌加三七粉、仙鹤草、茜草、棕榈炭等；⑤血虚冲任不足，妇女月经量少色淡或闭经者，可重用熟地黄、当归，加川芎、益母草。

（3）气虚发热证

证候　发热，热势或低或高，常在劳累后发作或加重，头晕，倦怠乏力，气短懒言，食少便溏，自汗，易于感冒，舌质淡，苔薄白，脉细弱或细数。

审证求机　本证的辨证要点为发热，常在劳累后发作或加重，倦怠乏力，气短懒言，自汗，易于感冒，脉细弱；基本病机是中气不足，阴火内生。

治法　益气健脾，甘温除热。

代表方　补中益气汤加减。

临床运用　①若营卫不调，时冷时热、汗出恶风者，加桂枝、白芍；②脾虚夹湿，而见胸闷脘痞、大便溏薄、舌苔白腻者，加苍术、厚朴、藿香；③易患感冒者，可合用玉屏风散；④自汗较多者，加煅牡蛎、浮小麦、糯稻根。

（4）阳虚发热证

证候　发热而欲近衣被，形寒怯冷，四肢不温，少气懒言，头晕嗜卧，腰膝酸软，纳少便溏，面色㿠白，舌体胖或有齿痕，舌质淡，苔白润，脉沉细无力。

审证求机　本证的辨证要点为发热而欲近衣被，形寒怯冷，四肢不温，腰膝酸软，舌质淡，苔白润，脉沉细无力；基本病机是肾阳亏虚，火不归元，虚阳外浮。

治法　温阳补肾，引火归元。

代表方　金匮肾气丸加减。

临床运用　①阳虚而气短乏力者，加人参、黄芪；②阳虚较甚者加仙茅、淫羊藿；③火不生土，便溏者，加白术、干姜、薏苡仁。

（5）气郁发热证

证候　发热多为低热或潮热，热势常随情绪波动而起伏，精神抑郁，胁肋胀满，烦躁易怒，喜叹息，妇女常兼月经不调，经来腹痛，或乳房发胀，口干而苦，纳食减少，舌质红，苔黄，脉弦数。

审证求机　本证的辨证要点为低热，热势常随情绪波动而起伏，精神抑郁，胁肋胀满，烦躁易怒，舌红，苔黄，脉弦数；基本病机是肝失疏泄，气郁化热。

治法　疏肝理气，解郁泄热。

代表方　丹栀逍遥散加减。

临床运用　①气郁较甚者，加郁金、川楝子、青皮；②热象较甚，舌红口干、便秘者，可去白术，加龙胆草、决明子；③妇女若兼月经不调，可加泽兰、益母草；④素体阴虚，或肝郁发热日久伤阴，可选用滋水清肝饮。

（6）痰湿郁热证

证候　低热，午后热甚，热难速已，或身热不扬，心中烦热，胸闷脘痞，身体困重，头重如裹，不思饮食，渴不欲饮，呕恶，大便稀薄或黏滞不爽，舌苔白腻或黄腻，脉濡或濡数。

审证求机　本证的辨证要点为低热，午后热甚，或身热不扬，胸闷脘痞，身体困重，头重如裹，不思饮食，呕恶，大便稀薄，苔腻，脉濡或濡数；基本病机是湿阻三焦，郁而化热。

治法　燥湿化痰，清热和中。

代表方　黄连温胆汤合中和汤或三仁汤加减。

临床运用　①头痛如裹者，加藁本、苍术；②呕恶者，加竹茹、藿香、陈皮，以和胃降逆；③胸闷、苔腻者，加郁金、佩兰；④湿热阻滞少阳枢机，症见寒热如疟，寒轻热重，口苦呕逆者，加青蒿、黄芩。

（7）血瘀发热证

证候　午后或夜晚发热，或自觉身体某些部位发热，口干咽燥，但不多饮，肢体或躯干有固定痛处或肿块，面色萎黄或晦暗，舌质青紫或有瘀点、瘀斑，脉弦或涩。

审证求机　本证的辨证要点为午后或夜晚发热，肢体或躯干有固定痛处或肿块，面色晦暗，舌有瘀点、瘀斑，脉涩；基本病机是血行瘀滞，瘀热内生。

治法　活血化瘀。

代表方　血府逐瘀汤加减。

临床运用　①发热较甚者，可加秦艽、白薇；②便秘者，重用桃仁，加大黄；③素体脾虚者，加黄芪、党参；④兼肝郁者，加莪术、佛手；⑤肢体肿痛者，可加姜黄、乳香、没药、地龙。

4. 其他疗法

（1）中成药疗法：气虚发热证用补中益气丸；阳虚发热证用金匮肾气丸；血虚发热证用人参归脾丸；阴虚发热证用六味地黄丸、龟甲胶、知柏地黄丸；阴虚火旺证用大补阴丸、天王补心丹；少阳郁热证用小柴胡冲剂；瘀血发热证用血府逐瘀口服液；肝郁化火证用加味逍遥丸；痰湿郁热证用黄连温胆丸。

（2）针灸疗法：气虚发热选脾俞、胃俞、气海、合谷、尺泽等穴，用补泻兼施法，每日 1 ～ 2 次；阴虚发热选三阴交、太溪、复溜、大椎等穴，用补泻兼施法，每日 1 ～ 2 次；肝郁发热选行间、风池、大椎、曲池、内关等穴，用泻法，每日 1 ～ 2 次；瘀血发热选血海、膈俞、中冲、阳陵泉、人中、神门等穴，用泻法，每日 1 ～ 2 次；湿郁发热选合谷、大椎、丰隆、内关、公孙、足三里等穴，用泻法，每日 1 ～ 2 次。

（3）饮食疗法：黄芪大枣煲乌鸡：黄芪、党参各 30g，大枣 5 枚，乌鸡肉 250g，水煎汤加盐调味服食。适用于血虚发热。

【预防与调护】

1. 起居有常 要按时作息，住所寒温适宜，并注意保暖、避风，防止感受外邪。常自汗、盗汗者，应注意更换内衣，

2. 饮食有节 饮食宜清淡、富有营养且易于消化，适当多食水果、蔬菜，少食油腻，忌烟酒。

3. 运动有度 注意休息，体温高者应卧床休息；长期低热的患者，在体力允许的情况下，可适当进行户外活动。

4. 调治及时 患病后应及时治疗调养，避免日久导致脏腑功能失调，气血阴阳亏损。平时要注意摄生，保持精神愉快，气和神平，使阴平阳秘。

【结语】

内伤发热是由情志不舒、饮食失调、劳倦过度、跌仆损伤、久病伤正等因素导致脏腑功能失调，气血阴阳失衡，以发热为主要临床表现的病证。一般起病较缓，病程较长，或有反复发热的病史。热势高低不一，但以低热为多，或自觉发热，或五心烦热而体温并不升高。一般发热而不恶寒，或虽感怯冷但得衣被则冷感减轻或消失。或发热持续，或时作时止，或作有定时。发热的同时多伴有头晕、神疲、自汗盗汗、脉弱无力等症。气滞、血瘀、湿邪郁滞，壅遏化热，或气、血、阴、阳亏虚发热，是内伤发热的两类病机。前者属实，后者属虚。在治疗上，实热宜泻，虚热宜补，并应根据证候的不同而采用解郁泄热、活血化瘀、健脾燥

湿、甘温除热、益气养血、滋阴清热、引火归元等治法，对虚实夹杂者，当分清主次，适当兼顾。

附：实践技能、医学综合相关考点模拟题

一、《中医内科学》中医执业助理医师资格考试实践技能相关考点模拟题

第一站 病案分析（总分 40 分。中医内科病案分值占 20 分）

王某，女，53岁。已婚，教师。2017年3月1日初诊。患者近半年来低热，面赤颧红，唇红，手足心热，伴失眠心烦，盗汗，咽干口燥，舌红少苔，脉细数。

中医疾病诊断（4分）：内伤发热。

中医证候诊断（4分）：阴虚发热证。

辨病辨证依据（5分）

1. 辨病　以低热，面赤颧红，手足心热，伴虚烦等为主症，诊断为内伤发热。

2. 辨证　低热，面赤颧红，唇红，手足心热，伴失眠心烦，盗汗，咽干口燥，舌红少苔，脉细数。辨证为阴虚发热证。

3. 病因病机分析　因阴虚阳盛、虚火内炽而引发本病。

病证鉴别（中医执业助理医师考生不考）：略。

治法（2分）：滋阴清热。

代表方（2分）：清骨散加减。

药物组成、剂量及煎服法（3分）：

银柴胡 15g　　知　母 12g　　胡黄连 12g　　地骨皮 12g

青　蒿 12g　　秦　艽 9g　　鳖　甲 9g（先煎）　　甘　草 6g

煎服法：三剂，水煎服，日一剂，早晚分服。

第二站　中医临证（含中医技术操作、病史采集、中医临床答辩三部分。分值共35分，20分钟）

内伤发热病史采集举例（现场口述）（10分）

根据试题提供的“患者主诉”，回答如何询问现病史及相关病史。

患者，女性，42岁。低热2天。

（一）现病史

1. 根据主诉及相关的鉴别诊断问诊

（1）发病的病因和诱因：有无劳倦过度、饮食失调、情志内伤、外伤失血、素体虚弱等病因或诱因。

（2）针对主症（低热）询问：热势如何，发热时体温最高和最低的温度，是否持续发热，昼夜发热有无区别，发热时加重或缓解的因素等。

（3）相关鉴别诊断的问诊：有无感受外邪，发热时有无恶寒，有无手足心热或骨蒸潮热，有无头晕眼花、倦怠乏力、自汗盗汗等。

2. 诊疗经过

（1）是否到医院或做过诊治，做过哪些检查，如血、尿、粪常规，血沉、胸透等，检查结果如何。

（2）治疗和用药情况。做过何种治疗，用过哪些药物（名称、剂量），疗效如何。

（3）发病以来一般情况问诊，如精神、饮食、睡眠情况等。

（二）相关病史

1. 既往疾病史。有无类似发作史、手术外伤史，有无糖尿病、结核病、妇科病或服用免疫抑制剂病史，有无烟酒嗜好，有无肿瘤病家族史及不洁性交史等。

2. 有无药物、食物过敏史。

3. 家族史（有无遗传病病史），女性必要时询问月经、婚育史等。

第三站 西医临床（含体格检查、西医操作、西医临床答辩三部分。分值占 25 分，20 分钟）

一、《中医内科学》中医执业助理医师资格考试医学综合考试模拟题

（一）A1 型题

1. 内伤发热的病因病理不包括下列哪项（　　）

A. 湿邪阻滞　　B. 肝经郁热　　C. 邪热壅肺

D. 瘀血阻滞　　E. 中气不足

2. 下列哪项最适宜作为气郁发热的首选方药（　　）

A. 小柴胡汤　　B. 柴胡疏肝散　　C. 丹栀逍遥散

D. 龙胆泻肝汤　　E. 泻青丸

（二）A2 型题

1. 患者经常发低热，头晕眼花，身倦乏力，心悸不宁，面白少华，唇甲色淡，舌质淡，脉细。其治法是（　　）

A. 滋阴清热　　B. 益气养血　　C. 活血化瘀

D. 温补肾阳　　E. 清肝泄热

2. 患者低热，午后热甚，胸脘痞闷，发病缓慢，舌苔白腻或黄腻，脉濡数或沉滑，证属（　　）

A. 阴虚发热　　B. 脾胃不和　　C. 肝胆湿热

D. 湿浊内阻　　E. 痰湿郁热

（三）A3 型题

王某，男，52 岁。午后或夜晚发热，自觉身体局部发热较甚，口干咽燥不欲饮，皮肤粗糙，舌质紫暗，或见瘀斑瘀点，脉细涩。

1. 该患者的证候属于（　　）

A. 气虚发热　　B. 血虚发热　　C. 阴虚发热

D. 痰湿郁热　　E. 血瘀发热

2. 其治法是（　　）

A. 甘温除热　　B. 活血化瘀　　C. 益气养血

D. 滋阴清热　　E. 温补肾阳

3. 其治疗首选方是（　　）

A. 清骨散　　B. 血府逐瘀汤

C. 黄连温胆汤合中和汤或三仁汤　　D. 补中益气汤

E. 归脾汤

（四）**B 型题**

A. 血府逐瘀汤　　B. 金匮肾气丸

C. 丹栀逍遥散　　D. 黄连温胆汤合中和汤或三仁汤

E. 清骨散

1. 阳虚发热应选方（　　）

2. 阴虚发热应选方（　　）

3. 痰湿郁热应选方（　　）

【参考答案】

A1 型题：1.C　2.C

A2 型题：1.B　2.E

A3 型题：1.E　2.B　3.B

B 型题：1.B　2.E　3.D

项目七　虚　劳

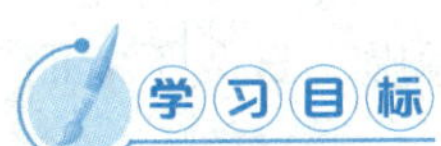

知识要求

1. 掌握虚劳的定义，虚劳的辨证要点、治疗要点和基本辨证分型及治疗。

2. 熟悉虚劳常见病因病机、病位及涉及脏腑、病理性质，虚劳与肺痨、其他虚证的类证鉴别。

3. 了解虚劳的源流、预防调护方法，西医相关联的病名。

技能要求

1. 能够对虚劳患者的常见证型进行辨证论治。

2. 运用已有知识应答中医执业助理医师资格考试（综合考试）要点。

虚劳又称虚损，是由于禀赋薄弱、后天失养及外感内伤等多种原因引起的，以脏腑功能衰退，气血阴阳亏损，日久不复为主要病机，以五脏虚证为主要临床表现的多种慢性虚弱证候的总称。

历代医籍对虚劳的论述甚多。《素问·通评虚实论》所说的“精气夺则虚”可视为虚证的提纲。而《素问·调经论》所谓“阳虚则外寒，阴虚则内热”，进一步说明虚证有阴虚、阳虚的区别，并指明阴虚、阳虚的主要特点。《难经·十四难》论述了“五损”

的症状及转归。《金匮要略·血痹虚劳病脉证并治》首先提出了虚劳的病名。《诸病源候论·虚劳病诸候》比较详细地论述了虚劳的原因及各类症状，对“五劳”“六极”“七伤”的具体内容做了说明。金元以后，许多医家对虚劳的理论认识及临床治疗都有较大的发展。如李东垣重视脾胃，长于甘温补中。朱丹溪重视肝肾，善用滋阴降火。明代张介宾对阴阳互根的理论做了深刻的阐发，在治疗肾阴虚、肾阳虚的理论及方药方面有新的发展。李中梓《医宗必读·虚劳》:“夫人之虚，不属于气，即属于血，五脏六腑，莫能外焉。而独举脾肾者，水为万物之源，土为万物之母，二脏安和，一身皆治，百疾不生。”强调脾、肾在虚劳中的重要性。汪绮石《理虚元鉴》为虚劳专书，提出“治虚有三本”的理论，“治虚有三本，肺、脾、肾是也。肺为五脏之天、脾为百骸之母、肾为性命之根，治脾、治肺、治肾，治虚之道毕矣”。同时对虚劳的病因、病机、治疗、预防及护理均有较好的论述。清代的《不居集》对虚劳的资料做了比较系统的汇集整理，是研究虚劳的一部有价值的参考书。

西医学中多个系统的多种慢性和功能衰退性疾病，出现类似虚劳的临床表现时，均可参照本病辨证论治。

【病因病机】

多种原因均可导致虚劳。《理虚元鉴·虚证有六因》所说的“有先天之因，有后天之因，有痘疹及病后之因，有外感之因，有境遇之因，有医药之因”，对引起虚劳的原因做了比较全面的归纳。多种病因作用于人体，引起脏腑气血阴阳的亏虚，日久不复而成为虚劳。结合临床所见，引起虚劳的病因病机主要有以下五个方面。

1. 常见病因

（1）禀赋薄弱，因虚致病：多种虚劳证候的形成，都与禀赋薄弱，体质不强密切相关。或因父母体弱多病，年老体衰，或胎中失养，孕育不足，或生后喂养失当，水谷精气不充，均可导致禀赋薄弱。先天不足、禀赋薄弱之体，易于罹患疾病，并在病后易形成久病不复的状态，使脏腑气血阴阳亏虚日甚，而成为虚劳。

（2）烦劳过度，损伤五脏：适当的劳作，包括脑力及体力的劳动，为人的正常生活以及保持健康所必需。但烦劳过度则有损健康，因劳致虚，日久而成虚劳。在烦劳过度中，以劳神过度及恣情纵欲较为多见。忧郁思虑，积思不解，所欲未遂等劳神过度，易使心失所养，脾失健运，心脾损伤，气血亏虚，久则形成虚劳。而早婚多育、房事不节、频繁手淫等，易使肾精亏虚，肾气不足，久则形成虚劳。

（3）饮食不节，损伤脾胃：暴饮暴食，饥饱不调，嗜食偏食，饮酒过度等原因，均会导致脾胃损伤，不能化生水谷精微，气血来源不充，脏腑经络失于濡养，日久形成虚劳。

（4）大病久病，失于调理：大病之后，邪气过盛，脏气损伤，正气短时难以恢复，日久而成虚劳。久病而成虚劳者，随疾病性质的不同，损耗人体的气血阴阳各有侧重。如热病日久，则耗伤阴血；寒病日久，则伤气损阳；瘀血日久，则新血不生；或病后失于调理，正气难复，均可演变为虚劳。

（5）误治失治，损耗精气：由于辨证诊断有误，或选用药物不当，以致精气损伤。若多次失误，既延误疾病的治疗，又使阴精或阳气受损难复，从而导致虚劳。在现今的临床实践中，也有过用某些化学药物或接触有害物质（如放射线）过多，使阴精及气血受损，而形成虚劳者。

2. 病机概要

考点：基本病机、病位

（1）基本病机：以脏腑亏损，气血阴阳虚衰，久虚不复成劳为主要病机，其中久虚不复，由虚成劳系诊断本病的关键。

（2）病位：病损部位主要在五脏，尤以脾、肾两脏更为重要。

（3）病理性质：其病性主要为气、血、阴、阳的虚损。属里证、虚证。

（4）病理因素：虚（气虚、血虚、阴虚、阳虚）。

（5）病机转归：引起虚损的病因，往往首先导致某一脏的气、血、阴、阳亏损，而由于五脏相关，气血同源，阴阳互根，所以在虚劳的病变过程中常互相影响，一脏受病，累及他脏，气虚不能生血，血虚无以生气；气虚者，日久阳也渐衰；血虚者，日久阴也不足；阳损日久，累及于阴；阴虚日久，累及于阳。在疾病的发生发展过程中，或因实致虚，或因虚致实，最终导致虚实夹杂，病势日渐发展，而病情趋于复杂。

【诊断与鉴别诊断】

（一）诊断依据

1. 临床表现

（1）主症：多见神疲体倦、心悸气短、面容憔悴、自汗盗汗，或五心烦热或畏寒肢冷、脉虚无力等。

（2）次症：慢性病面容、形容枯槁、瘦削肉脱或臃肿虚浮。

2. 病史

（1）病史特征：具有引起虚劳的致病因素及较长的病史。

（2）诱发因素：发病前多有较长时间的疾病，或轻或重，反复发作，日久不愈。或有明显的诱因，如遇到天气变化、恼怒、劳累、暴饮暴食、饥饿、饮食生冷干硬会使病情加重。

3. 相关检查

（1）做血常规、尿常规、大便常规、血生化、心电图、X 线摄片等检查可进行初步筛查。

（2）做免疫功能测定、内分泌功能测定、骨髓检查等可协助诊断。

（二）病证鉴别

考点：虚劳和肺痨鉴别

1. 虚劳与肺痨　在唐代以前，尚未将这两种病证加以区分，一般将肺痨统括在虚劳之内。宋代以后，即对虚劳与肺痨的区别有了明确的认识。两者均为虚性病证、病程较长。其鉴别要点，见表 8–6。

表 8–6　虚劳与肺痨的类证鉴别

项目	虚劳	肺痨
病因	禀赋薄弱，劳倦过度，饮食不节，久病失于调理，失治误治等导致正气亏损，久虚不复	正气不足，痨虫侵袭
病位	五脏	肺
病机特点	脏腑功能衰退，气血阴阳不足	阴虚火旺
证候特点	病程长，具有脏腑气、血、阴、阳亏虚的多种症状	以咳嗽、咳痰、咯血、潮热、盗汗、消瘦为特点
传染性	无	有
治疗原则	补虚扶正，益气、养血、滋阴、温阳	养阴清热、补肺杀虫（抗结核）

2. 虚劳与其他病证中的虚证　虚劳与内科其他病证中的虚证在临床表现、治疗方药方面有类似之处，但两者是有区别的。其主要的区别有二：①虚劳的各种证候，均以精气亏虚的症状为特征，而其他病证的虚证则各以其病证的主要症状为突出表现。例如，眩晕一证的气血亏虚型，虽有气血亏虚的症状，但以眩晕为最突出、最基本的表现；水肿一证的脾阳不振型，虽有脾阳亏虚的症状，但以水肿为最突出、最基本的表现。②虚劳一般病程较长、病势缠绵。其他病证中的虚证类型虽然也以久病属虚者为多，但亦有病程较短而呈现虚证者。例如，泄泻一证的脾胃虚弱型，以泄泻伴有脾胃亏虚的症状为主要表现，临床病例中有病程长者，但亦有病程短者。

【辨证论治】

（一）辨证要点

1. 辨五脏气血阴阳亏虚的不同　虚劳的证候虽多，但总不离乎五脏，而五脏之辨，又不外乎气血阴阳。故对虚劳的辨证应以气、血、阴、阳为纲，五脏虚候为目。正如《杂病源流犀烛·虚损痨瘵源流》说："五脏虽分，而五脏所藏无非精气，其所以致损者有四：曰气虚、曰血虚、曰阳虚、曰阴虚。""气血阴阳各有专主，认得真确，方可施治。"一般说来，病情单纯者，病变比较局限，容易辨清其气、血、阴、阳亏虚的属性和病及脏腑的所在。但由于气血同源、阴阳互根、五脏相关，所以各种原因所致的虚损往往互相影响，由一虚渐致两虚，由一脏而累及他脏，使病情趋于复杂和严重，辨证时应予注意。其鉴别要点见表 8–7、表 8–8。

表 8–7　气、血、阴、阳亏虚的不同

证候	临床特征
阴虚	五心烦热，午后潮热，面色潮红，颧红如妆，口干咽燥，舌红少苔，脉细数
阳虚	形寒肢冷，面色苍白，口淡，泛吐清涎，舌淡，边有齿印，脉沉或沉迟
气虚	神疲体倦，气短懒言，语声声低，自汗，舌淡，脉弱
血虚	面色不华，唇甲苍白，健忘，舌质淡，脉细弱

表 8–8　五脏阴阳气血虚候特征

证候	临床特征
心虚	心悸、怔忡
肺虚	自汗、易感冒或咳嗽、盗汗
脾虚	纳呆，脘腹不适
肝虚	头晕目眩，视物模糊，胁痛
肾虚	腰酸膝软

2. 辨兼夹病证的有无　虚劳一般均有较长的病程，辨证施治时还应注意有无兼夹病证，尤其应注意下述三种情况：

（1）因病致虚、久虚不复者，应辨明原有疾病是否还继续存在。如因热病、寒病或瘀结致虚者，原发疾病是否已经治愈。

（2）有无因虚致实的表现。如因气虚运血无力，形成瘀血；脾气虚不能运化水湿，以致水湿内停等。

（3）是否兼夹外邪。虚劳之人由于卫外不固，易感外邪，且感邪之后不易恢复；治疗用药也与常人感邪有所不同。

若有以上兼夹病证，在治疗时应分别轻重缓急，予以兼顾。

（二）治疗原则

考点：虚劳的治疗原则

对于虚劳的治疗，根据《素问》“虚则补之”“损者益之”“劳者温之”的理论，当以补益为基本原则。在进行补益的时候，一是必须根据病理属性的不同，分别采取益气、养血、滋阴、温阳的治疗方药；二是要密切结合五脏病位的不同而选方用药，以加强治疗的针对性。

在应用补益这个基本原则治疗虚劳的时候，应注意以下三点：①重视补益脾肾在治疗虚劳中的作用。以脾胃为后天之本，为气血生化之源，脾胃健运，五脏六腑、四肢百骸方能得以滋养。肾为先天之本，寓元阴元阳，为生命的本元。重视补益脾肾，先后天之本不败，则能促进各脏虚损的恢复。②对于虚中夹实及兼感外邪者，当补中有泻、扶正祛邪。从辨证的关系看，祛邪亦可起到固护正气的作用，防止因邪恋而进一步损伤正气。③虚劳的病程较长，影响的因素较多，要将药物治疗与饮食调养及生活调摄密切结合起来，方能收到更好的治疗效果。

（三）分证论治

考点：各证型的证候特点、基本病机、治法和方药

为了便于临床运用，虚劳的辨证论治以气血阴阳为纲、五脏虚证为目。

1. 气虚 面色㿠白或萎黄，气短懒言，语声低微，头昏神疲，肢体无力，舌苔淡白，脉细软弱。

（1）肺气虚证

证候 咳嗽无力，痰液清稀，短气自汗，声音低怯，憎寒怕热，平素易于感冒，面白，舌淡，脉虚无力

审证求机 本证的辨证要点为气短乏力、憎寒怕热、平素易感冒；基本病机为肺气亏虚，卫外不固。

治法 补益肺气。

代表方 补肺汤加减。

临床运用 ①无咳嗽者，可去桑白皮、紫菀；②自汗较多者，加牡蛎、麻黄根固表敛汗；③若气阴两虚而兼见潮热、盗汗者，加鳖甲、地骨皮、秦艽等养阴清热。

（2）心气虚证

证候 心悸怔忡，胸闷气短，劳则尤甚，神疲体倦，自汗，舌质淡，脉弱。

审证求机 本证的辨证要点为心悸、气短、神疲体倦、自汗；基本病机为心气不足，心失所养。

治法 益气养心。

代表方 七福饮加减。

临床运用 ①自汗多者，可加黄芪、五味子益气固摄；②饮食少思，加砂仁、茯苓开胃健脾。

（3）脾气虚证

证候 饮食减少，食后胃脘不舒，倦怠乏力，大便溏薄，面色萎黄，舌淡苔薄，脉弱。

审证求机 本证的辨证要点为食少便溏、脘痞不舒、面色萎黄、倦怠乏力；基本病机为脾虚失健，生化乏源。

治法 健脾益气。

代表方 加味四君子汤加减。

临床运用 ①胃失和降而兼见胃脘胀满、嗳气呕吐者，加陈皮、半夏和胃理气降逆；②食积停滞而见脘闷腹胀、嗳气酸腐、苔腻者，加神曲、麦芽、山楂、鸡内金消食

健胃；③气虚及阳，脾阳渐虚而兼见腹痛即泻、手足欠温者，加肉桂、炮姜温中散寒。

（4）肾气虚证

证候　神疲乏力，腰膝酸软，小便频数而清，白带清稀，舌质淡，脉弱。

审证求机　本证的辨证要点为腰酸乏力、小便频数；基本病机为肾气不充，腰督失养，固摄无权。

治法　益气补肾。

代表方　大补元煎加减。

临床运用　①神疲乏力甚者，加黄芪益气；②尿频较甚及小便失禁者，加菟丝子、五味子、益智仁补肾固摄；③脾失健运而兼见大便溏薄者，去熟地黄、当归，加肉豆蔻、补骨脂温补固涩。

在气、血、阴、阳的亏虚中，气虚是临床最常见的一类，其中尤以肺、脾气虚为多见，而心、肾气虚亦不少。肝病而出现神疲乏力、食少便溏、舌质淡、脉弱等气虚症状时，多在治肝的基础上结合脾气亏虚论治。

2. 血虚　面色淡黄或淡白无华，唇、舌、指甲色淡，头晕目花，肌肤枯糙，舌质淡红苔少，脉细。

（1）心血虚证

证候　心悸怔忡，健忘，失眠，多梦，面色不华，舌质淡，脉细或结代。

审证求机　本证的辨证要点为心悸怔忡、失眠健忘、面色不华；基本病机为心血亏虚，心失所养。

治法　养血宁心。

代表方　养心汤加减。

临床运用　失眠、多梦较甚，可加合欢花、夜交藤养心安神。

脾血虚常与心血虚并见，故临床常称心脾血虚。除前述的养心汤外，归脾汤为补脾与养心并进、益气与养血相融之剂，具有补益心脾、益气摄血的功能，是治疗心脾血虚的常用方剂。

（2）肝血虚证

证候　头晕，目眩，胁痛，肢体麻木，筋脉拘急，妇女月经不调甚则闭经，面色不华，舌质淡，脉弦细或细涩。

审证求机　本证的辨证要点为头晕目眩、视力减退、耳鸣、肢体麻木、筋脉拘急；基本病机为肝血亏虚，筋脉失养。

治法　补血养肝。

代表方　四物汤加减。

临床运用　①血虚甚者，加制首乌、枸杞子、鸡血藤增强补血养肝的作用；②胁痛，加丝瓜络、郁金、香附理气通络；③目失所养，视物模糊，加楮实子、枸杞子、决明子养肝明目；④若干血瘀结，新血不生，羸瘦，腹满，腹部触有癥块，硬痛拒按，肌肤甲错，状如鱼鳞，妇女经闭，两目暗黑，舌有青紫瘀点、瘀斑，脉细涩者，可同服大黄䗪虫丸祛瘀生新。

心主血，脾统血，肝藏血，故血虚之中以心、脾、肝的血虚较为多见。

3. 阴虚 两颧红赤，唇红，低烧潮热，手足心热，虚烦不安，失眠，盗汗，口干，舌质光红少津，脉细数无力。

（1）肺阴虚证

证候 干咳，咽燥，甚或失音，咯血，潮热，盗汗，面色潮红，舌红少津，脉细数。

审证求机 本证的辨证要点为干咳、咽燥、咯血、潮热、盗汗、面色潮红；基本病机为肺阴亏虚，肺失清润。

治法 养阴润肺。

代表方 沙参麦冬汤加减。

临床运用 ①咳嗽甚者，加百部、款冬花肃肺止咳；②咯血，加白及、仙鹤草、小蓟凉血止血；③潮热，加地骨皮、银柴胡、秦艽、鳖甲养阴清热；④盗汗，加牡蛎、浮小麦固表敛汗。

（2）心阴虚证

证候 心悸，失眠，烦躁，潮热，盗汗，或口舌生疮，面色潮红，舌红少津，脉细数。

审证求机 本证的辨证要点为心悸、失眠、烦躁或口舌生疮；基本病机为心阴亏耗，心失濡养。

治法 滋阴清热，养心安神。

代表方 天王补心丹加减。

临床运用 ①火热偏盛而见烦躁不安、口舌生疮者，去当归、远志之辛温，加黄连、木通、淡竹叶清心泻火、导热下行；②潮热，加地骨皮、银柴胡、秦艽清退虚热；③盗汗，加牡蛎、浮小麦固表敛汗。

（3）脾胃阴虚证

证候 口干唇燥，不思饮食，大便燥结，甚则干呕、呃逆，面色潮红，舌干少苔或无苔，脉细数。

审证求机 本证的辨证要点为口干唇燥、不思饮食、大便燥结；基本病机为脾胃阴伤，失于濡养。

治法 养阴和胃。

代表方 益胃汤加减。

临床运用 ①口干唇燥，津亏较甚者，加石斛、天花粉滋养胃阴；②不思饮食甚者，加麦芽、扁豆、山药益胃健脾；③呃逆，加刀豆、柿蒂、竹茹降逆止呃；④大便干结，用蜂蜜润肠通便。

（4）肝阴虚证

证候　头痛，眩晕，耳鸣，目干畏光，视物不明，急躁易怒，或肢体麻木，筋惕肉瞤，面潮红，舌干红，脉弦细数。

审证求机　本证的病证特点辨证要点为头痛、眩晕、耳鸣、急躁易怒或肢体麻木；基本病机为阴虚阳亢，上扰清空。

治法　滋养肝阴。

代表方　补肝汤加减。

临床运用　①头痛、眩晕、耳鸣较甚，或筋惕肉瞤，为风阳内盛，加石决明、菊花、钩藤、刺蒺藜平肝息风潜阳；②目干涩畏光，或视物不明者，加枸杞子、女贞子、决明子养肝明目；③急躁易怒、尿赤便秘、舌红脉数者，为肝火亢盛，加夏枯草、牡丹皮、栀子清肝泻火。

（5）肾阴虚证

证候　腰酸，遗精，两足痿弱，眩晕，耳鸣，甚则耳聋，口干，咽痛，颧红，舌红少津，脉沉细。

审证求机　本证的辨证要点为腰酸、遗精、眩晕、耳鸣；基本病机为肾精不足，失于濡养。

治法　滋补肾阴。

代表方　左归丸加减。

临床运用　①遗精，加牡蛎、金樱子、芡实、莲须固肾涩精；②潮热、口干咽痛、脉数，为阴虚火旺，去鹿角胶、山茱萸，加知母、黄柏、地骨皮滋阴泻火。

五脏的阴虚在临床上均较常见，而以肾、肝、肺为主，且以肝、肾为根本。

4. 阳虚　面色苍白或晦暗，怕冷，手足不温，出冷汗，精神疲倦，气息微弱，或有浮肿，下肢为甚，舌质胖嫩，边有齿印，苔淡白而润，脉细微、沉迟或虚大。

（1）心阳虚证

证候　心悸，自汗，神倦嗜卧，心胸憋闷疼痛，形寒肢冷，面色苍白，舌质淡或紫暗，脉细弱或沉迟。

审证求机　本证的辨证要点为心悸自汗、神倦嗜卧、心胸憋闷疼痛、形寒肢冷；基本病机为心阳不振，心气亏虚，运血无力。

治法　益气温阳。

代表方　保元汤加减。

临床运用　①心胸疼痛者，酌加郁金、川芎、丹参、三七活血定痛；②形寒肢冷，为阳虚较甚，酌加附子、巴戟天、仙茅、淫羊藿、鹿茸温补阳气。

（2）脾阳虚证

证候　面色萎黄，食少，形寒，神倦乏力，少气懒言，大便溏薄，肠鸣腹痛，每因受寒或饮食不慎而加剧，舌质淡，苔白，脉弱。

审证求机　本证的辨证要点为食少、形寒、神倦乏力、大便溏薄；基本病机为中阳亏虚，温煦乏力，运化失常。

治法　温中健脾。

代表方　附子理中汤加减。

临床运用　①腹中冷痛较甚，为寒凝气滞，加高良姜、香附或丁香、吴茱萸温中散寒、理气止痛；②食后腹胀及呕逆者，为胃寒气逆，加砂仁、半夏、陈皮温中和胃降逆；③腹胀冷痛、便溏、完谷不化，为阳虚寒甚，加肉豆蔻、补骨脂、薏苡仁温补脾肾、涩肠除湿止泻。

（3）肾阳虚证

证候　腰背酸痛，遗精，阳痿，多尿或不禁，面色苍白，畏寒肢冷，下利清谷或五更泻泄，舌质淡胖，有齿痕，苔白，脉沉迟。

审证求机　本证的辨证要点为腰背酸痛、多尿、畏寒肢冷、下利清谷或五更泻泄；基本病机为肾阳亏虚，失于温煦，固摄无权。

治法　温补肾阳。

代表方　右归丸加减。

临床运用　①遗精，加金樱子、桑螵蛸、莲须，或金锁固精丸以收涩固精；②脾虚以致下利清谷者，减去熟地黄、当归等滋腻滑润之品，加党参、白术、薏苡仁益气健脾、渗湿止泻；③命门火衰以致五更泄泻者，合四神丸温脾暖肾、固肠止泻；④阳虚水泛以致浮肿、尿少者，加茯苓、泽泻、车前子，或合五苓散利水消肿；⑤肾不纳气而见喘促短气，动则更甚者，加补骨脂、五味子、蛤蚧补肾纳气。

阳虚常由气虚进一步发展而成，阳虚则生寒，症状比气虚重，并出现里寒的症状。阳虚之中，以心、脾、肾的阳虚为多见。由于肾阳为人身之元阳，所以心脾之阳虚日久，亦必病及于肾，而出现心肾阳虚或脾肾阳虚的病变。

（四）其他疗法

1. 中成药疗法　金水宝胶囊、百令胶囊适用于肺气虚、肾阴虚以及肺肾两虚证；参术健脾冲剂、六君子丸、健脾丸、补中益气丸适用于脾气虚证；理中丸、附子理中丸适用于脾阳虚证；龟苓膏适用于脾胃阴虚证；金匮肾气丸适用于肾气虚证；六味地黄丸、益灵精适用于肾阴虚证；龟龄集、参茸鞭丸、锁阳冲剂适用于肾阳虚证；阿胶补血膏、当归养血膏、当归补血丸、首乌片适用于血虚证；生脉饮、贞芪扶正胶囊适用于气阴两虚证；归脾丸、当归养血膏、十全大补丸适用于气血两虚证；人参精、参芪片、北芪精适用于心、肺、脾气虚证。

2. 单方疗法　西洋参 10g，以水 300mL，浸泡 2 小时，温服，不拘时，最后将药渣全部食用，每日 1 剂，适用于气阴两虚之虚劳；鹿角 60g，牛膝 45g。牛膝酒浸透焙干，与鹿角共为末，炼蜜为丸，每晚 10g，每服 1 丸，早空心服，盐水为引，适用于肾阳不足之虚劳。

3. 饮食疗法　可根据个人体质和阴阳气血的亏虚情况，选择适当的食物进行调理。如气虚者，可食用党参、黄芪炖母鸡；脾虚者，可食用怀山药和粳米煮粥等。

【预防与调护】

1. 消除病因　消除及避免引起虚劳的病因是预防虚劳的根本措施。

2. 避风寒，适寒温　虚劳过程中，感受外邪，耗伤正气，通常是病情恶化的重要原因；而虚劳患者由于正气不足，卫外不固，又容易招致外邪入侵。故应注意冷暖，避风寒，适寒温，尽量减少伤风感冒。

3. 调饮食，戒烟酒　人体气血全赖水谷以资生，调理饮食对虚劳至关重要，饮食以富于营养、易于消化、不伤脾胃为原则。应少食过分滋腻、生冷不洁之物，甚至要禁食辛辣厚味之品。吸烟嗜酒有损正气，应该戒除。

4. 慎起居，适劳逸　生活起居要有规律，做到动静结合、劳逸适度。根据自己的体力情况，可适当参加户外散步、气功锻炼、打太极拳等活动。病情轻者，可适当安排工作和学习。节制房事。

5. 舒情志，少烦忧　过分的情志刺激易使气阴伤耗，是促使病情加重的重要原因之一。保持情绪稳定、舒畅乐观，有利于虚劳的康复。

【结语】

虚劳是多种慢性衰弱性证候的总称，其范围相当广泛。禀赋薄弱、劳倦过度、饮食损伤、久病失治等多种原因均会导致虚劳，其共同点是久虚不复而成劳。五脏功能衰退，气血阴阳亏损，是虚劳的基本病机。辨证应以气血阴阳为纲、五脏虚证为目。由于气血同源，阴阳互根，五脏相关，故应同时注意气血阴阳相兼为病及五脏之间的相互影响。“虚则补之”，补益是治疗虚劳的基本原则，应根据病理属性的不同，分别采用益气、养血、滋阴、温阳的治法，并结合五脏病位的不同而选方用药，以加强治疗的针对性。对于虚中夹实及兼感外邪者，治疗当补中有泻、补泻兼施，防止因邪恋而进一步耗伤正气。做好调摄护理，对虚劳的康复具有重要作用。

附：实践技能、医学综合相关考点模拟题

一、《中医内科学》中医执业助理医师资格考试实践技能相关考点模拟题

无考点，略。

二、《中医内科学》中医执业助理医师资格考试医学综合考试模拟题

（一）A1 型题

1. 虚劳与肺痨的鉴别中，最有意义的是（　　）

A. 有无消瘦　　B. 有无传染性　　C. 有无咳血

D. 有无午后低热　　E. 有无盗汗

2. 治疗虚劳的基本原则是（　　）

A. 益气　　B. 养血　　C. 滋阴

D. 温阳　　E. 补益

（二）A2 型题

1. 虚劳患者，短气自汗，声音低怯，时寒时热，平素易于感冒，舌质淡，脉弱。其证候是（　　）

A. 肺气虚证　　B. 脾气虚证　　C. 肺阴虚证

D. 脾阳虚证　　E. 肾阳虚证

2. 虚劳患者，头晕，目眩，胁痛，肢体麻木，筋脉拘急，妇女月经不调，面色不华，舌质淡，苔薄白，脉细。辨证应属（　　）

A. 肝阴虚证　　B. 肝血虚证　　C. 心气虚证

D. 脾气虚证　　E. 肾气虚证

（三）A3 型题

辛某，女，56 岁。素体虚弱，诊为虚劳证，现心悸，失眠，烦躁，潮热，盗汗，口舌生疮，面色潮红，舌质红，脉细略数。

1. 该患者的证候属于（　　）

A. 肝阴虚证　　B. 心阴虚证　　C. 心气虚证

D. 心血虚证　　E. 肾阴虚证

2. 其治法是（　　）

A. 滋补肾阴　　B. 滋养肝阴　　C. 补血养肝

D. 滋阴养心　　E. 温补肾阳

3. 其治疗首选方是（　　）

A. 天王补心丹　　B. 养心汤　　C. 四物汤

D. 左归丸　　E. 右归丸

（四）B 型题

A. 心阳虚证　　B. 心气虚证　　C. 肾气虚证

D. 肾阳虚证　　E. 肾阴虚证

1. 七福饮治疗虚劳的证型为（　　）

2. 大补元煎治疗虚劳的证型为（　　）

【参考答案】

A1 型题：1.B　2.E

A2 型题：1.A　2.B

A3 型题：1.B　2.D　3.A

B 型题：1.B　2.C

项目八　肥　胖

（中医执业助理医师考试无考点）

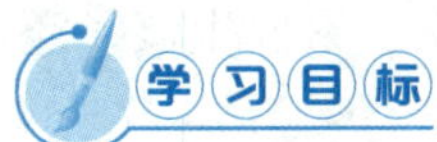

知识要求

1. 掌握肥胖的定义，肥胖的辨证要点、治疗要点和基本辨证分型及治疗。
2. 熟悉肥胖常见病因病机、病位及涉及脏腑、病理性质，肥胖的类证鉴别。
3. 了解肥胖的源流、预防调护方法，西医相关联的病名。

技能要求

1. 能够对肥胖患者的常见证型进行辨证论治。
2. 能够对肥胖患者开展预防与调护指导。

肥胖是由于多种原因导致体内膏脂堆积过多，体重异常增加，身肥体胖，并多伴有头晕乏力、神疲懒言、少动气短等症状的一类病证。

历代医籍对肥胖病的论述非常多。对本病的最早记载见于《素问·阴阳应象大论》有“肥贵人”及“年五十，体重，耳目不聪明”的描述。在证候方面，《灵枢·逆顺肥瘦》记载：“广肩腋项，肉薄厚皮而黑色，唇临临然，其血黑以浊，其气涩以迟。”《灵枢·卫气失常》根据人的皮肉气血的多少对肥胖进行分类，分为“有肥，有膏，有肉”三种证型。此外，《素问·奇病论》中有“喜食甘美而多肥”的记载，说明肥胖的发生与过食肥甘、先天禀赋、劳作运动太少等多种因素有关。后世医家在此基础上认识到肥胖的病机还与气虚、痰湿、七情及地理环境等因素有关，如《景岳全书·杂证谟·非风》认为肥人多气虚，《丹溪心法》《医门法律》认为肥人多痰湿。在治疗方面，《丹溪心法·中湿》认为肥胖应从湿热及气虚两方面论治。《石室秘录·肥治法》认为治肥须补气兼消痰，并补命火，使气足而痰消。此外，前人还认识到肥胖与其他多种病证有关，《黄帝内经》认识到肥胖可转化为消渴，还与仆击、偏枯、痿厥、气满发逆等多种疾病有关。《女科切要》中指出：“肥白妇人，经闭而不通者，必是痰湿与脂膜壅塞之故也。”

西医学的单纯性（体质性）肥胖病、继发性肥胖病（如继发于下丘脑、垂体病、胰岛病及甲状腺功能低下等的肥胖病），以及无症状的 2 型糖尿病，若肥胖者可参考本病辨证治疗。

【病因病机】

多种原因均可导致肥胖，如饮食不节、缺乏运动、年老体弱、先天禀赋等，肥胖病机总属阳气虚衰，痰湿偏盛。

1. 常见病因

（1）年老体弱：肥胖的发生与年龄有关，40 岁以后明显增高。这是由于中年以后，人体的生理机能由盛转衰，脾的运化功能减退，又过食肥甘，运化不及，聚湿生痰，痰湿壅结，或肾阳虚衰，不能化气行水，酿生水湿痰浊，故而肥胖。

（2）饮食不节：暴饮暴食，食量过大，或过食肥甘。长期饮食不节，一方面可致水谷精微在人体内堆积成为膏脂，形成肥胖；另一方面也可损伤脾胃，不能布散水谷精微及运化水湿，致使湿浊内生，蕴酿成痰，痰湿聚集体内，使人体臃肿肥胖。

（3）缺乏运动：动则生阳，静则生阴。喜坐懒动之人，阴盛而阳弱，阳气之气化功能不足，可致津液不归正化，停为痰湿，化为脂膏而致肥胖。唐·孙思邈《备急千金要方·养性》有“养性之道，常欲小劳”“饱食即卧，乃生百病”的告诫，认识到适度的体力活动是必需的。妇女在妊娠期或产后由于营养过多，亦容易发生肥胖。

（4）先天禀赋:《黄帝内经》即认识到肥胖与人的体质有关，现代已明确认识到，肥胖的发生具有家族性。阳热体质，胃热偏盛者，食欲亢进，食量过大，脾运不及，可致膏脂痰湿堆积，而成肥胖。

此外，肥胖的发生还与性别、地理环境等因素有关，由于女性活动量较男性少，故女性肥胖者较男性为多

2. 病机概要

（1）基本病机：总属阳气虚衰，痰湿偏盛。

（2）病位：主要在脾与肌肉，与肾虚关系密切，亦与心肺的功能失调及肝失疏泄有关。

（3）病理性质：本病多属本虚标实之候。本虚多为脾肾气虚，或兼心肺气虚；标实为痰湿膏脂内停，或兼水湿、血瘀、气滞等，临床常有偏于本虚及标实之不同。

（4）病理因素：主要是痰湿、湿浊、痰热、气滞、瘀血。

（5）病机转归：肥胖病变日久，常变生他病。《黄帝内经》中已经认识到肥胖与消瘅等病证有关，极度肥胖者，常易合并消渴、头痛、眩晕、胸痹、中风、胆胀、痹证等。

【诊断与鉴别诊断】

（一）诊断依据

1. 临床表现

（1）主症：体重异常增加，身体肥胖。

体重超出标准体重20%以上；或体重质量指数超过24为肥胖，排除肌肉发达或水分潴留因素。

标准体重（kg）=［身高（cm）－100］×0.9（Broca标准体重）

体重指数（BMI）=体重（kg）/身高^2（m^2）（中国成人居民正常值为18.5～23.9）

（2）次症：初期轻度肥胖仅体重增加20%～30%，常无自觉症状。中重度肥胖常见伴随症状如头身困重、腹胀满、神疲乏力、少气懒言、倦怠懒动等。

2. 病史

（1）病史特征：长期食欲旺盛，有恣食膏粱厚味的不良饮食习惯，或同时缺乏体力活动。可有肥胖家族史。

（2）诱发因素：本病是一个慢性过程，发病前无明显诱因。

3. 相关检查　肥胖患者一般应做相关检查，以便与相关疾病进行鉴别，明确是否存在并发症，并明确肥胖的病因。

（1）测定空腹血糖、葡萄糖耐量、血清胰岛素，有助于糖尿病的诊断。

（2）血脂分析，有助于高脂血症的诊断。

（3）肝脏B超、肝功能检查，有助于脂肪肝的诊断。

（4）T_3、T_4、TSH，有助于甲状腺功能减退的诊断。

（5）颅脑或双肾上腺CT、雌二醇、睾酮、皮质醇等测定，有助于垂体瘤、库欣综合征的诊断。

（二）病证鉴别

1. 肥胖与水肿　水肿严重时，体重亦增加，也可出现肥胖的伴随症状，但水肿以颜面及四肢浮肿为主，严重者可见腹部胀满、全身皆肿，与本病症状有别。水肿经治疗，病理性水湿排出体外后，体重可迅速减轻降至正常，肥胖患者体重减轻则相对较缓。

2. 肥胖与黄胖　黄胖由肠道寄生虫与食积所致，以面部黄胖肿大为特征，或伴有喜食异物，与肥胖迥然有别。

【辨证论治】

1. 辨证要点

（1）辨标本虚实：本病多为标实本虚之候。本虚要辨明气虚，还是阳虚。标实要辨明痰湿、水湿及瘀血之不同。气虚表现为神疲乏力、少气懒言、倦怠气短、动则喘促、舌胖边有齿痕等；阳虚多表现为神疲乏力、腹胀便溏、畏寒肢冷、下肢浮肿、舌淡胖等；痰湿明显者，表现为形体肥胖、腹大胀满、四肢沉重、头重胸闷、时吐痰涎；水湿偏重，多有腹泻便溏、暮后肢肿、舌苔薄白或白腻；瘀血内停者，常见面色紫暗、舌暗或有瘀点瘀斑、舌下脉络迂曲，其中舌淡紫胖者属气虚血瘀，舌暗红苔黄腻者属痰热瘀血互结。

（2）辨脏腑病位：肥胖病有在脾、在肾、在心肺的不同，临证时需加详辨。肥胖病变与脾关系最为密切，临床症见身体重着、神疲乏力、腹大胀满、头沉胸闷，或有恶心、痰多者，病变主要在脾。病久累及于肾，症见腰膝酸软疼痛、动则气喘、嗜睡、形寒肢冷、下肢浮肿、夜尿频多。病在心肺者，则见心悸气短、少气懒言、神疲自汗等。

2. 治疗原则 针对肥胖本虚标实的特点，治疗当以补虚泻实为原则。补虚常用健脾益气；脾病及肾，结合益气补肾。泻实常用祛湿化痰，结合行气、利水、消导、通腑、化瘀等法，以祛除体内病理性痰浊、水湿、瘀血、膏脂等。其中，祛湿化痰法是治疗本病的最常用方法，贯穿于本病治疗过程的始终。

3. 分证论治

（1）胃热滞脾证

证候 多食，消谷善饥，形体肥胖，脘腹胀满，面色红润，心烦头昏，口干口苦，胃脘灼痛嘈杂，得食则缓，舌红苔黄腻，脉弦滑。

审证求机 本证辨证要点为多食善饥、脘腹胀满、形体肥胖；基本病机为胃热脾湿，精微不化，膏脂瘀积。

治法 清胃泻火，佐以消导。

代表方 小承气汤合保和丸加减。

临床运用 ①肝胃郁热，症见胸胁苦满、烦躁易怒、口苦舌燥、腹胀纳呆、月经不调、脉弦，可加柴胡、黄芩、栀子；肝火致便秘者，加更衣丸；②食积化热，形成湿热，内阻肠胃，而致脘腹胀满、大便秘结或泄泻、小便短赤、苔黄腻、脉沉有力，可用枳实导滞丸或木香槟榔丸；③湿热郁于肝胆，可用龙胆泻肝汤；风火积滞壅积肠胃，表里俱实者，可用防风通圣散。

（2）痰湿内盛证

证候 形体肥胖，身体沉重，肢体困倦，脘痞胸满，可伴头晕，口干而不欲饮，大便少行，嗜食肥甘醇酒，喜卧懒动，舌质淡胖或大，苔白腻或白滑，脉滑。

审证求机 本证的辨证要点为体胖身重、胸膈痞满、神疲嗜卧；基本病机为痰湿内盛，困遏脾运，阻滞气机。

治法 燥湿化痰，理气消痞。

代表方 导痰汤加减。

临床运用 ①湿邪偏盛者，可加苍术、薏苡仁、赤小豆、防己、车前子；②痰湿化热，症见心烦少寐、纳少便秘、舌红苔黄、脉滑数，可酌加竹茹、浙贝母、黄芩、黄连、瓜蒌仁等，宜用胆南星；③痰湿郁久，壅阻气机，以致痰瘀交阻，伴见舌暗或有瘀斑者，可酌加当归、赤芍、川芎、桃仁、红花、丹参、泽兰等。

（3）脾虚湿盛证

证候　肥胖臃肿，神疲乏力，身体困重，胸闷脘胀，四肢轻度浮肿，晨轻暮重，劳累后明显，饮食如常或偏少，既往多有暴饮暴食史，小便不利，便溏或便秘，舌淡胖，边有齿印，苔薄白或白腻，脉濡细。

审证求机　本证的辨证要点为肥胖臃肿、神疲乏力、胸闷脘胀、便溏或便秘；基本病机为脾虚气弱，运化无力，水湿内停。

治法　健脾益气，渗利水湿。

代表方　参苓白术散加减。

临床运用　①脾虚水停，肢体肿胀明显者，加大腹皮、桑白皮、木瓜，或加入五皮饮；②腹胀便溏，加厚朴、陈皮、广木香以理气消胀；③腹中畏寒，加肉桂、干姜等以温中散寒。

（4）脾肾阳虚证

证候　形体肥胖，颜面虚浮，神疲嗜卧，气短乏力，腹胀便溏，自汗气喘，动则更甚，畏寒肢冷，下肢浮肿，尿昼少夜频，舌淡胖苔薄白，脉沉细。

审证求机　本证的辨证要点为形体肥胖、腹胀便溏、畏寒肢冷；基本病机为脾肾阳虚，气化不行。

治法　温补脾肾，利水化饮。

代表方　真武汤合苓桂术甘汤加减。

临床运用　①气虚明显，伴见气短，自汗者，加人参，黄芪；②水湿内停明显，症见尿少浮肿者，加五苓散，或泽泻、猪苓、大腹皮；③若见畏寒肢冷者，加补骨脂、仙茅、淫羊藿、益智仁，并重用肉桂、附子以温肾祛寒。

临床本型肥胖多兼见并发症，如胸痹、消渴、眩晕等，遣方用药时亦可参照相关疾病辨证施治。

4. 其他疗法

（1）体针疗法：酌情选用的穴位有内关、丰隆、梁丘、曲池、合谷、血海、三阴交、足三里等。从脂肪堆积过多的局部入手，常选天枢、水道、箕门、上风市、环中、肾俞等。隔日 1 次，每次留针 30 分钟，15 ～ 20 天为 1 个疗程，疗程间间隔 3 ～ 5 天，需治疗 2 ～ 4 个疗程以上。

（2）耳针疗法：饥点（饥饿点）、三焦、食道、胃、脾、肺、神门、内分泌等，每次可选 1 ～ 3 对，埋揿针治疗，或选王不留行籽、小药丸等任何一种贴压治疗，每周 1 次，5 次为 1 个疗程，疗程间间隔 1 周，需治疗 1 ～ 3 个疗程以上。

【预防与调护】

1. 积极预防 本病重在预防。肥胖的预防应从儿童开始。其关键是控制饮食和增加体力活动。

2. 饮食宜清淡 本病患者忌肥甘醇酒厚味，多食蔬菜、水果等富含膳食纤维、维生素的食物，适当补充蛋白质，宜低糖、低脂、低盐饮食；养成良好的饮食习惯，忌多食、暴饮暴食，忌食零食；必要时有针对性地配合药膳疗法。

3. 适当体育锻炼或体力劳动 如根据情况可选择散步、快走、慢跑、骑车、爬楼、拳击等，也可做适当的家务等体力劳动。运动不可太过，以防难以耐受，贵在持之以恒，一般勿中途中断。减肥须循序渐进，使体重逐渐减轻，接近正常体重，不宜骤减，以免损伤正气，降低体力。

4. 坚持长期治疗 肥胖对人体健康危害极大，一旦形成本病，则治疗一般不易，应积极主动，持之以恒，坚持治疗。

【结语】

肥胖是以体重异常增加，身肥体胖，并多伴有头晕乏力、神疲懒言、少动气短等症状的一类病证。由年老体弱、过食肥甘、缺乏运动、先天禀赋等原因导致，其病机总属阳气虚衰、痰湿偏盛。肥胖的病位主要在脾与肌肉，与肾气虚关系密切，亦与心肺的功能失调有关。临证时要辨明标本虚实、脏腑病位，以补虚泄实为原则，治本用补益脾肾，治标常用祛湿化痰，结合行气、利水、消导、通腑、化瘀等法。肥胖多为本虚标实之候，虚实之间、各种病理产物之间常发生相互转化，病久还可变生消渴、头痛、眩晕、胸痹、中风、胆胀、痹证等疾病，因此必须积极治疗。药物治疗的同时，积极进行饮食调摄及体育锻炼，以提高疗效。

项目九　癌　病

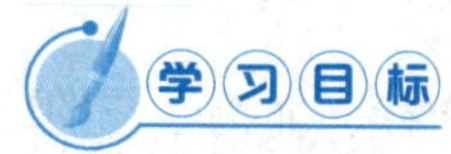

知识要求

1. 掌握癌病的定义，癌病的诊断与鉴别诊断。

2. 熟悉癌病的辨证论治。

3. 了解癌病预防调护方法，西医相关联的病名。

技能要求

1. 能够对癌病患者的常见证型进行辨证论治。

2. 运用已有知识应答中医执业助理医师资格考试（综合考试）要点。

癌病是多种恶性肿瘤的总称，以脏腑组织发生异常增生为其基本特征。临床以肿块逐渐增大、表面凹凸不平、质地坚硬，时有疼痛、发热，常伴乏力、纳差、消瘦并进行性加重为主要症状的病证。

殷墟甲骨文就有“瘤”的记载。《黄帝内经》对癌病的临床表现及预后进行了叙述，如《素问·玉机真脏论》说：“大骨枯槁，大肉陷下，胸中气满，喘息不便，内痛引肩项，身热，脱肉破䐃，真脏见，十月之内死。”所述症状类似肺癌晚期临床表现，并明确指出预后不良。唐代时已有我国手术治疗癌病的最早记载，如《晋书·景帝纪》记载：“初，帝目有瘤疾，使医割之。”“癌”字首见于宋·东轩居士所著的《卫济宝书》。明·张介宾《景岳全书·积聚》提出了治癌四法：“曰攻，曰消，曰散，曰补。”清·祁坤《外科大成·论痔漏》论及癌病的病因病机，多认为是由于情志失调、七情郁结、脏腑受损等原因，导致气滞血瘀所致。

癌病包括脑瘤、肺癌、大肠癌、肾癌、膀胱癌、肝癌、食道癌、胃癌、甲状腺癌、乳腺、直肠癌、皮肤癌以及白血病等。本项目重点介绍脑癌、肺癌、大肠癌、肾癌、膀胱癌。

【病因病机】

考点：主要病因

癌病是发生于五脏六腑、四肢百骸的一类恶性疾病。多由于正气内虚、感受邪毒、情志怫郁、饮食损伤、宿有旧疾等因素，使脏腑功能失调，气血津液运行失常，产生气滞、血瘀、痰凝、湿浊、热毒等病理变化，蕴结于脏腑组织，相互搏结，日久渐积而成。

1. 常见病因

（1）体质内虚：体质状况决定了正气的强弱和癌病的易患性和倾向性，机体正气在防治癌病的发生发展中起主导作用。素体虚弱，或久病伤正，或年老体衰，正气内虚，阴阳失衡，脏腑失调，外邪每易乘虚而入，客邪留滞不去，气机不畅，终致血行瘀滞结而成块。正如《医宗必读·积聚》所说：“积之成也，正气不足，而后邪气居之。”

（2）六淫邪毒：风、寒、暑、湿、燥、火六淫，代表了癌病的外因，具有发病与季节气候、居处环境有关，可从口鼻或肌肤多途径入侵机体，可单独或同时合并其他因素致病等特点，由表入里。若正气不能抗邪，则致客邪久留，脏腑气血阴阳失调，而致气滞、血瘀、痰浊、热毒等病变，久则可形成结块。人们逐渐认识到自然界中存在着很多化学、物理以及生物致癌物质，如工业废气、石棉、煤焦烟炱、放射性物质等，这些致癌物质亦可以归属于中医六淫的范畴。

（3）七情内伤：情志不遂，气机郁结，久则导致气滞血瘀，或气不布津，久则津凝为痰，血瘀、痰浊互结，渐而成块。正如《类证治裁·郁证》说：“七情内起之郁，始而伤气，继必及血。”

（4）饮食失调：不当的饮食习惯及恣食甘肥厚腻，或辛辣腌炸烧烤，或烟酒海腥发物，导致脏腑功能失调及气血津液的紊乱，使正气亏虚，邪自内生，津伤气结痰凝而变生肿块。正如《医宗必读·痰饮》所说："脾土虚湿，清者难升，浊者难降，留中滞膈，淤而成痰。"

（5）宿有旧疾：机体脏腑阴阳的偏盛偏衰，气血功能紊乱，如治不得法或失于调养，病邪久羁，损伤正气，或正气本虚，驱邪无力，加重或诱发气、痰、食、湿、水、血等凝结阻滞体内，邪气壅结成块。

2. 病机概要

考点：基本病机、病位

（1）基本病机：为正气内虚，气滞、血瘀、痰结、湿聚、热毒等相互纠结，日久积滞形成有形的肿块。主要病机是痰瘀郁毒，阴伤气耗，虚实夹杂，气郁为先。

（2）病位：不同的癌病其病变部位不同。但由于肝主疏泄，调畅气机，脾为气血生化之源，肾主髓、藏元阴元阳，故癌病的发生、发展与肝、脾、肾的关系较为密切。

（3）病理性质：总属本虚标实。多是因虚而得病，因虚而致实，是一种全身属虚，局部属实的疾病。

（4）病理因素：主要是正气内虚，气滞、血瘀、痰结、湿聚、热毒等相互纠结。

（5）病机转归：发病初期邪盛而正虚不显，故以气郁、血瘀、痰结、湿聚、热毒等实证为主。中晚期由于癌瘤耗伤人体气血津液，故多出现阴伤、气虚、气血亏虚、阴阳两虚等病机转变。由于邪愈盛而正愈虚，本虚标实，病变错综复杂，病势日益深重。

【诊断与鉴别诊断】

（一）诊断依据

1. 脑瘤

（1）临床表现

主症：患者有头痛、呕吐、视力障碍等临床表现。

次症：随脑组织受损部位的不同而有相应的局部症状，有助于定位诊断。

（2）病史：多有长期头痛病史。

（3）相关检查：脑瘤为发生于颅内的肿瘤，可用 CT、MRI 探查肿瘤的部位、大小及浸润情况，是目前诊断脑瘤的主要手段。

2. 肺癌

（1）临床表现

①主症：不明原因的顽固性、阵发性、刺激性的呛咳，持续数周不愈，或反复咯血痰、胸痛，或反复发热，持续性出现痰中带血，或有局限性哮鸣音等重要体征。

②次症：伴有进行性消瘦、疲乏。

（2）病史

①病史特征：多发生于年龄在40岁以上的男性。

②诱发因素：有长期吸烟史。

（3）相关检查：胸部X线、CT，气管镜等检查及病理学、组织学检查等有助于诊断。

3. 大肠癌

（1）临床表现

①主症：大便习惯改变，粪便带血、黏液或便血。常有持续性腹部不适、里急后重、隐痛、腹部或直肠触及包块。

②次症：原因不明的消瘦、乏力等症状。

（2）病史

①病史特征：可有慢性结肠炎、结肠腺瘤性息肉，特别是家族性结肠息肉病史。

②诱发因素：高脂肪饮食和食物纤维不足是发病的主要原因。

（3）相关检查：大便隐血试验、直肠指检、X射线钡灌肠、纤维结肠镜及病理组织学检查有助于诊断。

4. 肾癌、膀胱癌

（1）临床表现

①主症：肾癌早期常无症状，晚期部分患者可有典型的三联症：血尿、腰部疼痛、上腹或腰部肿块。膀胱癌典型临床表现为血尿，尿急、尿频、尿痛，或持续性尿意。

②次症：二者晚期均可见消瘦、乏力、恶病质等全身症状。

（2）病史

①病史特征：多见于中年以上男性，早期常无症状。

②诱发因素：无明显诱发因素。

（3）相关检查：尿检查可见肉眼血尿及镜下血尿；尿脱落细胞学检查对诊断早期肾癌、膀胱癌有一定价值；B超、CT、MRI可确定病变部位、大小及浸润情况等。此外，膀胱镜检查也是确诊膀胱癌的重要方法。

5. 肝癌

（1）临床表现

①主症：右胁不适或疼痛，肝脏进行性肿大，质地坚硬而拒按，表面有结节隆起。

②次症：伴全身不适、胃纳减退、乏力、体重减轻。

（2）病史：慢性肝炎病史。

（3）相关检查：肝区B超、CT扫描、MRI，肝穿刺及血清学检查（如甲胎蛋白等）等，有助于明确诊断。

（二）病证鉴别

1. 脑瘤与脑血管疾病 脑血管疾病，多见于老年人，常有高血压、动脉硬化病史或糖尿病病史，多突然出现昏迷，可有颅内压增高症状和偏瘫。CT、MRI 有助于鉴别。

2. 脑瘤与癫痫 脑瘤患者可以有症状性癫痫，常伴有颅内压增高的症状（如头痛、呕吐、视力下降等）和其他局灶性症状（如精神障碍、感觉障碍、运动障碍等）持续存在。原发性癫痫通常不伴有颅内压增高的症状，发作过后多无明显症状。CT、MRI 有助于鉴别。

3. 肺癌与肺痨 两者均可有咳嗽、咯血、胸痛、发热、消瘦等症状，但是肺痨多发生于青壮年，病因主要是痨虫袭肺，病机以阴虚火旺为特点，常伴有潮热、盗汗等症状，经抗痨治疗有效。肺癌好发于 40 岁以上的中老年男性，病因为多种原因所致，病机特点为痰、瘀、毒互结，早期症状主要为不易缓解的阵发性呛咳和咯血，经抗痨治疗无效。

4. 大肠癌与痢疾 两者在腹痛、泄泻、里急后重、排脓血便等临床症状上有相似点，要注意区别。痢疾是以腹痛腹泻、里急后重、排赤白脓血便为主要临床表现的具有传染性的外感疾病。一般发病较急，常以发热伴有呕吐开始，继则腹痛腹泻、里急后重、排赤白脓血便为突出的临床特征，其腹痛多呈阵发性，腹泻不减轻，腹泻次数可达每日 10 余次，粪便呈胶冻状、脓血状。而大肠癌起病较为隐匿，早期症状多较轻或不明显，中晚期伴见明显的全身症状，如神疲倦怠、消瘦等，腹痛常为持续性隐痛，常见腹泻，但每日次数不多，泄泻与便秘交替出现是其特点。此外，实验室检查对明确诊断具有重要价值，如血常规检查、大便细菌培养、大便隐血试验、直肠指诊、全结肠镜检查等。

【辨证论治】

（一）辨证要点

1. 辨病期 临床上常根据邪正的盛衰，将癌病分为早、中、晚三期。早期以邪实为主，痰湿、气滞、血瘀与毒互结成癌块，正虚不显；中期则正虚渐甚，癌块增大、变硬，侵犯的范围增大；晚期以正虚为主，正气消残，邪气侵凌范围广泛，或有远处转移。

2. 辨虚实 癌病多为正虚邪实。正虚首先明确何脏腑之虚，是两脏还是多脏；其次分清气血阴阳亏虚及兼夹。邪实应分清痰结、湿阻、气滞、血瘀、毒聚的不同，以及有否兼夹。

（二）治疗原则

考点：癌病的治疗原则

治疗的基本原则是扶正祛邪、攻补兼施。早期邪盛为主，正虚不显，当先攻邪；中期宜攻补兼施；晚期正气大伤，不耐攻伐，当以扶正为主。扶正要根据正虚的不同，结合主要病变脏腑，分别采用补气、养血、滋阴、温阳；祛邪主要采用理气、除湿、化痰、散结、祛瘀、解毒等法，并适当配伍有抗肿瘤作用的中药。

（三）分证论治

考点：各证型的证候特点、基本病机、治法、方药

1. 脑瘤

（1）痰瘀阻窍证

证候　头晕头痛，项强，目眩，视物不清，呕吐，失眠健忘，肢体麻木，口唇暗红或紫暗，舌质紫暗，或有瘀点、瘀斑，脉涩，

审证求机　本证的辨证要点为头晕头痛、呕吐、口唇暗红或紫暗；基本病机为痰瘀互结，内阻气血，上闭清窍。

治法　息风化痰，祛瘀通窍。

代表方　通窍活血汤加减。

临床运用　①可加石菖蒲芳香开窍，三七活血化瘀，白芥子、胆南星化痰；②呕吐者，加竹茹、姜半夏。

（2）风毒上扰证

证候　头痛头晕，耳鸣目眩，视物不清，呕吐，面红目赤，失眠健忘，肢体麻木，咽干，大便干燥，重则抽搐、震颤或偏瘫，或角弓反张，或神昏谵语、项强，舌质红，或红绛，苔黄，脉弦。

审证求机　本证的辨证要点为头痛头晕、耳鸣目眩、肢体麻木，重则抽搐、震颤或偏瘫；基本病机为肝阳上亢，热毒内炽，清窍被扰。

治法　平肝潜阳，清热解毒。

代表方　天麻钩藤饮合黄连解毒汤加减。

临床运用　①阳亢风动之势较著者，加代赭石、生龙骨、生牡蛎；②大便干燥者，加大黄、火麻仁。

（3）阴虚风动证

证候　头痛头晕，虚烦不宁，肢体麻木，语言謇涩，颈项强直，手足蠕动或震颤，口眼歪斜，偏瘫，口干，小便短赤，大便干，舌质红，舌苔薄，脉弦细或细数。

审证求机　本证的辨证要点为头痛头晕、虚烦不宁、手足蠕动或震颤；基本病机为肝肾阴虚，虚风内动，清窍肢体失养。

治法　滋阴潜阳息风。

代表方　大定风珠加减。

临床运用　①虚热之象著者，加青蒿、白薇；②大便秘结者，加火麻仁、郁李仁。

2. 肺癌

（1）肺脾气虚证

证候　咳嗽，痰白稀，胸闷气短，神疲乏力，腹胀纳呆，浮肿便溏，舌质淡，边有齿痕，苔白或白腻，脉沉细。

审证求机　本证的辨证要点为咳嗽、痰白稀、胸闷气短、神疲乏力；基本病机为肺脾气虚，津聚生痰。

治法　健脾补肺，益气化痰。

代表方　六君子汤加减。

临床运用　①痰湿较重，痰多稠厚、胸闷脘痞、苔白腻，加苍术、厚朴、白芥子、紫苏子；②寒痰较重，痰黏白如沫、怕冷，加干姜、细辛；③咳嗽痰白、气喘、汗出肢冷、舌质淡、苔白、脉沉细，为阴盛阳虚，当温阳补虚、降气化痰，用苏子降气汤加黄芪、党参、山茱萸、附子、紫石英、沉香。

（2）瘀毒阻肺证

证候　阵发性呛咳，无痰，或少痰，或痰中带血，胸闷气憋，或不同程度的胸痛，痛有定处，如锥如刺，口唇紫暗，口干少饮，大便燥结，舌质暗，或有瘀点瘀斑，舌苔薄，脉细弦或细涩。

审证求机　本证的辨证要点为阵发性呛咳、无痰，或痰中带血；基本病机为瘀毒阻肺，肺络受损。

治法　行气活血，解毒消结。

代表方　血府逐瘀汤加减。

临床运用　①痰中带血，或咯血，去桃仁、红花，加蒲黄、三七粉、藕节、仙鹤草、茜草根；②瘀毒化热，耗伤津液，口干舌燥、大便燥结，加生地黄、玄参、麦冬、北沙参、知母；③食少、乏力、气短，加黄芪、党参、白术；④胸痛较重者，加延胡索、香附、郁金、莪术等。

（3）痰热阻肺证

证候　咳嗽气促，痰多，痰黄黏稠，咯吐不爽，或吐血痰，胸闷气憋，发热，舌质红，苔厚腻或黄，脉弦滑或兼数。

审证求机　本证的辨证要点为咳嗽气促、痰黄黏稠、胸闷气憋、发热；基本病机为痰热阻肺，壅阻肺气。

治法　清热肃肺，化痰散结。

代表方　清金化痰汤加减。

临床运用　①痰热甚，加天竺黄、竹茹、鲜竹沥；②咳逆便秘，配伍葶苈子、大黄；③痰热伤津，加沙参、川贝母、天花粉。

（4）阴虚毒热证

证候　呛咳无痰或少痰，痰中带血，甚则咯血不止，胸部灼痛，低热甚或壮热不退，盗汗，口渴，大便干结，舌质红，舌苔薄黄或苔少，脉细数或数大。

审证求机　本证的辨证要点为呛咳无痰或少痰、痰中带血、低热、盗汗；基本病机为阴津亏耗，毒热内盛。

治法　养阴清热，解毒散结。

代表方　沙参麦冬汤合五味消毒饮加减。

临床运用　①咯血不止，加生地黄、白茅根、仙鹤草、茜草；②大便干结加瓜蒌仁、桃仁；③低热、盗汗明显加地骨皮、白薇、五味子。

（5）气阴两虚证

证候　咳嗽，咳声低弱，痰稀而黏，或痰中带血，喘促气短，神疲乏力，面色少华，自汗恶风，或有盗汗，口干，大便燥结，舌质红或淡红，苔薄或少苔，脉细弱。

审证求机　本证的辨证要点为咳声低弱、自汗恶风，或有盗汗、口干、大便燥结；基本病机为肺脾气虚，阴伤失润。

治法　益气养阴，佐以解毒。

代表方　生脉散合百合固金汤加减。

临床运用　①咯痰不利，痰少而黏者，加百部、杏仁；②气虚明显者，加生黄芪、太子参、白术或西洋参；③若肺肾同病，以阳虚为主者，可选用右归丸。

3. 大肠癌

（1）湿毒下注证

证候　腹部胀痛阵作，疼痛拒按，里急后重，肛门灼热，下利赤白或黏液脓血便，发热缠绵，或身热不扬，纳呆恶心，脘腹胀闷，舌质红，苔黄腻，脉弦数或滑数。

审证求机　本证的辨证要点为肛门灼热、下利赤白或黏液脓血便、发热缠绵；基本病机为湿热下注，瘀毒互结。

治法　清热燥湿，化瘀解毒。

代表方　槐角丸合白头翁汤加减。

临床运用　①热结便秘，加大黄、枳实；②下利赤白黏液脓血便，加马齿苋、败酱草、槐花、茜草；③湿热中阻，胃脘痞满、纳呆，加藿香、半夏、陈皮、枳壳。

（2）瘀毒内阻证

证候　腹内结块，硬满刺痛，里急后重，泻下脓血，或血色紫暗，发热或不发热，口干不欲多饮，面色晦暗，甚或有肌肤甲错，舌质紫暗，或有瘀点、瘀斑，脉涩。

审证求机　本证的辨证要点为腹内结块、硬满刺痛、泻下脓血；基本病机为瘀毒内阻，肠腑气机阻滞。

治法　化瘀软坚，清热解毒。

代表方　膈下逐瘀汤加减。

临床运用　①腹内结块、硬满刺痛甚者，加炮鳖甲、乳香、夏枯草、海藻；②排便困难者，加大黄、桃仁；③发热甚者，加生地黄、丹参、山慈菇。

（3）脾虚湿滞

证候　腹内结块，腹部隐痛，脘腹胀闷，大便稀溏，或夹不消化物，便下脓血，面色萎黄，气短乏力，纳减，舌质淡，苔白腻，脉细弱。

审证求机　本证的辨证要点为腹内结块、脘腹胀闷、大便稀溏或脓血、气短乏力；基本病机为脾胃虚弱，湿浊内生，气机阻滞。

治法　益气健脾，化湿消滞。

代表方　参苓白术散加减。

临床运用　①腹部坠胀、久泻不止，甚至脱肛者，可用补中益气汤；②脾阳虚衰，阴寒内盛，腹中冷痛，手足不温者，用附子理中丸加吴茱萸、肉桂；③下利清谷、形寒肢冷、腰膝酸软、五更泄泻者，予四神丸加附子、炮姜；④脾肾阳虚不著，反见心烦嘈杂、大便夹有黏冻，寒热错杂者，改用乌梅丸。

（4）肝肾阴虚证

证候　腹痛隐隐，或腹内结块，便秘，大便带血，腰膝酸软，头晕目眩，眼干耳鸣，五心烦热，盗汗，遗精，月经不调，形瘦纳差，舌红少苔，脉弦细数。

审证求机　本证的辨证要点为腹痛隐隐、大便带血、腰膝酸软、头晕目眩；基本病机为肝肾阴虚，阴虚火旺。

治法　滋肾养肝，清泻虚火。

代表方　知柏地黄丸加减。

临床运用　①腹内结块加鳖甲、龟甲、三棱、莪术；②便秘加火麻仁、杏仁、郁李仁；③大便带血加三七、茜草、仙鹤草；④遗精加芡实、金樱子；⑤月经不调加香附、当归。

4. 肾癌、膀胱癌

（1）湿热蕴毒证

证候　腰腹坠胀不适，血尿，尿急，尿频，尿痛，伴发热，消瘦，纳差，心烦口渴，夜寐不安，舌红，苔黄腻，脉濡数或滑数。

审证求机　本证的辨证要点为血尿、尿急、尿频、尿痛；基本病机为湿热蕴结下焦，血络受损，血渗膀胱。

治法　清热利湿，解毒通淋。

代表方　八正散合龙胆泻肝汤加减。

临床运用　①尿血者，加小蓟、白茅根、仙鹤草；②腰痛甚、尿中夹血块者，加三七、郁金、川芎、桃仁；③心烦口渴者，加天花粉。

（2）瘀血内阻证

证候　血尿，尿中或有血块，腰腹坠胀疼痛，甚则腰腹肿块，面色晦暗，消瘦，发热，舌质紫暗，或有瘀点、瘀斑，脉涩，或沉细涩。

审证求机　本证的辨证要点为血尿、腰腹肿块、面色晦暗、消瘦、发热；基本病机为瘀血蓄结，阻滞气机。

治法　活血化瘀，理气散结。

代表方　桃红四物汤加味。

临床运用　①气滞较甚者，可加香附、木香、枳壳；②尿血较重者，酌加桃仁、红花，另加三七、花蕊石、泽兰；③发热者，加牡丹皮、大青叶、蒲公英、丹参；④伴乏力、消瘦、纳少者，加黄芪、白术。

（3）脾肾两虚证

证候　腰腹部肿块，尿血，腰膝酸软，神疲乏力，伴腹胀，纳呆，或便溏，消瘦，畏寒肢冷，舌质淡，苔薄白，脉沉细。

审证求机　本证的辨证要点为腰膝酸软、神疲乏力、消瘦、畏寒肢冷；基本病机为脾肾气虚，气损及阳。

治法　健脾益肾，软坚散结。

代表方　大补元煎加减。

临床运用　①尿血者，加仙鹤草、白及、血余炭；②肢冷便溏者，可合附子理中汤；③阴虚者，加女贞子、墨旱莲、枸杞子；④气虚者，加西洋参、黄芪、白术。

（4）阴虚内热证

证候　腰腹部肿块，血尿，尿频，消瘦乏力，纳食减少，口干唇燥，渴喜冷饮，大便干结，五心烦热，舌红少苔，脉象细数。

审证求机　本证的辨证要点为血尿、尿频、消瘦乏力、五心烦热；基本病机为肝肾阴虚，虚火内生。

治法　滋阴清热，化瘀止痛。

代表方　知柏地黄丸加减。

临床运用　①尿血者，加三七、茜草、仙鹤草；②口干甚者，加麦冬、天花粉、石斛；③便秘者，加火麻仁；④心悸失眠者，加酸枣仁、柏子仁、五味子；⑤遗精盗汗者，加芡实、金樱子、二至丸。

5. 肝癌

（1）肝瘀脾虚证

证候　右胁下痞块，质硬拒按，胁痛引背，入夜更甚，脘痞腹胀，纳呆乏力，大便溏或干，舌质偏暗，或有瘀点瘀斑，苔薄，脉弦细或涩。

审证求机　本证的辨证要点为右胁下痞块，质硬拒按，胁痛引背，入夜更甚兼见脾失健运之症；基本病机为肝郁脾虚，气滞血瘀，痰湿内湿，脉络阻塞。

治法　行气化瘀，健脾消积。

代表方　逍遥散合大黄䗪虫丸加减。

临床运用　①胁痛甚加川楝子、延胡索、乳香、没药；②气虚神倦乏力加党参、黄芪、黄精；③纳呆、便溏加苍术、神曲、焦山楂、鸡内金。

（2）湿热毒聚证

证候　右胁下痞块，胀痛或刺痛；身目发黄，心烦易怒，口干口苦，脘痞腹胀，纳差，小便黄，大便干结，舌质红或绛，苔黄腻，脉弦滑或滑数。

审证求机　本证的辨证要点为右胁下痞块、胀痛或刺痛，身目发黄，心烦易怒，口干口苦；基本病机为湿邪化热，聚而成毒，肝胆不利，脾胃不和。

治法　清热利湿，解毒退黄。

代表方　茵陈蒿汤加减。

临床运用　①大便干结加芒硝、枳实通腑泄热；②胁痛甚加川楝子、延胡索；③高热加生石膏、知母、黄芩；④脘痞腹胀、恶心纳差，加木香、砂仁、茯苓、生姜、半夏。

（3）脾虚湿困证

证候　胁下结块，按之疼痛，腹部胀大，如囊裹水，身重纳呆，神疲乏力，肢困足肿，尿少，口黏不欲饮，时觉恶心，大便溏稀，舌质淡胖，脉弦滑或濡。

审证求机　本证的辨证要点为胁下结块，按之疼痛，腹部胀大，如囊裹水兼见脾虚湿阻之证；基本病机为土虚木郁，疏泄失职，气滞血瘀，水湿痰浊内停。

治法　健脾理气，利湿消肿。

代表方　四君子汤合五皮饮加减。

临床运用　①脾阳不振，神疲乏力、怯寒纳呆者，可用附子理中汤合五苓散；②怯寒肢冷、腰膝酸软，为脾肾阳虚者，用济生肾气丸加减；③恶心欲呕加法半夏、竹茹；④便溏加炮姜、苍术、炒白扁豆；⑤腹水较甚加泽泻、猪苓、车前子、牵牛子等。

（4）肝肾阴虚证

证候　右胁隐痛不休，腹部胀大，青筋暴露，头晕目眩，五心烦热或潮热盗汗，纳少消瘦，腰膝酸软，或鼻衄齿衄，呕血便血，舌红少苔或光剥有裂纹，脉细弦数或细涩。

审证求机　本证的辨证要点为右胁隐痛不休、腹部胀大、青筋暴露，兼见肝肾阴虚之证；基本病机为病程日久，阴血暗耗，肝肾阴虚，脉络不利。

治法　滋养肝肾，化瘀解毒。

代表方　一贯煎加减。

临床运用　①五心烦热或潮热盗汗，加地骨皮、银柴胡、天冬、浮小麦；②鼻衄齿衄，或呕血便血，加三七、生大黄、白及、白茅根、仙鹤草；③阴虚水停而见腹水者，可合用猪苓汤。

（四）其他疗法

针灸对改善肿瘤患者的临床症状、减轻放化疗不良反应有帮助。如肺癌咳喘者，选定喘、风门、肺俞、列缺、合谷等穴，以宣肺平喘。放化疗后骨髓造血功能受抑制时，选大椎、足三里、肾俞等穴针刺，以健脾补气、补气生血。亦可艾灸相关穴位。放化疗后胃肠道反应的辅助治疗，可选内关、曲池、足三里、中脘等穴，在放化疗开始前同时进行，隔日针1次。

【预防与调护】

1. 保养精气，劳逸结合 癌病的病因尚未完全明了，但精血不足，脏气亏虚，气血阴阳失调，加之外邪入侵是重要的致病因素，因此，养成良好的生活、饮食习惯，戒烟，保持心情愉快，加强必要的防护措施对预防本病有重要的意义。

2. 加强普查工作 加强普查，能早期发现、早期诊断和早期治疗，是防治癌病的重要手段。

3. 树立战胜疾病的信心 对于癌病患者，首先应加强精神护理，耐心做好患者疏导劝慰工作，消除紧张与绝望情绪，提高战胜疾病的信心，发挥患者的主观能动性，调动起内在的抗癌能力，并使之积极配合治疗，起居有节，调畅情志，适当参加锻炼，以求控制疾病的发展。

4. 饮食调养 在饮食上，宜进食易于消化、营养丰富的食物。对于癌病晚期患者，气血亏虚明显，应加强补充血肉有情之品，如瘦肉、蛋类、牛奶、甲鱼、鲜鲫鱼等，以辅助正气，增强抗癌能力，配合中医药治疗，以期提高患者的生命质量。

5. 综合治疗 使用祛邪之剂，只能衰其大半而止，过则伤正，在放射治疗或化学药物治疗时也应如此，缓缓图之，最大限度地延长患者生存期，减少痛苦，提高生活质量。

【结语】

癌病是多种恶性肿瘤的统称，以脏腑组织发生异常增生为其基本特征。癌病是在脏腑阴阳气血失调的基础上，六淫邪毒入侵，并与气、痰、湿、瘀、热等相搏结积滞而成。癌病的病因病机重点是本虚标实的病性，本虚为脏腑气血阴阳的亏虚，标实为气滞、瘀血、痰浊、热毒互结，结而成块。癌病应重视中西医结合诊断，其治疗原则强调扶正祛邪、攻补兼施。癌病的预后一般都差，但近年来通过大量临床研究、实验研究，运用中医的理论进行辨证论治，并在癌病的不同阶段，采用中西医相结合的方法，对于提高疗效，减少不良反应，提高生存质量，延长生存期等都取得了一些成果，值得进一步总结、研究。

附：实践技能、医学综合相关考点模拟题

一、《中医内科学》中医执业助理医师资格考试实践技能相关考点模拟题

无考点，略。

二、《中医内科学》中医执业助理医师资格考试医学综合考试模拟题

（一）A1 型题

1. 治疗肾癌阴虚内热证的代表方是（　　）

A. 八正散或龙胆泻肝汤　B. 桃红四物汤　C. 小蓟饮子
D. 知柏地黄丸　E. 大补元煎

2. 治疗大肠癌湿毒下注证的代表方是（　　）

A. 知柏地黄丸　B. 槐角丸合白头翁汤　C. 大补元煎
D. 膈下逐瘀汤　E. 葛根芩连汤

（二）A2 型题

1. 癌病，头晕头痛，神疲乏力，虚烦不宁，肢体麻木，颈项强直，手足蠕动，口眼歪斜，口干，小便短赤，舌质红，苔薄，脉弦细。辨证应属（　　）

A. 脑瘤痰瘀阻窍证　B. 脑瘤风毒上扰证　C. 肺癌瘀阻肺络证
D. 脑瘤阴虚风动证　E. 肺癌痰湿蕴肺证

2. 癌病，咳嗽咯痰，气憋，痰质稠黏，痰色黄，咳吐不爽，胸闷胸痛，纳呆便溏，神疲乏力，舌质红，苔黄厚腻，脉弦滑。辨证应属（　　）

A. 肺癌瘀阻肺络证　B. 肺癌气阴两虚证　C. 肺癌阴虚毒热证
D. 脑瘤痰瘀阻窍证　E. 肺癌痰湿热阻肺证

（三）A3 型题

患者，女，64 岁。确诊癌病，现腹痛拒按，腹内结块，里急后重，便下脓血，色紫暗，量多，烦热口渴，面色晦暗，肌肤甲错，舌质紫暗，有瘀点，脉涩。

1. 该患者的证候属于（　　）

A. 膀胱癌湿热蕴毒证　B. 大肠癌脾虚湿滞证　C. 大肠癌湿毒下注证
D. 大肠癌瘀毒内阻证　E. 大肠癌肝肾阴虚证

2. 其治法是（　　）

A. 化瘀软坚，清热解毒　B. 清热燥湿，化瘀解毒　C. 益气健脾，化湿消滞
D. 滋阴清热，化瘀解毒　E. 清热泻火，化瘀解毒

3. 其治疗首选方是（　　）

A. 槐角丸　B. 白头翁汤　C. 膈下逐瘀汤

D. 知柏地黄丸　　E. 归脾汤

（四）B 型题

A. 脑瘤阴虚风动证　　B. 肺癌痰湿蕴肺证　　C. 脑瘤痰瘀阻窍证

D. 脑瘤风毒上扰证　　E. 肺癌瘀阻肺络证

1. 癌病，头晕头痛，项强，目眩，视物不清，呕吐，失眠，健忘，肢体麻木，面唇暗红，舌质紫暗，有瘀点，脉涩。辨证应属（　　）

2. 癌病，头晕头痛，耳鸣，目眩，视物不清，呕吐，失眠，健忘，肢体麻木，咽干，大便干燥，抽搐震颤，项强，舌质红，苔黄，脉弦。辨证应属（　　）

【参考答案】

A1 型题：1.D　2.B

A2 型题：1.D　2.E

A3 型题：1.D　2.A　3.C

B 型题：1.C　2.D

项目十　厥　证

（中医执业助理医师考试无考点）

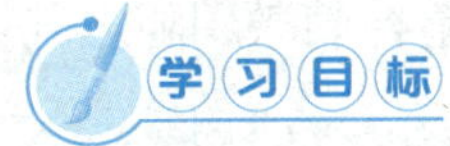

知识要求

1. 掌握厥证的定义，厥证的辨证要点、治疗要点和基本辨证分型及治疗。

2. 熟悉厥证常见病因病机、病位及涉及脏腑、病理性质，厥证与中风及痫证的类证鉴别。

3. 了解厥证的源流、预防调护方法，西医相关联的病名。

技能要求

1. 能够对厥证患者的常见证型进行辨证论治。

2. 能够对厥证患者开展预防与调护指导。

厥证是以突然昏倒，不省人事，或伴有四肢厥冷为主要临床表现的一种病证。轻者短时苏醒，醒后无偏瘫、失语、口眼歪斜等后遗症；重者昏厥时间较长，甚则可一厥不醒而死亡。

有关厥的记载，始于《黄帝内经》，论述甚多，从症状而言可分为两种情况：一种是指突然昏倒，不知人事。如《素问·厥论》指出："厥……或令人暴不知人，或至半日，远至一日乃知人者。"《素问·大奇论》亦认为："暴厥者，不知与人言。"另一种是指肢体和手足逆冷。如《素问·厥论》说："寒厥之为寒也，必从五指而上于膝。"汉代张仲景继承了《黄帝内经》中手足逆冷为厥的论点，在《伤寒论·辨厥阴病脉证并治》指出："凡厥者，阴阳气不相顺接，便为厥。厥者，手足逆冷是也。"元·张子和《儒门事亲》对厥证立专篇论述，不仅记载了手足逆冷之厥，而且还论证了昏不知人之厥，并将昏厥分为尸厥、痰厥、酒厥、气厥、风厥等，此后医家对厥证的理论不断充实和系统化，提出了气、血、痰、食、暑、尸、酒、蛔等厥，并以此作为辨证的重要依据，指导临床治疗。

鉴于厥的含义较多，本项目厥证所讨论的范围是以内伤杂病中具有突然发生的一时性昏倒不知人事为主症，伴有四肢逆冷的病证。西医学中多种原因所致之晕厥，如癔症、神经源性晕厥、心源性晕厥、低血糖、休克等，均可参考本病进行辨证论治。

【病因病机】

引起厥证的病因较多，常在素体亏虚或素体气盛有余的基础上，因情志内伤、久病体虚、亡血失津、饮食不节等因素诱发。主要病机为气机突然逆乱，升降乖戾，气血阴阳不相顺接。

1. 常见病因

（1）禀赋异常：平素气血运行不畅，或素体阳旺阴亏，突遇巨大精神刺激，随之气血逆乱，发为厥证。

（2）情志内伤：七情刺激，气逆为病，以恼怒致厥者为多。若所愿不遂，肝气郁结，郁久化火，肝火上炎，或因大怒而气血并走于上等，以致阴阳不相顺接而发为厥证。此外，其人若平素神气衰弱，加上突如其来的外界影响，如见死尸，或见鲜血喷涌，或闻巨响等，亦可使气血逆乱而发为昏厥。

（3）暑邪内传：暑邪其性炎热，内侵人体，传变迅速，传入心包，扰乱心神，以致昏不知人而成暑厥。

（4）体虚劳倦久病：元气素虚者，如因过度饥饿，以致中气不足，脑海失养；劳倦太过，阴阳气血亏耗，心神失养；大汗吐下，气随液耗，或因创伤出血，或血证失血过多，以致气随血脱，阳随阴消，津血亏虚，不能上荣，神明失主，而发为厥证。

（5）饮食不节：暴饮暴食，饮食积滞，停于中焦，气机阻滞，胃失和降，脾失升清，上下痞隔，发为厥证。或嗜食酒酪肥甘，脾胃受伤，运化失常，聚湿生痰，痰浊阻滞，气机不畅，如遇恼怒，痰随气逆上壅，阻遏清阳，发为厥证。

（6）蛔虫内扰：饮食不节，蛔虫内侵，寄生肠中，窜扰胆道，气血逆乱发为厥证。

2. 病机概要

（1）基本病机：主要是突然气机逆乱，升降乖戾，气血运行失常，阴阳不相顺接。

（2）病位：病变所属脏腑主要在于心、肝，涉及脑（清窍），与脾、肾密切相关。

（3）病理性质：病理性质有虚有实：虚者多为气血不足，不能上荣心脑，神明失养所致；实者多为气盛有余，气逆上冲，壅塞清窍；或血随气逆或夹痰夹食，壅滞于上，蔽阻清窍所致。

（4）病理因素：主要是气、血、痰、食、酒、暑热、蛔虫。

（5）病机转化：厥证之病理转归主要有三：一是阴阳气血不相顺接，进而阴阳离决，发展为一厥不复之死证。二是阴阳气血失常，或为气血上逆，或为中气下陷，或气血痰瘀内闭，气机逆乱而阴阳尚未离决，此类厥证或生或死，取决于正气来复与否及治疗措施是否及时得当。若正气来复，治疗得当，则气复返而生；反之，则气机逆乱加重，气不复返而死。三是表现为各种证候之间的转化。如气厥和血厥之实证，常转化为气滞血瘀之证；血厥虚证常转化为脱证等。

【诊断与鉴别诊断】

（一）诊断依据

1. 临床表现

（1）主症：突然昏仆，不省人事，或伴四肢逆冷为主要临床表现。

（2）次症：发作时常伴有恶心、汗出，醒后感头晕、疲乏、口干，但无失语、偏瘫等后遗症，缓解后一如常人。

2. 病史

（1）病史特征：既往大多有类似病证发生。发病前常有先兆症状，如头晕、心悸、视物模糊、面色苍白、出汗等，而后突然发生昏仆，不知人事，移时苏醒。

（2）诱发因素：发病前常有明显的精神刺激、情绪波动等因素，或有大失血病史，或有暴饮暴食史，或有痰盛宿疾。

3. 相关检查

（1）实验室检查：血糖、血脂、血常规。

（2）神经电生理学检查：脑电图、脑干诱发电位等。

（3）影像学检查：CT、MRI、胸部 X 线摄片。

（4）其他：血压、心电图等检查。

（二）病证鉴别

厥证需与中风、痫病、昏迷等病证相鉴别，详见表 8–9。

表 8-9 厥证与中风、痫病、昏迷的鉴别

项目	厥证	中风	痫病	昏迷
神志	昏仆，或四肢厥冷	昏迷并非必备，有语言不利、半身不遂	神志异常，或昏不知人，抽搐时间短暂，醒后如常人	必备神昏，或伴谵语、抽搐
发病年龄及临床特点	食厥以儿童为多见，其他各型以成人为多。气血虚厥，多在体质虚弱时，因情志和外感、疼痛、劳累而发。实证多与恼怒有关	以老年人为多见。昏迷持续时间较长，病势重，不易自醒	多见于青少年，有类似发作史，口吐涎沫，两目上视，喉中叫吼	各个年龄皆可发生，昏迷时间一般较长，病势较重，一般不可自醒
病因	骤逢惊惕恐吓及暴感邪气	高年之体，上盛下虚，水不涵木	先天因素，痰浊	邪热入于心包，痰湿蒙蔽心包
病机	气血逆乱	肝阳化风	痰浊内盛，侵及心肝	心窍失灵，神明失用
治法	醒神回厥	平肝息风	治痰为主	开窍醒神
预后	轻者预后良好	有失语、半身不遂后遗症	难以根治，反复发作	重者预后不良，也可有痴呆等后遗症

【辨证论治】

（一）辨证要点

1. 辨诱因 厥证的发生常有明显的病因可寻，详问病史、体质情况、发病时的诱因，有助于分辨病情轻重与虚实：如气厥虚证，多发生于体质素虚，且有过度疲劳、睡眠不足、饥饿受寒、突受惊恐等诱因；血厥虚证，常继发于大出血之证；气厥、血厥实证，多发生于形壮体实者，而发作多与急躁恼怒、情志过极密切相关；痰厥好发于恣食肥甘、体丰湿盛之人。

2. 辨虚实 此为厥证辨证之关键所在。实证者表现为突然昏仆、面红气粗、声高息促、口噤握拳，或夹痰涎壅盛，舌红苔黄腻，脉洪大有力。虚证者表现眩晕昏厥、面色苍白、声低息微、口开手撒，或汗出肢冷，舌胖或淡，脉细弱无力。其鉴别见表 8-10。

表 8-10 厥证的虚实辨证

项目	实证	虚证
气息	气壅息粗	气息微弱
口之开噤	牙关紧闭	口张
四肢	四肢拘急，两手握固	肤冷肢凉，手撒
汗之有无	无明显汗出	有汗出
脉象	脉沉实，或沉伏	脉微细

3. 分气血 厥证以气厥、血厥为多见，其中尤以气厥、血厥之实证在临床上时有发

生，应当注意鉴别。气厥实者，乃肝气升发太过所致，体质壮实之人，肝气上逆，由惊恐而发，表现为突然昏仆、呼吸气粗、口噤握拳、头晕头痛、舌红苔黄、脉沉而弦；血厥实者，乃肝阳上亢，阳气暴涨，血随气升，气血并走于上，表现为突然昏仆、牙关紧闭、四肢厥冷、面赤唇紫，或鼻衄，舌质暗红，脉弦有力。

（二）治疗原则

厥证总由气机逆乱，升降失常，阴阳之气不相顺接而致，故发作时的治疗原则是回厥醒神，醒后则需辨证论治，调治气血。气厥实证顺气开郁，气厥虚证补气回阳；血厥实证活血顺气，血厥虚证补养气血；痰厥行气豁痰；食厥和中消导。

（三）分证论治

1. 气厥证

（1）实证

证候　多因情志异常、精神刺激而发作，突然昏倒，不知人事，或四肢厥冷，呼吸气粗，口噤握拳，舌苔薄白，脉伏或沉弦。

审证求机　本证的辨证要点为精神刺激而发作，突然昏倒，不知人事，或四肢厥冷；基本病机为肝郁不舒，气机上逆，壅阻心胸，内闭神机。

治法　顺气降逆开郁。

代表方　急取通关散；继用五磨饮子加减。

临床运用　①若肝阳偏亢，头晕而痛、面赤躁扰者，可加钩藤、石决明、磁石等；②若兼有痰热，症见喉中痰鸣、痰壅气塞者，可加胆南星、贝母、橘红、竹沥等；③若醒后哭笑无常、睡眠不宁者，可加茯神、远志、酸枣仁等。

（2）虚证

证候　眩晕昏仆，面色苍白，呼吸微弱，汗出肢冷，舌淡，脉沉细微。患者多素体虚弱，因陡受惊恐或过度劳倦、饥饿受寒而诱发。

审证求机　本证的辨证要点为眩晕昏仆、面色苍白、呼吸微弱、汗出肢冷；基本病机为元气素虚，清阳不升，神明失养。

治法　补气回阳醒神。

代表方　急用生脉注射液、参附注射液、参附青注射液或参附汤、芪附汤；继用四味回阳饮加味。

临床运用　①汗出多者，加黄芪、白术、煅龙骨、煅牡蛎；②心悸不宁者，加远志、柏子仁、酸枣仁等；③纳谷不香、食欲不振者，加白术、茯苓、陈皮。

2. 血厥证

（1）实证

证候　多因急躁恼怒而发，突然昏倒，不知人事，牙关紧闭，面赤唇紫，舌暗红，脉弦有力。

审证求机　本证的辨证要点为因急躁恼怒而发，突然昏倒、不知人事、牙关紧闭、面赤唇紫；基本病机为怒而气上，血随气升，菀阻清窍。

治法　平肝息风，理气通瘀。

代表方　急用清开灵注射液静推或静滴；继用通瘀煎加减。

临床运用　①若急躁易怒，肝热甚者，加菊花、牡丹皮、龙胆草；②若兼见阴虚不足，眩晕头痛者，加生地黄、枸杞子、珍珠母。

（2）虚证

证候　常因失血过多，突然昏厥，面色苍白，口唇无华，四肢震颤，自汗肢冷，目陷口张，呼吸微弱，舌质淡，脉芤或细数无力。

审证求机　本证的辨证要点为失血过多，突然昏厥、面唇苍白、口唇无华、自汗肢冷、形体肥胖、腹胀便溏、畏寒肢冷；基本病机为血出过多，气随血脱，神明失养。

治法　补养气血。

代表方　急用独参汤灌服，或人参注射液、生脉注射液静推或静滴；继用人参养营汤加减。

临床运用　①若自汗肤冷、呼吸微弱者，加附子、干姜；②若口干少津者，加麦冬、玉竹、沙参；③心悸少寐者，加龙眼肉、酸枣仁。

3. 痰厥证

证候　素有咳喘宿痰，多湿多痰；恼怒或剧烈咳嗽后突然昏厥，喉有痰声，或呕吐涎沫，呼吸气粗，舌苔白腻，脉沉滑。

审证求机　本证的辨证要点为平素多湿多痰，恼怒或剧烈咳嗽后突然昏厥；基本病机为肝郁肺痹，气机逆乱，痰随气升，上闭清窍。

治法　行气豁痰。

代表方　导痰汤加减。

临床运用　若痰湿化热，便干便秘、舌苔黄腻、脉滑数者，加黄芩、栀子、竹茹、瓜蒌仁清热降火。

（四）其他疗法

在厥证的抢救中，针灸比内服药物能发挥更快的作用，简便易行，是急救的重要措施。针刺可选百会、人中、内关、十宣、十井、素髎等；艾灸常选百会、神阙、关元、气海、足三里。电针可选内关、涌泉、太冲、足三里等。

【预防与调护】

1. 积极预防　加强锻炼，注意营养，增强体质。加强思想修养，陶冶情操，避免不良的精神和环境刺激。患者苏醒后，要消除其紧张情绪。

2. 饮食调养　针对不同的病因予以不同的饮食调养。如暑厥宜给予清凉素淡饮食，并多进食新鲜水果或果汁。

3. 加强护理　对已发厥证者，要加强护理，密切观察病情的发展变化，采取相应的措施救治。

4. 禁烟酒及辛辣　所有厥证患者，均应严禁烟酒及辛辣香燥之品，以免助热生痰，加重病情。

【结语】

厥证是一种急性病证，临床上以突然发生一时性昏倒，不知人事，或伴有四肢逆冷为主要症状。轻者短时间内即可苏醒，重者一厥不醒，预后不良。其病因有体质禀赋脏腑气血偏颇、情志精神刺激以及暴感外邪等，病机在于气机逆乱，升降失调，气血阴阳不相顺接。厥证分为五种，即气、血、痰、暑、食厥，由于病机转归有虚实之分，临证时应根据不同类型，区别虚实而辨治。在治疗上，鉴于本证为危急之候，故应采用综合急救措施，及时救治，使之神醒厥回。厥证每一型有其明显的特征，但也有其内在的联系，这种联系主要是由生理上的关联和病因病机的共性所决定的。例如气厥与血厥，因气为血帅，血为气母而互相影响；又如痰厥与气厥，由于痰随气动而互相联系。至于情志过极以致气血逆乱而发厥，则与气厥、血厥、痰厥均有密切关系。因此，临床上既要注意厥证不同类型的特点，又要把握厥证的共性，相互参见，全面兼顾，方能提高疗效。

模块九　肢体经络病证

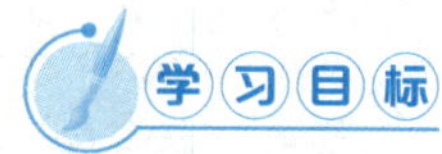

知识要求

1. 掌握痹证、痿证、腰痛病证的病因病机、诊断要点、类证鉴别、辨证论治、预防与调护。

2. 熟悉颤证的诊断要点、辨证论治。

3. 了解常见肢体经络病证的西医学范畴、相关检查、转归与预后。

技能要求

1. 能够对痹证、痿证、颤证、腰痛病证进行辨治处置。

2. 根据中医执业助理医师资格考试大纲归纳各病证考试要点。

肢体经络病证是由于外感或内伤等因素，导致机体病变，出现肢体经络相关症状，甚或肢体功能障碍、结构失常的一类疾病。肢体经络病证涉及范围较广，本章仅就痹证、痉证、痿证、颤证、腰痛进行讨论，见表 9–1。

表 9–1　肢体经络病证助考纲要总目表

序号	项目序号	项目任务	学习目标	中医执业助理医师考试		考试星级
				综合考试	技能考试	
1	项目一	痹证	重点掌握	√	√	★★★
2	项目二	痿证	重点掌握	√	√	★★★
3	项目三	颤证	掌握	√	无	★★
4	项目四	腰痛	重点掌握	√	√	★★★

一、肢体经络的生理病理特点

1. 肢体经络的生理功能与特点　肢体即四肢和外在的躯体。四肢主要由五体（即皮、肉、筋、脉、骨）组成，而五体由五脏所主，赖五脏精血之濡养，故四肢与五脏关系密切，其中脾与四肢的关系尤为密切，全身主要经脉均循行、分布于四肢，故《灵枢·海论》曰："经脉者，内属于脏腑，外络于肢节。"经络是经脉与络脉的总称，是联络脏腑组织、四肢百骸，沟通内外，联系上下，运行气血，输布营养，维持机体生命活动的网络系统，因此，经络具有联络脏腑肢节、沟通上下内外、运行气血濡养全身、传导感应与协调平衡等生理功能，如《灵枢·本脏》云："经脉者，可以行气血而营阴阳，濡筋骨利关节者也。"即指出了经络的部分生理作用。经络与肢体在生理上均以通利为顺。

2. 肢体经络的病理特征　经络或因病邪侵犯而受邪，致经络不畅或痹阻不通；或因脏腑被戕伤，气血阴阳亏虚，经络失养，而出现经络肢体病证。若风寒湿热之邪闭阻经络，气血运行受阻，则发为痹证；若因外感或内伤导致肢体痿弱不用，则发为痿证；若因年老体虚、情志或饮食不节，或劳倦过度等病因，致气血阴精亏损，或因痰、瘀阻滞经脉，气血不畅，使筋脉失养，肢体拘急，则发为颤证；若因外感、内伤或外伤导致腰部经络气血运行不畅，或肾亏腰府失养，则发为腰痛。

3. 肢体经络与其他脏腑的关系　经络在人体，内联五脏六腑，外络四肢百骸，是沟通内外、联系上下、运行气血、输布营养、维持机体生命活动的网络系统。经络与脏腑、骨骼、筋脉、肌表等有机相连，既是躯体各部的联络系统、运行气血的循环系统、主束骨而利关节的运动系统，又是疾病传变的反应系统、抗御外邪的防卫系统。

二、肢体经络病证的辨治要点

1. 辨证要点

（1）辨虚实：肢体经络病证有虚实之分，临床辨证应首辨虚实。一般而言，新病多实，久病多虚或虚实夹杂；以气、血、肝肾亏虚为主导致者多虚，以风、寒、湿、热、痰、瘀为主所致者多实。凡起病急、发展快、病程短者，病多属实；凡起病缓、发展慢、病史较长，或因七情内伤、房事过度、久病耗损所致者，病多属虚或虚实夹杂。虚实夹杂者，当分清标本虚实之主次。

肢体经络病证，可概括为邪犯经络、经络空虚、瘀血阻络等证候。

（2）辨病因：可根据发病缓急、病史、证候表现特点（或疼痛性质）、兼症等方面加以辨别。

如痹证：若肢体关节以游走性疼痛为主，或伴伤风表证者，多为风邪偏盛之风痹；若肢体关节疼痛剧烈，得温则减，遇寒加剧，伴寒象者，多系寒邪偏盛之痛痹；若肢体关节疼痛肿胀、重着，乃为湿邪偏盛之着痹；若关节红肿热痛，或兼发热烦渴者，则为风湿热壅盛之热痹。另外，风、寒、湿、热痹均属新病或初病，病程较短。若痹证日久，肌肉关节剧痛，痛处固定，或僵硬变形，或麻木肿胀，难以屈伸，舌偏紫暗或有瘀斑、苔白腻，多为痰瘀互结。

又如腰痛：若发病急，表现为冷痛、重痛，阴雨天加剧，常伴外感症状者，多属外感寒湿腰痛；若起病缓，表现为隐痛、酸痛、坠痛、悠痛，劳累后加剧，常伴有肾虚等脏腑虚损症状者，多属内伤腰痛；若有跌仆闪挫等外伤病史，腰痛突然发作，痛势剧烈，呈刺痛、胀痛，不能转侧、俯仰，伴瘀阻之象，多属瘀血腰痛。

（3）辨病变脏腑（病位）：伴咳嗽、咽痛者，多与肺相关；伴食少纳呆、腹胀便溏者，多与脾相关；伴腰脊酸软、头晕耳鸣、遗精阳痿、月经不调者，多与肾相关。

2. 治疗要点

（1）以通经活络为大法，即所谓“通”法：盖通之之法，各有不同。根据虚实以通之，虚则补益，助之使通；实则去其阻滞，泻之使通，亦通法也。虚证宜益气养血、培补肝肾，根据虚之所在，或健脾益气，或气血双补，或滋阴清热，或补益肝肾；实证宜祛邪通络，根据感邪的不同，分别予以祛风散寒、疏风清热、清热除湿，或化痰行瘀、活血通络。虚实夹杂，当权衡主次，攻补兼施。临床应“谨守病机，各司其属”，才能善用“通”。

（2）注意整体调摄：慎起居，适寒温，据病情适当活动和采用外治法，不仅是护理的重要措施，也为防病治病及康复所必须。

项目一　痹　证

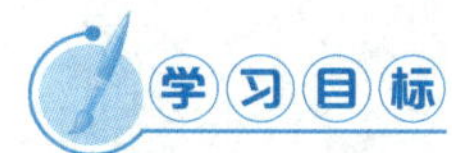

知识要求

1. 掌握痹证的定义，痹证的辨证要点、治疗要点和基本辨证分型及治疗。
2. 熟悉痹证常见病因病机、病位及涉及脏腑、病理性质，痹证与痿证的类证鉴别。

技能要求

1. 能够对痹证患者的常见证型进行辨证论治。
2. 运用已有知识应答中医执业助理医师资格考试要点。

痹证是由于风、寒、湿、热等邪气闭阻经络，影响气血运行，导致肢体筋骨、关节、肌肉等处发生疼痛、重着、酸楚、麻木，或关节屈伸不利、僵硬、肿大、变形等症状的一种疾病。轻者病在四肢关节肌肉，重者可内舍于脏腑。

《黄帝内经》不仅提出了痹之病名，而且对其病因病机、证候分类以及转归、预后等均做了较详细的论述。如《素问·痹论》指出：“风、寒、湿三气杂至，合而为痹。其风气胜者为行痹；寒气胜者为痛痹；湿气胜者为着痹也。”《黄帝内经》又有五痹之分，即骨、筋、脉、肌、皮痹。宋《圣济总录》补充了热痹的病因病机内容，认为脏腑内热，复感外邪可致热痹。李中梓《医宗必读·痹》阐明“治风先治血，血行风自灭”的治则；叶天士对痹久不愈，邪入于络，用活血化瘀法治疗，并重用虫类药剔络搜风，对临床均有较大指导意义。

本病的临床表现多与西医学的结缔组织病、骨与关节等疾病相关，常见疾病如：风湿性关节炎、类风湿性关节炎、反应性关节炎、系统性红斑狼疮、皮肌炎、多发性肌炎、硬皮病、混合性结缔组织病、肌纤维炎、强直性脊柱炎、骨软骨炎、慢性纤维组织炎、腰肌劳损、肌腱炎、痛风等，它如增生性骨关节炎等出现痹证的临床表现时，均可参考本节内容辨证论治。

【病因病机】

痹证的内因为劳逸不当、跌仆损伤、老年久病，气血筋脉痹阻；外因为感受风寒湿邪、风湿热邪，邪气滞留肢体筋脉、关节、肌肉，经脉闭阻，不通则痛。

1. 常见病因与发病　考点：病因、基本病机

（1）感受风寒湿邪：久居潮湿寒冷之地、贪凉露宿、睡卧当风、冒雨涉水、水中作业或常汗后淋浴等，风寒湿邪注于肌腠经络，滞留于关节筋骨，气血痹阻，发为风寒湿痹。

（2）感受风湿热邪：久居炎热潮湿之地，感受风湿热邪，袭于肌腠，壅于经络，痹阻气血经脉，滞留于关节筋骨，发为风湿热痹。

（3）劳逸不当：劳欲过度，精气亏损，卫外不固，防御机能降低；或汗出肌疏，外邪乘袭；或激烈活动后体力下降，外邪乘袭。

（4）久病体虚：老年体虚，肝肾不足，肢体筋脉失养；病后、产后气血不足，腠理空疏，外邪乘虚而入。

（5）其他因素：恣食肥甘厚腻或酒热海腥发物，使脾失健运，而致湿热痰浊内生；或跌仆外伤，损及肢体筋脉，气血经脉痹阻，亦与痹证发生有关。

2. 病机要点及转归

（1）基本病机：风、寒、湿、热、痰、瘀等邪气滞留肢体筋脉、关节、肌肉，经脉闭阻，不通则痛，是痹证的基本病机。

（2）病位：病初邪在经脉、筋骨、肌肉、关节，日久也可累及脏腑。

（3）病理性质：病初以邪实为主，邪在经脉，累及筋骨、肌肉、关节。痹病日久，耗伤气血，损及肝肾，病理性质虚实相兼。部分患者肝肾气血大伤，而筋骨肌肉疼痛酸楚症状较轻，呈现以正虚为主的虚痹。

（4）病理因素：风、寒、湿、热、痰、瘀等。

（5）病机转化：痹证日久，痰浊瘀血阻痹经络，深入骨骱，可出现皮肤瘀斑、关节肿胀、僵硬、变形；或日久耗伤气血，损及肝肾，虚实相兼，呈现不同程度的气血亏虚和肝肾不足的证候；或日久可由经络累及脏腑，出现相应的脏腑病变，其中以心痹较为多见，临床常见心烦、惊悸，动则喘促，甚则下肢水肿，不能平卧等症状。

【诊断与鉴别诊断】

（一）诊断依据

考点：痹证主症、痹证与痿证鉴别

1. 临床表现

（1）主症：肢体关节、肌肉疼痛、酸楚、麻木、重着，屈伸不利，或疼痛游走不定。

（2）次症：关节剧痛、肿大、强硬、变形。

2. 病史 发病及病情的轻重常与劳累以及季节、气候的寒冷、潮湿等天气变化有关，某些痹证的发生和加重可与饮食不当有关。本病可发生于任何年龄，但不同年龄的发病与疾病的类型有一定的关系。某些痹证女性多发。

3. 相关检查

（1）影像学检查：病变部位 X 线和 CT 等检查有助于本病的诊断和了解骨关节疾病的病变部位与损伤程度。

（2）实验室检查：血清抗链球菌溶血素“O”、红细胞沉降率、C 反应蛋白、黏蛋白、血清免疫球蛋白、类风湿因子、血清抗核抗体、血清蛋白电泳、血尿酸等检查，有助于西医相关疾病的诊断与鉴别诊断。

（3）心脏彩色超声多普勒检查：可提示心脏瓣膜是否受损。

（二）病证鉴别

痹证与痿证的鉴别：鉴别要点首先在于痛与不痛，其次要观察肢体活动障碍的本质原因，详见表 9–2。

表 9–2　痹证与痿证的鉴别

鉴别要点	痹证	痿证
病因病机	是由风、寒、湿、热之邪流注肌腠经络，痹阻筋脉关节而致	因湿热毒邪浸淫，肺热叶焦或精血亏损，肌肉筋脉失养
有无疼痛	有疼痛	无疼痛
主要症状	以关节疼痛为主症	肢体力弱，无疼痛症状
活动障碍	是由于疼痛甚或关节僵直不能活动	痿证是无力运动
萎缩性质	日久废而不用导致肌肉萎缩	部分痿证病初即有肌肉萎缩

【辨证论治】

（一）辨证要点

考点：辨证要点、治疗原则

1. 要辨邪气的偏盛 临床痹痛游走不定者为行痹，属风邪盛；痛势较甚，痛有定处，遇寒加重者为痛痹，属寒邪盛；关节酸痛、重着、漫肿者为着痹，属湿邪盛；关节肿胀，肌肤焮红，灼热疼痛为热痹，属热邪盛。关节疼痛日久，肿胀局限，或见皮下结节者，为痰；关节肿胀，僵硬，疼痛不移，肌肤紫暗或瘀斑等，为瘀。

2. 要辨别虚实　痹证新发，风、寒、湿、热、痰、瘀之邪明显者，为实；痹证日久，耗伤气血，损及脏腑，肝肾不足者，为虚；病程缠绵，日久不愈，常为痰瘀互结，肝肾亏虚者，为虚实夹杂证。

（二）治疗原则

祛邪通络，缓急止痛；行痹以祛风为主，兼以散寒除湿，佐以养血活血，即所谓“治风先治血，血行风自灭”；痛痹以散寒主，兼以祛风胜湿，佐以温阳补火，即所谓“阳气并则阴凝散”；着痹以祛湿为主，兼以祛风散寒，佐以健脾益气，即所谓“脾旺能胜湿，气足无顽麻”；热痹以清泻郁热，祛湿通络，兼有痰瘀者予燥湿化痰，活血行瘀，宣痹通络；久痹正虚者应重视扶正，补肝肾，益气血。

（三）分证论治

考点：各证型的证候、基本病机、治法、方药

1. 风寒湿痹

（1）行痹

证候　肢体关节、肌肉疼痛酸楚，屈伸不利；可涉及肢体多个关节，疼痛呈游走性，初起可见恶风、发热等表证；舌苔薄白，脉浮或浮缓。

审证求机　本证的辨证要点为游走性疼痛；基本病机为风邪偏胜，痹阻经络，气血不通。

治法　祛风通络，散寒除湿。

代表方　防风汤加减。

临床运用　①疼痛以上肢关节为主者，加羌活、白芷、威灵仙、姜黄、川芎；②疼痛以下肢关节为主者，加独活、木瓜、川牛膝、防己、川萆薢；③疼痛以腰背关节为主者，加杜仲、桑寄生、川续断、淫羊藿、巴戟天；④痹证日久，气血不足（体倦乏力，面色少华，舌淡脉弱）者，加党参、黄芪、白术、鸡血藤；⑤有化热之象（关节肿大，舌苔薄黄）者，宜寒热并用，选桂枝芍药知母汤；⑥痹证初起，风寒湿痹阻，有汗表虚者，可合用桂枝附子汤；⑦无汗表实者，可合用麻黄加术汤。

（2）痛痹

证候　肢体关节疼痛，痛势较剧，部位固定，遇寒则痛甚，得热则痛缓，关节屈伸不利，局部皮肤或有寒冷感，舌质淡，舌苔薄白，脉弦紧。

审证求机　本证的辨证要点为剧痛有定处，得热痛减；基本病机为寒邪偏胜，痹阻经络，气血难运。

治法　散寒通络，祛风除湿。

代表方　乌头汤加减。

临床运用　①若寒湿甚者，制川乌改用生川乌或生草乌；②关节发凉，疼痛剧烈，遇冷更甚者，加附子、细辛、桂枝、干姜、当归；③病在上肢者，加桑枝、桂枝；④病在下肢者，加独活、牛膝；⑤肌肤麻木者，加路路通、鸡血藤、木瓜；⑥关节肿胀者，加蚕沙、海风藤。

（3）着痹

证候　肢体关节肌肉酸楚、重着、疼痛，肿胀散漫，关节活动不利，肌肤麻木不仁，舌质淡，舌苔白腻，脉濡缓。

审证求机　本证的辨证要点为肢体关节重着麻木，苔腻，脉濡缓；基本病机为湿邪偏盛，阻痹经络，气血运行受阻。

治法　除湿通络，祛风散寒。

代表方　薏苡仁汤加减。

临床运用　①若关节肿甚者，加萆薢、木通、姜黄；②关节肌肤麻木者，加海桐皮、豨莶草；③小便不利、浮肿者，加茯苓、泽泻、车前子；④痰湿偏盛者，加半夏、南星。

2. 风湿热痹

证候　游走性关节疼痛，可涉及一个或多个关节，活动不便，局部灼热红肿，痛不可触，得冷则舒，可有皮下结节或红斑，常伴有发热、恶风、汗出、口渴、烦躁不安等全身症状，舌质红，舌苔黄或黄腻，脉滑数或浮数。

审证求机　本证的辨证要点为关节灼热红肿，舌红、苔黄燥；基本病机为风湿热邪壅滞经脉，气血痹阻不通。

治法　清热通络，祛风除湿。

代表方　白虎加桂枝汤或宣痹汤加减。

临床运用　①若皮肤有红斑者，加丹皮、赤芍、生地、紫草；②若发热、恶风、咽痛者，加荆芥、薄荷、牛蒡子、桔梗；③若热盛伤阴，症见口渴心烦者，加元参、麦冬、生地。

3. 痰瘀痹阻证

证候　痹证日久，肌肉关节刺痛，固定不移，或关节肌肤紫暗、肿胀，按之较硬，肢体顽麻或重着，或关节僵硬变形，屈伸不利，有硬结、瘀斑，面色暗黧，眼睑浮肿，或胸闷痰多，舌质紫暗或有瘀斑，舌苔白腻，脉弦涩。

审证求机　本证的辨证要点为病程长，易反复，关节痛剧变形，功能障碍；基本病机为“久病入络”，湿聚为痰，痰瘀蕴结经脉。

治法　化痰行瘀，蠲痹通络。

代表方　双合汤加减。

临床运用　①痰浊滞留，皮下有结节者，加胆南星、天竺黄；②瘀血明显，关节疼痛、肿大、强直、畸形，活动不利，舌质紫暗，脉涩者，可加莪术、三七、乌梢蛇、土鳖虫、伸筋草、金毛狗脊、鹿角霜；③痰瘀交结，疼痛不已者，加白花蛇、全蝎、蜈蚣、地龙；④有痰瘀化热之象者，加黄柏、丹皮。

4. 肝肾亏虚证

证候　痹证日久不愈，关节屈伸不利，肌肉瘦削，腰膝酸软，或畏寒肢冷，阳痿遗精，或骨蒸劳热，心烦口干，舌质淡红，舌苔薄白或少津，脉沉细弱或细数。

审证求机　本证的辨证要点为痹证日久，肝肾亏损表现；基本病机为肝肾亏损，筋脉失于濡养、温煦。

治法　培补肝肾，舒筋止痛。

代表方　补血荣筋丸加减。

临床运用　①肾气虚，腰膝酸软，乏力较著者，加鹿角霜、续断、狗脊；②阳虚，畏寒肢冷，关节疼痛拘急者，加附子、干姜、巴戟天，或合用阳和汤加减；③肝肾阴亏，腰膝疼痛，低热心烦，或午后潮热者，加龟甲、熟地黄、女贞子，或合用河车大造丸加减。

痹证久病入络，抽掣疼痛，肢体拘挛者，多用虫类药；风寒湿痹疼痛剧烈者，常用附子、川乌、草乌等药物。

（四）其他疗法

上肢：合谷、外关、手三里、曲池、肩贞、肩髎、肩髃；下肢：环跳、承扶、风市、阳陵泉、双膝眼、昆仑、血海、三阴交、足三里、商丘；腰背：肾俞、大杼、委中、八髎等。

【预防与调护】

1. 环境调摄　本病发生多与气候和生活环境有关，平素应注意防风、防寒、防潮，避居潮湿之地。

2. 生活调摄　平时应注意生活调摄，加强体育锻炼，增强体质，有助于提高机体对病邪的抵御能力。

3. 护理调摄　痹证初发，应积极治疗，防止病邪传变。病邪入脏，病情较重者应卧床休息。行走不便者，应防止跌仆，以免发生骨折。长期卧床者，既要保持患者肢体的功能位，有利于关节功能恢复，还要经常变换体位，防止压疮发生。久病患者，往往情绪低落，容易产生焦虑心理和消化机能低下，因此，保持患者乐观心境和摄入富于营养、易于消化的饮食，有利于疾病的康复。

【结语】

痹证是以风、寒、湿、热、痰、瘀等邪气滞留肢体筋脉、关节、肌肉，经脉闭阻，不通则痛为基本病机；以筋骨、关节、肌肉等疼痛、重着、酸楚、麻木，或关节屈伸不利、僵硬、肿大、变形等为主要症状。正虚卫外不固是痹证发生的内在基础，感受外邪为引发本病的外在条件。临床辨证应根据热象之有无，首先辨清风寒湿痹与热痹。风寒湿痹中，风邪偏盛者为行痹；寒邪偏盛者为痛痹；湿邪偏盛者为着痹。其治疗原则是祛风、散寒、除湿、清热和疏经通络为大法。病久耗伤气血，则注意调气养血，补益肝肾；痰瘀相结，当化痰行瘀，畅达经络；若寒热并存，虚实夹杂者，当明辨标本虚实而兼顾之。痹证初发，正气尚未大虚，病邪轻浅，采取及时有效的治疗，多可痊愈。若虽初发而感邪深重，或痹证反复发作，或失治、误治等，往往可使病邪深入，由肌肤而渐至筋骨脉络，甚至损及脏腑，病情缠绵难愈，预后较差。

附：实践技能、医学综合相关考点模拟题

一、《中医内科学》中医执业助理医师资格考试实践技能相关考点模拟题

第一站 病案分析（总分 40 分。中医内科病案分值占 20 分）

孙某，男，31 岁，工人。患者 1 周前出现四肢关节酸楚，伴高热不解，最高体温 39.6℃，两膝关节灼热红肿疼痛而强硬，屈伸不利，甚则不能下床活动，汗出，口渴，纳呆。昨日在我院门诊查血沉 78mm/h，抗“O” 833U，血常规示：白细胞 15.0×10^9/L，中性 85%，曾用“青霉素、柴胡注射液”等无效。现仍觉关节红肿热痛伴高热，故收治入院。既往史：既往无内科其他疾病史。体检：体温 38.8℃，神清，面色红热，皮肤触之灼热，咽红充血，双扁桃体Ⅰ°肿大，心率 108 次 / 分，两肺呼吸音粗，未及干湿啰音。腹软无压痛无包块，双下肢压迹（–）。两膝关节红肿灼热，屈伸受限，双腕关节轻肿灼热，余关节正常。舌质干红，苔黄燥，脉滑数。

中医疾病诊断（4 分）：痹证。

中医证候诊断（4 分）：风湿热痹。

辨病辨证依据（5 分）

1. 辨病 根据主诉关节红肿热痛伴发热，可诊断为痹证。

2. 辨证 患者四肢关节酸痛，尤其双膝红肿热痛，不能屈伸，双腕关节轻肿灼热，舌质干红，苔黄燥，脉滑数。可辨证为风湿热痹。

3. 病因病机分析 因外感风湿热邪，入里化热，流注经络关节引发此病。

病证鉴别（中医执业助理医师考生不考）：略。

治法（2 分）：清热通络宣痹，佐以疏风胜湿。

代表方（2 分）：白虎加桂枝汤或宣痹汤加减。

药物组成、剂量及煎服法（3 分）：

生石膏 30g（先煎）　知　母 10g　天花粉 30g　桂　枝 10g　忍冬藤 30g

威灵仙 30g　　稀莶草 15g　　黄　柏 10g　　薏苡仁 15g　　甘　草 3g

煎服法：三剂，水煎服，每日 1 剂，分 3 次服。

第二站　中医临证（含中医技术操作、病史采集、中医临床答辩三部分。分值共 35 分，20 分钟）

痹证病史采集举例（现场口述）（10 分）

根据试题提供的“患者主诉”，回答如何询问现病史及相关病史。

患者，男性，48 岁。肢体多关节疼痛、肿大变形伴不能自由活动 1 年。

（一）现病史

1. 根据主诉及相关的鉴别诊断问诊

（1）发病的病因和诱因：有无感寒、受风、受湿、有无饮食引起等。

（2）针对主症（肢体多关节疼痛、肿大变形伴不能自由活动）询问：关节疼痛具体部位，是否对称出现，疼痛关节是否发热，关节肿胀疼痛加重、减轻情况。

（3）相关鉴别诊断的问诊：有无肌肉萎缩，有无恶寒发热情况，有无肢体麻木等。

2. 诊疗经过

（1）是否到医院就诊，做过哪些检查，结果如何。

（2）用过何种药物，做过何种治疗，疗效如何。

（3）发病以来一般情况问诊，如精神、饮食、睡眠情况等。

（二）相关病史

1. 与该病有关的其他病史。既往有无类似发作史、手术外伤史，有无“糖尿病、高血压、冠心病”等慢性疾病史，有无“结核、伤寒、肝炎”等传染病史、家族史等。

2. 有无药物、食物过敏史。

要求：问诊顺序合理，条理清晰，体现中医临床思维。

第三站　西医临床（含体格检查、西医操作、西医临床答辩三部分。分值占 25 分，20 分钟）

二、《中医内科学》中医执业助理医师资格考试医学综合考试模拟题

（一）A1 型题

1. 引起痛痹最主要的外邪是（　　）

A. 风邪　　B. 寒邪　　C. 湿邪

D. 热邪　　E. 燥邪

2. 痹证日久出现关节周围结节、关节肿大畸形的病机是（　　）

A. 气血不足　　B. 肝肾亏虚　　C. 瘀血痰浊痹阻经络

D. 寒湿留滞经脉　　E. 湿热壅滞经脉

3. 下列各项，不属痹证病理因素的是（　　）

A. 风邪　　B. 湿邪　　C. 寒邪

D. 热邪　　E. 燥邪

4. 下列关于痹证的各项叙述中，错误的是（　　）

A. 主症是肢体关节、肌肉疼痛，屈伸不利

B. 痹证晚期可出现关节变形

C. 痹证晚期不会出现肌肉萎缩

D. 发病与天气变化有关

E. 本病可发生于任何年龄

5. 痹证日久病邪可累及脏腑，最常见的脏腑痹是（　　）

A. 肺痹　　B. 心痹　　C. 肝痹

D. 肾痹　　E. 脾痹

6. 治疗痹证的着痹，应首选的方剂是（　　）

A. 薏苡仁汤　　B. 宣痹汤　　C. 乌头汤

D. 防风汤　　E. 独活寄生汤

7. 治疗痹证肝肾亏虚证，应首选的方剂是（　　）

A. 双合汤　　B. 补血荣筋丸　　C. 左归丸

D. 乌头汤　　E. 白虎加桂枝汤

（二）A2 型题

1. 金某，女，11 岁。1 周来双侧肩、肘、膝关节游走性疼痛，局部灼热红肿，痛不可触，得冷则舒，有皮下结节，伴有发热、恶风、汗出、口渴，舌质红，舌苔黄腻，脉滑数。其诊断是（　　）

A. 痹证的行痹　　B. 痹证的着痹　　C. 痹证的痛痹

D. 痹证的风湿热痹　　E. 痹证痰瘀痹阻证

2. 林某，男，15 岁。5 天来双膝关节、肌肉疼痛酸楚，屈伸不利，疼痛呈游走性，初起有恶风、发热，舌苔薄白，脉浮。其治疗应首选的方剂是（　　）

A. 薏苡仁汤　　B. 防风汤　　C. 乌头汤

D. 宣痹汤　　E. 独活寄生汤

3. 李某，女，65 岁。关节、肌肉疼痛，屈伸不利 25 年。现症：肌肉关节刺痛，固定不移，关节僵硬变形，屈伸不利，有硬结、瘀斑。舌质紫暗，舌苔白腻，脉弦涩。此病证的治法是（　　）

A. 除湿通络，祛风散寒　　B. 培补肝肾，舒筋止痛　　C. 化痰行瘀，蠲痹通络

D. 清热通络，祛风除湿　　E. 散寒通络，祛风除湿

4. 赵某，女，66 岁。右手掌指关节疼痛，痛势较剧，部位固定，遇寒则痛甚，得热则痛缓，关节屈伸不利，舌质淡，舌苔薄白，脉弦紧。其治疗应首选的方剂是（　　）

A. 宣痹汤　　B. 防风汤　　C. 薏苡仁汤

D. 乌头汤　　E. 双合汤

（三）B型题

A. 疼痛关节游走不定　　B. 痛有定处，遇寒加重　　C. 关节酸痛、重着
D. 关节灼热疼痛　　E. 关节僵硬，疼痛不移

1. 痹证着痹的主症特点是（　　）

2. 痹证行痹的主症特点是（　　）

【参考答案】

A1 型题：1.B.　2.C.　3.E.　4.C.　5.B.　6.A.　7.B

A2 型题：1.D　2.B　3.C　4.D

B 型题：1.C　2.A

项目二　痿　证

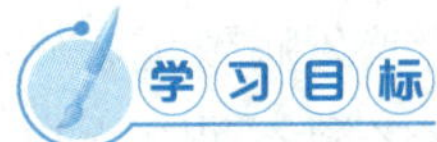

知识要求

1. 掌握痿证的定义，痿证的辨证要点、治疗要点和基本辨证分型及治疗。

2. 熟悉痿证常见病因病机、病位及涉及脏腑、病理性质，痿证与痹证的类证鉴别。

技能要求

1. 能够对痿证患者的常见证型进行辨证论治。

2. 运用已有知识应答中医执业助理医师资格考试要点。

痿证是指肢体的皮、肉、筋、骨、脉受到外邪浸淫，或因五脏内伤而失养引起的，以筋脉弛缓、软弱无力、不能随意运动，或伴有肌肉萎缩的一种难治性病证。

《黄帝内经》阐述了痿证的病因病机、病证分类及治疗原则。《素问·痿论》指出本病的主要病机是“肺热叶焦”，将痿证分为皮、脉、筋、骨、肉五痿。在治疗上，《素问·痿论》提出“治痿独取阳明”的基本原则。金代张子和《儒门事亲》强调“痿病无寒”。朱丹溪承张子和之说，力纠“风痿混同”之弊，提出了“泻南方、补北方”的治疗原则，“泻南方则肺金清而东方不实……补北方则心火降而西方不虚。”在具体的辨证方面又有湿热、湿痰、气虚、瘀血之别，对后世影响很深。明清以后对痿证的辨证论治日趋完善。《景岳全书》指出痿证并非尽是阴虚火旺，认为“元气败伤则精虚不能灌溉，血虚不能营养者，亦不少矣”。《临证指南医案·痿》指出本病为“肝、肾、肺、胃四经之病”。

西医学中多发性神经炎、运动神经元疾病、脊髓病变、急性脊髓炎、重症肌无力、周期性瘫痪、进行性肌营养不良、癔症性瘫痪、肌萎缩侧索硬化，以及中枢神经系统感染并发软瘫的后遗症等，凡见到肢体痿软无力、不能随意运动者，均可参照本

病辨证论治。

【病因病机】

考点：基本病机

痿症的内因为饮食毒物所伤、久病房劳、跌打损伤、药物损害；外因为感受温毒、湿热浸淫，导致肌肉、筋脉失养。

1. 常见病因

（1）感受温毒：温热毒邪内侵，或病后余邪未尽，低热不解，或温病高热持续不退，皆令内热燔灼，伤津耗气，肺热叶焦，津伤失布，不能润泽五脏，五体失养而痿弱不用。

（2）湿热浸淫：久处湿地或涉水冒雨，感受外来湿邪，湿热浸淫经脉，营卫运行受阻，或郁遏生热，或痰热内停，蕴湿积热，导致湿热相蒸，浸淫筋脉，气血运行不畅，致筋脉失于滋养而成痿。

（3）饮食毒物所伤：素体脾胃虚弱或饮食不节，劳倦思虑过度，或久病致虚，中气受损，脾胃受纳、运化、输布水谷精微的功能失常，气血津液生化之源不足，无以濡养五脏，以致筋骨肌肉失养；脾胃虚弱，不能运化水湿，聚湿成痰，痰湿内停，客于经脉；或饮食不节，过食肥甘，嗜酒辛辣，损伤脾胃，运化失职，湿热内生，均可致痿。此外，服用或接触毒性药物，损伤气血经脉，经气运行不利，脉道失畅，亦可致痿。

（4）久病房劳：先天不足、久病体虚、房劳太过，伤及肝肾，精损难复；劳役太过而伤肾，耗损阴精，肾水亏虚，筋脉失于灌溉濡养。

（5）跌仆瘀阻：跌打损伤，瘀血阻络，新血不生，经气运行不利，脑失神明之用，发为痿证；或产后恶露未尽，瘀血流注于腰膝，以致气血瘀阻不畅，脉道不利，四肢失其濡润滋养。

2. 病机概要

（1）基本病机：实则筋脉肌肉受邪，气血运行受阻；虚则气血阴精亏耗，筋脉肌肉失养。

（2）病位：痿证病变部位主要在筋脉肌肉，但与五脏相关，以肝肾为主。

（3）病理性质：有虚实之分，而以热证、虚证多见，也可见虚实夹杂。

（4）病理因素：湿和热。

（5）病机转化：痿证病变累及五脏，且常常相互传变，久痿虚极，脾肾精气虚败，病情危笃。脾肾精气虚损则舌体失去支持，脾气虚损，无力升清，肾气虚衰，宗气不足，可见舌体瘫软、呼吸和吞咽困难等凶险之候。

【诊断与鉴别诊断】

考点：诊断及鉴别诊断

（一）诊断依据

1. 临床表现

（1）主症：肢体筋脉弛缓不收，下肢或上肢，一侧或双侧，软弱无力，甚则瘫痪，部分患者伴有肌肉萎缩。

（2）次症：由于肌肉痿软无力，可有睑废、视歧、声嘶低喑、抬头无力等症状，甚则影响呼吸、吞咽。

2. 病史　部分患者发病前有感冒、腹泻病史，有的患者有神经毒性药物接触史或家族遗传史。

3. 相关检查

（1）CT、MRI检查：有助于中枢神经系统疾病的鉴别诊断。

（2）血清学检查：血清谷草转氨酶（AST）、谷丙转氨酶（ALT）、乳酸脱氢酶（LDH）、醛缩酶、肌酸磷酸激酶（CPK）的含量以及尿中肌酸排泄量，有助于鉴别痿证肌肉萎缩的病因。

（3）脑脊液、肌电图、肌肉活组织检查：有助于对与痿证有关的神经系统疾病的定位定性诊断。

（4）乙酰胆碱受体抗体测定：对神经、肌肉接头部位疾病有较高的诊断价值。

（二）鉴别诊断

1. 痿证与偏枯　偏枯亦称半身不遂，是中风症状，病见一侧上、下肢偏废不用，常伴有语言謇涩、口眼歪斜，久则患肢肌肉枯瘦，其瘫痪是由于中风而致，二者临床不难鉴别。

2. 痿证与痹证　痹证后期，由于肢体关节疼痛，不能运动，肢体长期废用，亦有类似痿证之瘦削枯萎，但痿证肢体关节一般不痛，痹证则均有疼痛。其病因病机、治法也不相同，应予鉴别。

【辨证论治】

1. 辨证要点

（1）辨脏腑病位：痿证初起，症见发热、咳嗽、咽痛，或在热病之后出现肢体软弱不用者，病位多在肺；凡见四肢痿软、食少便溏、面浮、下肢微肿、纳呆腹胀，病位多在脾胃；凡下肢痿软无力明显，甚则不能站立，腰脊酸软、头晕耳鸣、遗精阳痿、月经不调、咽干目眩，病位多在肝。

（2）审标本虚实：痿证以虚为本，或本虚标实。因感受温热毒邪或湿热浸淫者，多急性发病，病程发展较快，属实证；热邪最易耗津伤正，疾病早期就常见虚实错杂；内伤积损，久病不愈，主要为肝肾阴虚和脾胃虚弱，多属虚证，但又常兼夹郁热、湿热、痰浊、瘀血，而虚中有实；跌打损伤，瘀阻脉络或痿证日久，气虚血瘀，也属常见。

2. 治疗原则 痿证的治疗，虚证以扶正补虚为主。肝肾亏虚者，宜滋养肝肾；脾胃虚弱者，宜益气健脾。实证宜祛邪和络。肺热伤津者，宜清热润燥；湿热浸淫者，宜清热利湿；瘀阻脉络者，宜活血行瘀。虚实兼夹者，又当兼顾。

3. 分证论治

考点：各证型的证候、基本病机、治法、方药

（1）肺热津伤证

证候　发病急，病起发热，或热后突然出现肢体软弱无力，可较快发生肌肉瘦削，皮肤干燥，心烦口渴，咳呛少痰，咽干不利，小便黄赤或热痛，大便干燥，舌质红，苔黄，脉细数。

审证求机　本证的辨证要点为热病后突然出现下肢痿软，并伴肺热伤津之症；基本病机为肺热津伤，水亏火旺，筋脉失濡。

治法　清热润燥，养阴生津。

代表方　清燥救肺汤加减。

临床运用　①若高热、口渴有汗者，可重用生石膏，加金银花、连翘、知母；②咳嗽痰多者，加瓜蒌、桑白皮、川贝母；③咳呛少痰、咽喉干燥者，加桑白皮、天花粉、芦根；④若身热已退，兼见食欲减退、口干咽干较甚者，此时胃阴亦伤，宜用益胃汤加石斛、薏苡仁、山药、麦芽。

（2）湿热浸淫证

证候　起病较缓，逐渐出现肢体困重、痿软无力，尤以下肢或两足痿弱为甚，兼见微肿、手足麻木，扪及微热，喜凉恶热，或有发热，胸脘痞闷，小便赤涩热痛，舌质红，舌苔黄腻，脉濡数或滑数。

审证求机　本证的辨证要点为下肢痿软微肿，伴湿热内蕴表现；基本病机为湿热浸淫，气血难运，筋脉弛纵。

治法　清热利湿，通利经脉。

代表方　加味二妙散加减。

临床运用　①若湿邪偏盛，胸脘痞闷、肢重且肿者，加厚朴、茯苓、枳壳、陈皮；②夏令季节，加藿香、佩兰；③热邪偏盛，身热肢重、小便赤涩热痛者，加忍冬藤、连翘、蒲公英、赤小豆；④湿热伤阴，兼见两足焮热、心烦口干、舌质红或中剥、脉细数者，可去苍术，重用龟甲，加玄参、山药、生地；⑤若病史较久，兼有瘀血阻滞者，肌肉顽痹不仁、关节活动不利或有痛感、舌质紫暗、脉涩，加丹参、鸡血藤、赤芍、当归、桃仁。

（3）脾胃虚弱证

证候　起病缓慢，肢体软弱无力逐渐加重，神疲肢倦，肌肉萎缩，少气懒言，纳呆便溏，面色白或萎黄无华，面浮，舌淡苔薄白，脉细弱。

审证求机　本证的辨证要点为肌肉逐渐加重伴脾胃虚弱；基本病机为脾胃虚弱，气血化源不足，筋脉失荣。

治法　补中益气，健脾升清。

代表方　参苓白术散合补中益气汤加减。

临床运用　①脾胃虚者，易兼夹食积不运，当健脾助运，导其食滞，酌佐谷麦芽、山楂、神曲；②气血虚甚者，重用黄芪、党参、当归，加阿胶；③气血不足兼有血瘀，唇舌紫暗、脉兼涩象者，加丹参、川芎、川牛膝；④肥人痰多或脾虚湿盛者，可用六君子汤加减。

（4）肝肾亏损证

证候　起病缓慢，渐见肢体痿软无力，尤以下肢明显，腰膝酸软，不能久立甚至步履全废，腿胫大肉渐脱，或伴有眩晕耳鸣，舌咽干燥，遗精或遗尿，或妇女月经不调，舌红少苔，脉细数。

审证求机　本证的辨证要点为起病缓慢，伴有肝肾精血亏损症状；基本病机为肝肾精血亏损，筋骨失养。

治法　补益肝肾，滋阴清热。

代表方　虎潜丸加减。

临床运用　①若病久阴损及阳，阴阳两虚，兼有神疲、怯寒怕冷、阳痿早泄、尿频而清、妇女月经不调、脉沉细无力，不可过用寒凉以伐伤正气，去黄柏、知母，加淫羊藿、鹿角霜、紫河车、附子、肉桂；②若见面色无华或萎黄、头昏心悸者，加黄芪、党参、首乌、龙眼肉、当归；③腰脊酸软者，加续断、补骨脂、狗脊；④热甚者，可去锁阳、干姜，或服用六味地黄丸加牛骨髓、鹿角胶、枸杞子；⑤阳虚畏寒、脉沉弱者，加右归丸加减。

（5）脉络瘀阻证

证候　久病体虚，四肢痿弱，肌肉瘦削，手足麻木不仁，四肢青筋显露，可伴有肌肉活动时隐痛不适，舌痿不能伸缩，舌质暗淡或有瘀点、瘀斑，脉细涩。

审证求机　本证的辨证要点为四肢痿弱、麻木不仁或疼痛、舌有瘀象；基本病机为气虚血瘀，阻滞经络，筋脉失养。

治法　益气养营，活血行瘀。

代表方　圣愈汤合补阳还五汤加减。

临床运用　①若手足麻木、舌苔厚腻者，加橘络、木瓜；②下肢痿软无力者，加杜仲、锁阳、桑寄生；③若见肌肤甲错、形体消瘦、手足痿弱，为瘀血久留，可用圣愈汤送服大黄䗪虫丸。

4. 其他疗法 针灸治疗痿证的一个重要原则是取阳明经，为历代医家所重视。以调治气血、补益后天为主。通治法可选足阳明和手阳明等的经穴，如阴市、足三里、解溪、曲池、手三里、合谷、肩髃等。

【预防与调护】

1. 环境调摄 痿证的发生常与居住湿地、感受温热湿邪有关，因此，避居湿地，防御外邪侵袭，有助于痿证的预防和康复。

2. 护理调摄 病情危重，卧床不起，吞咽呛咳，呼吸困难者，要常翻身拍背，鼓励患者排痰，以防止痰湿壅肺和发生压疮。对瘫痪者，应注意患肢保暖，保持肢体功能体位，防止肢体挛缩和关节僵硬，有利于日后功能恢复。由于肌肤麻木、知觉障碍，在日常生活与护理中，应避免冻伤或烫伤。

3. 身体调摄 痿证患者常因肌肉无力，影响肢体功能活动，坐卧少动，气血运行不畅，加重肌肉萎缩等症状。因此，应提倡患者进行适当锻炼，生活能自理者，可练太极拳、五禽戏。病情较重者，可经常用手轻轻拍打患肢，以促进肢体气血运行，有利于康复。

4. 精神饮食调摄 注意精神调养，清心寡欲，避免过劳，生活规律，饮食宜清淡、富有营养，忌油腻辛辣，对促进痿证康复亦具重要意义。

【结语】

痿证是因外感湿热毒邪或湿热浸淫，耗伤肺胃津液或气血津液不运，不能濡养肌肉、筋脉，饮食或久病劳倦等因素，损及脏腑，导致脾胃虚弱，肝肾亏损以致肌肉筋脉失养而发病。临床以肢体痿弱无力、不能随意运动为主症。本病以虚为本，或虚实错杂。临床虽以肺热津伤、湿热浸淫、脾胃虚弱、肝肾亏损、络脉瘀阻等证型常见，但各种证型之间常相互关联。如感受温热及湿热致痿，迁延日久可导致肝肾亏损；肝肾亏损，亦可阴损及阳，出现阳虚证候；经络是气血运行的通道，痿证日久，影响气血正常运行，经络瘀滞，使筋脉更失其濡养，而关节不利，肌肉萎缩明显。临床治疗时要结合标本虚实传变，扶正主要是调养脏腑、补益气血阴阳，祛邪重在清利湿热与温热毒邪。在治疗过程中还要兼顾运行气血，以通利经络、濡养筋脉。痿证的预后与病因、病程有关，年老体衰发病者，预后较差。

附：实践技能、医学综合相关考点模拟题

一、《中医内科学》中医执业助理医师资格考试实践技能相关考点模拟题

第一站 病案分析（总分 40 分。中医内科病案分值占 20 分）

卢某，男，41岁，个体户。患者2周前饮酒过度，饮食不节，腹痛腹泻，自服2剂中药后缓解。8天前突然出现身体困重，四肢乏力，伴烧灼麻木感，由手足开始，进行性加重，以双下肢为重，足胫有热气上腾感，行走时因双下肢突然无力跌倒2次，后可自行扶栏杆站起，小便短赤。2天前因气促而急诊。既往史：无其他内科疾病。饮酒史20余年，日白酒1斤许。吸烟史20余年，日1包。嗜食辛辣。体检：神清，心肺未见异常，腹平软，肝脾肋下未及。神经系统检查：四肢肌肉萎缩，下肢为重，双下肢肌张力减弱，上肢肌力近端5级，远端3级，双下肢肌力近端5级，远端3级，双足背曲不能。四肢浅感觉减退，深感觉存在，有蚁行感，虫噬感。四肢腱反射减弱，踝反射消失。舌红，苔黄腻浊，脉濡数。

中医疾病诊断（4分）：痿证。

中医证候诊断（4分）：湿热浸淫。

辨病辨证依据（5分）

1. 辨病　根据主诉身体困重，四肢乏力，伴烧灼麻木感，呈进行性加重，可诊断为痿证。

2. 辨证　患者身体困重，四肢乏力，伴烧灼麻木感，由手足开始，进行性加重，以双下肢为重，足胫有热气上腾感，行走时因双下肢突然无力跌倒2次，后可自行扶栏杆站起，小便短赤，舌红，苔黄腻浊，脉濡数。可辨为湿热浸淫证。

3. 病因病机分析　患者嗜食辛辣，酗酒20余年，导致湿热内生，经脉失养，引发此病。

病证鉴别（中医执业助理医师考生不考）：略。

治法（2分）：清热利湿，通利经脉。

代表方（2分）：加味二妙散加减。

药物组成、剂量及煎服法（3分）：

苍　术15g　　黄　柏15g　　萆　薢30g　　防　己10g　　当　归10g

川牛膝15g　　龟　甲30g（先煎）

煎服法：三剂，水煎服，每日1剂，分3次服。

第二站　中医临证（含中医技术操作、病史采集、中医临床答辩三部分。分值共35分，20分钟）

痿证病史采集举例（现场口述）（10分）

根据试题提供的“患者主诉”，回答如何询问现病史及相关病史。

患者，男性，65岁。左上肢乏力4月，加重伴饮水呛咳、吞咽困难1月。

（一）现病史

1. 根据主诉及相关的鉴别诊断问诊

（1）发病的病因和诱因：是否有发热，是否感受湿热之邪，是否有饮食不节、劳累过度。

（2）针对主症（左上肢乏力）询问：左上肢乏力出现的时间，是否有对称性的肌无力，有无肌肉萎缩，颈部是否乏力，言语是否流利，呼吸是否急促。

（3）相关鉴别诊断的问诊：有无神昏，是否有视物不清，是否恶心呕吐。

2. 诊疗经过

（1）是否到医院就诊，做过哪些检查，结果如何。

（2）用过何种药物，做过何种治疗，疗效如何。

（3）发病以来一般情况问诊，如精神、饮食、睡眠情况等。

（二）相关病史

1. 有无药物、食物过敏史。

2. 与该病有关的其他病史。既往有无类似发作史、手术外伤史，有无“糖尿病、高血压、冠心病”等慢性疾病史，有无“结核、伤寒、肝炎”等传染病史、家族史等。

要求：问诊顺序合理，条理清晰，体现中医临床思维。

第三站　西医临床（含体格检查、西医操作、西医临床答辩三部分。分值占25分，20分钟）

二、《中医内科学》中医执业助理医师资格考试医学综合考试模拟题

（一）A1 型题

1. 痿证辨证首当辨（　　）

A. 虚实　　B. 寒热　　C. 阴阳
D. 表里　　E. 气血

2. 痿证的主要临床表现是（　　）

A. 半身麻木不仁　　B. 肢体屈伸不便　　C. 四肢抽搐
D. 筋脉弛缓，软弱无力　　E. 关节肿痛

3. 痿证与痹证的主要鉴别点，哪项最为重要（　　）

A. 肌肉是否瘦削枯萎　　B. 关节有无肿大变形　　C. 肢体关节是否屈伸不利
D. 肌肉筋骨关节有无疼痛　　E. 肢体能否随意运动

4. 肢体筋脉弛缓，软弱无力，日久因不能随意运动而肌肉萎缩的病证是（　　）

A. 痉证　　B. 痹证　　C. 痿证
D. 厥证　　E. 痫证

5. “泻南方、补北方”的治痿原则是下列哪位医家提出的（　　）

A. 张子和　　B. 朱丹溪　　C. 张景岳
D. 叶天士　　E. 刘完素

（二）A2 型题

1. 王某，男，35岁。病起发热，热后突然出现肢体软弱无力，肌肉瘦削，皮肤干燥，心烦口渴，咳呛少痰，咽干不利。治疗该证代表方为（　　）

A. 桑杏汤　　B. 六味地黄丸　　C. 虎潜丸

D. 加味二妙散　　E. 清燥救肺汤

2. 李某，女，60 岁。肢体困重，痿软无力，下肢痿弱为甚，手足麻木，扪及微热，喜凉恶热，胸脘痞闷。治疗该证的代表方为（　　）

A. 三仁汤　　B. 茵陈蒿汤　　C. 加味二妙散

D. 胃苓汤　　E. 藿香正气散

（三）B 型题

A. 手足抽搐　　B. 肢体肿胀　　C. 手足不自主抖动

D. 肢体无力　　E. 肢体关节疼痛

1. 痿证的证候主症是（　　）

2. 痹证的证候主症是（　　）

【参考答案】

A1 型题：1.A　2.D　3.D　4.C　5.B

A2 型题：1.E　2.C

B 型题：1.D　2.E

项目三　颤　证

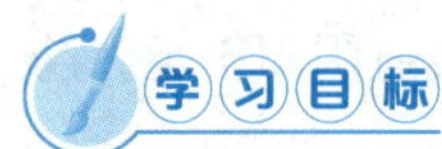

知识要求

1. 掌握颤证的定义，颤证的辨证要点、治疗要点和基本辨证分型及治疗。

2. 熟悉颤证常见病因病机、病位及涉及脏腑、病理性质，颤证与瘛疭的类证鉴别。

技能要求

1. 能够对颤证患者的常见证型进行辨证论治。

2. 运用已有知识应答中医执业助理医师资格考试（综合考试）要点。

颤证亦称“振掉”“颤振”“震颤”，是因情志过极、饮食失宜、劳逸失当或其他慢性病证致使脾肾受损，肝风内动，筋脉失养，以头部或肢体摇动、颤抖，不能自制为主要临床表现的一种病证。轻者仅表现在机体局部，或头摇动或手足微颤；重者头部震摇、肢体颤动不止，甚则肢节拘急，失去自理能力。本病一般起病缓慢，中、老年患病较多，男性多于女性。

《黄帝内经》对本病已有认识，如《素问·至真要大论》中“诸风掉眩，皆属于肝”的“掉”字，即含震颤之义，基本阐明了本病以肢体摇动为其主要症状，属风象，与肝、肾有关，为后世对颤证的认识奠定了基础。《医学纲目》肯定了《黄帝内经》肝风内动的观点，阐明风寒、热邪、湿痰均可作为病因生风致颤，扩充了病因病机内容，还指出本病与瘛疭有别。王肯堂《证治准绳》除收录了《医学纲目》有关颤证的内容外，又做了进一步的阐发，说明本病是由肝气太过，乘土侮金，化火生风而致筋膜不能约束的风病。并指出本病的发病特点以中老年居多。《赤水玄珠》又提出气虚、血虚均可引起颤证。认为本病多因风、火、痰、虚所致，导致肝之虚热或实热，脾胃虚弱，心肾虚衰，或夹痰、夹瘀，实热积滞等，并列相应的治疗方药十余首，还对颤证的脉象做了详细描述。高鼓峰《医宗已任编》指出了本病是以气虚为本，而以补益为本病的重要治疗法则。

根据本病的临床表现，西医学中锥体外系疾病所致的不随意运动如震颤麻痹、肝豆状核变性、小脑病变的姿位性震颤、特发性震颤、甲状腺功能亢进、舞蹈病、手足徐动症等，凡具有颤证临床特征的锥体外系疾病和某些代谢性疾病，可参照本病辨证论治。

【病因病机】

考点：病位、基本病机

本证常因年老体虚、情志过极、饮食失宜、劳逸失当或其他慢性病证致使脾肾受损，肝风内动，筋脉失养。

1. 常见病因

（1）年老体虚：中年之后，脾胃渐损，肝肾亏虚，精气暗耗，筋脉失养；或禀赋不足，肾精虚损，脏气失调；或罹患沉疴，久病体弱，脏腑功能紊乱，气血阴阳不足，筋脉失养，虚风内动。

（2）情志过极：情志失调，郁怒忧思太过，脏腑气机失于调畅。郁怒伤肝，肝气郁结不畅，气滞而筋脉失养；或肝郁化火生风，风阳暴张，窜经入络，扰动筋脉；若思虑太过，则损伤心脉，气血化源不足，筋脉失养；或因脾虚不运，津液失于输布，而聚湿生痰，痰浊流窜扰动筋脉。

（3）饮食不节：恣食膏粱厚味或嗜酒成癖，损伤脾胃，聚湿生痰，痰浊阻滞经络而动风；或滋生内热，痰热互结，壅阻经脉而动风；或因饥饱无常，过食生冷，损伤脾胃，气血生化乏源，致使筋脉失养而发为颤证。

（4）劳逸失当：行役劳苦，动作不休，使肌肉筋膜损伤疲极，或房事劳欲太过，肝肾亏虚，阴血暗损，筋脉失于调畅而不得自主，发为颤证。

2. 病机概要

（1）基本病机：肝风内动，筋脉失养。

（2）病位：在筋脉，与肝、肾、脾等脏关系密切。

（3）病理性质：总属本虚标实。本为气血阴阳亏虚，其中以阴津精血亏虚为主；标为风、火、痰、瘀为患。

（4）病理因素：风、火、痰、瘀。

（5）病机转化：标本之间密切联系，风、火、痰、瘀可因虚而生，诸邪又进一步耗伤阴津气血。风、火、痰、瘀之间也相互联系，甚至也可以互相转化，如阴虚、气虚可转为阳虚，气滞、痰湿也可化热等。颤证日久可导致气血不足，络脉瘀阻，出现肢体僵硬、动作迟滞乏力现象。

【诊断与鉴别诊断】

（一）诊断依据

1. 临床表现

（1）主症：头部及肢体颤抖、摇动，不能自制。轻者头摇肢颤，重则头部振摇大动，肢体震颤不已，不能持物，食则令人代哺；继则肢体不灵，行动迟缓，表情淡漠，神情呆滞，口角流涎。

（2）次症：常伴动作笨拙、活动减少、多汗流涎、语言缓慢不清、烦躁不寐、神识呆滞等症状。

2. 病史

（1）病史特征：部分患者发病与情志有关，或继发于脑部病变。

（2）发病特点：多发生于中老年人，男性多于女性。一般呈隐袭起病，逐渐加重，不能自行缓解。

3. 相关检查

（1）影像学检查：颅脑 CT、MRI 等检查有助于因脑部疾病引起的颤证的诊断。

（2）眼底角膜色素环（K–F 环）检查，血铜、尿铜的测定和肝功能的检查：有助于因铜代谢异常性疾病引起的颤证的诊断。

（3）检测 T_3、T_4 及甲状腺功能：有助于内分泌疾病的诊断。

（二）病证鉴别

考点：颤证与瘛疭

颤证与瘛疭：二者鉴别见表 9–3。

表 9–3　颤证与瘛疭的类证鉴别

鉴别要点	颤证	瘛疭
发病缓急	是一种慢性疾病过程	多见于急性热病或某些慢性疾病急性发作
症状特征	以头颈、手足不自主颤动、振摇为主要症状，手足颤抖动作幅度小，频率较快	抽搐多呈持续性，有时伴短阵性间歇，手足屈伸牵引，弛纵交替
伴随症状	无肢体抽搐牵引和发热、神昏等症状	部分患者可有发热、两目上视、神昏等症状

【辨证论治】

1. 辨证要点 颤证首先要辨清标本虚实。肝肾阴虚，气血不足为病之本，属虚；风、火、痰、瘀等病理因素多为病之标，属实。

2. 治疗原则 为扶正补虚、标本兼顾。本病的初期，本虚之象并不明显，常见风火相煽、痰热壅阻之标实证，治疗当以清热、化痰、息风为主；病程较长，年老体弱，其肝肾亏虚、气血不足等本虚之象逐渐突出，治疗当滋补肝肾、益气养血、调补阴阳为主，兼以息风通络。由于本病多发于中老年人，多在本虚的基础上导致标实，因此治疗更应重视补益肝肾，治病求本。

3. 分证论治

考点：各证型的证候、基本病机、治法、方药

（1）风阳内动证

证候　肢体颤动，动作粗大，不能自制，头痛头胀，面红目赤，烦躁易怒，心情紧张时颤动加重，口苦而干，语言迟缓不清，流涎，尿赤，大便干，舌质红，苔黄，脉弦。

审证求机　本证的辨证要点为肢体颤动、烦躁易怒，心情紧张时颤动加重，口苦而干，脉弦；基本病机为郁怒伤肝，肝郁化火生风，风阳侵扰筋脉。

治法　镇肝息风，舒筋止颤。

代表方　天麻钩藤饮合镇肝熄风汤加减。

临床运用　①肝火偏盛，焦虑心烦者，加龙胆草、夏枯草；②痰多者，加竹沥、天竺黄；③肾阴不足，虚火上扰，眩晕耳鸣者，加知母、黄柏、牡丹皮；④心烦失眠者，加炒酸枣仁、柏子仁、丹参；⑤颤动不止者，加僵蚕、全蝎。

（2）痰热风动证

证候　头摇不止，肢麻震颤，重则手不能持物；头晕目眩，胸脘痞闷，口苦口黏，甚则口吐痰涎，舌体胖大，有齿痕，舌质红，舌苔黄腻，脉弦滑数。

审证求机　本证的辨证要点为头摇不止、肢麻震颤、头晕目眩、胸脘痞闷、口苦口黏；基本病机为痰热内蕴，热极生风，筋脉失约。

治法　清热化痰，平肝息风。

代表方　导痰汤合羚羊钩藤汤加减。

临床运用　①若痰湿内聚，见胸闷恶心、咯吐痰涎、苔厚腻、脉滑者，加煨皂角、白芥子；②震颤较重者，加珍珠母、生石决明、全蝎；③心烦易怒者，加天竺黄、牡丹皮、郁金；④胸闷脘痞者，加瓜蒌皮、厚朴、苍术；⑤肌肤麻木不仁者，加地龙、丝瓜络、竹沥；⑥神识呆滞者，加石菖蒲、远志。

（3）气血亏虚证

证候　头摇肢颤，面色㿠白，表情淡漠，神疲乏力，动则气短心悸健忘，眩晕，纳呆，舌体胖大，舌质淡红，舌苔薄白滑，脉沉濡无力或沉细弱。

审证求机　本证的辨证要点为面色㿠白、表情淡漠、神疲乏力、脉沉濡无力或沉细弱；基本病机为气血两虚，筋脉失养，虚风内动。

治法　益气养血，濡养筋脉。

代表方　人参养荣汤加减。

临床运用　①气虚运化无力，湿聚成痰，应化痰通络止颤，加半夏、白芥子、胆南星；②血虚心神失养，心悸、失眠、健忘，加炒酸枣仁、柏子仁；③气虚血滞，肢体颤抖、疼痛麻木，加鸡血藤、丹参、桃仁、红花。

（4）髓海不足证

证候　头摇肢颤，持物不稳，腰膝酸软，失眠心烦，头晕痴傻，舌质红，舌苔薄白，或红绛无苔，脉象细数。

审证求机　本证的辨证要点为腰膝酸软、失眠心烦、头晕痴傻；基本病机为髓海不足，神机失养，肢体筋脉失主。

治法　填精补髓，育阴息风。

代表方　龟鹿二仙膏合大定风珠加减。

临床运用　①若肝风甚，肢体颤抖、眩晕较著者，加天麻、全蝎、石决明；②阴虚火旺，兼见五心烦热、躁动失眠、便秘溲赤者，加黄柏、知母、牡丹皮、玄参；③肢体麻木、拘急强直者，加木瓜、僵蚕、地龙，重用白芍、甘草。

（5）阳气虚衰证

证候　头摇肢颤，筋脉拘挛，四肢麻木，畏寒肢冷，心悸懒言，动则气短，自汗，小便清长或自遗，大便溏，舌淡，苔薄白，脉沉迟无力。

审证求机　本证的辨证要点为畏寒肢冷、心悸懒言，动则气短、自汗，小便清长或自遗；基本病机为阳气虚衰，筋脉失于温煦。

治法　补肾助阳，温煦筋脉。

代表方　地黄饮子加减。

临床运用　①大便稀溏者，加干姜、肉豆蔻；②心悸者，加远志、柏子仁。

（四）其他疗法

可配合针灸疗法。取百会、曲池、合谷、足三里、阳陵泉、阴陵泉、三阴交等，隔日1次，健侧与患侧交替进行。或取太冲、曲池、合谷、足三里、阳陵泉、外关、三阴交、风池、人中、下关等。

【预防与调护】

1. 情志调摄　保持情绪稳定、心情舒畅，避免忧思郁怒等不良精神刺激。

2. 饮食调摄　饮食宜清淡而富有营养，忌暴饮暴食及嗜食肥甘厚味，戒除烟酒等不良嗜好。

3. 生活调摄 颤证患者生活要有规律，保持心情愉快和情绪稳定。平时注意加强肢体功能锻炼，适当参加力所能及的体育活动，如练太极拳、八段锦、内养功等。

4. 护理调摄 病室应保持安静、通风。对卧床不起的患者，注意帮助患者翻身，经常进行肢体按摩，以防发生压疮，若已出现压疮，要及时处理，按时换药，保持创口干燥，使压疮早日愈合。

【结语】

本病是以年老体虚、情志过极、饮食失宜、劳逸失当或其他慢性病证致使脾肾受损为常见原因，以肝风内动、筋脉失养为基本病机，以头部或肢体摇动、颤抖，不能自制为主要临床表现的一种病证，轻者仅表现在机体局部，或头摇动或手足微颤；重者头部震摇，肢体颤动不止，甚则肢节拘急，失去自理能力。治疗原则：缓则以治本为主，急则以治标为主。治本宜滋补肝肾、益气养血、调补阴阳；治标宜息风、祛痰、化瘀。临床各种证型均应适当配伍息风止颤之品。风阳内动者，宜潜阳；痰热动风者，宜清热化痰息风；气血亏虚者，宜补益气血；髓海不足者，宜填精益髓；阳气虚衰者，宜补肾温阳。对本虚标实、虚实夹杂者，宜标本兼治，灵活变通。本病为难治病证，部分患者呈逐年加重倾向，因此，除药物治疗外，还应重视调摄。

附：实践技能、医学综合相关考点模拟题

一、《中医内科学》中医执业助理医师资格考试实践技能考试相关考点

无考点，略。

二、《中医内科学》中医执业助理医师资格考试医学综合考试模拟题

（一）A1 型题

1. 下列各项，不属颤证病因的是（ ）

A. 年老体虚　B. 情志过极　C. 饮食不节

D. 跌仆损伤　E. 劳逸失当

2. 下列各项，不符合颤证临床特征的是（ ）

A. 头部及肢体颤抖不能自制　B. 四肢痿软

C. 动作笨拙，活动减少　D. 隐袭起病，逐渐加重

E. 多发生于中老年人

3. 颤证的病位是（ ）

A. 筋脉　B. 关节　C. 肌肉
D. 脑　E. 心

4. 下列关于颤证病机的叙述中，错误的是（　　）
A. 基本病机为肝风内动，筋脉失养　B. 与肝、肾、心关系密切
C. 病理因素为风、火、痰、瘀　D. 病理性质属本虚标实
E. 以阴津精血亏虚为主

5. 治疗颤证阳气虚衰证，应首选的方剂是（　　）
A. 附子理中丸　B. 龟鹿二仙膏　C. 金匮肾气丸
D. 人参养荣汤　E. 地黄饮子

6. 治疗颤证痰热风动证，应首选的方剂是（　　）
A. 大定风珠　B. 天麻钩藤饮合镇肝熄风汤　C. 导痰汤合羚角钩藤汤
D. 地黄饮　E. 黄连温胆汤

7. 下列各项，不符合颤证气血亏虚证主症特点的是（　　）
A. 头摇肢颤　B. 心情紧张时颤动加重　C. 神疲乏力
D. 面色淡白　E. 表情淡漠

8. 颤证中实证的临床表现是（　　）
A. 震颤较剧　B. 腰膝酸软　C. 遇烦劳而加重
D. 体瘦眩晕　E. 缠绵难愈

（二）A2 型题

1. 陈某，男，81 岁。近 1 个月肢体不能自制地颤抖，颤动粗大，程度较重，心情紧张时颤动加重，伴有眩晕耳鸣，面赤烦躁，易激动，语言迟缓不清，流涎，大便干，舌质红，苔黄，脉弦。其诊断是（　　）
A. 颤证风阳内动证　B. 颤证痰热风动证　C. 颤证髓海不足证
D. 眩晕肝阳上亢　E. 中风风痰瘀阻证

2. 汪某，男，75 岁。两年来头摇肢颤，颤抖无力，神疲乏力，面色淡白，表情淡漠，心悸气短，舌质淡红，舌苔薄白，脉沉濡无力。治疗此病证首选的方剂是（　　）
A. 附子理中丸　B. 龟鹿二仙膏　C. 人参养荣汤
D. 金匮肾气丸　E. 地黄饮子

3. 李某，女，78 岁。头摇不止，肢麻震颤，头晕目眩，胸脘痞闷，口苦口黏，舌体胖大，有齿痕，舌质红，舌苔黄腻，脉弦滑数。治疗此病证首选的方剂是（　　）
A. 地黄饮子　B. 黄连温胆汤　C. 龟鹿二仙膏合大定风珠
D. 导痰汤合羚角钩藤　E. 天麻钩藤饮合镇肝熄风汤加减

4. 董某，男，83 岁。头摇肢颤 7 年，持物不稳，腰膝酸软，失眠心烦，头晕耳鸣，善忘神呆，舌质红，舌苔薄白，脉细数。该病证的治法是（　　）
A. 补肾助阳，温煦筋脉　B. 填精补髓，育阴息风　C. 补中益气，健脾升清

D. 益气养血，濡养筋脉　　E. 镇肝息风，舒筋止颤

（三）B 型题

A. 手足抽搐，两目上视　　B. 肌肉、关节疼痛

C. 头颈、手足不自主颤动、振摇　　D. 肢体痿软，肌肉萎缩

E. 肢体偏瘫

1. 颤证的主症特点是（　　）

2. 瘛疭的主症特点是（　　）

【参考答案】

A1 型题：1.D　2.B　3.A　4.B　5.E　6.C　7.B　8.A

A2 型题：1.A　2.C　3.D　4.B

B1 型题：1.C　2.A

项目四　腰　痛

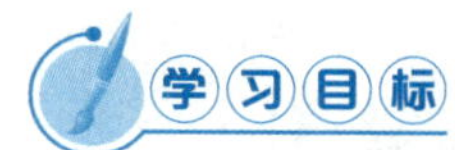

知识要求

1. 掌握腰痛的定义，腰痛的辨证要点、治疗要点和基本辨证分型及治疗。

2. 熟悉腰痛常见病因病机、病位及涉及脏腑、病理性质，腰痛与痹症的类证鉴别。

技能要求

1. 能够对腰痛患者的常见证型进行辨证论治。

2. 运用已有知识应答中医执业助理医师资格考试要点。

腰痛又称“腰脊痛”，是指因外感、内伤或挫闪导致腰部气血运行不畅，或失于濡养引起腰脊或脊旁部位疼痛为主要症状的一种病证。

腰痛一证在古代文献中早有论述。《素问·脉要精微论》载：“腰者，肾之府，转摇不能，肾将惫矣。”首先提出了肾与腰部疾病的密切关系。《素问·刺腰痛论》根据经络循行，阐述了足三阴、足三阳以及奇经八脉为病所出现的腰痛病证，并介绍了相应的针灸治疗。张仲景《金匮要略》载有“肾着”之病，其特点为“其人身体重，腰中冷，如坐水中……腰以下冷痛，腹重如带五千钱”，是属于寒湿内侵所致的腰痛，提出用甘姜苓术汤治疗。《张氏医通》《杂病源流犀烛》总结历代医家对腰痛的论述，归纳为风腰痛、寒腰痛、肾虚腰痛、气滞腰痛、瘀血腰痛等，使腰痛的辨治更为系统。

西医学的腰肌纤维炎、强直性脊柱炎、类风湿性脊柱炎、肥大性脊柱炎、化脓性脊柱炎、腰椎骨质增生、腰椎间盘病变（腰椎间盘突出症）、腰椎结核、脊髓压迫症、脊髓炎、腰肌劳损等腰部病变以及某些内脏疾病（肾盂肾炎、肾小球肾炎、肾囊肿、胰腺

炎、胆囊炎、胆石症、慢性附件炎、前列腺炎），凡以腰痛为主要症状者，可参考本病辨证论治。

【病因病机】

腰痛常以外感、内伤、跌仆闪挫为发病原因，致使经脉痹阻，气血运行不畅，腰府失其濡养、温煦。

1. 常见病因

（1）外邪侵袭：风、寒、湿、热之邪乘虚侵入，阻滞经脉，气血运行不畅，发为腰痛。湿性黏滞，所以感受外邪多离不开湿邪为患。

（2）体虚年衰：先天禀赋不足，加之劳役负重，或久病体虚，或年老体衰，或房事不节，以致肾之精气虚亏，腰府失养。

（3）跌仆闪挫：抬举重物，暴力扭转，坠堕跌打，或体位不正，用力不当，屏气闪挫，导致腰部经络气血运行不畅，气血阻滞不通，瘀血留着而发生疼痛。

2. 病机概要

考点：病位、基本病机

（1）基本病机：外感腰痛是外邪痹阻经脉，气血运行不畅；内伤腰痛多由肾精气亏虚，腰府失其濡养、温煦。

（2）病位：主要在肾和腰部经络。大抵外感多在经络，内伤以肾为主，但涉及肝、脾等脏。

（3）病理性质：为本虚标实，虚实夹杂。

（4）病理因素：寒湿、湿热、瘀血。

（5）病机转化：实证腰痛久延不愈，可伤肾由实转虚；虚证常因肾虚而易感邪，每多出现本虚标实之证。此外，寒湿郁久可化热，寒湿、湿热阻滞日久可导致气滞血瘀。

【诊断与鉴别诊断】

（一）诊断依据

1. 临床表现

（1）急性腰痛，病程较短，轻微活动即可引起一侧或两侧腰部疼痛加重，脊柱两旁常有明显的按压痛。

（2）慢性腰痛，病程较长，缠绵难愈，腰部多隐痛或酸痛。常因体位不当、劳累过度、天气变化等因素而加重。

2. 病史　本病常有居处潮湿阴冷、涉水冒雨、跌仆挫闪或劳损等相关病史。

3. 相关检查

（1）血液检查：血常规、血清抗链球菌溶血素“O”、红细胞沉降率、类风湿因子等检查有助于风湿和类风湿等疾病的诊断。

（2）影像学检查：拍摄腰椎、骶髂关节 X 线片或 CT 有助于腰椎病变的诊断。

（3）泌尿系相关检查：如血、尿检查和泌尿系统影像学检查等有助于泌尿系统疾病的诊断。

（4）妇科检查：可排除妇科疾病引起的腰痛。

（二）病证鉴别

1. 腰痛与背痛、尻痛、胯痛 腰痛是指腰背及其两侧部位的疼痛，背痛为背膂以上部位疼痛，尻痛是尻骶部位的疼痛，胯痛是指尻尾以下及两侧胯部的疼痛，疼痛的部位不同，应予区别。

2. 腰痛与肾痹 腰痛是以腰部疼痛为主；肾痹是指腰背强直弯曲，不能屈伸，行动困难而言，多由骨痹日久发展而成。

【辨证论治】

（一）辨证要点

考点：辨外感、内伤

1. 辨外感与内伤 腰痛病因主要为外感、内伤与跌仆闪挫，见表 9–4。

表 9–4 腰痛外感内伤辨证表

鉴别要点	外感	内伤
病因	外感风寒湿邪	劳伤体虚肾虚、跌仆闪挫
起病	多起病较急	多起病隐袭（跌仆闪挫者除外）
特点	腰痛明显	腰部酸痛，病程缠绵
兼症	常伴有外感症状	常伴有脏腑症状

2. 辨标本虚实 肾虚为本，风、寒、湿、热、气滞、血瘀、痰浊为标；初病多实，久病多虚。

（二）治疗原则

腰痛治疗当分标本虚实。感受外邪属实，治宜祛邪通络，根据寒湿、湿热的不同，分别予以温散或清利；外伤腰痛属实，治宜活血祛瘀、通络止痛为主；内伤致病多属虚，治宜补肾固本为主，兼顾肝脾；虚实兼见者，宜辨主次轻重，标本兼顾。

（三）分证论治

考点：各证型的证候、基本病机、治法、方药

1. 寒湿腰痛

证候　腰部冷痛重着，转侧不利，逐渐加重，静卧病痛不减，寒冷和阴雨天则加重，舌质淡苔白腻，脉沉而迟缓。

审证求机　本证的辨证要点为腰部冷痛重着，静卧病痛不减，寒冷和阴雨天则加重；基本病机为寒湿闭阻，气血失运，不通则痛。

治法　散寒行湿，温经通络。

代表方　甘姜苓术汤加减。

临床运用　①若寒邪偏胜，腰部冷痛、拘急不舒者，可加熟附片、细辛；②若湿邪偏胜，腰痛重着、苔厚腻者，可加苍术、薏苡仁；③冷痹日久入络者，加白花蛇、乌梢蛇、千年健。

2. 湿热腰痛

证候　腰部疼痛，重着而热，暑湿阴雨天气症状加重，活动后或可减轻，身体困重，小便短赤，口干口渴，苔黄腻，脉濡数或弦数。

审证求机　本证的辨证要点为小便短赤、舌苔黄腻、痛处有热感；基本病机为湿热壅遏，经气不畅。

治法　清热利湿，舒筋止痛。

代表方　四妙丸加减。

临床运用　①若小便短赤不利、舌质红、脉弦数者，加栀子、萆薢、泽泻、木通；②湿热蕴久，耗伤阴津，腰痛，伴咽干、手足心热者，治当清利湿热为主，佐以滋补肾阴，酌加生地黄、女贞子、旱莲草。

3. 瘀血腰痛

证候　腰痛如刺，痛有定处，痛处拒按，日轻夜重，轻则俯卧不便，重则不能转侧而拒按，舌紫暗，或有瘀斑，脉涩。

审证求机　本证的辨证要点为刺痛，舌紫暗或有瘀斑；基本病机为瘀血阻滞，气血不通。

治法　活血化瘀，通络止痛。

代表方　身痛逐瘀汤加减。

临床运用　①若兼有风湿者，肢体困重，阴雨天加重，加独活、秦艽、狗脊；②腰痛日久肾虚者，兼见腰膝酸软无力、眩晕、耳鸣、小便频数，加桑寄生、杜仲、续断、熟地黄；③腰痛引胁、胸胁胀痛不适者，加柴胡、郁金；④有跌仆、扭伤、闪挫病史者，加乳香、青皮；⑤瘀血明显，腰痛入夜更甚者，加全蝎、蜈蚣、白花蛇等虫类药。

4. 肾虚腰痛

（1）肾阴虚

证候　腰部隐隐作痛，酸软无力，喜按喜揉，缠绵不愈，遇劳则甚，卧则减轻，心烦少寐，口燥咽干，面色潮红，手足心热，舌红少苔，脉弦细数。

审证求机　本证的辨证要点为腰部隐隐作痛，酸软无力，喜按喜揉，心烦少寐，口燥咽干；基本病机为肾阴不足，不能濡养腰脊。

治法　滋补肾阴，濡养筋脉。

代表方　左归丸加减。

临床运用　①肾阴不足，常有相火偏亢者，可酌情选用知柏地黄丸或大补阴丸加减；②虚劳腰痛，日久不愈，阴阳俱虚，阴虚内热者，可选用杜仲丸。

（2）肾阳虚

证候　腰部隐隐作痛，酸软无力，缠绵不愈，反复发作，喜温喜按，遇劳更甚，卧则减轻；少腹拘急，局部发凉，肢冷畏寒，面色㿠白，舌质淡，脉沉细。

审证求机　本证的辨证要点为腰部隐隐作痛、喜温喜按、肢冷畏寒、面色㿠白；基本病机为肾阳不足，不能温煦筋脉。

治法　补肾壮阳，温煦经脉。

代表方　右归丸加减。

临床运用　肾虚及脾，脾气亏虚，见腰痛乏力、食少便溏，甚或脏器下垂，应以补肾为主，佐以健脾益气、升举清阳，加黄芪、党参、升麻、柴胡、白术。

（四）其他疗法

1. 应急措施　外伤引发的腰痛多急发剧烈疼痛，为缓解疼痛可采用以下方法：

（1）针刺殷门、人中、委中、承山、阿是穴，强刺激，留针 15 ～ 20 分钟。

（2）耳针腰椎、腰痛点、骶椎。

（3）口服云南白药、三七伤药片或跌打丸。

（4）土鳖虫，焙黄研末，每服 3g，每日 2 次，黄柏煎水冲服。

（5）七厘散或冬乐膏等外敷或外贴。

2. 针灸疗法　各种原因之腰痛，均可针大椎、肾俞、承山、殷门、委中；寒湿、湿热者，配足三里、三阴交；脾虚者，配脾俞、足三里；肝郁者，配期门、行间；瘀血者，配血海、人中；肾阳虚、脾虚、寒湿者，可用艾卷隔姜灸肾俞、三阴交、脾俞、足三里等穴。

3. 拔罐疗法　适用于寒湿、脾虚、肾虚所致腰痛。

【预防与调护】

1. 预防调摄　应注意在日常生活中要保持正确的坐、卧、行体位，劳逸适度，不可强力负重，避免腰部跌仆闪挫。避免坐卧湿地，暑季湿热郁蒸时，亦应避免夜宿室外，贪冷喜凉。涉水冒雨或汗出后即应换衣擦身，或服用生姜红糖茶，以发散风寒湿邪。

2. 疼痛护理　急性腰痛，应及时治疗，愈后注意休息调养，以巩固疗效。慢性腰痛除药物治疗外，注意腰部保暖，或加用腰托固护，避免腰部损伤。避免劳欲太过，防止感受外邪，经常活动腰部，或进行腰部自我按摩、打太极拳等，有助于腰痛的康复。

【结语】

腰痛以外感、内伤、跌仆闪挫为发病原因，以肾虚为本，感受外邪、跌仆闪挫为标。肾虚或为肾阳不足，或为阴精亏虚，腰府失养，属虚；寒湿、湿热、瘀血阻滞经脉，气血运行不畅，属实。实证延久可致正虚，虚证又易感邪致病。治疗时实证重在祛邪通脉活络，虚证重在扶正，补肝肾、强腰脊、健脾气是常用治法。腰痛日久，虚实夹杂，治疗应辨清标本虚实，选用祛邪和培本的方法。一般初起以祛邪为主，病久则予补益肝肾、健脾培本，或祛邪与扶正并用，以达到扶正祛邪的目的。治疗本病，除内治外，尚可配合针灸、按摩、理疗、拔火罐、膏贴、药物熏洗等方法综合治疗，疗效较好。

附：实践技能、医学综合相关考点模拟题

一、《中医内科学》中医执业助理医师资格考试实践技能相关考点模拟题

第一站　病案分析（总分 40 分。中医内科病案分值占 20 分）

曾某，男，41 岁，工人。2 周前搬家不慎腰部闪挫，自觉腰部疼痛，转侧不利，自用外用膏药敷贴腰部，症状缓解不明显，渐有加重之势，即至医院诊治。刻诊症见：腰部疼痛如刺，痛有定处，日轻夜重，俯仰及转侧不便，痛处拒按，舌质略暗红，脉弦紧。

中医疾病诊断（4 分）：腰痛。

中医证候诊断（4 分）：瘀血腰痛。

辨病辨证依据（5 分）

1. 辨病　患者主诉腰部疼痛 2 周，可诊断为腰痛。

2. 辨证　腰部疼痛如刺，痛有定处，日轻夜重，俯仰及转侧不便，痛处拒按，舌质略暗红，脉弦紧。可辨为瘀血腰痛。

3. 病因病机分析　患者因腰部闪挫，导致腰部经络气滞血瘀，不通则痛，引发此病。

病证鉴别（中医执业助理医师考生不考）：略。

治法（2分）：活血化瘀，理气止痛。

代表方（2分）：身痛逐瘀汤加减。

药物组成、剂量及煎服法（3分）：

秦　艽 15g	川　芎 15g	桃　仁 12g	红　花 10g	甘　草 6g
羌　活 15g	没　药 12g	当　归 15g	五灵脂炒 12g	香　附 10g
川牛膝 15g	地　龙 10g	乳　香 12g	青　皮 10g	

煎服法：三剂，水煎服，每日1剂，分3次服。

第二站　中医临证（含中医技术操作、病史采集、中医临床答辩三部分。分值共35分，20分钟）

腰痛病史采集举例（现场口述）（10分）

根据试题提供的“患者主诉”，回答如何询问现病史及相关病史。

患者，男性，53岁。腰部疼痛1周。

（一）现病史

1. 根据主诉及相关的鉴别诊断问诊

（1）发病的病因和诱因：有无感寒、受湿，有无跌仆闪挫。

（2）针对主症（腰部疼痛）询问：腰部疼痛是一侧还是两侧，腰部活动是否受限，活动时疼痛是否加重，休息时疼痛是否减轻。

（3）相关鉴别诊断的问诊：是否有腹痛，是否有小便情况异常，是否有大便情况异常，腰椎是否受过外伤等。

2. 诊疗经过

（1）是否到医院就诊，做过哪些检查。结果如何。

（2）用过何种药物，做过何种治疗。疗效如何。

（3）发病以来一般情况问诊，如精神、饮食、睡眠情况等。

（二）相关病史

1. 有无药物、食物过敏史。

2. 与该病有关的其他病史。既往有无类似发作史、手术外伤史，有无糖尿病、高血压、冠心病等慢性疾病史，有无结核、伤寒、肝炎等传染病史，个人生活史、家族史等。

要求：问诊顺序合理，条理清晰，体现中医临床思维。

第三站　西医临床（含体格检查、西医操作、西医临床答辩三部分。分值占25分，20分钟）

二、《中医内科学》中医执业助理医师资格考试医学综合考试模拟题

（一）A1型题

1. 下列不属外感腰痛致病病邪的是（　　）

A. 风　　B. 寒　　C. 湿
D. 热　　E. 燥

2. 腰部疼痛，重着而热，暑湿阴雨天气症状加重，身体困重，舌苔黄腻，脉濡数或弦数。治宜（　　）

A. 清热化痰，舒筋通络　　B. 清热利湿，舒筋止痛　　C. 利水消肿，舒筋通络
D. 活血化瘀，通络止痛　　E. 健脾渗湿，舒筋止痛

3. 下列不是湿热腰痛特点的是（　　）

A. 腰部重着而热　　B. 暑湿阴雨天气症状加重　　C. 身体困重
D. 腰部冷痛　　E. 活动后或可减轻

4. 腰部隐痛，酸软无力，缠绵不愈，心烦少寐，口燥咽干，面色潮红，手足心热，舌红少苔，脉弦细数，治宜用（　　）

A. 六味地黄丸　　B. 右归丸　　C. 河车大造丸
D. 清骨散　　E. 左归丸

（二）A2 型题

1. 李某，中年男性。因腰部困重疼痛数月余来诊。腰痛每于阴雨天加重，伴有头痛如裹，脘腹不舒，口中黏腻，小便黄赤，大便不爽，舌质红，苔腻略黄，脉濡数。该病例为何种腰痛（　　）

A. 寒湿腰痛　　B. 湿热腰痛　　C. 肾虚腰痛
D. 瘀血腰痛　　E. 风湿腰痛

2. 刘某，男，46 岁，黑龙江省大兴安岭伐木工人。因汗出受风诱发腰痛月余，前来就诊。自述腰痛重着，转侧不能，热敷后症状减轻，阴雨天加重，伴畏寒肢冷，双下肢冷凉尤甚，舌苔白腻，脉沉而缓。该病例为何种类型腰痛（　　）

A. 寒湿腰痛　　B. 湿热腰痛　　C. 肾虚腰痛
D. 血瘀腰痛　　E. 风湿腰痛

（三）B 型题

A. 甘姜苓术汤　　B. 左归丸　　C. 四妙丸
D. 身痛逐瘀汤　　E. 右归丸

1. 肾阳虚腰痛，治宜（　　）

2. 湿热腰痛，治宜（　　）

【参考答案】

A1 型题：1.E　2.B　3.D　4.E

A2 型题：1.B　2.A　3.E

B 型题：1.E　2.C

附　中医内科常用方剂

一　画

一贯煎（《柳州医话》） 沙参　麦冬　当归　生地黄　枸杞子　川楝子

二　画

二地鳖甲煎（南京中医药大学徐福松经验方） 熟地黄　生地黄　菟丝子　茯苓　枸杞子　金樱子　鳖甲　牡蛎　牡丹皮　丹参　天花粉　续断　桑寄生

二至丸（《医方集解》） 女贞子　旱莲草

二阴煎（《景岳全书》） 生地黄　麦冬　酸枣仁　生甘草　玄参　茯苓　黄连　木通　灯心草　竹叶

二陈平胃汤（《简明医药》） 半夏　茯苓　陈皮　甘草　苍术　川朴　枳实　神曲　山楂

二陈平胃散（《太平惠民和剂局方》） 半夏　茯苓　陈皮　甘草　苍术　厚朴

二陈汤（《太平惠民和剂局方》） 半夏　陈皮　茯苓　炙甘草

十灰散（《十药神书》） 大蓟　小蓟　侧柏叶　荷叶　茜草根　山栀　茅根　大黄　丹皮　棕榈皮

十枣汤（《伤寒论》） 芫花　甘遂　大戟　大枣

丁香柿蒂散（《症因脉治》） 丁香　柿蒂　人参　生姜

丁香散（《古今医统》） 丁香　柿蒂　炙甘草　高良姜

七味白术散（《小儿药证直诀》） 人参　白茯苓　白术　甘草　藿香叶　木香　葛根

七味都气丸（《医宗己任编》） 熟地黄　山茱萸　山药　茯苓　丹皮　泽泻　五味子

七福饮（《景岳全书》） 熟地黄　当归　人参　白术　炙甘草　远志　杏仁

八珍汤（《正体类要》） 人参　白术　茯苓　甘草　当归　白芍药　川芎　熟地黄　生姜　大枣

八正散（《太平惠民和剂局方》） 木通　车前子　萹蓄　瞿麦　滑石　甘草梢　大黄　山栀　灯心草

人参养荣汤（《太平惠民和剂局方》） 人参　熟地　当归　白芍　白术　茯苓　黄芪炙甘草　橘皮　五味子　桂心　炒远志　生姜　大枣

三　画

三才封髓丹（《卫生宝鉴》） 天冬　熟地黄　人参　黄柏　砂仁　甘草

三子养亲汤（《韩氏医通》） 苏子　白芥子　莱菔子

三仁汤（《温病条辨》） 杏仁　白蔻仁　生薏仁　飞滑石　白通草　竹叶　厚朴半夏

三拗汤（《太平惠民和剂局方》） 麻黄　杏仁　生甘草　生姜

三物备急丸（《金匮要略》） 大黄　干姜　巴豆

大补元煎（《景岳全书》） 人参　炒山药　熟地黄　杜仲　枸杞子　当归　山茱萸炙甘草

大补阴丸（《丹溪心法》） 知母　黄柏　熟地黄　龟甲　猪骨髓

大青龙汤（《伤寒论》） 麻黄　桂枝　杏仁　甘草　石膏　生姜　大枣

大定风珠（《温病条辨》） 白芍药　阿胶　生龟甲　生地黄　火麻仁　五味子　生牡蛎　麦冬　炙甘草　鸡子黄　生鳖甲

大建中汤（《金匮要略》） 川椒　干姜　人参　饴糖

大承气汤（《伤寒论》） 大黄　芒硝　枳实　厚朴

大柴胡汤（《金匮要略》） 柴胡　黄芩　半夏　枳实　白芍药　大黄　生姜大枣

大黄附子汤（《金匮要略》） 大黄　附子　细辛

大黄黄连泻心汤（《伤寒论》） 大黄　黄连　黄芩

大黄䗪虫丸（《金匮要略》） 大黄　䗪虫　干漆　干地黄　甘草　水蛭　芍药　杏仁　黄芩　桃仁　虻虫　蛴螬

小半夏加茯苓汤（《金匮要略》） 半夏　生姜　茯苓

小半夏汤（《金匮要略》） 半夏　生姜

小青龙加石膏汤（《伤寒论》） 麻黄　桂枝　芍药　甘草　干姜　细辛　半夏　五味子　生石膏

小青龙汤（《伤寒论》） 麻黄　桂枝　芍药　甘草　干姜　细辛　半夏　五味子

小建中汤（《伤寒论》） 桂枝　生姜　芍药　饴糖　炙甘草　大枣

小承气汤（《伤寒论》） 大黄　枳实　厚朴

小柴胡汤（《伤寒论》） 柴胡　黄芩　半夏　人参　甘草　生姜　大枣

小陷胸汤（《伤寒论》） 黄连　半夏　瓜蒌

小蓟饮子（《济生方》） 生地黄　小蓟　滑石　通草　炒蒲黄　藕节　当归　山栀甘草　淡竹叶

千金苇茎汤（《备急千金要方》） 苇茎　薏苡仁　冬瓜仁　桃仁

川芎茶调散（《太平惠民和剂局方》） 川芎　荆芥　薄荷　羌活　细辛　白芷　甘草　防风

己椒苈黄丸（《金匮要略》） 防己　椒目　葶苈子　大黄

四　画

王氏连朴饮（《霍乱论》） 黄连　厚朴　石菖蒲　清半夏　香豉　芦根　焦山栀

天王补心丹（《摄生秘剖》） 人参　玄参　丹参　茯苓　五味子　远志　桔梗　当归　天冬　麦冬　柏子仁　酸枣仁　生地黄　朱砂

天台乌药散（《医学发明》） 乌药　木香　茴香　青皮　良姜　槟榔　川楝子　巴豆

天麻钩藤饮（《杂病诊治新义》） 天麻　钩藤　生石决明　川牛膝　桑寄生　杜仲　山栀　黄芩　益母草　朱茯神　夜交藤

无比山药丸（《太平惠民和剂局方》） 山药　肉苁蓉　熟地黄　山茱萸　茯神　菟丝子　五味子　赤石脂　巴戟天　泽泻　杜仲　牛膝

木香顺气散（《万病回春》） 木香　砂仁　乌药　香附　青皮　陈皮　半夏　厚朴　甘草　枳壳　干姜　官桂

木香槟榔丸（《医方集解》） 木香　香附　青皮　陈皮　枳壳　黑丑　槟榔　黄连　黄柏　三棱　莪术　大黄　芒硝

五仁丸（《世医得效方》） 桃仁　杏仁　柏子仁　松子仁　郁李仁　橘皮

五生饮（《世医得效方》） 生南星　生半夏　生白附子　川乌　黑豆

五皮饮（《中藏经》） 桑白皮　陈皮　生姜皮　大腹皮　茯苓皮

五苓散（《伤寒论》） 桂枝　白术　茯苓　猪苓　泽泻

五味消毒饮（《医宗金鉴》） 金银花　野菊花　蒲公英　紫花地丁　紫背天葵

五磨饮子（《医方集解》） 乌药　沉香　槟榔　枳实　木香

不换金正气散（《太平惠民和剂局方》） 厚朴　藿香　甘草　半夏　苍术　陈皮　生姜　大枣

止嗽散（《医学心悟》） 紫菀　百部　荆芥　桔梗　甘草　陈皮　白前

少腹逐瘀汤（《医林改错》） 小茴香　干姜　延胡索　当归　川芎　官桂　赤芍　蒲黄　五灵脂　没药

月华丸（《医学心悟》） 沙参　麦冬　天冬　生地　熟地　阿胶　山药　茯苓　桑叶　白菊花　獭肝　百部　三七　川贝母

丹参饮（《时方歌括》） 丹参　檀香　砂仁

丹栀逍遥散（《太平惠民和剂局方》） 丹皮　栀子　当归　白芍　柴胡　茯苓　白术　甘草　薄荷　煨姜

乌头汤（《金匮要略》） 川乌　麻黄　芍药　黄芪　甘草

乌头桂枝汤（《金匮要略》） 川乌　桂枝　芍药　炙甘草　生姜　大枣　干姜　赤石脂

乌梅丸（《伤寒论》） 乌梅　细辛　干姜　当归　附子　川椒　桂枝　黄连　黄柏　人参

六一散（《伤寒标本心法类萃》） 滑石　甘草

六君子汤（《世医得效方》） 人参　白术　茯苓　炙甘草　陈皮　半夏

六味地黄丸（《小儿药证直诀》） 熟地黄　山药　山萸肉　茯苓　丹皮　泽泻

六磨汤（《证治准绳》） 沉香　木香　槟榔　乌药　枳实　大黄

双合汤（《杂病源流犀烛》） 桃仁　红花　地黄　芍药　当归　川芎　半夏　茯苓　陈皮　甘草　白芥子　鲜竹沥　生姜汁

中和汤（《丹溪心法》） 苍术　半夏　黄芩　香附

中满分消丸（《兰室秘藏》） 厚朴　枳实　黄连　黄芩　知母　半夏　陈皮　茯苓　猪苓　泽泻　砂仁　干姜　姜黄　人参　白术　炙甘草

化积丸（《类证治裁》） 三棱　莪术　阿魏　海浮石　香附　雄黄　槟榔　苏木　瓦楞子　五灵脂

五　画

玉女煎（《景岳全书》） 石膏　熟地黄　麦冬　知母　牛膝

玉枢丹（《外科正宗》） 山慈菇　续随子　大戟　麝香　雄黄　朱砂　五倍子

玉泉丸（《回春方》） 黄连　天花粉　干葛　知母　麦冬　人参　五味子　生地汁　莲肉　当归　甘草　乌梅肉　人乳汁　牛乳汁　甘蔗汁　梨汁　藕汁

玉泉丸（《杂病源流犀烛》） 黄芪　人参　天花粉　葛根　麦冬　乌梅肉　甘草　茯苓

玉屏风散（《世医得效方》） 黄芪　白术　防风

正气天香散（《保命歌诀》） 乌药　香附　陈皮　紫苏　干姜

甘麦大枣汤（《金匮要略》） 甘草　淮小麦　大枣

甘姜苓术汤（又名肾着汤，《金匮要略》） 甘草　干姜　茯苓　白术

甘遂半夏汤（《金匮要略》） 甘遂　半夏　芍药　甘草

甘露消毒丹（《温热经纬》） 滑石　茵陈　黄芩　石菖蒲　川贝母　木通　藿香　射干　连翘　薄荷　白蔻仁

左归丸（《景岳全书》） 熟地黄　山药　山茱萸　菟丝子　枸杞子　川牛膝　鹿角胶　龟甲胶

左归饮（《景岳全书》） 熟地黄　山药　山茱萸　枸杞子　茯苓　甘草

左金丸（《丹溪心法》） 黄连　吴茱萸

右归丸（《景岳全书》） 熟地黄 山药 山茱萸 枸杞子 杜仲 菟丝子 附子 肉桂 当归 鹿角胶

右归饮（《景岳全书》） 熟地黄 山药 山茱萸 枸杞子 甘草 肉桂 杜仲 制附子

石韦散（《证治汇补》） 石韦 冬葵子 瞿麦 滑石 车前子

龙马自来丹（《医林改错》） 马钱子 地龙 香油

龙胆泻肝汤（《兰室秘藏》） 龙胆草 泽泻 木通 车前子 当归 柴胡 生地（现方中有黄芩、栀子）

平胃散（《太平惠民和剂局方》） 苍术 厚朴 橘皮 甘草 生姜 大枣

平喘固本汤（《南京中医学院附院验方》） 党参 五味子 冬虫夏草 胡桃肉 沉香 灵磁石 紫河车 紫苏子 款冬花 法半夏 橘红

归芍六君子汤（《笔花医镜》） 当归 白芍 人参 白术 茯苓 半夏 陈皮 炙甘草

归脾汤（《济生方》） 白术 茯神 黄芪 龙眼肉 酸枣仁 人参 木香 炙甘草 当归 远志 生姜 大枣

四七汤（《太平惠民和剂局方》） 苏叶 半夏 厚朴 茯苓 生姜 大枣

四君子汤（《太平惠民和剂局方》） 党参 白术 茯苓 甘草

四妙丸（《成方便读》） 苍术 黄柏 怀牛膝 薏苡仁

四妙勇安汤（《验方新编》） 金银花 玄参 当归 甘草

四味回阳饮（《景岳全书》） 人参 制附子 炮姜 炙甘草

四物汤（《太平惠民和剂局方》） 当归 白芍药 川芎 熟地黄

四逆加人参汤（《伤寒论》） 炙甘草 附子 干姜 人参

四神丸（《证治准绳》） 补骨脂 肉豆蔻 吴茱萸 五味子 生姜 大枣

生脉地黄汤（《医宗金鉴》） 人参 麦冬 五味子 地黄 山萸肉 山药 茯苓 丹皮 泽泻

生脉散（《备急千金要方》） 人参 麦冬 五味子

生铁落饮（《医学心语》） 天冬 麦冬 贝母 胆星 橘红 远志 石菖蒲 连翘 茯苓 茯神 玄参 钩藤 丹参 辰砂 生铁落

失笑散（《太平惠民和剂局方》） 蒲黄 五灵脂

代抵当汤（《证治准绳》） 大黄 归尾 生地黄 穿山甲 芒硝 桃仁 肉桂

白头翁汤（《伤寒论》） 白头翁 秦皮 黄连 黄柏

白虎加桂枝汤（《金匮要略》） 石膏 知母 甘草 粳米 桂枝

半夏白术天麻汤（《医学心悟》） 半夏 白术 天麻 橘红 茯苓 甘草 生姜 大枣

半夏厚朴汤（《金匮要略》） 半夏 厚朴 茯苓 生姜 紫苏

半夏秫米汤（《黄帝内经》） 半夏　秫米

半硫丸（《太平惠民和剂局方》） 半夏　硫黄

加味二妙散（《丹溪心法》） 苍术　黄柏　当归　防己　牛膝　萆薢　龟甲

加味四君子汤（《三因极一病证方论》） 人参　茯苓　白术　炙甘草　黄芪　白扁豆

加味四物汤（《金匮翼》） 白芍　当归　生地　川芎　蔓荆子　菊花　黄芩　甘草

加味桔梗汤（《医学心悟》） 桔梗　甘草　贝母　橘红　银花　薏苡仁　葶苈子　白及

加味清胃散（《张氏医通》） 生地　牡丹皮　连翘　黄连　当归　升麻　犀角　生甘草

加减葳蕤汤（《通俗伤寒论》） 玉竹　葱白　桔梗　白薇　豆豉　薄荷　炙甘草　大枣

圣愈汤（《医宗金鉴》） 人参　黄芪　地黄　当归　芍药　川芎

六　画

地黄饮子（《宣明论方》） 熟地黄　巴戟天　山茱萸　石斛　肉苁蓉　炮附子　五味子　官桂　白茯苓　麦门冬　菖蒲　远志　生姜　大枣　薄荷

地榆散（《验方》） 地榆　茜草根　黄芩　黄连　山栀子　茯苓

耳聋左慈丸（《饲鹤亭集方》） 熟地　山萸肉　茯苓　山药　丹皮　泽泻　磁石　柴胡

芍药甘草汤（《伤寒论》） 芍药　甘草

芍药汤（《素问病机气宜保命集》） 黄芩　芍药　炙甘草　黄连　大黄　槟榔　当归　木香　肉桂

芎芷石膏汤（《医宗金鉴》） 川芎　白芷　石膏　菊花　藁本　羌活

百合固金汤（《医方集解》） 生地　熟地　麦冬　贝母　百合　当归　芍药　甘草　玄参　桔梗

至宝丹（《太平圣惠和剂局方》） 朱砂　麝香　安息香　金银箔　犀角　牛黄　琥珀　雄黄　玳瑁　龙脑

当归六黄汤（《兰室秘藏》） 当归　生地黄　熟地黄　黄连　黄芩　黄柏　黄芪

当归龙荟丸（《宣明论方》） 当归　龙胆草　栀子　黄连　黄芩　黄柏　大黄　青黛　芦荟　木香　麝香

当归四逆汤（《伤寒论》） 当归　桂枝　芍药　细辛　炙甘草　大枣　通草

朱砂安神丸（《医学发明》） 朱砂　黄连　炙甘草　生地　当归

竹叶石膏汤（《伤寒论》） 竹叶　石膏　麦冬　人参　半夏　炙甘草　粳米

华盖散（《太平惠民和剂局方》） 麻黄　桑白皮　紫苏子　杏仁　赤茯苓　陈皮

甘草

血府逐瘀汤（《医林改错》） 当归 生地黄 桃仁 红花 枳壳 赤芍药 柴胡 甘草 桔梗 川芎 牛膝

交泰丸（《韩氏医通》） 黄连 肉桂

安宫牛黄丸（《温病条辨》） 牛黄 郁金 犀角 黄连 朱砂 冰片 珍珠 山栀 雄黄 黄芩 麝香 金箔衣

安神定志丸（《医学心悟》） 人参 茯苓 茯神 远志 石菖蒲 龙齿

导赤散（《小儿药证直诀》） 生地黄 木通 竹叶 甘草

导痰汤（《校注妇人良方》） 半夏 陈皮 茯苓 甘草 枳实 制南星

防己黄芪汤（《金匮要略》） 防己 黄芪 白术 甘草 生姜 大枣

防风汤（《宣明论方》） 防风 麻黄 秦艽 桂枝 葛根 当归 茯苓 甘草 生姜 大枣

如金解毒散（《景岳全书》） 桔梗 甘草 黄芩 黄柏 山栀 黄连

七 画

麦门冬汤（《金匮要略》） 麦冬 人参 半夏 甘草 粳米 大枣

苏子降气汤（《太平惠民和剂局方》） 苏子 橘皮 半夏 当归 前胡 厚朴 肉桂 甘草 生姜

苏合香丸（《太平惠民和剂局方》） 白术 青木香 犀角 香附 朱砂 诃子 檀香 安息香 沉香 麝香 丁香 荜茇 苏合香油 熏陆香 冰片

杜仲丸（《证治准绳》） 杜仲 续断

还少丹（《医方集解》） 熟地黄 枸杞子 山萸肉 肉苁蓉 巴戟天 小茴香 杜仲 怀牛膝 楮实子 茯苓 大枣 石菖蒲 远志 五味子

连理汤（《张氏医通》） 人参 白术 干姜 炙甘草 黄连 茯苓

吴茱萸汤（《伤寒论》） 吴茱萸 人参 生姜 大枣

身痛逐瘀汤（《医林改错》） 当归 川芎 桃仁 红花 五灵脂 没药 香附 牛膝 秦艽 羌活 地龙

龟鹿二仙膏（《证治准绳》） 龟甲 鹿角 枸杞子 人参

沙参麦冬汤（《温病条辨》） 沙参 麦冬 玉竹 桑叶 甘草 天花粉 生扁豆

沙参清肺汤（《验方》） 北沙参 生黄芪 太子参 合欢皮 白及 生甘草 桔梗 薏苡仁 冬瓜子

沉香散（《金匮翼》） 沉香 石韦 滑石 当归 橘皮 白芍 冬葵子 甘草 王不留行

良附丸（《良方集腋》） 高良姜 香附

启阳娱心丹（《辨证录》） 人参 远志 茯神 菖蒲 甘草 橘红 砂仁 柴胡

菟丝子　白术　生枣仁　当归　白芍　山药　神曲

启膈散（《医学心悟》） 丹参　沙参　贝母　茯苓　郁金　荷叶蒂　砂仁壳　杵头糠

补天大造丸（《医学心悟》） 人参　白术　当归　黄芪　枣仁　远志　芍药　山药　茯苓　枸杞子　大熟地　紫河车　龟甲　鹿角

补中益气汤（《脾胃论》） 人参　黄芪　白术　甘草　当归　陈皮　升麻　柴胡

补气运脾汤（《医学统旨》） 党参　白术　茯苓　甘草　黄芪　陈皮　砂仁　半夏曲　生姜　大枣

补血荣筋丸（《杏苑》） 肉苁蓉　牛膝　天麻　木瓜　鹿茸　熟地黄　菟丝子　五味子

补阳还五汤（《医林改错》） 黄芪　当归尾　赤芍　地龙　川芎　桃仁　红花

补肝汤（《医宗金鉴》） 当归　白芍　川芎　熟地黄　酸枣仁　木瓜　炙甘草

补肺汤（《永类钤方》） 人参　黄芪　熟地　五味子　紫菀　桑白皮

补髓丹（《百一选方》） 杜仲　补骨脂　芝麻　鹿茸　没药　胡桃肉

羌活胜湿汤（《内外伤辨惑论》） 羌活　独活　川芎　蔓荆子　甘草　防风　藁本

附子理中汤（《太平惠民和剂局方》） 炮附子　人参　白术　炮姜　炙甘草

附子理苓汤（《内经拾遗》） 附子　干姜　炙甘草　人参　白术　猪苓　茯苓　泽泻　官桂

附子粳米汤（《金匮要略》） 炮附子　粳米　半夏　甘草　大枣

妙香散（《沈氏尊生书》） 山药　茯苓　茯神　远志　黄芪　人参　桔梗　甘草　木香　辰砂　麝香

八　画

青蛾丸（《太平惠民和剂局方》） 胡桃肉　补骨脂　杜仲

青麟丸（《邵氏经验良方》） 大黄　鲜侧柏叶　绿豆芽　黄豆芽　槐枝　桑叶　桃叶　柳叶　车前子　鲜茴香　陈皮　荷叶　银花　苏叶　白术　艾叶　半夏　厚朴　黄芩　香附　砂仁　甘草　泽泻　猪苓　牛乳　梨汁　姜汁　童便　陈酒　苏叶

苓桂术甘汤（《金匮要略》） 茯苓　桂枝　白术　甘草

虎潜丸（《丹溪心法》） 虎骨　熟地　龟甲　知母　黄柏　白芍　锁阳　陈皮　干姜

知柏地黄丸（《医宗金鉴》） 知母　黄柏　熟地黄　山萸肉　山药　茯苓　丹皮　泽泻

金水六君煎（《景岳全书》） 当归　茯苓　半夏　熟地　陈皮　炙甘草

金匮肾气丸（《金匮要略》） 桂枝　附子　熟地黄　山萸肉　山药　茯苓　丹皮

泽泻

金锁固精丸（《医方集解》） 沙苑蒺藜　芡实　莲须　龙骨　牡蛎　莲肉

炙甘草汤（《伤寒论》） 炙甘草　人参　桂枝　生姜　阿胶　生地黄　麦冬　火麻仁　大枣

河车大造丸（《扶寿精方》） 紫河车　龟甲　黄柏　杜仲　牛膝　麦冬　天冬　生地　大枣

泻心汤（《金匮要略》） 大黄　黄连　黄芩

泻白散（《小儿药证直诀》） 桑白皮　地骨皮　甘草　粳米

定喘汤（《摄生众妙方》） 白果　麻黄　桑白皮　款冬花　半夏　杏仁　苏子　黄芩　甘草

定痫丸（《医学心悟》） 天麻　川贝　胆南星　姜半夏　陈皮　茯苓　茯神　丹参　麦冬　石菖蒲　远志　全蝎　僵蚕　琥珀　辰砂　用姜汁、竹沥、甘草熬膏，和药为丸，如弹子大，辰砂为衣。

实脾饮（《济生方》） 附子　干姜　白术　甘草　厚朴　木香　草果仁　槟榔　木瓜　生姜　大枣　白茯苓

参麦注射液（成药） 红参　麦冬

参苏饮（《太平惠民和剂局方》） 人参　紫苏叶　葛根　前胡　法半夏　茯苓　枳壳　橘红　桔梗　木香　生姜　大枣　甘草

参附汤（《世医得效方》） 人参　熟附子

参附汤（《校注妇人良方》） 人参　熟附子　姜　枣

参附青注射液（成药） 人参　附子　青皮

参附注射液（成药） 红参　附片

参苓白术散（《太平惠民和剂局方》） 人参　白术　茯苓　甘草　山药　莲肉　白扁豆　砂仁　苡仁　桔梗　陈皮

参蚧散（《济生方》） 人参　蛤蚧

驻车丸（《备急千金要方》） 黄连　阿胶　当归　干姜

九　画

春泽汤（《医方集解》） 白术　桂枝　猪苓　泽泻　茯苓　人参

荆防达表汤（《时氏处方》） 荆芥　防风　苏叶　白芷　橘红　杏仁　赤苓　生姜　葱头　炒建曲

荆防败毒散（《摄生众妙方》） 荆芥　防风　羌活　独活　前胡　柴胡　桔梗　枳壳　茯苓　川芎　甘草

茵陈五苓散（《金匮要略》） 茵陈蒿　桂枝　茯苓　白术　泽泻　猪苓

茵陈术附汤（《医学心悟》） 茵陈蒿　白术　附子　干姜　炙甘草　肉桂

茵陈四苓散（《杏苑生春》） 茵陈蒿　白术　泽泻　枳实　猪苓　山栀子

茵陈蒿汤（《伤寒论》） 茵陈蒿　栀子　大黄

枳术丸（《脾胃论》） 枳实　白术

枳实导滞丸（《内外伤辨惑论》） 大黄　枳实　黄芩　黄连　神曲　白术　茯苓　泽泻

枳实薤白桂枝汤（《金匮要略》） 枳实　厚朴　薤白　桂枝　栝楼实

厚朴麻黄汤（《金匮要略》） 厚朴　麻黄　石膏　杏仁　半夏　干姜　细辛　小麦　五味子

胃苓汤（《丹溪心法》） 茯苓　苍术　厚朴　陈皮　甘草　生姜　大枣　白术　桂枝　泽泻　猪苓

香苏散（《太平惠民和剂局方》） 香附　紫苏叶　陈皮　甘草

香附旋覆花汤（《温病条辨》） 生香附　旋覆花　苏子霜　薏苡仁　半夏　茯苓　橘皮

香茸丸（《世医得效方》） 鹿茸　生当归　麝香　生川乌　雄羊肾

香砂六君子汤（《古今名医方论》） 木香　砂仁　半夏　陈皮　人参　白术　茯苓　甘草

复元活血汤（《医学发明》） 柴胡　栝楼根　桃仁　红花　当归　穿山甲　大黄　甘草

顺气导痰汤（《验方》） 半夏　陈皮　茯苓　甘草　生姜　胆星　枳实　木香　香附

保元汤（《博爱心鉴》） 人参　黄芪　肉桂　甘草　生姜

保和丸（《丹溪心法》） 山楂　神曲　半夏　茯苓　陈皮　连翘　莱菔子

保真汤（《十药神书》） 人参　黄芪　白术　赤茯苓　茯苓　天冬　麦冬　生地黄　熟地黄　五味子　当归　赤芍药　白芍药　地骨皮　柴胡　厚朴　陈皮　黄柏　知母　甘草　生姜　大枣

独参汤（《景岳全书》） 人参

独活寄生汤（《备急千金要方》） 独活　寄生　秦艽　防风　细辛　当归　芍药　川芎　干地黄　杜仲　牛膝　人参　茯苓　甘草　桂心

养心汤（《证治准绳》） 黄芪　茯苓　茯神　当归　川芎　炙甘草　半夏曲　柏子仁　酸枣仁　远志　五味子　人参　肉桂

济川煎（《景岳全书》） 当归　牛膝　肉苁蓉　泽泻　升麻　枳壳

济生肾气丸（《济生方》） 熟地黄　山药　山茱萸　牡丹皮　茯苓　泽泻　炮附子　官桂　川牛膝　车前子

宣痹汤（《温病条辨》） 防己　杏仁　滑石　连翘　山栀　薏苡仁　半夏　蚕沙　赤小豆　姜黄　海桐皮

十 画

秦艽鳖甲散（《卫生宝鉴》） 秦艽 鳖甲 柴胡 当归 地骨皮 青蒿 知母 乌梅

真人养脏汤（《太平惠民和剂局方》） 诃子 罂粟壳 肉豆蔻 白术 人参 木香 肉桂 炙甘草 当归 白芍

真武汤（《伤寒论》） 炮附子 白术 茯苓 芍药 生姜

桂枝甘草龙骨牡蛎汤（《伤寒论》） 桂枝 炙甘草 煅龙骨 煅牡蛎

桂枝加黄芪汤（《金匮要略》） 桂枝 白芍药 炙甘草 生姜 大枣 黄芪

桂枝芍药知母汤（《金匮要略》） 桂枝 芍药 知母 麻黄 白术 防风 甘草 附子 生姜

桔梗杏仁煎（《景岳全书》） 桔梗 杏仁 甘草 银花 贝母 枳壳 红藤 连翘 夏枯草 百合 麦冬 阿胶

桃仁红花煎（《素庵医案》） 丹参 赤芍 桃仁 红花 香附 延胡索 青皮 当归 川芎 生地

桃红四物汤（《医宗金鉴》） 桃仁 红花 当归 赤芍 熟地 川芎

桃红四逍遥散（《太平惠民和剂局方》） 柴胡 白术 白芍 当归 茯苓 生甘草 薄荷 煨姜

桃花汤（《伤寒论》） 赤石脂 干姜 粳米

桃核承气汤（《伤寒论》） 桃核 大黄 桂枝 甘草 芒硝

柴胡疏肝散（《景岳全书》） 柴胡 陈皮 枳壳 芍药 炙甘草 香附 川芎

柴枳半夏汤（《医学入门》） 柴胡 半夏 黄芩 瓜蒌仁 枳壳 桔梗 杏仁 青皮 甘草

逍遥散（《太平惠民和剂局方》） 柴胡 白术 白芍 当归 茯苓 生甘草 薄荷 煨姜

射干麻黄汤（《金匮要略》） 射干 麻黄 细辛 紫菀 款冬花 半夏 五味子 生姜 大枣

栝楼薤白半夏汤（《金匮要略》） 栝楼实 薤白 半夏 白酒

益气聪明汤（《东垣试效方》） 黄芪 甘草 芍药 黄柏 人参 升麻 葛根 蔓荆子

益胃汤（《温病条辨》） 沙参 麦冬 生地 玉竹 冰糖

消渴方（《丹溪心法》） 黄连末 天花粉末 生地汁 藕汁 人乳汁 姜汁 蜂蜜

涤痰汤（《济生方》） 制半夏 陈皮 茯苓 甘草 枳实 制南星 石菖蒲 竹茹 人参 生姜

润肠丸(《沈氏尊生书》) 当归 生地 麻仁 桃仁 枳壳

调营饮(《证治准绳》) 莪术 川芎 当归 延胡索 赤芍药 瞿麦 大黄 槟榔 陈皮 大腹皮 葶苈子 赤茯苓 桑白皮 细辛 官桂 炙甘草 姜 枣 白芷

通关散(《丹溪心法附余》) 猪牙皂 细辛

通幽汤(《脾胃论》) 生地黄 熟地黄 当归 桃仁泥 红花 甘草 升麻

通窍活血汤(《医林改错》) 赤芍药 川芎 桃仁 红花 麝香 老葱 大枣 黄酒

通瘀煎(《景岳全书》) 归尾 山楂 香附 红花 乌药 青皮 木香 泽泻

桑白皮汤(《景岳全书》) 桑白皮 半夏 苏子 杏仁 贝母 黄芩 黄连 山栀 生姜

桑杏汤(《温病条辨》) 桑叶 豆豉 杏仁 象贝母 南沙参 梨皮 山栀

桑菊饮(《温病条辨》) 桑叶 菊花 薄荷 杏仁 桔梗 连翘 芦根 甘草

十一画

理中汤(《伤寒论》) 人参 白术 干姜 甘草

控涎丹(《三因极一病证方论》) 甘遂 大戟 白芥子

黄土汤(《金匮要略》) 灶心黄土 甘草 干地黄 白术 炮附子 阿胶 黄芩

黄芪汤(《金匮翼》) 黄芪 陈皮 火麻仁 白蜜

黄芪赤风汤 (《医林改错》) 黄芪 赤芍 防风

黄芩泻白散(《症因脉治》) 黄芩 桑白皮 地骨皮 甘草

黄连阿胶汤(《伤寒论》) 黄连 黄芩 白芍 阿胶 鸡子黄

黄连清心饮(《沈氏尊生书》) 黄连 生地黄 当归 甘草 酸枣仁 茯神 远志 人参 莲子肉

黄连温胆汤(《备急千金要方》) 黄连 半夏 陈皮 茯苓 甘草 竹茹 枳实 大枣 生姜

黄连解毒汤(《外台秘要》) 黄连 黄芩 黄柏 山栀

黄芪建中汤(《金匮要略》) 黄芪 白芍 桂枝 炙甘草 生姜 大枣 饴糖

银翘散(《温病条辨》) 金银花 连翘 桔梗 薄荷 牛蒡子 竹叶 荆芥穗 豆豉 甘草 鲜芦根

猪苓汤(《伤寒论》) 猪苓 茯苓 泽泻 阿胶 滑石

麻子仁丸(《伤寒论》) 麻子仁 芍药 枳实 大黄 厚朴 杏仁

麻杏石甘汤(《伤寒论》) 麻黄 杏仁 石膏 甘草

麻黄汤(《伤寒论》) 麻黄 杏仁 桂枝 炙甘草

麻黄连翘赤小豆汤(《伤寒论》) 麻黄 杏仁 生梓白皮 连翘 赤小豆 甘草 生姜 大枣

羚角钩藤汤（《通俗伤寒论》） 羚羊角 桑叶 川贝 生地黄 钩藤 菊花 白芍 甘草 鲜竹茹 茯神

清开灵注射液（《中华人民共和国药典》） 牛胆酸 猪胆酸 水牛角 珍珠母粉 黄芩苷 栀子 金银花提取物 板蓝根

清中汤（《医宗金鉴》） 半夏 陈皮 茯苓 甘草 黄连 栀子 白豆蔻

清金化痰汤（《统旨方》） 黄芩 山栀 桔梗 甘草 贝母 知母 麦冬 桑白皮 瓜蒌仁 橘红 茯苓

清肺饮（《证治汇补》） 黄芩 桑白皮 山栀 麦冬 木通 泽泻 茯苓 车前子

清骨散（《证治准绳》） 银柴胡 胡黄连 秦艽 鳖甲 地骨皮 青蒿 知母 甘草

清燥救肺汤（《医门法律》） 霜桑叶 石膏 人参 甘草 枇杷叶 阿胶 杏仁 麦冬 胡麻仁

十二画

琥珀养心丹（《证治准绳》） 琥珀 龙齿 石菖蒲 远志 茯神 酸枣仁 人参 当归 生地 朱砂 黄连 柏子仁 牛黄

越婢加术汤（《金匮要略》） 麻黄 石膏 甘草 大枣 白术 生姜

越婢加半夏汤（《金匮要略》） 麻黄 石膏 生姜 大枣 甘草 半夏

越鞠丸（《丹溪心法》） 川芎 苍术 香附 神曲 栀子

葛根芩连汤（《伤寒论》） 葛根 黄芩 黄连 炙甘草

椒目瓜蒌汤（《医醇剩义》） 椒目 瓜蒌果 桑皮 葶苈子 橘红 半夏 茯苓 苏子 蒺藜 生姜

紫金丹（《普济本事方》） 信砒 豆豉

紫雪丹（《外台秘要》） 寒水石 石膏 滑石 磁石 朱砂 玄参 羚羊角 犀角 丁香 麝香 升麻 沉香 青木香 甘草 朴硝 黄金 硝石

黑锡丹（《太平惠民和剂局方》） 黑锡 硫黄 川楝子 胡芦巴 木香 炮附子 肉豆蔻 阳起石 沉香 茴香 肉桂 补骨脂

程氏萆薢分清饮（《医学心悟》） 萆薢 车前子 茯苓 莲子心 菖蒲 黄柏 丹参 白术

痛泻要方（《景岳全书》） 白术 白芍 防风 炒陈皮

温胆汤（《三因极一病证方论》） 半夏 橘皮 茯苓 甘草 枳实 竹茹 生姜 大枣

温脾汤（《备急千金要方》） 附子 人参 大黄 甘草 干姜

滋肾通关丸（《兰室秘藏》） 知母 黄柏 肉桂

犀角地黄汤（《备急千金要方》） 犀角 生地黄 赤芍 牡丹皮

犀角散（《备急千金要方》） 犀角　黄连　升麻　山栀　茵陈

疏凿饮子（《济生方》） 商陆　茯苓皮　椒目　木通　泽泻　赤小豆　大腹皮　槟榔　羌活　秦艽　生姜皮

十三画

槐角丸（《丹溪心法》） 槐角　地榆　黄芩　当归　炒枳壳　防风

暖肝煎（《景岳全书》） 肉桂　小茴香　茯苓　乌药　枸杞子　当归　沉香　生姜

解语丹（《医学心悟》） 白附子　石菖蒲　远志　天麻　全蝎　羌活　南星　木香　甘草

新加香薷饮（《温病条辨》） 香薷　厚朴　鲜扁豆花　金银花　连翘

十四画

酸枣仁汤（《金匮要略》） 酸枣仁　甘草　知母　茯苓　川芎

膈下逐瘀汤（《医林改错》） 五灵脂　当归　川芎　桃仁　丹皮　赤芍　延胡索　乌药　甘草　香附　红花　枳壳

膏淋汤（《医学衷中参西录》） 山药　芡实　龙骨　牡蛎　生地黄　党参　白芍

十五画

增液汤（《温病条辨》） 玄参　麦冬　生地

增液承气汤（《温病条辨》） 玄参　麦冬　生地　大黄　玄明粉

镇肝熄风汤（《医学衷中参西录》） 怀牛膝　生赭石　生龙骨　生牡蛎　生龟甲　生杭芍　玄参　天冬　川楝子　生麦芽　茵陈蒿　甘草

十六画

薏苡仁汤（《类证治裁》） 薏苡仁　川芎　当归　麻黄　桂枝　羌活　独活　防风　川乌　苍术　甘草　生姜

赞育丹（《景岳全书》） 熟地黄　当归　杜仲　巴戟天　肉苁蓉　淫羊藿　蛇床子　肉桂　白术　枸杞子　仙茅　韭菜子　山茱萸　制附子（或加人参、鹿茸）

十七画以上

黛蛤散（《中药成方配本》） 青黛　海蛤壳

礞石滚痰丸（《泰定养生主论》） 大黄　黄芩　礞石　沉香

藿香正气散（《太平惠民和剂局方》） 藿香　厚朴　苏叶　陈皮　大腹皮　白芷　茯苓　白术　半夏曲　桔梗　甘草　生姜　大枣

鳖甲煎丸（《金匮要略》） 鳖甲　乌扇　黄芩　柴胡　鼠妇　干姜　大黄　芍药

桂枝 葶苈子 石韦 厚朴 丹皮 瞿麦 紫葳 半夏 人参 䗪虫 阿胶 蜂房 赤硝 蜣螂 桃仁

癫狂梦醒汤（《医林改错》） 桃仁 柴胡 香附 木香 赤芍 半夏 大腹皮 青皮 陈皮 桑白皮 苏子 甘草

主要参考书目

[1] 国家中医药管理局中医师资格认证中心中医类别医师资格考试专家委员会 . 中医执业助理医师资格考试实践技能指导用书 [M] . 北京：中国中医药出版社，2021.

[2] 国家中医药管理局中医师资格认证中心中医类别医师资格考试专家委员会 . 中医执业助理医师资格考试医学综合指导用书 [M] . 北京：中国中医药出版社，2021.

[3] 吴春虎 . 中医执业助理医师资格考试拿分考典 [M] . 北京：中国中医药出版社，2021.

[4] 金英杰国家医学考试研究中心 . 中医执业（含助理）医师资格考试实践技能图解 [M]. 北京：北京出版集团公司，2020.

[5] 中国中医药出版社考试图书编辑部 . 中医执业助理医师资格考试医学综合通关题库 [M] . 北京：中国中医药出版社，2020.

[6] 医师资格考试命题研究组 . 中医执业医师（含助理）实践技能考试题卡全集 [M] . 北京：中国医药科技出版社，2020.

[7] 金英杰国家医学考试研究中心 . 中医核心考点全攻略 [M] . 北京：北京教育出版社，2019.

[8] 周英信 . 中医内科学 [M] . 北京：中国中医药出版社，2018.

[9] 张伯礼，吴勉华 . 中医内科学 [M] .4 版 . 北京：中国中医药出版社，2017.

[10] 陈建章 . 中医内科学 [M] .3 版 . 北京：人民卫生出版社，2016.

[11] 周英信 . 中医内科学助学助考 [M] . 贵阳：贵州科技出版社，2012.

[12] 王永炎 . 中医内科学 [M] . 北京：人民卫生出版社，2011.

[13] 周仲瑛 . 中医内科学 [M] . 北京：中国中医药出版社，2007.

[14] 陈湘君，张伯礼 . 中医内科学（案例版）[M] . 北京：科学出版社，2007.